Hans Breuer

Taschenatlas
Physik für Mediziner

Mit 78 Farbtafeln

Springer-Verlag Berlin Heidelberg New York
London Paris Tokyo Hong Kong

Dr. Hans Breuer

Burgweg 6, D-6239 Fischbach/Taunus

ISBN 3-540-51033-8 Springer-Verlag Berlin Heidelberg New York
ISBN 0-387-51033-8 Springer-Verlag New York Berlin Heidelberg

CIP-Titelaufnahme der Deutschen Bibliothek

Breuer, Hans:
Taschenatlas Physik für Mediziner / Hans Breuer. – Berlin ; Heidelberg ; New York ; London ;
Paris ; Tokyo ; Hong Kong : Springer, 1989
(Springer-Lehrbuch)
ISBN 3-540-51033-8 (Berlin . . .) brosch.
ISBN 0-387-51033-8 (New York . . .) brosch.

Druck- und Bindearbeiten: Appl, Wemding
2156/3150-543210 – Gedruckt auf säurefreiem Papier

Meinem Freund und Schwager,
Professor Dr. med. Dietrich Berg gewidmet

Vorwort

Der *Taschenatlas Physik für Mediziner* wendet sich in erster Linie an junge Studentinnen und Studenten der Medizin. Aber auch ältere Semester werden von ihm profitieren: Physiologie, Röntgenlehre, Strahlenschutz, Medizintechnik — überall spielen die Grundlagen der Physik eine direkte und wesentliche Rolle.

Doch damit ist der potentielle Leserkreis keineswegs erschöpft: All jene Fachgebiete, die Querverbindungen zur Physik aufweisen, wie z. B. Botanik, Technik und der medizinisch-technische Assistenzberuf, sind angesprochen.

Zuschriften mit Anregungen zu wünschenswerten Verbesserungen und Änderungen nehme ich gerne entgegen, werde auf alle eingehen und jede beantworten.

Es war mir ein Vergnügen, mit den Damen und Herren des Springer-Verlages zusammenzuarbeiten, sie sind ungewöhnlich geduldig und hilfsbereit gewesen.

Ich danke Philippa Johnson für ihre Geduld und Sorgfalt beim Zeichnen der Farbtafeln.

Meinem Sohn Hannes — Student der Physik — danke ich besonders. Er hat mir bei der Durchsicht und Überarbeitung des Manuskriptes viel geholfen und alle Beispiele nachgerechnet. Eventuell übersehene Ungereimtheiten sind jedoch mir anzukreiden.

Herbst 1989   *Hans Breuer*

Gebrauchsanweisung

Als Medizinstudent sind Sie in der Regel kein Freund der Physik. Dabei ist die Physik der Grundphänomene gar nicht schwierig, nicht mal langweilig. Haben Sie erst einmal die höheren Semester erreicht, so werden Sie ihren Nutzen als Hilfswissenschaft erkennen. Allerdings: Mit einem verdünnten Aufguß ist Ihnen nicht gedient, ein wenig müssen die kleinen grauen Zellen schon aktiv werden. Sie dürfen dann allerdings auch erwarten, daß der Text auf Ihre Interessen und Ihren zukünftigen Beruf zugeschnitten ist.

Ich habe Anwendungen und Beispiele in erster Linie aus der Physiologie und anderen für Sie relevanten Bereichen gewählt. Sie werden sich wundern, was man dort mit elementarer Physik alles darstellen kann. Ich habe auch nicht gezögert, jene Mathematik zu verwenden, die Sie bereits aus der Schule kennen. Beispielsweise sind Vektoren ein einfaches Hilfsmittel; Zusammenhänge werden durchsichtig, wenn Sie beachten, daß es physikalische Größen gibt, die neben einem Zahlenwert auch noch eine Richtung aufweisen.

Sehr große und sehr kleine Zahlen lassen sich als Zehnerpotenzen übersichtlich darstellen. Im Text sind Einheitenzeichen unter dem Bruchstrich durchweg mit negativem Exponenten geschrieben. $kg \cdot s^{-3} \cdot K^{-4}$ ist übersichtlicher als $kg/(s^3 \cdot K^4)$. Der Multiplikationspunkt zwischen Einheitenzeichen verhindert, daß man beispielsweise $m \cdot A$ (Meter mal Ampere) mit mA (Milliampere) verwechselt.

Jedes der 61 Kapitel ist − so weit das überhaupt möglich ist − in sich abgeschlossen. Alle auftauchenden physikalischen Größen sind erläutert mitsamt der Einheit, in der sie gemessen werden. Die Kapitel folgen im Aufbau einem einheitlichen Schema, nur so ist Kürze, Übersichtlichkeit und Vollständigkeit erreichbar. Insbesondere sind Definitionen und Vereinbarungen immer nach dem gleichen Schema formuliert. Diese Struktur erleichtert Lernen und Nachschlagen.

Das Buch ist so angelegt, daß Sie es nicht unbedingt − beginnend mit Seite 1 − systematisch durcharbeiten müssen. Sie können durchaus punktweise jene Kapitel ansteuern, die Sie besonders interessieren. Wollen Sie so vorgehen, so empfehle ich Ihnen als Anfangslektüre dennoch die Kapitel 1, 2 und 4. Sie präsentieren formale Grundlagen, die Ihnen sehr nützlich sein werden. Arbeiten Sie das Buch systematisch durch − beispielsweise kurz vor der Prüfung − so können Sie gelassen den Fragen aus dem Ge-

genstandskatalog entgegensehen. Die Zahlenbeispiele sind auf drei Stellen genau gerechnet, alle physikalischen Konstanten erscheinen mit vier signifikanten Stellen.

Ein ausführliches Stichwortverzeichnis erleichtert Ihnen den Zugriff.

Inhaltsverzeichnis

1. Physik und physikalische Größen. Skalare und Vektoren

	Physikalische Größe	=	Zahlenwert	x	Einheit
Skalare (Formelzeichen *kursiv*)	c, m, p, l, Q		2,37		$m \cdot kg$
	$\sigma, \phi, T_{1/2}, R$		25		m^2
Vektoren (Formelzeichen *kursiv* und **fett**)	$\boldsymbol{p, L, F, T, M}$		$1,759 \times 10^{11}$		$C \cdot kg^{-1}$
			$5,670 \times 10^{-8}$		$m^{-2} \cdot K^{-4}$

Vektoren:

Komponenten-Zerlegung:

Komponenten-Addition

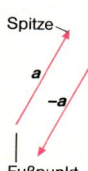

Spitze

$\boldsymbol{a}$ $-\boldsymbol{a}$

Fußpunkt

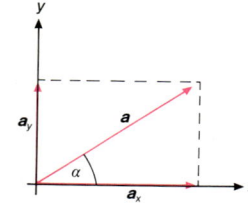

$$\boldsymbol{a} = \boldsymbol{a}_x + \boldsymbol{a}_y$$
$$|\boldsymbol{a}_x| = |\boldsymbol{a}|\cos\alpha$$
$$|\boldsymbol{a}_y| = |\boldsymbol{a}|\sin\alpha$$
$$|\boldsymbol{a}|^2 = |\boldsymbol{a}_x|^2 + |\boldsymbol{a}_y|^2$$

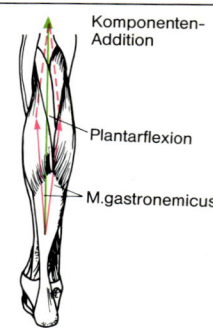

Plantarflexion

M.gastronemicus

Methoden der Vektoraddition $\boldsymbol{a} + \boldsymbol{b} = \boldsymbol{c}$

Graphisch:

Fußpunkt an Spitze

Ergänzen zum Parallelogramm

$$\boldsymbol{F}_1 + \boldsymbol{F}_2 + \boldsymbol{F}_3 + \boldsymbol{F}_4 = 0$$

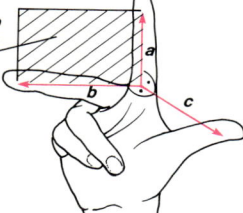

oder

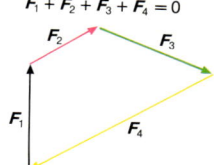

Algebraisch

$$|\boldsymbol{c}| = \sqrt{|\boldsymbol{a}|^2 + |\boldsymbol{b}|^2 - 2|\boldsymbol{a}||\boldsymbol{b}|\cos\beta}$$

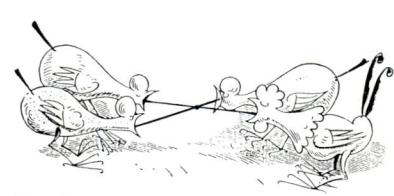

Die Summe aller $\boldsymbol{F}$
kann auch Null sein

Vektorprodukt $\boldsymbol{a} \times \boldsymbol{b} = \boldsymbol{c}$

durch $\boldsymbol{a}$ und $\boldsymbol{b}$
aufgespannte
Ebene

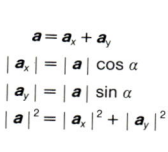

$\boldsymbol{a} \times \boldsymbol{b} = -\boldsymbol{b} \times \boldsymbol{a}$

Aber als sie sich besinnen,
Konnte keines recht von hinnen

1. Physik und physikalische Größen. Skalare und Vektoren

Die Physik beschreibt, was die Welt im Innersten zusammenhält. Wir unterscheiden klassische und moderne Physik, doch ist die Grenze fließend. Die klassische Physik ist anschaulich, sie folgt einer naiven Logik. Zu ihr gehören z. B. Newtonsche Mechanik, geometrische Optik, Wellenoptik, Maxwellsche Elektrodynamik. Genauer ausgedrückt: Ist die Geschwindigkeit sehr klein gegen die Lichtgeschwindigkeit und die physikalische Wirkung sehr groß gegen die Planck-Konstante, so gelten die Gesetze der klassischen Physik.

Die moderne Physik ist in erster Linie ein Kind des 20. Jahrhunderts. Sie ist in der Regel nicht anschaulich, ihre Resultate widersprechen häufig der naiven Logik. Relativitätstheorie und Quantenmechanik sind ihre Grundlagen. Für sein Fachgebiet reicht dem Mediziner die klassische Physik aus.

In der Physik erleichtern eindeutige Formulierungen und Fachausdrücke Verständnis und Kommunikation. Wir werden uns zu Anfang ausführlich damit befassen, das ermöglicht anschließend einen bündigen Text und fördert gleichzeitig das Erkennen der Zusammenhänge. Nur so tritt die Schönheit der klassischen Physik zu Tage.

Physikalische Größen. Die physikalische Größe (p. G.) ist das Ergebnis einer Zuordnung, einer Messung oder einer Rechnung.

Definition: Physikalische Größe = Zahlenwert (oder Maßzahl) × Einheit

Die p. G. kann ungerichtet, d. h. ein Skalar, sein, beispielsweise Länge, Zeitdifferenz, Temperatur, Energie. Ist die p. G. gerichtet, so ist sie ein Vektor, z. B. Kraft, Drehmoment, elektrische Feldstärke, Magnetisierung. In diesem Falle muß zusätzlich die Richtung der p. G. angegeben werden (wenn sie nicht aus dem Zusammenhang eindeutig erkennbar ist).

● Beispiele: Elektrischer Strom = 2,7 A; Geschwindigkeit = $9,12\,\mathrm{m}\cdot\mathrm{s}^{-1}$; Blutdruck = 80 Millimeter Quecksilbersäule; Frequenz = 50 Hertz; Neutronenmasse = $1,67\times10^{-27}$ kg; Kraft = 401 Newton nach unten.

Formelzeichen für p. G. sind *kursiv* gedruckte, lateinische oder griechische Einzelbuchstaben, oft ausgestattet mit hoch- oder tiefgestellten Symbolen oder anderen Markierungen. Die Formelzeichen für Vektoren erscheinen zusätzlich im Fettdruck. Die Formelzeichen der wichtigsten p. G. sind festgelegt durch eine internationale Kommission und teilweise durch DIN-Normen.

- **Beispiele:** I: elektr. Strom; v: Geschwindigkeit; p: Druck; ν: Frequenz; m_n: Neutronenmasse; F: Kraft.

  Manche p. G. hat zwei gleichwertige Formelzeichen, z. B. A, S: Fläche; ν, f: Frequenz.

  Zahlenwerte, bzw. Maßzahlen werden senkrecht gedruckt. Unhandliche Zahlenwerte erscheinen in Zehnerpotenzschreibweise, z. B. nicht 2392700 sondern $2{,}3927 \times 10^6$; $7{,}3 \times 10^{-5}$ ist übersichtlicher als 0,000073. Es ist sinnlos, mehr als die Anzahl der signifikanten Stellen (s. Kap. 3) zu schreiben.

  Symbole für die Einheiten (s. Kap. 2), also die Einheitenzeichen, werden senkrecht gedruckt, sie besitzen weder Schlußpunkt noch Pluralendung. Es sind nur dann Großbuchstaben, wenn sie von einem Personennamen abgeleitet sind. Die Symbole zusammengesetzter Einheiten unterliegen den Regeln der Multiplikation und Division.

- **Beispiele:** A: Ampere; m/s oder $\mathrm{m} \cdot \mathrm{s}^{-1}$: Meter pro Sekunde; mm Hg: Millimeter Quecksilbersäule; Hz: Hertz; kg: Kilogramm; N: Newton.

  Für manche p. G. ist die Einheit gleich 1, sie hat dann oft keinen Namen.

- **Beispiel:** Brechzahl von Flintglas = 1,61.

  In Formeln und Gleichungen sind p. G. (z. B. a und b) durch einfache mathematische Operationen verbunden.

- **Beispiele:** Addition, Subtraktion: $a + b$, $a - b$; Multiplikation: ab oder $a \cdot b$, a^2, b^3; Division: $\frac{a}{b}$ oder a/b oder ab^{-1}, ab^{-3}.

  Ist die Darstellung nicht eindeutig oder ist sie unübersichtlich, so verwendet man Klammern nach den Regeln der Mathematik.

Skalare. Skalare sind ungerichtete p. G. Zwei Angaben legen einen Skalar eindeutig fest: Zahlenwert und Einheit; der Zahlenwert kann negativ sein. Formelzeichen für Skalare werden *kursiv* gedruckt, z. B. Energie E, Arbeit W oder A, Masse m, Temperatur T.

Vektoren. Vektoren sind gerichtete p. G. Drei Angaben legen einen Vektor eindeutig fest: Zahlenwert, Einheit und Richtung. Formelzeichen für Vektoren werden fett-kursiv gedruckt, z. B. Kraft $\boldsymbol{F}$, Magnetisierung $\boldsymbol{M}$, Impuls $\boldsymbol{p}$. Graphisch symbolisiert ein Pfeil den Vektor. Die Länge des Pfeils ist proportional dem Zahlenwert, die Pfeilspitze weist in Richtung des Vektors.

  Gleiche Vektoren stimmen in Zahlenwert, Einheit *und* Richtung überein. Der Betrag des Vektors $\boldsymbol{a}$ wird symbolisiert durch $|\boldsymbol{a}|$, es ist die skalare Größe a.

- **Beispiel:** Kraft $\boldsymbol{F}$ ist ein Vektor, der Betrag von $\boldsymbol{F}$ ist $|\boldsymbol{F}| = F$.

Komponenten-Zerlegung. Oft ist es nützlich, einen Vektor in Komponenten zu zerlegen. Dazu plaziert man ihn in ein zwei- oder dreiachsiges kartesisches Koordinatensystem und projeziert ihn senkrecht auf die einzelnen Koordinatenachsen. Die Senkrechtprojektion des Vektors a auf die x-Achse heißt x-Komponente a_x von a. In einem Koordinatensystem mit 3 Achsen gibt es also 3 Komponenten desselben Vektors, z.B. a_x, a_y und a_z.

Rechnen mit Vektoren

Addition: $a + b = c$, Subtraktion: $a - b = d$.

Das Resultat ist wieder ein Vektor. Die Berechnung erfolgt durch Addition, bzw. Subtraktion der entsprechenden Vektorkomponenten. Die Durchführung ist graphisch einfach, algebraisch dagegen etwas mühsam.

Die Multiplikation von Vektoren ist vielfältiger als die ungerichteter Größen. Multiplikation mit einem Zahlenwert n:

$na = d$.

Das Resultat ist ein Vektor unveränderter Richtung, seine Länge ist um den Faktor n verändert.

Skalar-Produkt von a und b

$a \cdot b = |a|\,|b| \cos \beta$.

Der Multiplikationspunkt · zwischen den Vektoren muß geschrieben werden. Das Resultat ist ein Skalar, also eine ungerichtete Größe. β ist der Winkel zwischen a und b.

Konsequenzen: $a \cdot b = b \cdot a$.

Ist a senkrecht zu b, so folgt $a \cdot b = 0$ (denn $\cos 90° = 0$).

Vektor-Produkt von a und b

$a \times b = c$.

Das Multiplikationszeichen × muß geschrieben werden. Das Resultat ist ein Vektor c mit dem Betrag

$c = |a|\,|b| \sin \beta$.

β ist der Winkel zwischen a und b. c steht senkrecht auf der durch a und b aufgespannten Ebene, die Richtung merkt man sich durch die Rechte-Hand-Regel, s. Abb. gegenüber S. 1.

Konsequenzen: $a \times b = -b \times a$.

Ist a parallel to b, so folgt $a \times b = 0$ (denn $\sin 0° = 0$).

Das Internationale Einheitensystem (SI-System)

Basisgröße	Basiseinheit	
	Name	Einheitenzeichen
Länge	Meter	m
Masse	Kilogramm	kg $\}$ MKS-Untersystem der Mechanik
Zeit	Sekunde	s
Elektr. Stromstärke	Ampere	A
Thermodynamische Temperatur	Kelvin	K
Stoffmenge	Mol	mol
Lichtstärke	Candela	cd

Einige abgeleitete SI-Einheiten:

Physikal.Größe und Formelzeichen	Abgeleitete SI-Einheit		
	besonderer Name	Einheitenzeichen	ausgedrückt in Basiseinheiten
Raumwinkel ω	Steradiant	sr	$m^2 \cdot m^{-2}$
Fläche A		m^2	m^2
Geschwindigkeit V		$m \cdot s^{-1}$	$m \cdot s^{-1}$
Dichte ϱ		$kg \cdot m^{-3}$	$kg \cdot m^3$
Druck p	Pascal	Pa	$m^{-1} \cdot kg \cdot s^{-2}$
Kraft F	Newton	N	$m \cdot kg \cdot s^{-2}$
Energie E	Joule	J	$m^2 \cdot kg \cdot s^{-2}$
Drehmoment M		$N \cdot m$	$kg \cdot s^{-2} \cdot m^{-2}$
Schalleistung P	Watt	W	$m^2 \cdot kg \cdot s^{-3}$
Lichtmenge Q		$lm \cdot s$	$cd \cdot sr \cdot s$
Elektr. Widerstand R	Ohm	Ω	$m^2 \cdot kg \cdot s^{-3} \cdot A^{-2}$
Elektr. Spannung U	Volt	V	$m^2 \cdot kg \cdot s^{-3} \cdot A^{-1}$
Energiedosis D	Gray	Gy	$m^2 \cdot s^{-2}$
Dynam. Viskosität η		$Pa \cdot s$	$m^{-1} \cdot kg\, s^{-1}$

Vorsatz	Vorsatzzeichen	Faktor	Typische Abmessungen (in m)
Exa	E	10^{18}	
			Sirius-Abstand
Peta	P	10^{15}	
Tera	T	10^{12}	Sonne-Erde
Giga	G	10^9	Gesamtlänge der Kapillaren
			Erde
Mega	M	10^6	
Kilo	k	10^3	
Hekto	h	100	Blauwal
Deka	da	10	
		1	
Dezi	d	0,1	
Zenti	c	0,01	
Milli	m	10^{-3}	
			Amöbe Zellen
Mikro	μ	10^{-6}	Erythrocyt Kokken
			Hämoglobin
Nano	n	10^{-9}	DNS-Durchmesser Atome
Piko	p	10^{-12}	
Femto	f	10^{-15}	Atomkerne
Atto	a	10^{-18}	

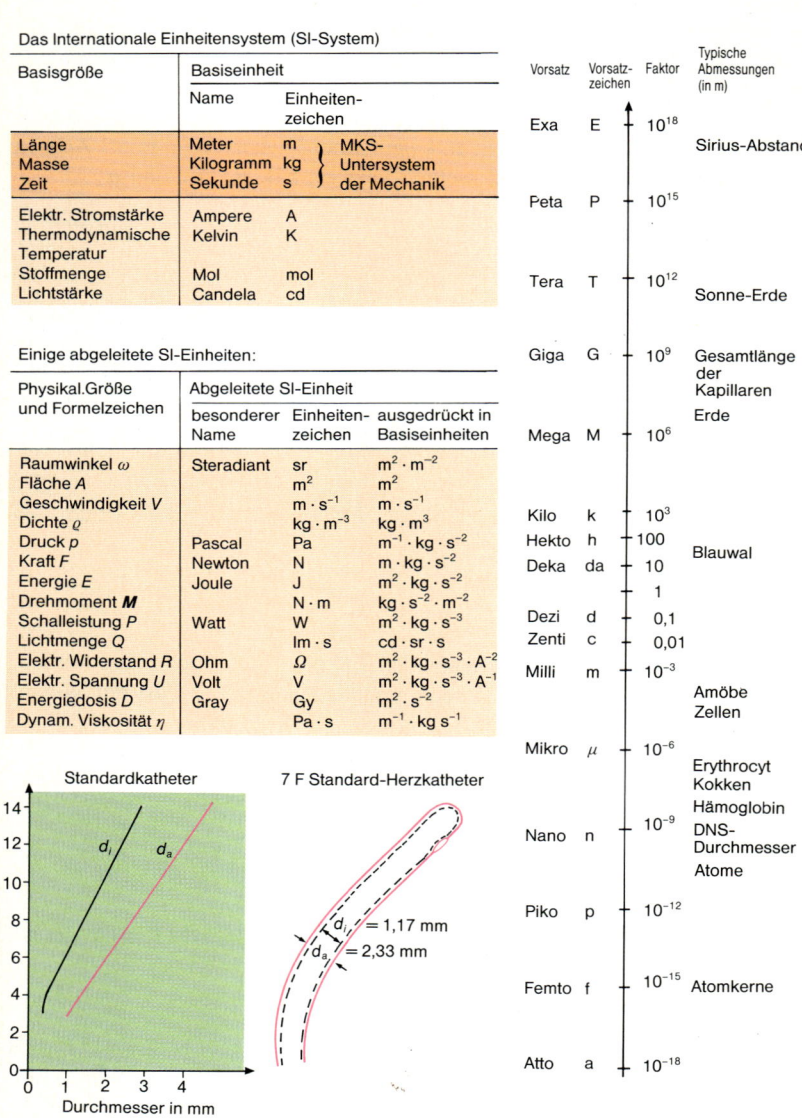

Standardkatheter   7 F Standard-Herzkatheter

Kaliber in F — Durchmesser in mm

d_i d_a

$d_i = 1{,}17$ mm
$d_a = 2{,}33$ mm

2. Einheiten für physikalische Größen

Das Internationale Einheitensystem (SI-System) legt 7 physikalische Basisgrößen fest und ordnet ihnen entsprechende Basiseinheiten zu. Vorwiegend praktische Gesichtspunkte bestimmen die Auswahl der Basisgrößen. Diese sind im SI-System Länge, Masse, Zeit, Elektrische Stromstärke, Thermodynamische Temperatur, Stoffmenge und Lichtstärke. Die entsprechenden SI-Basiseinheiten sind Meter, Kilogramm, Sekunde, Ampere, Kelvin, Mol und Candela.

Andere Einheitensysteme sind möglich und werden teilweise auch noch benutzt.

• Beispiele: CGS-System mit den Basisgrößen Länge, Masse, Zeit und den Basiseinheiten Zentimeter, Gramm und Sekunde. Englisches Einheitensystem mit den Basisgrößen Länge, Kraft, Zeit und den Basiseinheiten yard, slug und second.

Das SI-System ist ein kohärentes Einheitensystem, d.h. es beruht auf einem Satz wohldefinierter Basiseinheiten, in welchem alle abgeleiteten Einheiten als Potenzprodukte aus den Basiseinheiten ausgedrückt werden, wobei numerische Faktoren entfallen.

In Deutschland und vielen anderen Staaten sind die Einheiten des SI-Systems auch gesetzliche Einheiten, dennoch setzt sich das SI-System in manchen Ländern, wie z. B. in den USA, nur zögernd gegen traditionelle Einheitensysteme durch.

SI-Basiseinheiten. Die SI-Basiseinheiten sind wie folgt definiert:

1. *Meter* (Einheitenzeichen m). Das Meter ist jene Distanz, die das Licht in $1/(299\,792\,458)$ einer Sekunde im Vakuum zurücklegt.

2. *Kilogramm* (Einheitenzeichen kg). Das Kilogramm ist gleich der Masse des Internationalen Kilogrammprototyps.

3. *Sekunde* (Einheitenzeichen s). Die Sekunde ist das $9\,192\,631\,770$-fache der Periodendauer der dem Übergang zwischen den beiden Hyperfeinstrukturniveaus des Grundzustandes des Atoms des Nuklids ^{133}Cs entsprechenden Strahlung.

4. *Ampere* (Einheitenzeichen A). Das Ampere ist die Stärke eines konstanten elektrischen Stroms, der, durch zwei parallele, geradlinige, unendlich lange und im Vakuum im Abstand von 1 Meter voneinander angeordnete Leiter von vernachlässigbar kleinem, kreisförmigem

Querschnitt fließend, zwischen diesen Leitern je 1 Meter Leiterlänge die Kraft 2×10^{-7} Newton hervorrufen würde.

5. *Kelvin* (Einheitenzeichen K). Das Kelvin, die Einheit der thermodynamischen Temperatur, ist der 273,16te Teil der thermodynamischen Temperatur des Tripelpunktes von Wasser.

    Die Celsius-Temperatur wird in der Einheit Grad Celsius (Einheitenzeichen °C) ausgedrückt. Dabei gilt die Gleichung

    Celsius-Temperatur = thermodynamische Temperatur $- 273,15$ K

    (Bei Temperatur-Intervallen und -Differenzen stimmen die Zahlenwerte für thermodynamische Temperatur und Celsius-Temperatur überein.)

6. *Mol* (Einheitenzeichen mol). Das Mol ist die Stoffmenge eines Systems, das aus ebensoviel Einzelteilchen besteht, wie Atome in 0,012 Kilogramm des Kohlenstoffnuklids ^{12}C enthalten sind. Bei Benutzung des Mol müssen die Einzelteile spezifiziert sein und können Atome, Moleküle, Ionen, Elektronen sowie andere Teilchen oder Gruppen solcher Teilchen genau angegebener Zusammensetzung sein.

7. *Candela* (Einheitenzeichen cd). Die Candela ist die Lichtstärke einer Strahlungsquelle, welche monochromatische Strahlung der Frequenz 540×10^{12} Hertz aussendet und deren Strahlstärke in dieser Richtung 1/683 Watt/Steradiant beträgt.

Die Definitionen werden von Zeit zu Zeit dem Stand der Meßtechnik angepaßt. Beispielsweise ist jetzt die Basiseinheit der Länge über eine Zeitmessung definiert, da Zeitmessungen am genauesten sind. Auch wird sich wahrscheinlich in Zukunft die Basiseinheit der Masse auf die Ruhemasse eines Atoms beziehen. Noch ist das unpraktisch, da die Anzahl der Atome pro Mol, die Avogadro-Konstante, nicht ausreichend genau bestimmt werden kann.

Abgeleitete SI-Einheiten gelten für alle physikalischen Größen, die keine Basisgrößen sind, d. h. für die allermeisten.

● Beispiele: *Geschwindigkeit* ist definiert als Länge/Zeit, entsprechend lautet die abgeleitete SI-Einheit Meter/Sekunde mit dem Einheitenzeichen m/s oder $m \cdot s^{-1}$. *Volumen* ist definiert als Länge × Länge × Länge, d. h. es wird angegeben in der abgeleiteten SI-Einheit Kubikmeter, Einheitenzeichen m^3.

Viele abgeleitete SI-Einheiten tragen einen besonderen Namen.

● Beispiele: *Druck* wird angegeben in der abgeleiteten SI-Einheit Pascal (Einheitenzeichen Pa) anstelle von $m^{-1} \cdot kg \cdot s^{-2}$. *Elektrische Spannung* wird angegeben in Volt (Einheitenzeichen V) anstelle von $m^2 \cdot kg \cdot s^{-3} \cdot A^{-1}$).

Sie werden die abgeleiteten SI-Einheiten jeweils im Zusammenhang mit der entsprechenden physikalischen Größe kennenlernen. Beispielsweise wird Pascal im Abschnitt über Druck in Kap. 12 eingeführt.

Weitere Einheiten haben sich als praktisch erwiesen und werden neben den SI-Einheiten benutzt oder wenigstens vorübergehend beibehalten.

● Beispiele: Tag, Stunde, Minute, Liter, Tonne, Bar, physikalische Atmosphäre, Curie, Röntgen, Rad.

Umrechnungsfaktoren verbinden diese Einheiten mit den SI-Einheiten.

● Beispiele: 1 Tag = 24 Stunden = 86 400 s. 1 Bar = 10^5 Pascal.

In der Medizin gibt es weiterhin spezielle Einheiten.

● Beispiele: Der Außendurchmesser der Katheter wird in der Einheit Charrier (Einheitenzeichen F) angegeben. Umrechnung: 1 F = 1/3 mm. Ein Standardkatheter mit der Bezeichnung 6 F hat also einen Außendurchmesser von 2,00 mm.

Veraltete Einheiten, wie beispielsweise Torr und Kalorie sollten vermieden werden.

Vorsätze kennzeichnen dezimale Teile oder Vielfache einer Einheit.

● Beispiele: Der millionste Teil des Meters heißt Mikrometer, abgekürzt μm. Tausend Pascal heißen Kilopascal, abgekürzt kPa.

Achtung: Zwei oder mehr Vorsätze dürfen nicht nebeneinandergestellt werden. Nicht Kilomegawatt, sondern Gigawatt (GW).

Die Kombination aus Vorsatz- und Einheitenzeichen gilt als neues Zeichen.

● Beispiele: cm^2 bedeutet $(0,01 \text{ m})^2$, ms^{-1} bedeutet $(10^{-3} \text{ s})^{-1}$.

(Unglücklicherweise enthält der Name der Basiseinheit Kilogramm bereits einen Vorsatz. Ausnahmsweise beziehen sich hier die Vorsätze auf Gramm. 10^{-6} kg heißen also Milligramm (mg). Wegen derartiger Ungereimtheiten ziehen viele Physiker die Bezeichnung mit Hilfe von Zehnerpotenzen vor.)

Verwechselung von Einheitenzeichen mit Vorsätzen werden vermieden, verwendet man bei Produkten von Einheitenzeichen den Multiplikationspunkt.

● Beispiele: m · s bedeutet eindeutig Meter mal Sekunde und keineswegs Millisekunde (ms).

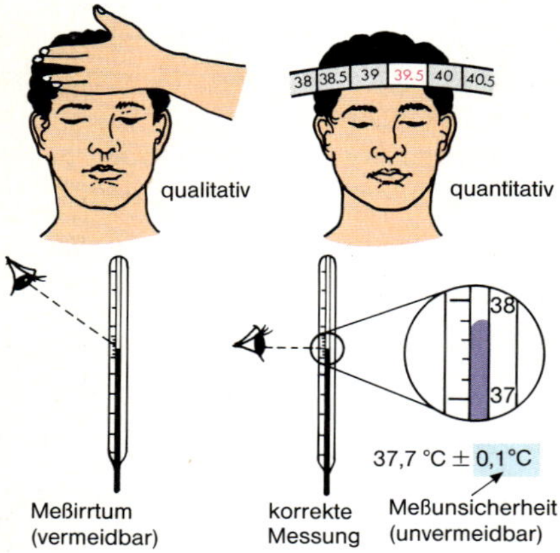

qualitativ

quantitativ

38 | 38.5 | 39 | 39,5 | 40 | 40.5

digitale
Messung

analoge
Messung

220.0

Meßirrtum
(vermeidbar)

korrekte
Messung

37,7 °C ± 0,1°C

Meßunsicherheit
(unvermeidbar)

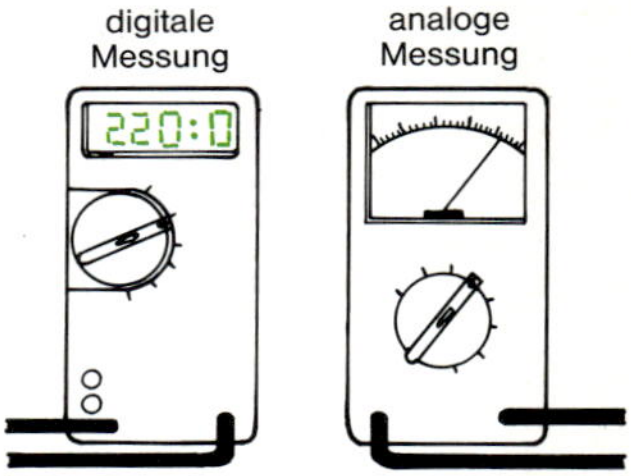

elektr. Spannung = 220,0 Volt

Meßgröße   Meßwert

Meßvorschriften:

10 °C < t < 40 °C
0 V < U < 250 V
Wechselspannung
rel. Luftfeuchte < 95 %

Angabe eines Meßergebnisses:

3 signifikante Stellen

$m = \underline{21,57}$ kg ± 0,02 kg ◄——— Meßunsicherheit
(absolute)

4 Dezimalstellen

= 21,57 kg ± 0,1 % ◄——— Meßunsicherheit
(relative)

Graphische Darstellung
der Meßunsicherheit Δx:

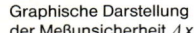

$x ± \Delta x$

$-\Delta x$ Meßwert

$+\Delta x$

x

$x \begin{array}{c} +\Delta x_2 \\ -\Delta x_1 \end{array}$ $-\Delta x_1$

$+\Delta x_2$

x

Die Meßunsicherheiten der phys. Konstanten
wird immer geringer.

Beispiel: Gravitationskonstante G

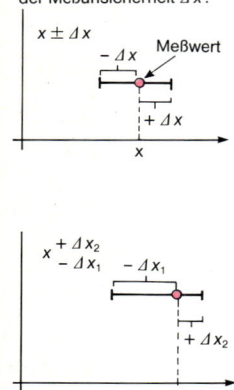

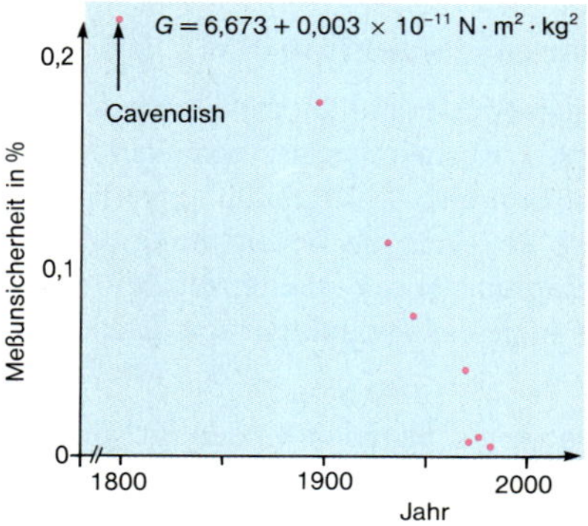

$G = 6,673 + 0,003 \times 10^{-11}$ N · m^2 · kg^2

Cavendish

Meßunsicherheit in %

0,2

0,1

0

1800   1900   2000

Jahr

3. Messen, Meßunsicherheit und Mittelwerte

Das präzise Beschreiben beobachteter Vorgänge ist die Grundlage aller Messungen. Messen wiederum ist die Basis aller exakten Wissenschaften, also auch die der Physik.

Wir unterscheiden qualitative und quantitative Beschreibung. *Schnell*, *schwer*, *rot*, *laut* gehören beispielsweise zum Vokabular der qualitativen Beschreibung. $3,5 \times 10^6 \, \mathrm{m \cdot s^{-1}}$, 98 kg, 650 nm, 110 Phon sind entsprechende quantitative Bezeichnungen.

Jede exakte Wissenschaft strebt nach quantitativer Beschreibung, nur dann kann ein anderer Beobachter ihre Ergebnisse reproduzieren. Der rasante Aufstieg der Wissenschaften begann erst mit der mathematischen Formulierung der Naturgesetze, der allgemeingültigen Definition von Einheiten und der reproduzierbaren Messung physikalischer Größen. Die exakten Wissenschaften sind also nur wenige hundert Jahre alt.

Messen. Die Meßgröße – in der Regel eine physikalische Größe (s. Kap. 1) – wird gemessen mit Hilfe eines Meßgerätes. Dieses vergleicht nach genau festgelegten Meßvorschriften die Meßgröße mit einem Meßstandard. Das Ergebnis der Messung ist ein Meßwert.

• Beispiel: Eine Waage (Meßinstrument) bestimmt das Gewicht (Meßgröße) einer Person. Der an der Skala abgelesene Wert ist der Meßwert. Während der Messung muß die Person stillstehen (Meßvorschrift). Die Waage selbst ist vom Hersteller geeicht, d. h. vor Lieferung mit einem Meßstandard verglichen worden.

Wir unterscheiden analoge und digitale Anzeige des Meßwerts:

Bei der analogen Anzeige zeigt das Meßgerät den Meßwert auf einer kontinuierlichen Skala an. Der Meßwert enthält unvermeidbar einen subjektiven Ablesefehler. Bei der digitalen Anzeige zeigt das Meßgerät den Meßwert bereits in Ziffern an, Ablesefehler sind jetzt vermeidbar.

• Beispiele: Beim analogen Voltmeter stehe die Meßnadel zwischen den Teilstrichen 4 und 5. Der Beobachter schätze die relative Position der Nadel auf 4,4. Der angegebene Meßwert ist dann 4,4 Volt. Liest er dagegen die Position über eine Lupe mit eingeblendeter Skala ab, so findet er einen Meßwert 4,38 Volt. Bei der Analogablesung kann er prinzipiell mehr und mehr Stellen der Meßgröße angeben. Das ist natürlich sinnlos, denn das Meßgerät hat eine vom Hersteller bestimmte Fehlergrenze. Das Digital-

Voltmeter erlaubt keine Interpolation, der in Ziffern angezeigte Meßwert – z. B. 4,384 Volt – schließt einen subjektiven Ablesefehler aus.

Achtung: Die eigentliche Digital*messung* führt den Meßvorgang auf eine Zählung zurück und gibt die Meßgröße an als ganzzahliges Vielfaches eines kleinsten Wertes. Viele Meßgeräte bestimmen die Meßgröße analog und wandeln anschließend nur die Anzeige in die entsprechenden Ziffern um (Analog-Digital-Wandler).

Meßunsicherheit. Jedes Meßergebnis ist unsicher, bedingt durch die Unvollkommenheit des Meßgegenstandes, des Meßgerätes und des Meßverfahrens. Auch beeinflussen Umwelt (z. B. Temperatur, Luftdruck, Feuchte, fremde elektrische Felder), Beobachter (z. B. Übung, Aufmerksamkeit, Schätzungsvermögen) und zeitliche Veränderungen das Meßergebnis. Die Angabe eines Meßergebnisses ohne gleichzeitige, direkte oder implizierte Angabe der Meßunsicherheit ist sinnlos!
Darstellung eines Meßergebnisses:

$$y = x \pm \Delta x$$

mit y: Meßergebnis; x: Meßwert; Δx: Meßunsicherheit. y liegt also zwischen den Werten $x + \Delta x$ (oberer Grenzwert) und $x - \Delta x$ (unterer Grenzwert).

Es kommt vor, daß die Werte für obere und untere Unsicherheitsgrenzen nicht übereinstimmen, beispielsweise beim Ablesen eines Instrumentes mit logarithmisch unterteilter Skala. Dann werden beide Grenzen angegeben: $y = x_{-\Delta x_2}^{+\Delta x_1}$.
Die *absolute* Meßunsicherheit gibt Δx direkt an.

• Beispiel: Der systolische Blutdruck eines Patienten beträgt

$$p = 130 \, \text{mm Hg} \pm 8 \, \text{mm Hg} \quad .$$

Der Meßwert ist 130 mm Hg, die Meßunsicherheit ± 8 mm Hg. Also gilt

$$138 \, \text{mm Hg} \geq p \geq 122 \, \text{mm Hg} \quad .$$

Die *relative* Meßunsicherheit gibt Δx in Prozent von x an.

• Beispiel: $p = 130 \, \text{mm Hg} \pm 6\%$.

Auch die Angabe der relativen Meßunsicherheit in ppm (parts per million) ist üblich.

• Beispiel: Die Meßunsicherheit einer durchschnittlichen Laborwaage beträgt 5 ppm, d. h. innerhalb des korrekten Meßbereiches (z. B. 3–50 g) gilt:

$$\text{Meßergebnis} = \text{Meßwert} \pm 0,0005\% \quad .$$

Die Unsicherheit eines Meßwertes wird oft nur indirekt angegeben durch die signifikanten (Dezimal)Stellen des Zahlenwertes. Stillschweigende Vereinbarung: Wird ein Meßergebnis (nach Rundung) durch n Dezimalstellen ausgedrückt, so macht sich die Meßunsicherheit erst in der Dezimalstelle $n + 1$ bemerkbar.

● Beispiel: Die örtliche Fallbeschleunigung sei $g = 9,82\,\mathrm{m}\cdot\mathrm{s}^{-2}$, g ist auf 3 signifikante Stellen angegeben, damit gilt: $9,824\,\mathrm{m}\cdot\mathrm{s}^{-2} > g > 9,816\,\mathrm{m}\cdot\mathrm{s}^{-2}$.

Explizite Angabe der Meßunsicherheit schließt jedoch Mißverständnisse aus.

In der Praxis ist die Meßunsicherheit das Ergebnis zufälliger und systematischer Fehler. (Das Wort Fehler darf hier nicht im Sinne von „falsch" oder „Irrtum" interpretiert werden. Unterläuft bei der Messung ein Irrtum oder sind Meß- oder Auswertungsverfahren ungeeignet, so ist das Meßergebnis falsch. Fehler lassen sich vermeiden, Unsicherheiten nicht.)

Zufällige Fehler sind bedingt durch die Meßgröße (z. B. Zerfallsrate einer radioaktiven Quelle), durch das Meßgerät (z. B. Reibung, Abnutzung), durch die Umwelt (z. B. kurzzeitige Schwankungen des Luftdrucks), durch den Beobachter (z. B. Interpoliervermögen). Sie sind unvermeidbar, können aber abgeschätzt und durch Wiederholung verrringert werden.

Systematische Fehler beruhen vor allem auf der Unvollkommenheit der Meßgeräte (z. B. Expansion eines Maßstabes mit der Temperatur, Wärmeverluste eines Kalorimeters). Systematische Fehler haben einen bestimmten Betrag und ein bestimmtes Vorzeichen, sie werden durch Korrekturen am Meßwert berücksichtigt. Eine Wiederholung der Messung reduziert nicht den systematischen Fehler.

Fehlergrenzen sind die äußersten Abweichungen, die für die Anzeige eines Meßgerätes festgelegt sind.

● Beispiel: Der Hersteller des Digital-Multimeters FLUKE 75 gibt für Spannungsmessung eine Fehlergrenze von $\pm\,0,5\%$ an. Diese Fehlergrenze wird den Meßunsicherheiten nach den Regeln der Fehlerfortpflanzung zugeschlagen.

Fehlerfortpflanzung. Das Endergebnis einer Messung ist häufig eine Funktion mehrerer physikalischer Größen, jede von ihnen weist ihre eigene, von den anderen unabhängige Meßunsicherheit auf.

● Beispiel: Die kinetische Energie (Formelzeichen T) eines Objektes ist

$$T = (m/2)v^2$$

mit m: Masse; v: Geschwindigkeit.

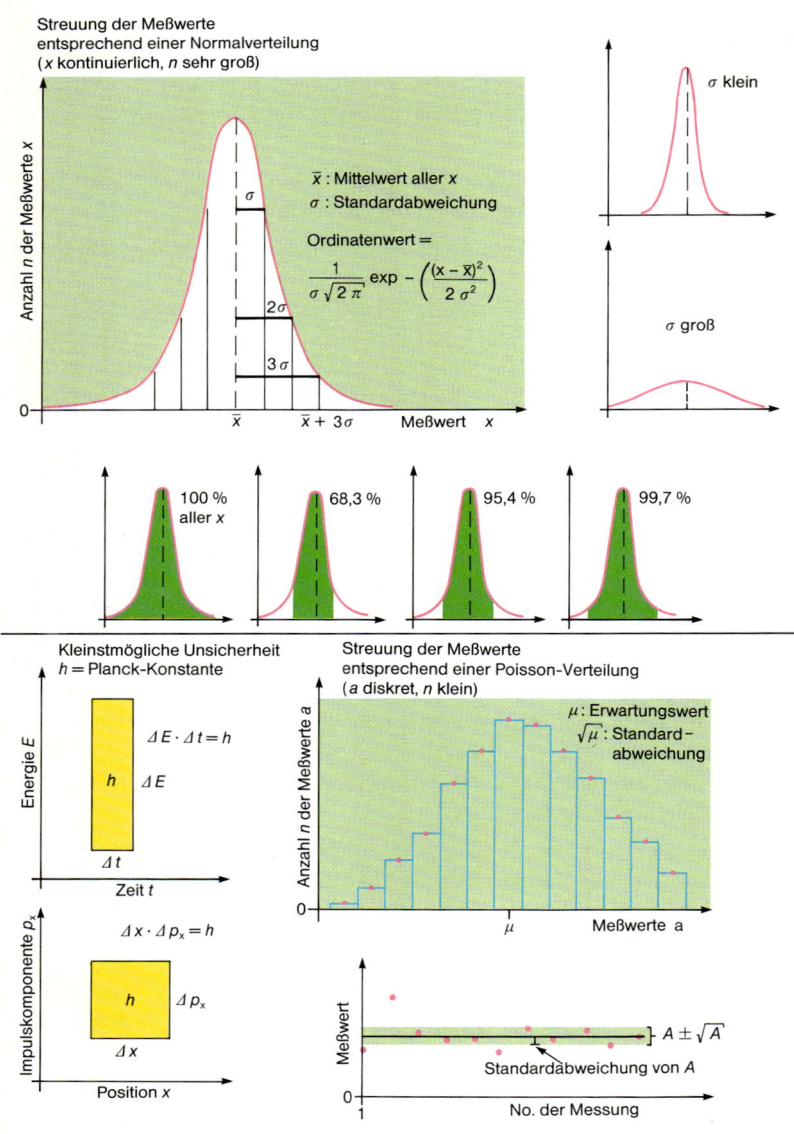

Streuung der Meßwerte entsprechend einer Normalverteilung (x kontinuierlich, n sehr groß)

Anzahl n der Meßwerte x

σ

2σ

3σ

$\bar{x}$ $\bar{x} + 3\sigma$ Meßwert x

$\bar{x}$: Mittelwert aller x

σ : Standardabweichung

Ordinatenwert =

$$\frac{1}{\sigma\sqrt{2\pi}}\exp-\left(\frac{(x-\bar{x})^2}{2\sigma^2}\right)$$

σ klein

σ groß

100 % aller x

68,3 %

95,4 %

99,7 %

Kleinstmögliche Unsicherheit h = Planck-Konstante

Energie E

h ΔE

Δt

Zeit t

$\Delta E \cdot \Delta t = h$

Impulskomponente p_x

h Δp_x

Δx

Position x

$\Delta x \cdot \Delta p_x = h$

Streuung der Meßwerte entsprechend einer Poisson-Verteilung (a diskret, n klein)

Anzahl n der Meßwerte a

μ : Erwartungswert

$\sqrt{\mu}$: Standard-abweichung

μ Meßwerte a

Meßwert

$A \pm \sqrt{A}$

Standardabweichung von A

No. der Messung

1

Die Messung von m und v führt zu den Meßunsicherheiten Δm und Δv. Die einzelnen Meßunsicherheiten erzeugen die Gesamtunsicherheit $\pm \Delta T$ von T. ΔT wird berechnet mit Hilfe der Regeln der Fehlerfortpflanzung. Die Regeln hängen davon ab, welche mathematischen Operationen die physikalischen Größen miteinander verknüpfen.

Der Größtfehler ist der maximal mögliche Fehler, der wahrscheinliche Fehler berücksichtigt, daß sich Unsicherheiten wegen unterschiedlicher Vorzeichen teilweise kompensieren können.

Addition, Subtraktion, Division und *Multiplikation*: Der relative Größtfehler $(\Delta y/y)_{max}$ ist die Summe der einzelnen relativen Meßunsicherheiten. Es gilt:

$$\left(\frac{\Delta y}{y} \right)_{max} = \frac{\Delta x_1}{x_1} + \frac{\Delta x_2}{x_2} + \frac{\Delta x_2}{x_2} + \dots \; .$$

Der wahrscheinliche relative Fehler $(\Delta y/y)_w$ ist die Quadratwurzel aus der Summe der Quadrate der einzelnen relativen Meßunsicherheiten. Es gilt:

$$\left(\frac{\Delta y}{y} \right)_w = \sqrt{\left(\frac{\Delta x_1}{x_1} \right)^2 + \left(\frac{\Delta x_2}{x_2} \right)^2 + \left(\frac{\Delta x_3}{x_3} \right)^2 + \dots} \; .$$

• Beispiele: Die mechanische Gesamtenergie E ist die Summe von kinetischer T und potentieller Energie V. Für $\Delta T/T = 0,05$ und $\Delta V/V = 0,03$ folgt $(\Delta E/E)_{max} = 0,08$. Der Größtfehler ist also 8%. $(\Delta E/E)_w = \sqrt{(0,05)^2 + (0,03)^2} = 0,058$. Der wahrscheinliche Fehler ist also 5,8%.

Potenzierung:

$$\left(\frac{\Delta y}{y} \right)_{max} = n \left(\frac{\Delta x}{x} \right)_{max}$$

mit n: Potenz (kann auch 1/2 sein, z. B. für die Wurzel).

$$\left(\frac{\Delta y}{y} \right)_w = n \left(\frac{\Delta x}{x} \right)_w \quad .$$

• Beispiele: Ist $\Delta m/m = 0,05$ und $\Delta v/v = 0,05$, so gilt für den Größtfehler der kinetischen Energie: $(\Delta T/T)_{max} = (\Delta m/m) + 2(\Delta v/v) = 0,05 + 0,1$. $(\Delta T/T)_{max} = 15\%$. Der wahrscheinliche Fehler ist deutlich geringer:

$$\left(\frac{\Delta T}{T} \right)_w = \sqrt{(0,05)^2 + (2(0,05))^2} = 11\% \; .$$

Sinnvolle Anzahl von Dezimalstellen. Es hat keinen Sinn, das Ergebnis einer Messung, deren n-te Dezimalstelle unsicher ist, mit mehr als n Dezimalstellen anzugeben. Werden mehrere Zahlen mit verschiedenen Anzahlen von Dezimalstellen durch mathematische Operationen verknüpft, so bestimmt die Zahl mit der kleinsten Anzahl von Dezimalstellen das Ergebnis.

- Beispiele: Beträgt die Seitenlänge eines Quadrates $l = 22,3$ cm, so ist es sinnlos, die Fläche als $A = l^2 = 497,29$ cm^2, also mit 5 Dezimalstellen anzugeben. Nur die Angabe von 3 Dezimalstellen und damit $A = 497$ cm^2 ist gerechtfertigt. Schließlich kann eine mathematische Operation die Meßunsicherheit nicht verringern. Ist $m = 56,34$ kg und $v = 11$ m · s^{-1}, so ist nur die Angabe $T = (m/2)v^2 = 3,4 \times 10^3$ J sinnvoll.

In den Zwischenrechnungen verwendet man jedoch alle gegebenen Dezimalstellen, um Rundungsfehler zu minimalisieren.

Mittelwert. Wird die Größe x mit derselben Meßanordnung n-mal gemessen, so bilden die Meßwerte eine Meßreihe. Aufgrund der Meßunsicherheiten streuen die Meßwerte $x_1, x_2, x_3, \ldots, x_n$. Sie streuen jedoch nicht beliebig, sondern nach den Gesetzen der Statistik um einen mittleren Wert.

Arithmetisches Mittel, Mittelwert von n Meßwerten (abgekürzt $\overline{x}$, gesprochen „x quer"):

$$\overline{x} = \frac{1}{n}(x_1 + x_2 + x_3 + \ldots + x_n) = \frac{1}{n}\sum_{i=1}^{n} x_i \quad .$$

Standardabweichung. Die Standardabweichung, abgekürzt σ, ist ein Maß für die zufällige Abweichung der einzelnen Meßwerte von ihrem Mittelwert. Ist n die Anzahl der Einzelmessungen, so gilt

$$\sigma = \sqrt{\frac{1}{n-1}\sum_{i=1}^{n}(x_i - \overline{x})^2} \quad .$$

Ist n sehr groß, z. B. $n > 100$, so geht der Faktor $1/(n-1)$ angenähert über in $1/n$.

Streuen die Einzelwerte entsprechend einer Gaußschen Normalverteilung (auch Glockenkurve genannt), so liegen 68,3% aller Einzelmessungen zwischen den Werten $\overline{x} + \sigma$ und $\overline{x} - \sigma$; 95,4% zwischen $\overline{x} + 2\sigma$ und $\overline{x} - 2\sigma$; 99,7% zwischen $\overline{x} + 3\sigma$ und $\overline{x} - 3\sigma$.

- Beispiel: Ist der Mittelwert der Körpergrößen aller 18jährigen 178 cm und die Standardabweichung beträgt 9 cm, so werden 68,3% aller Einzelmessungen in dieser Altersgruppe einen Meßwert zwischen 169 cm und 187 cm ergeben. 0,3% der 18jährigen sind größer als 196 cm oder kleiner als 160 cm.

In der Physik verwendet man meist σ als mittleren Fehler der Einzelmessung. In den Biowissenschaften und in der Medizin bevorzugt man 3σ.

Vertrauensgrenzen des Mittelwertes. Erst eine sehr große Anzahl von Einzelmessungen führt zu einem Mittelwert, der dem wahren Wert sehr nahe kommt. Die Vertrauensgrenzen des Mittelwertes begrenzen jenen Bereich, zwischen dessen Grenzen der wahre Wert mit einer vorgegebenen Wahrscheinlichkeit (z. B. 68,3%) liegt.

Für eine Gaußsche Normalverteilung und bei n Einzelmessungen gilt:

Wahrscheinlichkeit	Vertrauensgrenzen
68,3%	$\pm (\sigma/\sqrt{n})$
95%	$\pm (1.96\,\sigma/\sqrt{n})$
99%	$\pm (2,58\,\sigma/\sqrt{n})$

Die Angabe des Mittelwertes erfolgt als

Mittelwert $\pm$ Vertrauensgrenzen

- Beispiele: $\bar{l} = 178\,\mathrm{cm}$, $\sigma = 9\,\mathrm{cm}$, 25 Einzelmessungen. Dann folgt: $\bar{l} = 178\,\mathrm{cm} \pm (9/\sqrt{25})\,\mathrm{cm} = 178\,\mathrm{cm} \pm 2\,\mathrm{cm}$. Die obere Vertrauensgrenze ist 180 cm, die untere 176 cm, der Vertrauensbereich $\pm 2\,\mathrm{cm}$.

Bei der Messung rein statistischer Vorgänge, z. B. beim radioaktiven Zerfall, gilt als Standardabweichung $\sqrt{N}$, wenn N die gemessene Anzahl ist.

- Beispiel: Emittiert eine radioaktive Quelle im Mittel 4730 Teilchen pro Sekunde, so ist die Aktivität der Quelle 4730 ± 69 Zerfälle $\cdot\,\mathrm{s}^{-1}$. Das heißt, für 68,3% aller Messungen wird der einzelne Meßwert zwischen 4799 und 4661 liegen. Meßwerte > 4799 und < 4661 liegen außerhalb der Standardabweichung, treten jedoch mit einer Wahrscheinlichkeit von 31,7%, also etwa bei jeder 3. Messung auf.

Das Quadrat der Standardabweichung heißt *Varianz* des Mittelwertes, abgekürzt σ^2.

Achtung: Die Angabe eines Mittelwertes ist nur dann korrekt, wenn sehr viele, voneinander unabhängige Werte, gewonnen mit derselben Meßanordnung vorliegen. Nur dann, wenn für die Differenz Meßwert-Mittelwert die Normalverteilung gilt (keineswegs selbstverständlich, da es auch andere Verteilungen gibt), ist die Angabe einer Standardabweichung gerechtfertigt.

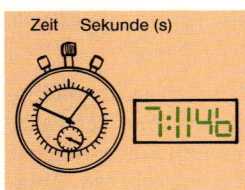

Zeit   Sekunde (s)

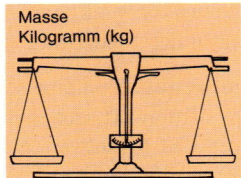

Masse
Kilogramm (kg)

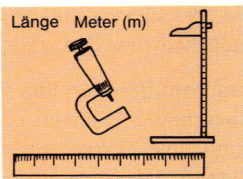

Länge   Meter (m)

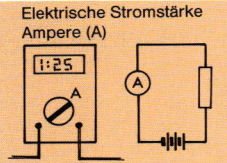

Elektrische Stromstärke
Ampere (A)

SI-Basiseinheiten und ihre Meßgeräte

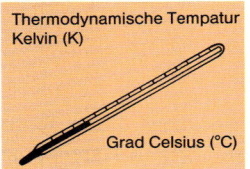

Thermodynamische Tempatur
Kelvin (K)

Grad Celsius (°C)

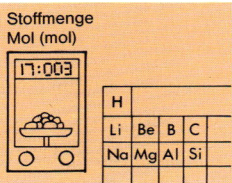

Stoffmenge
Mol (mol)

H			
Li	Be	B	C
Na	Mg	Al	Si

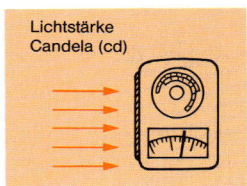

Lichtstärke
Candela (cd)

Schublehre mit Nonius

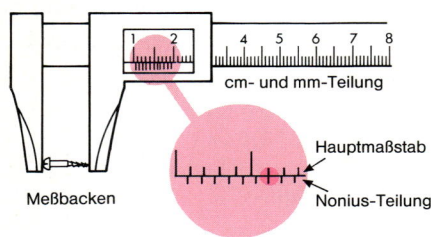

cm- und mm-Teilung

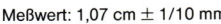

Hauptmaßstab

Meßbacken

Nonius-Teilung

Meßwert: 1,07 cm ± 1/10 mm

Moderne Schublehre
(1/10 mm Direktanzeige)

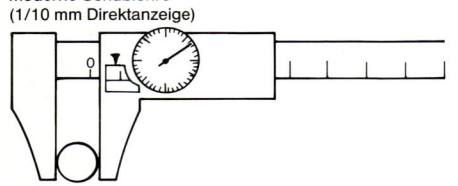

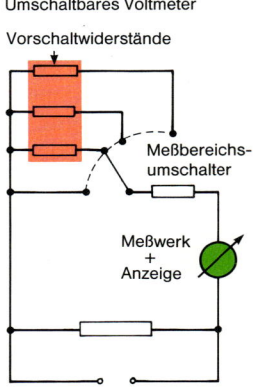

Umschaltbares Voltmeter

Vorschaltwiderstände

Meßbereichs-
umschalter

Meßwerk
+
Anzeige

Eingang für Meßgröße

4. Meßgeräte

Meßgeräte bestimmen den Wert physikalischer Größen, genannt Meßgrößen. Es existiert eine außerordentliche Vielfalt. Meßsystem, Meßbereich, Empfindlichkeit, Genauigkeit usw. charakterisieren jedes Meßgerät. Ein dem Meßgerät beiliegendes Datenblatt beschreibt diese Größen.

Meßgeräte bestehen in der Regel aus Meßwerk, Meßwandler, Meßbereichsumschalter, Anzeige und Registrierung.

Meßwerk. Dieses ist der Hauptbestandteil des Meßgerätes, z.b. die beweglichen Backen (Maßschneiden) der Schublehre, der expandierende Hg-Faden des Thermometers, das Hebelsystem der Waage. Es muß die Meßgröße möglichst verzerrungsfrei bestimmen, gleichzeitig darf das Meßwerk seinerseits die Meßgröße nicht wesentlich beeinflussen. Grundsätzlich verändert eine Messung jedoch immer die Meßgröße.

• Beispiele : Ein Amperemeter wird in den zu messenden Stromkreis eingeschaltet. Da das Gerät einen eigenen elektrischen Widerstand R_i besitzt, wird der Gesamtwiderstand R_g des Stromkreises verändert, d.h. damit auch der zu messende elektrische Strom. Dieser Einfluß ist vernachlässigbar klein, solange $R_i \ll R_g$.

Die Mikrometerschraube preßt das Meßstück zwischen den Meßbacken, es wird komprimiert, also verkürzt.

Empfindlichkeit des Meßwerks: Größe des Zeigerausschlages dividiert durch Meßgröße. Zum Beispiel mm/A beim Amperemeter.

Genauigkeit des Meßgerätes: Kehrwert der Abweichung zwischen wahrem und angezeigtem Wert. Sie wird vom Hersteller angegeben. Zum Beispiel $\pm 6,5\,\mathrm{K}^{-1}$ bei Raumtemperatur für ein Thermometer.

Der *Meßwandler* formt die Meßgröße so um, daß sie vom Meßwerk erfaßt werden kann. Beispielsweise wandelt das Mikrophon akustische Meßgrößen in elektrische um.

Der *Meßbereichsumschalter* paßt Meßwerk und Anzeige der Meßgröße an.

Die *Anzeige* erfolgt analog oder digital, sie wird im Registrierteil gespeichert oder aufgezeichnet. Der Hersteller vergleicht die Anzeige mit der eines geeichten Meßgerätes. Vom Gesetzgeber beauftragte Institutionen (in Deutschland: Physikalisch-Technische Bundesanstalt) eichen die Meßgeräte des Herstellers.

5. Graphische Darstellungen

18

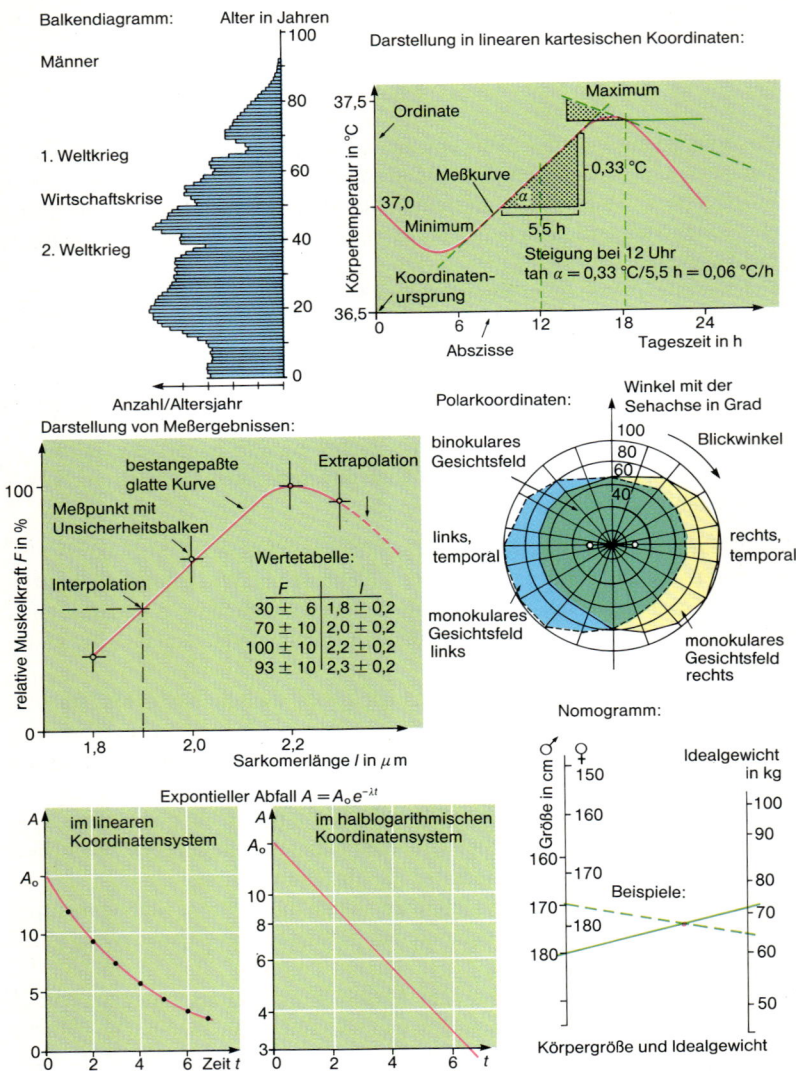

5. Graphische Darstellungen

Vorwiegend verwendet man graphische Darstellungen aus zwei Gründen:
1. Um ausgedehnte Datensammlungen und Wertetabellen übersichtlich vorzuführen. Die Interpretation des Zahlenmaterials wird erleichtert, Extrapolation und Interpolation sind möglich, der Einfluß von Meßunsicherheiten wird deutlich.

- Beispiele: Altersaufbau einer Bevölkerung, Nomogramm zu Körpergewicht und Körpergröße, Gesichtsfeld des Auges.

2. Um formelmäßig bekannte Zusammenhänge mit einem Blick zu erfassen, zu vergleichen, sich einzuprägen und einzelne Zahlenwerte mit geringem Aufwand zu entnehmen.

- Beispiel: Zeitliches Verhalten eines Gemischs verschiedener radioaktiver Substanzen.

Es gibt zahlreiche Darstellungsmöglichkeiten. Die Auswahl hängt ab vom erwarteten Zusammenhang der Daten. Hauptkriterium: Möglichst einfache Darstellung, vorzugsweise durch eine gerade Linie. Geschickte Wahl der Darstellung kann Trends unterstreichen, ohne die Daten zu verfälschen.

Einfache Darstellungen. Balken- und Kreissektorendiagramme sind die einfachsten Darstellungen, sie prägen sich besonders leicht ein.

Kartesische Koordinaten sind am weitesten verbreitet. Die Koordinatenachsen stehen senkrecht aufeinander. Ordinate und Abszisse sind gleichmäßig (d.h. linear) oder anders (s.u.) unterteilt.

In einer ebenen (d.h. zweidimensionalen) Darstellung repräsentiert jeder Punkt ein Wertepaar, z. B. x_1, y_1. Werden die Datenpunkte durch eine stetige Linie verbunden, so stellt die entstandene Kurve den funktionellen Zusammenhang $y = f(x)$ dar.

- Beispiel: Muskelspannung y in Abhängigkeit von der Muskellänge x.

In einer räumlichen (d.h. dreidimensionalen) Darstellung besteht jeder Punkt aus einem Wertetripel (x_1, y_1, z_1). Der Zusammenhang ist dann z. B. $y = f(x, z)$.

- Beispiel: Druck-Volumen-Zeit-Diagramm eines Herzzyklus.

Polarkoordinaten sind von Vorteil, wenn eine der dargestellten Größen ein Winkel ist.

● **Beispiel**: Sehschärfe des Auges in Abhängigkeit vom Sehwinkel.

Ausgleichskurven. Meßdaten enthalten Meßunsicherheiten. In der graphischen Darstellung zeigen Fehlerbalken am Meßpunkt diese Unsicherheiten an. Sollen nun die einzelnen Punkte im Diagramm durch eine bestangepaßte, glatte Kurve verbunden werden, so müssen die Fehlerbalken berücksichtigt werden. Dafür gibt es mathematische Prozeduren. Zur Berechnung der bestangepaßten Kurve verwendet man die Methode der kleinsten quadratischen Abweichungen, dafür gilt:

$$\sum_{i=1}^{n}(x_i - a_i)^2 \quad \text{ist ein Minimum,}$$

wobei x_i : $i$ter von n Datenpunkten, a_i: entsprechender Punkt der bestangepaßten, glatten Kurve. Eine derartige Ausgleichskurve (best fit) kann man ungefähr per Augenschein einzeichnen. Besser: Verwenden eines entsprechenden Rechnerprogramms.

Analyse einer graphischen Darstellung. Ist die Ausgleichskurve im ebenen kartesischen Koordinatensystem eine Gerade, so gilt:

$$y = mx + b \quad ,$$

mit $m = \Delta y/\Delta x$: Steigung der Geraden, b : Abschnitt auf der y-Achse.

Ist die Ausgleichskurve keine Gerade, so bestimmt man die Steigung für jeden einzelnen Kurvenpunkt, durch Anlegen der Tangente an diesen Punkt. Dann gilt:

$$\text{Steigung im Kurvenpunkt } m_i = \frac{\mathrm{d}y_i}{\mathrm{d}x_i} \quad .$$

Die Fläche zwischen einem gegebenen Kurvenabschnitt und der x-Achse ist gleich dem Wert des bestimmten Integrals für diesen Kurvenabschnitt (s. Kap. 7).

Weitere Darstellungsmöglichkeiten auf Spezialpapieren. Ist der Zusammenhang zwischen zwei gegebenen Größen nicht linear, sucht man dennoch eine Darstellungsmöglichkeit, die zu einer Geraden führt, so kann man spezielle Millimeterpapiere verwenden.

Halblogarithmisches Millimeterpapier (Exponentialpapier): Rechtwinkliges Koordinatensystem. Die eine Achse (z. B. die Ordinate) ist logarithmisch unterteilt, die andere (dann die Abszisse) linear. Eine Exponentialfunktion wird durch eine Gerade repräsentiert, denn logarithmiert man

$$y = y_0\, \mathrm{e}^{bx} = y_0 \exp{(bx)} \quad , \text{ so folgt}$$

$$\lg y = 0,434\, bx + \lg y_0 \quad .$$

Das ist die Gleichung einer Geraden mit der Steigung $0,434\, b$ und dem Abschnitt $\lg y_0$ auf der senkrechten Achse.

• Beispiel: Radioaktiver Zerfall. Trägt man die Aktivität A auf der Ordinate, den Meßzeitpunkt t auf der Abszisse ein, so lassen sich die Meßpunkte (unter Berücksichtigung der Fehlerbalken) auf halblogarithmischem Millimeterpapier durch eine Gerade repräsentieren. Für den radioaktiven Zerfall gilt $A = A_0 \exp(-\lambda t)$ und für halblogarithmische Darstellung folgt

$$\lg A = -0,434\lambda t + \lg A_0 \quad ,$$

mit A_0: Aktivität für $t = 0$, λ: Zerfallskonstante. Der Steigung der Geraden entnimmt man die Zerfallskonstante der gemessenen radioaktiven Substanz.

Die halblogarithmische Darstellung wird sehr häufig verwandt, da die meisten zeitabhängigen Vorgänge in der Natur einem Exponentialgesetz folgen.

Auch wenn die graphische Darstellung nur eine Achse aufweist, kann eine logarithmische Unterteilung nützlich sein.

• Beispiel: Typische Abmessungen im Universum reichen von 10^{-14} m (Atomkerndurchmesser) bis 10^{26} m (Radius des Universums). Diese Längen umspannen also 40 Zehnerpotenzen. Nur auf einer logarithmisch unterteilten Achse kann man das graphisch darstellen.

Doppellogarithmisches Millimeterpapier (Potenzpapier): Rechtwinkliges Koordinatensystem. Ordinate und Abszisse sind logarithmisch unterteilt. Die Potenzfunkton $y = x^n$ wird dann graphisch durch eine Gerade dargestellt. Die Steigung n dieser Geraden $\lg y = n \lg x$ ist gleich dem Zahlenwert der Potenz.

• Beispiel: Kurven gleicher Lautstärke von der Hörschwelle bis ca. 600 Hz.

Auch wenn keine Potenzfunktion vorliegt, ist die doppellogarithmische Darstellung dann von Vorteil, wenn die Zahlenwerte auf beiden Koordinatenachsen mehrere Zehnerpotenzen umspannen.

• Beispiel: Hörschwellenkurve des menschlichen Ohrs. Der Druckbereich am Trommelfell umspannt sechs Zehnerpotenzen, der Schallfrequenzbereich reicht von 10 Hz bis 20 000 Hz.

Wahrscheinlichkeitspapier. Ordinate und Abszisse sind so unterteilt, daß eine Gaußverteilung (Normalverteilung) durch zwei gerade Linien repräsentiert wird. Die Linien treffen sich im Mittelwert, ihre Steigung ergibt die Standardabweichung (Streuung) der Verteilungsfunktion.

Lineare Funktionen
$y = mx + b$

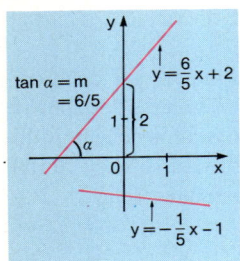

$\tan \alpha = m$
$= 6/5$

$y = \frac{6}{5} x + 2$

$y = -\frac{1}{5} x - 1$

Quadratische Funktionen
$y = x^2 + c_1 x + c_2$

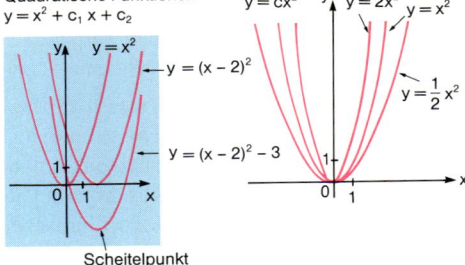

$y = x^2$

$y = (x - 2)^2$

$y = (x - 2)^2 - 3$

$y = cx^2$ $y = 2x^2$ $y = x^2$

$y = \frac{1}{2} x^2$

Scheitelpunkt
$(2; -3)$

**Exponential- und
Logarithmusfunktionen**

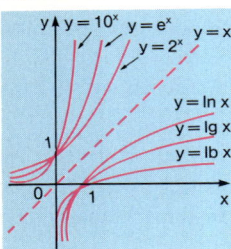

$y = 10^x$ $y = e^x$ $y = x$
$y = 2^x$
$y = \ln x$
$y = \lg x$
$y = \text{lb } x$

e-Funktionen

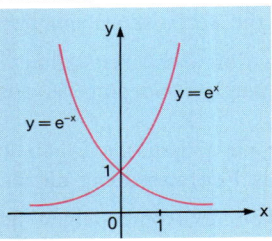

$y = e^x$

$y = e^{-x}$

Ebener Winkel in Radiant (rad)
1 rad: $r = 1$ m, $s = 1$ m
Kreis: 2π rad

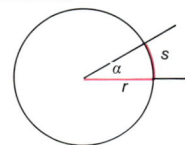

Potenz- und Wurzelfunktionen

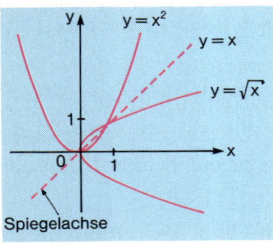

$y = x^2$

$y = x$

$y = \sqrt{x}$

Spiegelachse

Raumwinkel in Steradiant (sr)
1 sr: $r = 1$ m, $A = 1$ m^2
Kugel: 4π sr

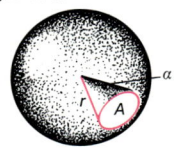

6. Funktionen. Bogenmaß

Eine Funktion ist eine mathematische Vorschrift, die einer Größe eine bestimmte andere Größe zuordnet. In anderen Worten, sie beschreibt die Abhängigkeit einer Größe von einer (oder mehreren) veränderlichen Größen.

● Beispiel: Abhängigkeit der Länge l eines Metallstabes von seiner Temperatur T. Die Funktion lautet: $l = l_0(1 + \alpha T)$. Dabei ist l_0 die Stablänge bei $0\,K$ und α der Längenausdehnungskoeffizient. Da l_0 und α konstant sind, ordnet die Funktion $l = f(T)$ jeder Temperatur eindeutig eine Länge zu.

Jede Funktion gilt nur innerhalb eines Wertebereichs, genannt Definitionsbereich. Im eben genannten Beispiel lautet der Definitionsbereich der Funktion $50\,K < T < 900\,K$ für einen Eisenstab.

Die Darstellung einer Funktion erfolgt graphisch, als mathematische Gleichung, als Wertetabelle oder in Form eines Rechnerprogramms.

Dort, wo die Funktionskurve die x-Achse schneidet oder berührt, liegt eine Nullstelle der Funktion vor. Ist an dieser Stelle $x = a$, so gilt $f(a) = 0$.

Periodische Funktion: $f(x) = f(x + a) = f(x + 2a) = f(x + 3a)$, usw. a kann negativ oder positiv sein und heißt Periode der Funktion $f(x)$.

● Beispiel: Elektrische Wechselspannung $U = U_0 \sin \omega t = U_0 \sin (\omega t + 2\pi) = U_0 \sin (\omega t + 4\pi)$, usw. U folgt einer Sinusfunktion (s. u.), die Periode ist 2π.

Lineare Funktion: $y = mx + b$. m und b sind Konstanten. In der graphischen Darstellung ist die lineare Funktion eine Gerade mit der Steigung m, sie schneidet die y-Achse bei b. Verläuft die Gerade durch den Koordinatenursprung, so ist $b = 0$, die lineare Funktion lautet dann $y = mx$.

● Beispiel: Das Ohmsche Gesetz ist eine lineare Funktion zwischen elektrischem Strom I und elektrischer Spannung U: Die Funktion lautet $I = (1/R)U$. Dargestellt in kartesischen Koordinaten ist diese (lineare) Funktion eine Gerade durch den Ursprung, ihre Steigung beträgt $1/R$.

Quadratische Funktion: $y = cx^2$. c ist eine Konstante. Die graphische Darstellung dieser Funktion ist eine nach oben offene Parabel mit dem Scheitel im Koordinatenursprung. Der Faktor c bestimmt, ob eine relativ enge oder weite Parabel vorliegt. Für $c < 0$ ist die Parabel nach unten offen.

● Beispiel: Kinetische Energie E_{kin} einer Masse m mit der Geschwindigkeit v. Die (quadratische) Funktion lautet: $E_{kin} = (m/2)v^2$. Der Definitionsbereich ist in diesem Falle $0 < v \ll$ Lichtgeschwindigkeit.

Allgemeine quadratische Funktion: $y = c_1 x^2 + c_2 x + c_3$. Die graphische Darstellung zeigt eine Parabel, deren Scheitelpunkt die Koordinaten $-c_2/2c_1$ und $c_3 - c_2^2/(4c_1^2)$ aufweist.

Potenzfunktion: $y = cx^n$, mit n ganzzahlig. Die graphische Darstellung verläuft durch den Koordinatenursprung. Ist n eine gerade Zahl ($2, 4, 6$, usw.), so ist die graphische Darstellung symmetrisch zur y-Achse. Ist n ungerade ($1, 3, 5$, usw.) so verläuft die Funktion zentralsymmetrisch zum Koordinatenursprung. Verwendet man für ihre graphische Darstellung doppellogarithmisches Millimeterpapier, so entsteht eine Gerade durch den Koordinatenursprung mit der Steigung n (s. Kap. 5).

In der obigen Formulierung der Potenzfunktion ist y proportional zu x^n, geschrieben $y \sim x^n$. Der (konstante) Faktor c heißt Proportionalitätskonstante. c wandelt also eine Proportion in eine Gleichung um, d.h. $y \sim x^n$ in $y = cx^n$.

• **Beispiel:** Die Fallstrecke s ist proportional t^2, dem Quadrat der Fallzeit t, also $s \sim t^2$. Das Fallgesetz lautet: $s = kt^2$. Die Proportionalitätskonstante k kann aus einem gemessenen Wertepaar (s_1, t_1) bestimmt werden: $k = s_1/t_1^2$.

Ist $y \sim 1/x^2$, so heißt y *umgekehrt proportional* zu x^2.

Quadratwurzel-Funktion: $y = \sqrt{x} = x^{1/2}$. Es ist die Umkehrfunktion der Potenzfunktion $y = x^2$. In kartesischen Koordinaten erscheint die Funktion als eine nach rechts offene Parabel mit dem Scheitel im Koordinatenursprung. Sie ist das Spiegelbild der Funktion $y = x^2$, gespiegelt an der Geraden $y = x$.

Exponentialfunktionen: Die allgemeine E. lautet $y = c_1 a^{c_2 x} \cdot c_1$, c_2 sind (positive oder negative) Konstanten. a heißt Basis, $c_2 x$ Exponent der Exponentialfunktion. Als Werte für die Basis werden benutzt 2, 10 und e.

Die Exponentialfunktion im engeren Sinn (e-Funktion) verwendet die Eulersche Zahl e = $2,7182\ldots$ als Basis. Es ist die wichtigste aller Funktionen, denn sie beschreibt die meisten Vorgänge in der Natur. Die e-Funktion lautet: $y = c_1 e^{c_2 x} = c_1 \exp(c_2 x)$.

Wichtige Zusammenhänge: $e^1 = e$; $e^0 = 1$; $e^{-x} = 1/e^x$ und $y = e^x = 1 + x/1! + x^2/2! + x^3/3 + \ldots$ (Reihenentwicklung der e-Funktion).

Die e-Funktion ist in der graphischen Darstellung eine ansteigende Kurve für positive Exponenten, eine fallende für negative.

Verwendet man für die graphische Darstellung von $y = c_1 a^{c_2 x}$ halblogarithmisches Millimeterpapier, so erscheint eine Gerade mit der Steigung $m = c_2 \log a$ (s. Kap. 5). Insbesondere ist dann die e-Funktion eine Gerade mit der Steigung $m = 0,4343\,c_2$.

- **Beispiel**: Die e-Funktion $N = N_0 e^{0,02x}$ beschreibt ungefähr das Wachstum der Erdbevölkerung. Dabei ist N_0: augenblickliche Bevölkerung; N : Bevölkerung nach x weiteren Jahren. Lebten 1988 rund 5 Milliarden Menschen (N_0), so werden es im Jahre 2000 (also $x = 12$) rund $5 \times 10^9 \times e^{0,02 \times 12}$, d. h. 6,4 Milliarden sein.

Logarithmische Funktionen: Je nach der Basis der verwendeten Logarithmen lassen sich drei Logarithmusfunktionen unterscheiden: dekadische ($y = \log_{10}x = \lg x$), binäre $y = \log_2 x = \text{lb } x$) und natürliche ($y = \log_e x = \ln x$). Es sind die Umkehrfunktionen zu den entsprechenden Exponentialfunktionen (Basis 10, 2 und e), d. h. in der graphischen Darstellung sind es Spiegelbilder, gespiegelt an der Geraden $y = x$.

Trigonometrische Funktionen (Winkelfunktionen): Diese periodischen Funktionen beschreiben vor allem Schwingungsvorgänge, also zeitabhängige Zusammenhänge zwischen zwei Größen. In erster Linie treten Sinus- und Cosinusfunktion auf, seltener Tangens- oder Cotangensfunktion.

- **Beispiele**: Die Funktion $y = c_1 \sin(c_2 x)$ hat ihren Maximalwert, genannt Amplitude, bei $y = c_1$. Der Wert $c_2 x$ heißt Argument der Sinusfunktion. In der graphischen Darstellung beginnt sie im Koordinatenursprung. $y = 3 \sin(2\pi x/\lambda)$ beschreibt eine Welle mit der Amplitude 3 und der Wellenlänge λ. Die unabhängige Veränderliche x durchläuft die Werte 0 bis λ.

Die Funktion $y = c_1 \sin(c_2 x + \varphi)$ beginnt nicht im Koordinatenursprung, sie ist in Richtung positiver x-Werte um φ verschoben (phasenverschoben).

Die Additionstheoreme der Winkelfunktionen geben die Regeln, nach denen sich die Winkelfunktionen überlagern.

- **Beispiel**: $\sin\alpha + \sin\beta = 2\sin((\alpha + \beta)/2)\cos((\alpha - \beta)/2)$.

Bogenmaß. Im allgemeinen werden Winkel im Gradmaß angegeben, d. h. der Kreis wird durch Radien in 360 gleiche Winkel von je einem Grad ($1°$) unterteilt. Der Vollwinkel umfaßt damit $360°$, der rechte Winkel $90°$.

In der Physik verwendet man meist das Bogenmaß, d. h. das Verhältnis (Länge des vom Winkel eingeschlossenn Kreisbogens)/(Kreisradius). Die Einheit des Bogenmaßes ist der Radiant, Einheitenzeichen: rad.

Umrechnung: $1 \text{ rad} = 57,296°$ und $1° = 0,017543 \text{ rad}$. Der Vollwinkel umfaßt $2\pi \text{ rad} = 6,2832 \text{ rad}$, der rechte Winkel $\frac{\pi}{2} \text{ rad} = 1,5708 \text{ rad}$.

Raumwinkel werden durch Kreiskegel beschrieben, deren Spitzen im Mittelpunkt einer Kugel liegen. Die Einheit des Raumwinkels ist der Steradiant, Einheitenzeichen sr. Eine Kugeloberfläche umschließt den Raumwinkel $4\pi \text{ sr} = 12,566 \text{ sr}$.

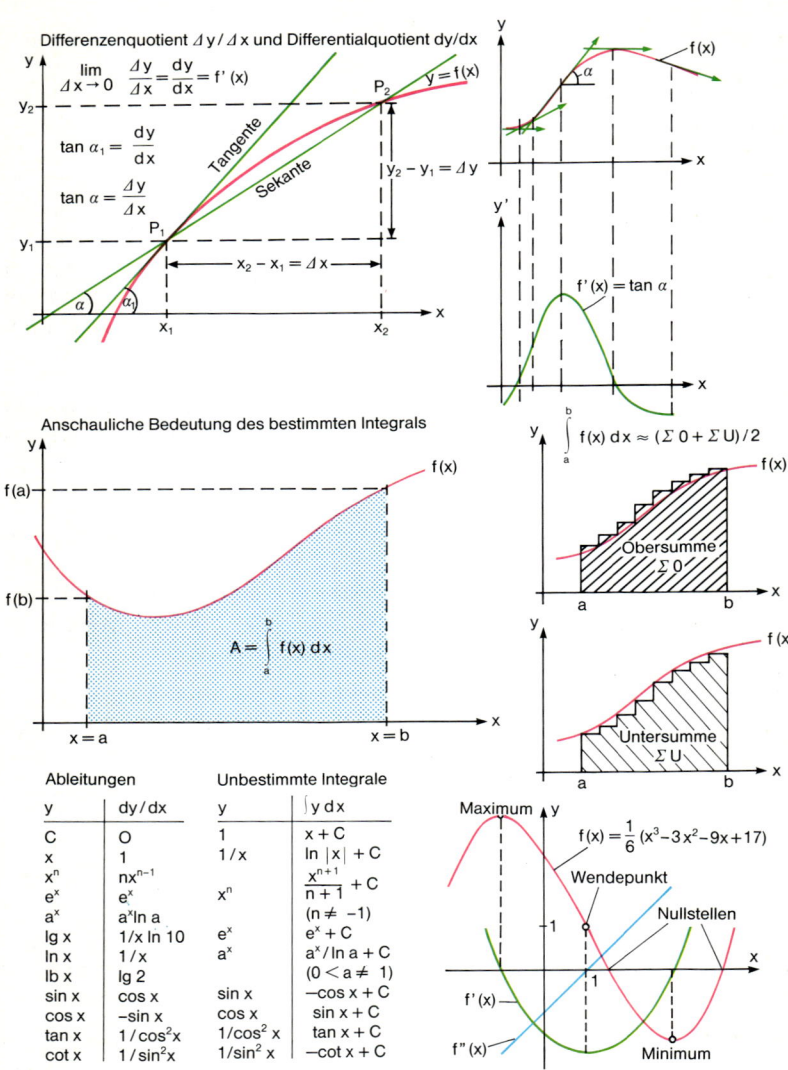

Differenzenquotient $\Delta y / \Delta x$ und Differentialquotient dy/dx

$$\lim_{\Delta x \to 0} \frac{\Delta y}{\Delta x} = \frac{dy}{dx} = f'(x)$$

$$\tan \alpha_1 = \frac{dy}{dx}$$

$$\tan \alpha = \frac{\Delta y}{\Delta x}$$

$y = f(x)$

Tangente

Sekante

$y_2 - y_1 = \Delta y$

$x_2 - x_1 = \Delta x$

$f'(x) = \tan \alpha$

Anschauliche Bedeutung des bestimmten Integrals

$$A = \int_a^b f(x)\, dx$$

$$\int_a^b f(x)\, dx \approx (\Sigma O + \Sigma U)/2$$

Obersumme ΣO

Untersumme ΣU

Ableitungen		Unbestimmte Integrale	
y	dy/dx	y	$\int y\, dx$
C	0	1	$x + C$
x	1	$1/x$	$\ln |x| + C$
x^n	nx^{n-1}	x^n	$\dfrac{x^{n+1}}{n+1} + C$
e^x	e^x		$(n \neq -1)$
a^x	$a^x \ln a$	e^x	$e^x + C$
$\lg x$	$1/x \ln 10$	a^x	$a^x / \ln a + C$
$\ln x$	$1/x$		$(0 < a \neq 1)$
$\operatorname{lb} x$	$\lg 2$	$\sin x$	$-\cos x + C$
$\sin x$	$\cos x$	$\cos x$	$\sin x + C$
$\cos x$	$-\sin x$	$1/\cos^2 x$	$\tan x + C$
$\tan x$	$1/\cos^2 x$	$1/\sin^2 x$	$-\cot x + C$
$\cot x$	$1/\sin^2 x$		

Maximum

$$f(x) = \frac{1}{6}(x^3 - 3x^2 - 9x + 17)$$

Wendepunkt

Nullstellen

$f'(x)$

$f''(x)$

Minimum

7. Untersuchen einer Funktion

Differenzieren. Ersetzt man einen Abschnitt der Funktion $f(x)$ durch eine gerade Verbindung zwischen den beiden Punkten P_1, P_2 mit den Koordinaten (x_1, y_1), (x_2, y_2) so heißt ihre Steigung $(y_2 - y_1)/(x_2 - x_1) = \Delta y/\Delta x$ *Differenzenquotient.* Rückt P_2 immer näher an P_1, d.h. $\Delta x \to 0$, so geht $\Delta y/\Delta x$ über in den Differentialquotienten $dy/dx = f'(x)$, lies: „f-Strich von x"; dy/dx ist die Steigung der Tangente an P_1. $f'(x) = dy/dx$ heißt von $y = f(x)$ abgeleitete Funktion. Differenzieren folgt expliziten Rechenregeln.

- Beispiel: Für $f(x) = \sin x$ gilt: $df(x)/dx = f'(x) = d(\sin x)/dx = \cos x$.

Eine Funktion kann mehrmals nacheinander differenziert werden. Für zweimaliges Differenzieren gilt: $f''(x) = df'(x)/dx = d(df(x)/dx)/dx = d^2 f(x)/dx^2$.

Integrieren. Integrieren ist die Umkehrung des Differenzierens, d.h. ist die Ableitung $f'(x)$ der Funktion $f(x)$ bekannt, so liefert die Integration von $f'(x)$ die ursprüngliche Funktion $f(x)$.

Unbestimmtes Integral: $\int f'(x)dx = f(x) + C$. C ist eine Konstante, genannt Integrationskonstante. Es gibt nur wenige Integrationsregeln.

- Beispiel: $\int \cos x\, dx = \sin x + C$.

Meist wird das Integral einer Funktion in Tabellen nachgesehen.

Bestimmtes Integral: $\int_a^b f(x)dx = A$, lies: Integral von a bis b über $f(x)dx$. a, b heißen untere, bzw. obere Integrationsgrenze.

Das bestimmte Integral führt zu keiner Integrationskonstanten. Anschaulich ist es die Fläche A begrenzt durch den Funktionsverlauf zwischen a und b, also durch die Abszissen- und die Ordinatenwerte $f(a)$, $f(b)$, sowie die x-Achse. Befindet sich die Fläche, oder ein Teil von ihr, unterhalb der x-Achse, so ist sie (bzw. das Teil) negativ.

Ist die Funktion $f(x)$ nicht formelmäßig bekannt, so wird das bestimmte Integral graphisch integriert, entweder durch direkte Flächenausmessung, mit Hilfe eines Planimeters oder durch ein Rechnerprogramm.

Kurvendiskussion. Der Verlauf einer Funktion $f(x)$ kann analytisch beschrieben werden. *Nullstellen* von $f(x)$ sind die Schnittpunkte von $f(x)$ mit der x-Achse, d.h. dort gilt $f(x) = 0$. In den *Extremwerten* erreicht $f(x)$ innerhalb eines bestimmten x-Bereichs einen Maximal- oder Minimalwert, dort verläuft die Tangente horizontal, d.h. $f'(x) = df(x)/dx = 0$. Der *Wendepunkt* liegt bei $f''(x) = 0$.

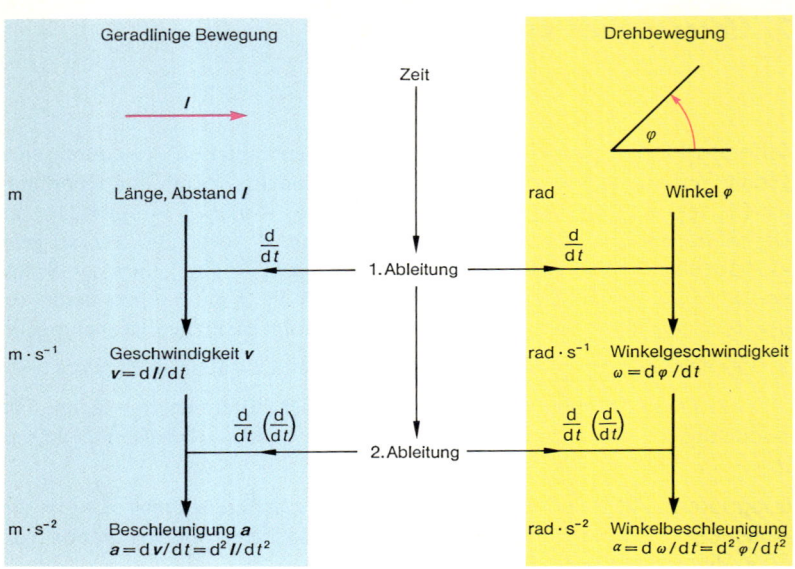

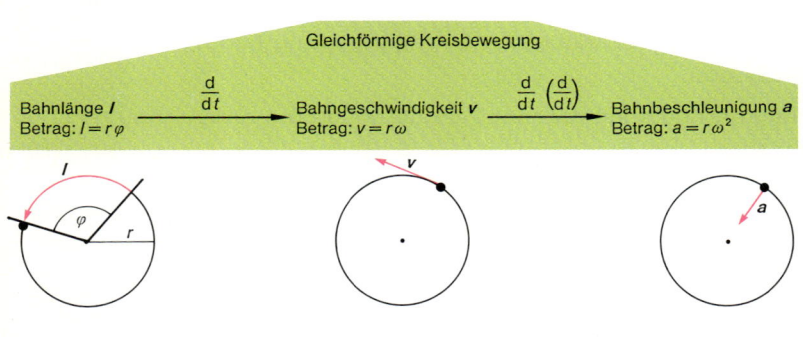

8. Zeit, Raum und Bewegung

In diesem Abschnitt treten erstmalig vektorielle physikalische Größen auf. Sie werden auch als Vektoren eingeführt. Das ist problemlos, wenn der Lernende sich die geringe Mühe macht, zwischen Vektor und Vektorbetrag zu unterscheiden (s. Kap. 1). Einmal damit vertraut, erscheint die Physik einfacher und die Zusammenhänge werden durchsichtiger.

Zeit

Zeit fließt auf Grund ihrer eigenen Natur und aus sich selbst heraus ohne Beziehung zu etwas Äußerem gleichmäßig dahin (Isaac Newton).

Zeit, abgekürzt t, ist eine der Basisgrößen des SI-Systems. Einheit der Zeit ist die Sekunde, Einheitenzeichen s. Definition Kap. 2. Andere Zeiteinheiten sind: 1 Jahr (a) = 3, 15 × 10^7 s, 1 Tag (d) = 86 400 s.

Eine natürliche Zeiteinheit der Physik ist die Elementarzeit (ca. 10^{-24} s), jene Zeitspanne, die das Licht benötigt, um eine Strecke gleich dem Durchmesser des Protons zu durcheilen. Eine natürliche Zeiteinheit der Medizin ist der physiologische Augenblick (ca. 0,1 s). Zwei Ereignisse, die schneller als 0,1 s aufeinander folgen, können die menschlichen Sinnesorgane nicht mehr trennen. Der menschliche Organismus verfügt über zwei weitere natürliche Zeiteinheiten: 3 s (Maximallänge eines Bewußtseinsinhalts) und 24–25 h (circadianer Rhythmus).

Zeitmessung. Uhren messen Zeitspannen. Jeder periodische oder im zeitlichen Ablauf bekannte Vorgang kann als Uhr dienen.

• Beispiele: Pendelschwingung, Rotation der Erde, atomare und molekulare Schwingungen, Kristallschwingungen, elektronische Oszillationen, radioaktiver Zerfall, Aufleuchten der Feuerfliege, Wachstumsringe, circadianer Rhythmus, Generationenfolge.

Die Reproduzierbarkeit ihrer Periode bestimmt die grundsätzliche Meßgenauigkeit der Uhr.

• Beispiele: Cs-Uhr: 10^{-8} s pro a, Pendeluhr: 3 s pro a, Radiocarbonuhr: 50 a, Wachstumsringe: 1 a, Generationenfolge: ca. 30 a.

Frequenz. Zur Beschreibung periodischer Vorgänge ist der Kehrwert der Zeit, die Frequenz, abgekürzt ν oder f, nützlich. Die Einheit der Frequenz ist das Hertz, Einheitenzeichen Hz. 1 Hz = 1 s^{-1}.

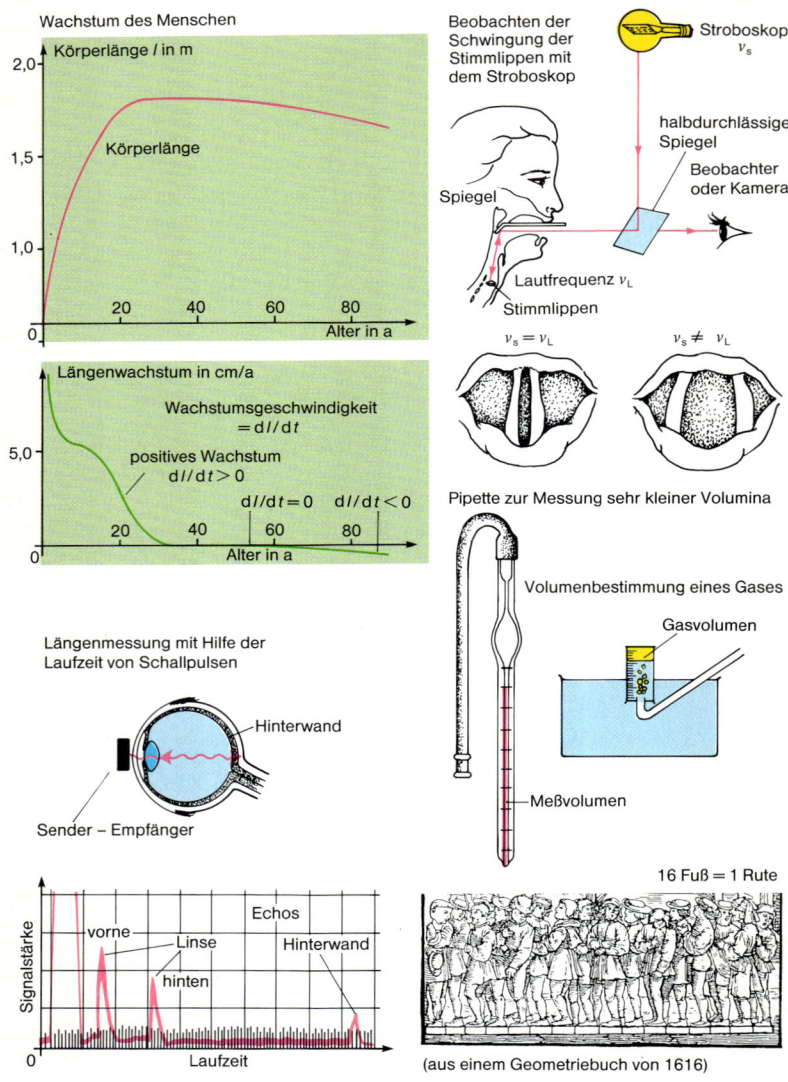

Wachstum des Menschen

Körperlänge *l* in m

Körperlänge

Alter in a

Längenwachstum in cm/a

Wachstumsgeschwindigkeit = d*l*/d*t*

positives Wachstum d*l*/d*t* > 0

d*l*/d*t* = 0   d*l*/d*t* < 0

Alter in a

Längenmessung mit Hilfe der Laufzeit von Schallpulsen

Hinterwand

Sender – Empfänger

Signalstärke

Echos

vorne   Linse   Hinterwand

hinten

Laufzeit

Beobachten der Schwingung der Stimmlippen mit dem Stroboskop

Stroboskop ν_s

halbdurchlässiger Spiegel

Beobachter oder Kamera

Spiegel

Lautfrequenz ν_L

Stimmlippen

$\nu_s = \nu_L$ $\nu_s \neq \nu_L$

Pipette zur Messung sehr kleiner Volumina

Volumenbestimmung eines Gases

Gasvolumen

Meßvolumen

16 Fuß = 1 Rute

(aus einem Geometriebuch von 1616)

• Beispiele: Dauert die komplette Schwingung eines Pendels 5 s, so beträgt die Pendelfrequenz $\nu = 1/5$ Hz.

Das Stroboskop erlaubt die Frequenzmessung schneller periodischer Vorgänge. Es beleuchtet das Objekt mit einer Folge sehr kurzer Lichtblitze, deren Frequenz, also die Anzahl der Blitze pro s, einstellbar ist. Sobald Blitzfrequenz (oder ein ganzzahliges Vielfaches davon) und Frequenz des untersuchten Vorganges übereinstimmen, erscheint das Objekt bewegungslos.

• Beispiele: Beleuchtet das Stroboskop ein sich drehendes Rad, so ändert man die Blitzfrequenz, bis es stillzustehen scheint. Stroboskop und Rotation sind dann synchronisiert, es gilt: Rotationsfrequenz = Blitzfrequenz.

Das Elektronenstrahl-Oszilloskop erlaubt die Messung sehr kurzer Signale, sofern die Signale in elektrische Signale umgesetzt werden können.

Länge

Länge, abgekürzt l, ist eine der Basisgrößen des SI-Systems. Die Einheit der Länge ist das Meter, Einheitenzeichen m. Definition: s. Kap. 2. Seit 1983 gilt diese neue Definition, da gegenwärtig die Meßunsicherheit bei der Zeitmessung am geringsten ist, ca. 10^{-9} %.

Andere Längeneinheiten sind: 1 Angström (Å) $= 1 \times 10^{-10}$ m, 1 Lichtjahr (Lj) $= 9,46 \times 10^{15}$ m.

Natürliche, aber unpraktische Längeneinheiten sind Fuß und Elle. Eine natürliche Einheit in der Physik ist die Elementarlänge (ca. 10^{-15} m), der Durchmesser des Elementarteilchens Proton.

Längenmessung. Direkte Längenmessung erfolgt mittels Maßstäben. Sie werden dem Objekt angelegt.

• Beispiele: Mikrometerschraube, Schublehre, Lineal, Bandmaß. Relative Meßunsicherheit ca. 0,01 %. Meßmikroskope enthalten einen Maßstab in der Brennebene, ihr Meßbereich reicht von 1 mm bis ca. 1 μm. Noch geringere Längen bestimmt man mit Hilfe des optischen Interferometers.

Indirekte Längenmessung erfolgt, wenn das Objekt nicht direkt zugänglich oder weit entfernt ist. Bei der Triangulation bestimmt man von einer bekannten Basislänge aus die Sichtwinkel und führt anschließend eine Dreiecksberechnung durch. Bei der Laufzeitmessung durcheilt ein sehr kurzer Wellenzug (Licht, Radar, Schall) die Meßstrecke, wird dort reflektiert und anschließend empfangen. Aus der bekannten Fortpflanzungsgeschwindigkeit v der Welle und der gemessenen Laufzeit Δt des Meßpulses zwischen Sender-Empfänger-Sender folgt für die Entfernung: $l = (1/2)v \, \Delta t$.

● **Beispiel: Echogramm des Augeninneren.** Ein Ultraschallquarz sendet einen sehr kurzen Schallpuls von der Oberfläche der Cornea in Richtung Augenhintergrund und startet gleichzeitig eine interne Uhr. Der Schallpuls reflektiert an allen inneren Schichten des Auges einen Teil seiner Energie. Diese Reflexionen laufen (teilweise) zurück zum Sender, der inzwischen auf Empfang geschaltet ist. Aus dem zeitlichen Abstand der reflektierten Schallpulse und der bekannten Schallgeschwindigkeit im Auge wird der lineare Aufbau des Augeninneren rekonstruiert.

Fläche und Volumen

Die Einheit der Fläche, abgekürzt A oder S, ist das Quadratmeter, Einheitenzeichen m^2. Andere Flächeneinheiten: 1 Barn (b) = 10^{-24} cm^2, 1 Hektar (ha) = 10 000 m^2. Flächen werden meist direkt aus charakteristischen Längen bestimmt.

Die Einheit des Volumens, abgekürzt V, ist das Kubikmeter, Einheitenzeichen m^3. Andere Einheiten: 1 Liter (l) = 10^{-3} m^3, 1 US-barrel = 0,159 m^3. Volumenmessungen erfolgen häufig indirekt durch Verdrängen eines bekannten Fluidvolumens.

● Beispiele: Meßzylinder, Pipette.

Geschwindigkeit

Verschiebt sich ein Objekt entlang der Strecke Δl innerhalb der Zeitspanne Δt, so ist seine mittlere Geschwindigkeit $\bar{v} = \Delta l/\Delta t$. Die Momentangeschwindigkeit v des Objektes auf der Strecke erhalten wir für Δl, $\Delta t \to 0$, d. h. wenn der Differenzenquotient in den Differentialquotienten (s. Kap. 7) übergeht. Es gilt:

$$v = dl/dt \quad .$$

v wird gemessen in Meter/Sekunde, Einheitenzeichen m·s^{-1}. Die Geschwindigkeit v ist ein Vektor, ebenso wie die Verschiebung Δl, denn beide physikalischen Größen sind gerichtete Größen. Leider unterscheidet die deutsche Sprache nicht zwischen Geschwindigkeit v und ihrem Betrag $v = |v|$. (Im Englischen ist v: velocity und v: speed). Die negative Geschwindigkeit $-v$ hat den gleichen Betrag wie $+v$, aber sie weist in die entgegengesetzte Richtung.

v kann in drei, zueinander senkrechte Komponenten v_x, v_y, v_z entlang der drei Raumachsen zerlegt werden (s. Kap. 1, Komponentenzerlegung).

● Beispiele: Bewegt sich ein Objekt nur parallel zur x-Achse, so gilt $v_x = v$, denn $v_y = 0$ und $v_z = 0$.

Addition von Geschwindigkeiten folgt den Regeln der Vektoraddition (s. Kap. 1), d. h. durch Addition der gleichgerichteten Komponenten.

● Beispiele: Werden die drei Geschwindigkeiten v_1, v_2, v_3 addiert, so gilt $v_x = v_{x1} + v_{x2} + v_{x3}$, $v_y = v_{y1} + v_{y2} + v_{y3}$ und $v_z = v_{z1} + v_{z2} + v_{z3}$.

Im Weg-Zeit-Diagramm ergibt die Steigung der Kurve die Geschwindigkeit, und zwar für jeden betrachteten Kurvenpunkt.

Geschwindigkeitsmessung erfolgt meist durch separate Messung von Δl, Δt und anschließende Quotientenbildung. Die Richtung wird separat bestimmt. Der Mensch besitzt kein Organ zur Geschwindigkeitsmessung.

Charakteristische Zeitspannen in s		Charakteristische Längen in m	
Elementarzeit	10^{-24}	Elementarlänge	10^{-15}
Kernreaktionen	10^{-23}–10^{-10}	Atomkernradius	10^{-14}–10^{-13}
Vorgänge im Atom	10^{-15}–10^{-8}	Atomradius	10^{-10}–10^{-9}
Biochemische Reaktionen	10^{-8}–100	Kohlenstoffbindung	$1,5 \times 10^{-10}$
Blitzdauer	10^{-5}	Durchmesser DNA	2×10^{-9}
Muskelfaser-Kontraktion	$0,1$	Hämoglobin-Molekül	7×10^{-9}
Herzzyklus	1	Dicke Zellmembran	10^{-8}
Schnellste Zellteilung	5×10^2	Fibrinogen	10^{-7}
Lebensdauer Bakterium	3×10^3	Wellenlänge Licht	$(4-7) \times 10^{-7}$
Lebensdauer Säugetiere	5×10^7–4×10^9	Bakterium	5×10^{-7}
Lebensdauer Eiche	4×10^{10}	Leberzelle	2×10^{-5}
Halbwertzeit ^{14}C	$1,80 \times 10^{11}$	Muskelfaser	10^{-4}
Halbwertzeit ^{235}U	$7,37 \times 10^{14}$	Ameise	10^{-2}
Alter der Säugetiere	$> 10^{16}$	Mensch	$0,4-2,2$
Leben auf der Erde	$\approx 6 \times 10^{16}$	Blauwal	30
Alter der Erde	$\approx 10^{17}$	Erdradius	$6,36 \times 10^6$
Alter des Universums	$> 6 \times 10^{17}$	Radius Erdbahn	$1,49 \times 10^{11}$
		Abstand α-Centauri	4×10^{16}
		Radius Milchstraße	10^{22}
		Radius Universum	2×10^{26}

Beschleunigung

Ändert sich die Geschwindigkeit v eines Objekts, so liegt eine beschleunigte Bewegung vor. Lineare Beschleunigung: $a = dv/dt$. a wird gemessen in Meter pro Sekundenquadrat, Einheitenzeichen $m \cdot s^{-2}$. Andere Beschleunigungseinheiten: 1 Gal (Gal) = 0,01 $m \cdot s^{-2}$. 1 Normfallbeschleunigung (ungenau: Erdbeschleunigung), Kurzzeichen g_n ($\approx 9,81 \, m \cdot s^{-2}$).

Die Beschleunigung ist ein Vektor. Es gelten die Regeln der Vektoraddition und -zerlegung.

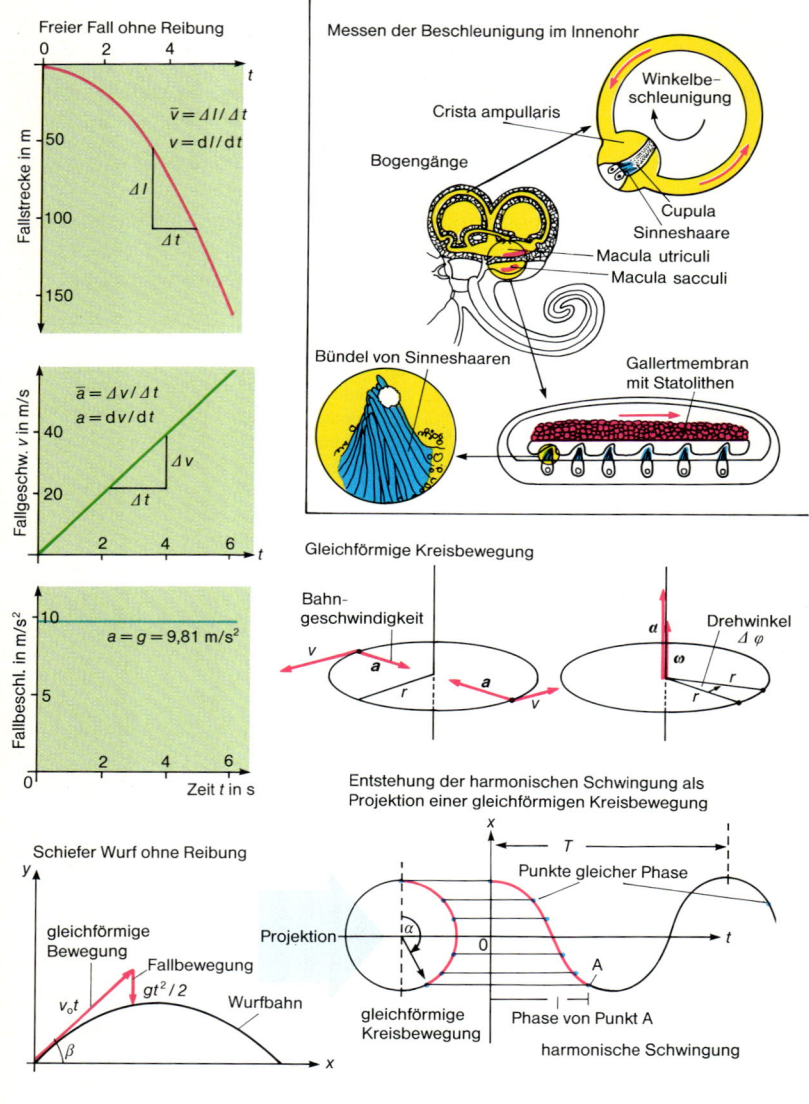

Freier Fall ohne Reibung

Fallstrecke in m

$\bar{v} = \Delta l / \Delta t$

$v = d l / d t$

Δl

Δt

$\bar{a} = \Delta v / \Delta t$

$a = d v / d t$

Fallgeschw. v in m/s

Δv

Δt

$a = g = 9,81$ m/s^2

Fallbeschl. in m/s^2

Zeit t in s

Schiefer Wurf ohne Reibung

gleichförmige Bewegung

Fallbewegung

$v_0 t$

$g t^2 / 2$

Wurfbahn

β

Messen der Beschleunigung im Innenohr

Winkelbeschleunigung

Crista ampullaris

Bogengänge

Cupula

Sinneshaare

Macula utriculi

Macula sacculi

Bündel von Sinneshaaren

Gallertmembran mit Statolithen

Gleichförmige Kreisbewegung

Bahngeschwindigkeit

v

a

r

a

v

Drehwinkel $\Delta \varphi$

α

ω

r

r

Entstehung der harmonischen Schwingung als Projektion einer gleichförmigen Kreisbewegung

x

T

Punkte gleicher Phase

Projektion

α

0

t

A

gleichförmige Kreisbewegung

Phase von Punkt A

harmonische Schwingung

Messen der Beschleunigung: Direkt durch g-Meter oder indirekt durch separate Messung von Δl, Δt und Umrechnung, sowie Bestimmen der Richtung. Im Geschwindigkeit-Zeit-Diagramm ergibt die Steigung der Kurve die Beschleunigung für jeden betrachteten Kurvenpunkt.

Der Mensch besitzt insgesamt 2 mal 2 Detektoren für die Beschleunigungsmessung: Der Statolithenapparat im Innenohr (Macula utriculi, Macula sacculi) besteht aus Bündeln von Sinneshaaren, die eine mit winzigen Calcit-Kristallen beladene Membran tragen. Lineare Beschleunigung verbiegt die Haare in Richtung $-a$, die dann auftretenden Scherkräfte sind ein Maß für a. Analyse der Signale von den Haarbündeln ergibt die Beschleunigungskomponenten in die drei Raumrichtungen.

Zusammenhänge. Bewegt sich ein Objekt entlang der x-Achse, so gilt:

$$l = v_0 t + a t^2 / 2 \quad \text{und} \quad v = v_0 + at \ ;$$

v_0 ist die Anfangsgeschwindigkeit.

Freier Fall. Unterliegen Körper nur der Schwerkraft, so fallen alle gleich schnell. Für die beim Fall zurückgelegte Wegstrecke l gilt:

$$l = g t^2 / 2$$

mit g: örtliche Fallbeschleunigung (ca. $9{,}81\,\text{m}\cdot\text{s}^{-2}$) t: Falldauer.

Achtung: l ist unabhängig von der Masse des fallenden Körpers. Für die Fallgeschwindigkeit v am Ende der Falldauer t gilt: $v = gt$.

• Beispiele: Fällt ein Objekt aus dem zweiten Stockwerk (ca. 8 m Höhe), so ist die Falldauer $t = \sqrt{2l/g} = 1{,}27\,\text{s}$. Die Aufprallgeschwindigkeit ist $v = gt = 12{,}5\,\text{m}\cdot\text{s}^{-1}$. Da auf dem Erdmond der Betrag der Beschleunigung $= 1{,}62\,\text{m}\cdot\text{s}^{-2}$ ist, beträgt dort die entsprechende Falldauer $3{,}14\,\text{s}$ und $v = 5{,}09\,\text{m}\cdot\text{s}^{-1}$.

Reibung reduziert v und damit auch die Falldauer t. Da die Reibungskraft $\sim v^2$ ist, wird sie bei einem langen Fall immer größer, sie bremst den Fall. v erreicht nach einiger Zeit eine Grenzgeschwindigkeit v_g. Für den Fall einer Kugel in Luft gilt

$$v_g \approx \sqrt{2mg/\varrho A}$$

mit m: Kugelmasse; A: Kugelquerschnitt; ϱ: Luftdichte. Anhaltswert: Für eine 1 kg Kugel mit 10 cm Durchmesser ist $v_g \approx 44\,\text{m}\cdot\text{s}^{-1}$.

Wurf. Wird Reibung vernachlässigt und die Wurfbahn in einem kartesischen Koordinatensystem beschrieben (x: Entfernung, y: Höhe), so setzt sich die Geschwindigkeit des geworfenen Objekts aus zwei Komponenten zusammen: 1) In x-Richtung existiert lediglich die Komponente v_x der anfänglichen Wurfgeschwindigkeit v_0, denn die Schwerkraft wirkt nur entlang der y-Richtung. Also ist $v_x = v_0 \cos \beta$, mit β: Wurfwinkel. 2) In y-Richtung reduziert die Fallgeschwindigkeit gt die y-Komponente von v, also ist $v_y = v_0 \sin \beta - gt$. Die Wurfbahn ist eine nach unten offene Parabel. Die Wurfweite ist maximal für $\beta = 45°$. Reibung reduziert die Wurfweite.

Gleichförmige Kreisbewegung

Ein Körper auf einer Kreisbahn vollendet einen Umlauf innerhalb seiner Umlaufzeit, abgekürzt T. T wird gemessen in s. Innerhalb T überstreicht die Verbindungslinie zwischen Kreismittelpunkt und Körper den Winkel 2π (gemessen im Bogenmaß). Zusammenhang zwischen Umlaufzeit T und Frequenz ν: $T = 1/\nu$.

Bahngeschwindigkeit. Die Geschwindigkeit des umlaufenden Körpers heißt Bahngeschwindigkeit v, es ist ein Vektor tangential zur Kreisbahn in der Kreisbahnebene. Er ändert ständig seine Richtung. Der Betrag v der Bahngeschwindigkeit v ist $v = 2\pi r/T$, mit r: Radius der Kreisbahn.

Zentralbeschleunigung. Da v ständig die Richtung ändert, liegt eine beschleunigte Bewegung vor, obwohl der Betrag der Bahngeschwindigkeit konstant bleibt (s. Kap. 8, Definition der Beschleunigung). Diese Beschleunigung a heißt Zentral- oder Zentripetalbeschleunigung. Es ist ein Vektor in der Bahnebene, er weist zum Mittelpunkt der Bahn. Es gilt $|a| = v^2/r$.

Winkelgeschwindigkeit. Die Bahnradien zweier Positionen auf der Kreisbahn schließen einen Zentriwinkel φ ein. φ wird im Bogenmaß (s. Kap. 6) gemessen. Der Betrag ω der Winkelgeschwindigkeit ω ist dann $\omega = d\varphi/dt = v/r = 2\pi/T$. ω ist ein Vektor, er steht senkrecht auf der Bahnebene. ω wird gemessen in rad/s. ω heißt auch Umlauffrequenz, es ist also die Anzahl der Umläufe des Körpers pro Sekunde.

Winkelbeschleunigung. Ändert sich die Winkelgeschwindigkeit ω, so liegt eine Winkelbeschleunigung, abgekürzt α, vor. $\alpha = d\omega/dt = \omega^2 r$, gemessen in rad/s^2. α ist ein Vektor, er weist in die Richtung von ω.

Bogengänge. Der Mensch besitzt ein Organ für die Messung der Winkelbeschleunigung: die Bogengänge des Innenohrs. In der Endolymphe eines Bogenganges sitzt ein Bündel Sinneshaare, die Kupula. Beginnt eine Kopfdrehung in der Ebene eines Bogenganges, so bewegt sich die Endolymphe und verbiegt die Kupula. Das führt zu einem Signal, das die Drehung anzeigt (Schwellenwert $< 0{,}02$ rad/s^2). Bei konstanter Drehgeschwindigkeit, d. h. $\alpha = 0$ stoppt die Reibung die anfängliche, relative Flüssigkeitsbewegung in den Bogengängen, die Kupula geht in Normalstellung zurück. Die Kupula signalisiert also nicht die Winkelgeschwindigkeit, sondern die Winkelbeschleunigung. Da ein Innenohr drei senkrecht aufeinander stehende Bogengänge aufweist, zerlegt das Sinnesorgan α in seine drei Komponenten.

Harmonische Schwingung

Wird die gleichförmige Kreisbewegung eines Körpers von der Seite, also in Richtung der Bahnebene betrachtet, so beobachtet man eine Auf- und Abbewegung des Körpers durch eine Mittellage. Diese Bewegung heißt harmonische Schwingung (h. S.), es ist eine periodische Bewegung.

Wichtige Begriffe:

Amplitude der h. S., abgekürzt z. B. x_0, ist die maximale Auslenkung des Körpers aus der Mittellage, sie ist gleich dem Radius r der entsprechenden Kreisbewegung.

Kreisfrequenz der h. S. abgekürzt ω, entspricht der Winkelgeschwindigkeit, $\omega = 2\pi/T$.

Phase der h. S. $= \omega t = 2\pi t/T$.

Wichtige Zusammenhänge (dargestellt im rechtwinkligen x-t-Koordinatensystem):

Auslenkung: $x = x_0 \sin \omega t$, mit x_0: maximale Auslenkung, d. h. Amplitude der h. S.

Betrag der Geschwindigkeit: $v = \omega x_0 \cos \omega t$. $v = 0$ beim Erreichen des oberen und des unteren Umkehrpunktes der h. S.; v erreicht ein Maximum beim Durchgang durch die Mittellage.

Betrag der Beschleunigung: $a = \omega^2 x \sin \omega t$. $a = 0$ beim Durchgang durch die Mittellage. a erreicht ein Maximum im oberen und unteren Umkehrpunkt.

Periode: $T = 2\pi/\omega$, d. h. Zeitspanne für zwei in gleicher Richtung aufeinanderfolgende Durchgänge durch die Mittellage.

(Charakteristische) Frequenz $\nu = 1/T$.

Läßt sich die Bewegung eines Objektes mit Hilfe der obigen Formeln beschreiben, so liegt definitionsgemäß eine harmonische Schwingung vor.

   In der Natur treten harmonische Schwingungen sehr häufig auf, vor allem dann, wenn ein System aus seiner Gleichgewichtslage ausgelenkt wird und die rückstellenden Kräfte proportional dieser Auslenkung sind.

● Beispiel: Pendel (s. Kap. 38, Schwingende Systeme).

9. Masse und Stoffmenge

Masse, genauer: *träge* Masse, abgekürzt m, ist eine Eigenschaft der Materie. Es ist eine Basisgröße des SI-Systems. Die Einheit der Masse ist das Kilogramm, Einheitenzeichen kg (Definition s. Kap. 2). Andere Masseneinheiten sind: 1 Gramm (g) $= 0{,}001$ kg, 1 Tonne (t) $= 1000$ kg, 1 atomare Masseneinheit (u) $= 1,661 \times 10^{-27}$ kg.
Waagen messen die Masse direkt durch Vergleichen mit bekannten Massen. Sehr kleine und sehr große Massen werden indirekt über massenabhängige Zusammenhänge gemessen.
Masse hat die seltsame Eigenschaft, daß ihr Zahlenwert von der Geschwindigkeit abhängt. Es gilt

$$m = \frac{m_0}{\sqrt{1 - v^2/c^2}}$$

mit v: Geschwindigkeit der Masse; $c = 2,998 \times 10^8$ m $\cdot$ s^{-1}: Vakuumlichtgeschwindigkeit; m_0: Masse bei $v = 0$, genannt Ruhemasse. Für $v \ll c$ gilt $m = m_0$, denn der relativistische Massenzuwachs ist selbst für große v noch sehr gering.

• Beispiel: Für $v = 0,1c = 3,00 \times 10^7$ m $\cdot$ s$^{-1} = 1,08 \times 10^{11}$ km $\cdot$ h^{-1} ist der Massenzuwachs lediglich 0,5 %!

Massenbezogene physikalische Größen heißen *spezifische* Größen.

• Beispiel: Spezifische Verdampfungsenergie ist jene Energie, die benötigt wird, um 1 kg eines flüssigen Stoffes zu verdampfen.

Massenerhaltung. Das Gesetz von der Erhaltung der Masse in einem geschlossenen System ist ein Spezialfall des Gesetzes von der Erhaltung der Energie (s. Kap. 13).

Dichte, abgekürzt ϱ, ist die volumenbezogene Masse, d. h. Masse m eines Körpers dividiert durch sein Volumen V. Die Einheit der Dichte ist kg$\cdot$m^{-3}. Eine veraltete Dichteeinheit ist g $\cdot$ cm^{-3}.
Umrechung: 1 kg $\cdot$ m$^{-3} = 0,001$ g $\cdot$ cm^{-3}.

In der Regel wird ϱ gemessen durch separate Bestimmung von m und V.
Meist sinkt ϱ mit wachsender Temperatur. Wichtige Ausnahme: Wasser zeigt ein Dichtemaximum bei 4°C. Gewässer bilden daher zuerst an der Oberfläche Eis: Fällt die Wassertemperatur, so sinkt das Oberflächenwasser

ab, wärmeres steigt von unten auf, bis eine gleichförmige Temperatur von ca. 4°C herrscht. Wird dem Oberflächenwasser noch mehr Wärme entzogen, so endet die Durchmischung. Das kältere Wasser bleibt oben, gefriert und wärmeisoliert die tieferen Schichten. Seen frieren also nicht von unten her zu, Wasserfauna und -flora überleben.

Charakteristische Massen in kg		Charakteristische Dichten in kg $\cdot$ m^{-3} $\times$ 10^{-3}	
Elektron	$9,11 \times 10^{-31}$	Universum (Mittel)	10^{-30}
Proton	$1,67 \times 10^{-27}$	Wasserdampf	$7,7 \times 10^{-4}$
Hämoglobin	$1,1 \times 10^{-22}$	Luft	0,0013
Viren	10^{-20}	fl. Wasserstoff	0,07
Bakterien	10^{-15}	Eis	$0,88 - 0,92$
Blutkörperchen	10^{-14}	Wasser (bei 4°C)	1,000
Staubteilchen	10^{-6}	Blutplasma	1,05
Hühnerei	5×10^{-2}	Glycerin	1,26
Mensch	75	Sonne	1,4
Pottwal	3×10^3	Knochen	1,8
Erde	6×10^{24}	Erde	5,5
Sonne	2×10^{30}	Wolfram	19,1
Universum	10^{50}	Atomkern	10^{17}

Stoffmenge, abgekürzt n oder ν, ist eine Basisgröße des SI-Systems. Die Einheit der Stoffmenge ist das Mol, Einheitenzeichen mol (Def. s. Kap. 2). Bei der Angabe der Stoffmenge ν muß die Teilchensorte genannt werden, es können Atome, Moleküle, Ionen, Elektronen oder andere Teilchen sein:

$$\nu = \text{Teilchenanzahl} / N_A$$

mit $N_A = 6,022 \times 10^{23}$ mol^{-1}: Avogadro-Konstante. N_A ist die Anzahl der Teilchen eines idealen Gases pro Mol unter Normalbedingungen (s. Kap. 19). Die Loschmidt-Konstante, abgekürzt n_0, ist die entsprechende Anzahl pro m^3: $n_0 = 2,687 \times 10^{25}$ m^{-3}.

Stoffmengenbezogene physikalische Größen heißen *molare* Größen.

• Beispiel: Molare Masse = Masse/Stoffmenge, abgekürzt M_B für den Stoff B, gemessen in kg $\cdot$ mol^{-1}. Der Zahlenwert von M_B ist $0,001 \times$ relative Atom-, bzw. relative Molekülmasse des Stoffes B. Also: $M_{H_2O} = 18 \times 10^{-3}$ kg$\cdot$mol^{-1}. Stoffmenge 1 kg Wasser: $\nu_{H_2O} = m/M_{H_2O} = 1/0,018$ mol $= 55,6$ mol.

Molares Volumen = Volumen/ν, abgekürzt V_m, gemessen in m$^3 \cdot$ mol^{-1}.

• Beispiel: Das molare Volumen des idealen Gases unter Normalbedingungen ist $V_m = 0,02241$ m$^3 \cdot$ mol$^{-1} = 22,41$ l $\cdot$ mol^{-1}.

10. Kräfte und verwandte Größen

Die moderne Definition der Kraft ist eine dem Augenschein widersprechende Abstraktion. Es ist das I. Newtonsche Axiom, auch Trägheitsprinzip genannt: „Ein Objekt verharrt in Ruhe oder in gleichförmiger, geradliniger Bewegung, solange keine resultierende Kraft einwirkt".

Kräfte

Wirkt eine resultierende Kraft, abgekürtz F, auf einen Körper, so wird dieser beschleunigt, deformiert oder ändert seine Bewegungsrichtung. Es können auch alle drei Folgen gleichzeitig auftreten. Es gilt das II. Newtonsche Axiom, solange keine Deformation stattfindet,

$$F = ma$$

mit F: Kraft; m: Masse des Körpers; a: Beschleunigung.

Kraft ist ein Vektor, hat also Zahlenwert und Richtung. Die Gesamtkraft (resultierende Kraft) wird durch Vektoraddition der Einzelkräfte bestimmt. Entsprechende Regeln gelten für die Zerlegung von F (s. Kap. 1). Die Einheit der Kraft ist das Newton, Einheitenzeichen N. Definition: 1 Newton erteilt einem Körper der Masse 1 kg die Beschleunigung $1\,\mathrm{m} \cdot \mathrm{s}^{-2}$, also: $1\,\mathrm{N} = 1\,\mathrm{kg} \cdot \mathrm{m} \cdot \mathrm{s}^{-2}$. Die CGS-Einheit der Kraft ist das Dyn, Einheitenzeichen dyn. $1\,\mathrm{dyn} = 1\,\mathrm{g \cdot cm \cdot s}^{-2}$. Umrechnung: $1\,\mathrm{dyn} = 1 \times 10^{-5}\,\mathrm{N}$.

Dynamometer messen Kräfte. *Meßprinzip*: Eine geeichte Gegenkraft (z. B. Federkraft) kompensiert die zu messende Kraft.

Gravitationskraft, Massenanziehungskraft, abgekürzt F_G. Massen ziehen sich gegenseitig an, es gilt das Gravitationsgesetz:

$$F_G = Gm_1m_2/r_{1,2}^2$$

mit F_G: Betrag der Gravitationskraft F_G, in N; $G = 6,67 \times 10^{-11}\,\mathrm{N \cdot m^2 \cdot kg^{-2}}$: Gravitationskonstante; m_1, m_2: Massen, zwischen denen die Gravitationskraft wirkt, in kg; $r_{1,2}$: Abstand der Schwerpunkte (s. Kap. 10) von m_1 und m_2, in m. F_G wirkt auf der Verbindungslinie zwischen m_1 und m_2, sie ist immer anziehend.

Im Vergleich mit anderen Kräften wie z.B. Coulomb- oder Kernkraft, ist F_G sehr schwach. Da jedoch unser Körper mit der massereichen Erde wechselwirkt, erscheint F_G sehr stark. Auch können wir uns ihrem Einfluß nicht entziehen, sondern auf der Erde F_G lediglich durch andere Kräfte kompensieren.

Gravimeter messen F_G mit einer Meßunsicherheit $< 10^{-7}\,\%$. Anwendung: örtliche Variationen von F_G zeigen Dichteänderungen unter der Erdoberfläche an; das kann beispielsweise auf Erdölvorkommen hinweisen.

Gewichtskraft eines Körpers (auch *Gewicht* genannt), abgekürzt F_W, ist gleich der auf ihn wirkenden Gravitationskraft. Es gilt

$$F_W = mg$$

mit F_W: Betrag der Gewichtskraft F_W, in N; m: Masse, in kg; g: örtliche Fallbeschleunigung, in $m \cdot s^{-2}$. Die Richtungen von Gewichts- und Gravitationskraft stimmen überein.

F_W ändert sich von Ort zu Ort, da g an der Erdoberfläche (wenn auch wenig) variiert.

• Beispiele: In Meereshöhe am Äquator beträgt F_W eines Körpers der Masse 70 kg: $F_W = 70 \times 9{,}78\,\text{kg} \cdot m \cdot s^{-2} = 685$ Newton. An der Mondoberfläche ist die Fallbeschleunigung nur $1{,}62\,m \cdot s^{-2}$, also beträgt die Gewichtskraft des gleichen Körpers nur noch $70 \times 1{,}62\,\text{kg} \cdot m \cdot s^{-2} = 113$ Newton, d.h. rund 17 % der an der Erdoberfläche.

Masse und Gewichtskraft (Gewicht) sind streng zu unterscheiden: Masse ist eine Eigenschaft der Materie, eine ungerichtete physikalische Größe, gemessen in kg. Gewichtskraft hängt ab von Gegenwart und Stärke der Gravitationskraft. Es ist eine gerichtete physikalische Größe, gemessen in Newton.

Die Haltemuskeln des Körpers wirken entgegen der Gewichtskraft.

Ein Körper heißt gewichtslos, wenn entweder $F_W = 0$ (möglich in abgelegenen Gegenden des Universums) oder wenn F_W durch eine gleichgroße, entgegengerichtete Kraft kompensiert wird, beispielsweise durch Eintauchen in ein Solbad. Die dabei erscheinende Auftriebskraft (s.u.) kann die Gewichtskraft kompensieren.

Die Natur hat eine Anzahl von Gewichtskraft-Sensoren entwickelt: Statolithenapparat im Innenohr, Statocysten der wirbellosen Tiere, Stärkekörner in den distalen Enden von Pflanzenzellen.

Auftriebskraft. Taucht ein Körper in ein Fluid (Gas, Flüssigkeit) ein, so unterliegt er einer Auftriebskraft F_A. F_A wirkt entgegen der Gewichtskraft.

$$F_A = mg = \varrho V g$$

mit F_A: Betrag der Auftriebskraft F_A, in N; $m = \varrho V$: durch Eintauchen verdrängte Fluidmasse, in kg; ϱ: Dichte der verdrängten Fluidmasse, in $kg \cdot m^{-3}$; V: verdrängtes Volumen, in m^3.

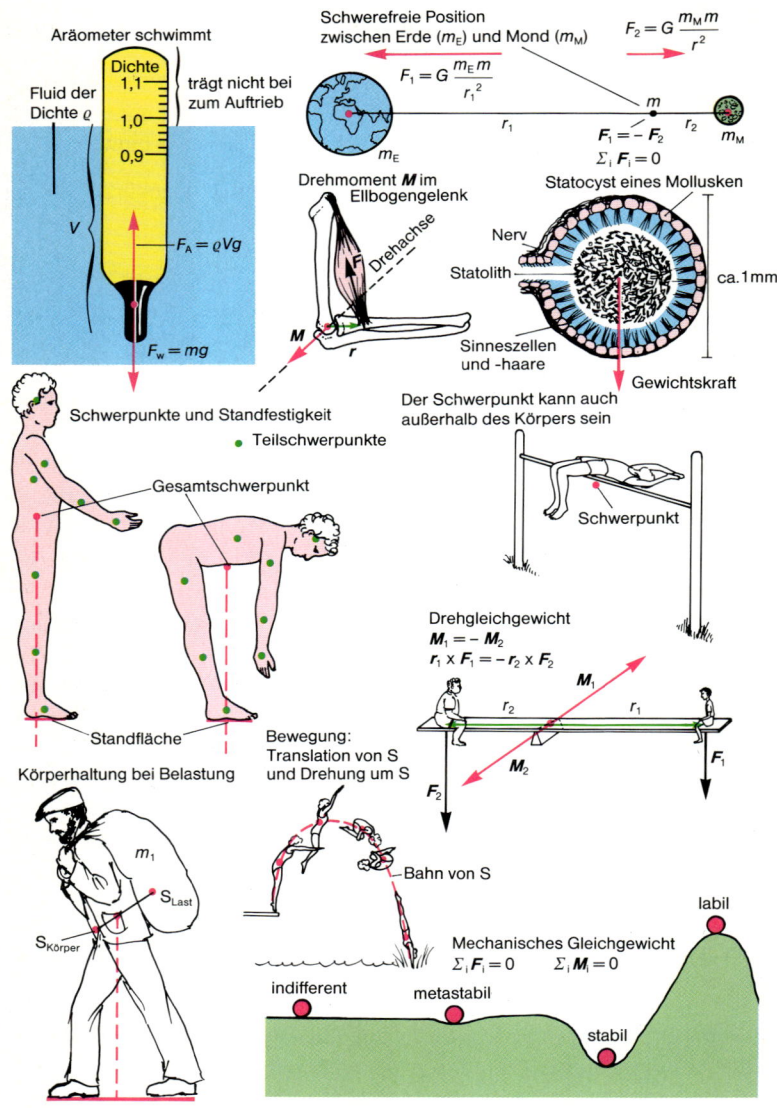

Aräometer schwimmt

Fluid der Dichte ϱ

Dichte
1,1
1,0
0,9

trägt nicht bei zum Auftrieb

V

$F_A = \varrho V g$

$F_w = mg$

Schwerefreie Position zwischen Erde (m_E) und Mond (m_M)

$F_1 = G \dfrac{m_E m}{r_1^2}$

$F_2 = G \dfrac{m_M m}{r^2}$

m

r_1 r_2

m_E m_M

$\boldsymbol{F}_1 = -\boldsymbol{F}_2$

$\Sigma_i \boldsymbol{F}_i = 0$

Drehmoment $\boldsymbol{M}$ im Ellbogengelenk

Drehachse

$\boldsymbol{F}$

$\boldsymbol{M}$

$\boldsymbol{r}$

Statocyst eines Mollusken

Nerv

Statolith

ca.1mm

Sinneszellen und -haare

Gewichtskraft

Schwerpunkte und Standfestigkeit

● Teilschwerpunkte

Gesamtschwerpunkt

Standfläche

Körperhaltung bei Belastung

m_1

S_{Last}

$S_{Körper}$

Der Schwerpunkt kann auch außerhalb des Körpers sein

Schwerpunkt

Drehgleichgewicht
$\boldsymbol{M}_1 = -\boldsymbol{M}_2$
$\boldsymbol{r}_1 \times \boldsymbol{F}_1 = -\boldsymbol{r}_2 \times \boldsymbol{F}_2$

r_2 r_1

$\boldsymbol{M}_1$

$\boldsymbol{M}_2$

$\boldsymbol{F}_2$ $\boldsymbol{F}_1$

Bewegung: Translation von S und Drehung um S

Bahn von S

Mechanisches Gleichgewicht
$\Sigma_i \boldsymbol{F}_i = 0$ $\Sigma_i \boldsymbol{M}_i = 0$

labil

indifferent   metastabil

stabil

Prinzip des Archimedes: Ist $F_A > F_W$, so schwimmt der Körper, ist $F_A = F_W$, so schwebt er, und für $F_A < F_W$ sinkt er.

• Beispiel: Die meisten Fische schweben im Wasser, da ihre mittlere Dichte etwa gleich der Wasserdichte ist. Geringe Dichteunterschiede kompensieren sie mit Hilfe der Schwimmblase.

Coulombkraft. (s. Kap. 25).

Zentralkraft (auch Zentripetalkraft genannt). Ändert ein Körper seine Bahnrichtung, so wirkt auf ihn eine Kraft ein. Ist die Richtungsänderung so, daß er eine kreisförmige Bahn beschreibt, so heißt die in Richtung Bahnmittelpunkt wirkende Kraft Zentralkraft F_Z. Es gilt

$$F_Z = ma = mv^2/r$$

mit F_Z: Betrag der Zentralkraft F_Z, in N; m: Masse des Körpers in kg; a: Betrag der Zentralbeschleunigung, d.h. der Beschleunigung in Richtung Bahnmittelpunkt (s. Kap. 8) in m $\cdot$ s^{-2}; v: Bahngeschwindigkeit, in m $\cdot$ s^{-1}; r: Bahnradius, in m.

• Beispiel: Wird ein Körper an einer Schnur herumgeschleudert, so erzeugen die elastischen Kräfte zwischen den Schnurmolekülen die Zentralkraft. Wird die Verbindung getrennt, so fliegt der Körper tangential zur Umlaufbahn davon, denn jetzt wirkt auf ihn keine Kraft mehr ein.

Achtung: Die Trägheit der Masse täuscht bei der Kreisbewegung eine nach außen gerichtete Kraft vor, genannt Zentrifugalkraft. Man sollte diesen Begriff vermeiden, er verwirrt.

Kernkraft. Die Kernkraft hält die Elementarbausteine der Materie zusammen. Sie ist stärker als alle anderen Kräfte, doch ist ihre Reichweite sehr klein. Für Entfernungen $> 10^{-10}$ m (etwa Atomdurchmesser) ist sie bereits vernachlässigbar.

Momente

Drehmoment. Greift eine Kraft F an einem drehbaren Körper außerhalb seiner Drehachse an, so wirkt auf diesen Körper ein Drehmoment, abgekürzt M.

Definition: $M = r \times F$

mit r: Positionsvektor, er beginnt im Drehpunkt und endet dort, wo F ansetzt. M ist ein Vektor, gemessen in m $\cdot$ N. Es gilt

$$M = rF \sin \theta$$

mit M: Betrag des Drehmoments, in m · N; r: Abstand Drehachse − Angriffspunkt von F, in m; F: Betrag der angreifenden Kraft, in N; θ: Winkel zwischen r und F.

Die Richtung von M ist senkrecht zu jener Ebene, die r und F aufspannen (s. Kap. 1, Vektorprodukt).

M spielt eine wichtige Rolle bei Körperbewegungen, denn die Muskelkräfte erzeugen Drehmomente an Körperteilen um die entsprechenden Gelenke (Drehachsen). Muskelkraft und Lage des Muskelansatzes sind stets so bemessen, daß M einen optimalen Wert erreicht.

● Beispiel: Das Oberarm-Speiche-Gelenk ist ein reines Scharniergelenk, Drehung erfolgt also nur um eine Achse. Der Bizeps greift an der Speiche ca. 5 cm distal vom Gelenk an, d.h. $r = 0,05$ m. Übt der Muskel die Kraft 500 N aus, so ist $M = 25 \sin\theta$ m · N. Für $\theta = 90°$, also für horizontalen Unterarm, ist M maximal. Ist der Muskelansatz weiter nach distal verschoben, so wächst M entsprechend.

Beim zweiarmigen Hebel greifen beiderseits des Drehpunktes Kräfte an. Drehgleichgewicht herrscht, wenn $M_1 = -M_2$, also dann, wenn $r_1 F_2 \sin\theta_1 = r_2 F_2 \sin\theta_2$, wobei 1, bzw. 2 die Hebelseiten bezeichnen. Die Beträge der Drehmomente sind gleich, ihre Richtungen sind entgegengesetzt.

● Beispiel: Die Nickbewegung des Schädels erfolgt im oberen Kopfgelenk zwischen Atlas und Hinterhauptbein. Der eine Hebelarm ist der Abstand Kopfgelenk − Ansatz des Musculus splenius capitis, der andere reicht vom Kopfgelenk zum Schwerpunkt des Schädels.

Trägheitsmoment. Wirkt ein Drehmoment M auf einen drehbaren Körper, so ändert sich dessen Winkelgeschwindigkeit, d.h. eine Winkelbeschleunigung tritt auf (s. Kap. 8). Es gilt

$$M = I\alpha$$

mit M: Drehmoment; I: Trägheitsmoment; α: Winkelbeschleunigung.

I ist eine skalare, also ungerichtete Größe. Sie spielt bei der Beschreibung der Drehbewegung die gleiche Rolle wie die Masse bei der Translation.

I hängt ab sowohl von Masse und Gestalt des rotierenden Körpers, als auch von der Lage der Drehachse im Körper. I wird gemessen in kg · m^2.

● Beispiele: Homogene Vollkugel (Masse m, Radius R, Drehachse durch den Mittelpunkt): $I = 2mR^2/5$. Hohlkugel: $I = 2mR^2/3$.

Schwerpunkt. Mechanisches Gleichgewicht

Die Bewegung ausgedehnter Körper kann zerlegt werden in eine Drehbewegung und in eine Translation des Körperschwerpunkts.

Schwerpunkt. *Definition*: Greift eine Kraft im Schwerpunkt an, so erfolgt keine Drehbewegung. Symmetrische und homogene Körper haben ihren Schwerpunkt im Symmetriezentrum. Die Schwerpunkte unregelmäßiger Körper werden experimentell bestimmt durch zweimaliges Aufhängen an unterschiedlichen Punkten. Die Fallinien von den Aufhängepunkten aus schneiden sich im Schwerpunkt.

Mechanisches Gleichgewicht. *Definition*: Gilt für einen Körper $\sum_i F_i = 0$ und $\sum_i M_i = 0$, so befindet er sich im mechanischen Gleichgewicht. Wir unterscheiden:

Stabiles Gleichgewicht. Lageänderungen lösen Kräfte aus, die versuchen, den Körper in die Ausgangslage zurückzuzwingen.

• Beispiele: Fadenpendel, Schwimmen.

Labiles Gleichgewicht. Lageänderungen zerstören das Gleichgewicht.

• Beispiele: Kugel auf Kugeloberfläche, Drahtseilartist ohne Stange.

Indifferentes Gleichgewicht. Lageänderungen führen zu anderen Gleichgewichtslagen.

• Beispiel: Kugel auf einer Ebene.

Metastabiles Gleichgewicht. Geringe Lageänderungen erhalten das Gleichgewicht, größere zerstören es.

• Beispiele: Stehen des Menschen. Trabender Vierbeiner.

Standfestigkeit. Körper sind standfest, wenn das vom Schwerpunkt gefällte Lot innerhalb der Standfläche passiert.

Vergleich einander entsprechender Größen für Translation und Rotation:

Physikalische Größe	Translation	Rotation	Zusammenhang
Verschiebung, Winkel	l, r, x	θ	$x = r\theta$
Geschwindigkeit	$v = dl/dt$	ω	$v = r\omega$
Beschleunigung	$a = dv/dt$	α	$a = r\alpha$
Masse, Trägheitsmoment	m	I	gestaltabhängig
Kraft, Drehmoment	$F = ma$	$M = I\alpha$	$M = r \times F$
Gleichgewicht	$\sum_i F_i = 0$	$\sum_i M_i = 0$	

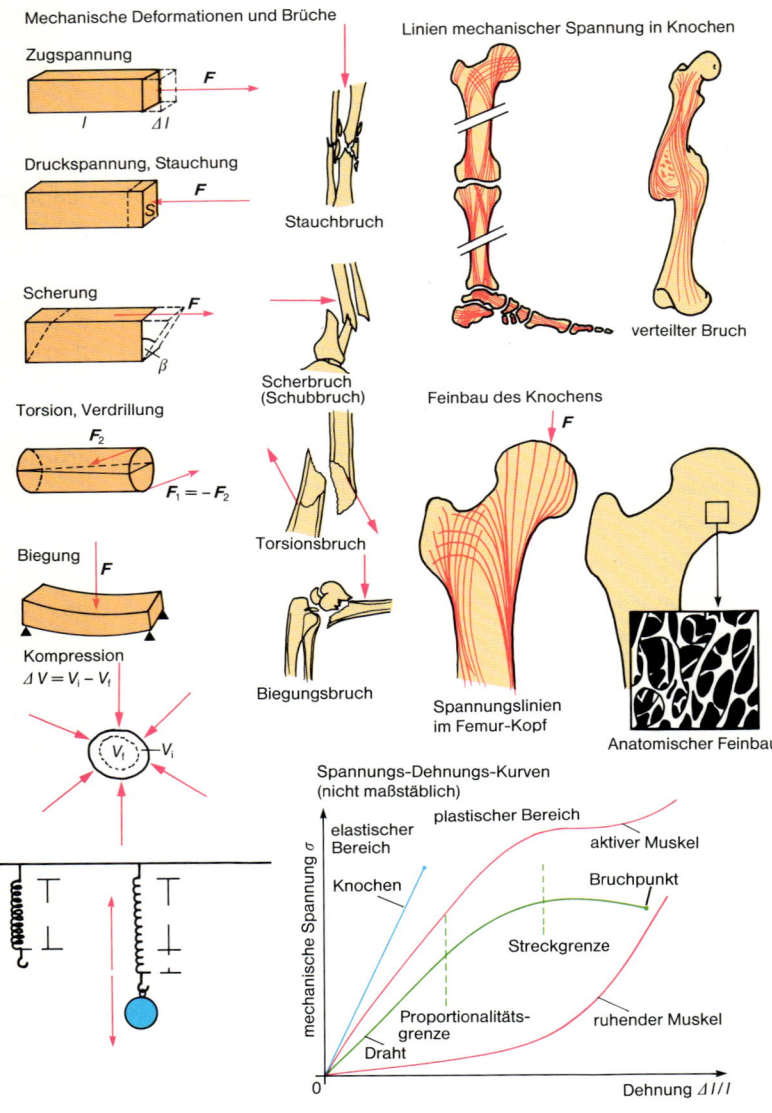

Mechanische Deformationen und Brüche

Zugspannung

l Δl F

Druckspannung, Stauchung

F

Stauchbruch

Scherung

F

β

Scherbruch
(Schubbruch)

Torsion, Verdrillung

F_2

$F_1 = -F_2$

Torsionsbruch

Biegung

F

Kompression

$\Delta V = V_i - V_f$

V_f V_i

Biegungsbruch

Linien mechanischer Spannung in Knochen

verteilter Bruch

Feinbau des Knochens

F

Spannungslinien
im Femur-Kopf

Anatomischer Feinbau

Spannungs-Dehnungs-Kurven
(nicht maßstäblich)

elastischer
Bereich

plastischer Bereich

aktiver Muskel

Knochen

Bruchpunkt

mechanische Spannung σ

Streckgrenze

Proportionalitäts-
grenze

ruhender Muskel

Draht

0

Dehnung $\Delta l/l$

11. Spannung – Dehnung. Reibung

Greift eine externe Kraft an einem unbeweglichen festen Körper an, so wird dieser deformiert. Dabei entstehen im Inneren Gegenkräfte (genannt Rückstellkräfte), die den externen das Gleichgewicht halten. Je nach Angriffsrichtung und -punkt der externen Kräfte unterscheiden wir Normalspannung, Kompression und Scherspannung.

Normalspannung. Die mechanische Spannung (genauer Normalspannung), abgekürzt σ, ist die senkrecht auf einen Körperquerschnitt einwirkende Kraft pro Querschnitt, also:

$$\sigma = F/S$$

mit σ: Normalspannung, in $N \cdot m^{-2}$; F: Betrag der externen Kraft, in N; S: Querschnitt, auf den F senkrecht einwirkt, in m^2. Je nach Richtung der Kraft liegt Zug- oder Druckspannung vor.

Solange die durch σ hervorgerufenen Deformationen klein sind gegen die Abmessungen des Körpers, gilt das Hookesche Gesetz:

relative Längenänderung $= \Delta l/l = \sigma/E$

relative Volumenänderung $= \Delta V/V = (\sigma/E)(1 - 2\mu)$

mit l, V: Anfangslänge, bzw. -volumen des Körpers; Δl, ΔV: Längen-, bzw. Volumenänderung (+ bei Dehnung, − bei Stauchung); E: Elastizitätsmodul, eine Materialkonstante, in $N \cdot m^{-2}$; μ: Poisson-Zahl, eine Materialkonstante $(0,2 < \mu < 0,5)$.

Der Kehrwert von E heißt Elastizitätskoeffizient (abgekürzt α), also:

$$\alpha = 1/E \quad .$$

Nur feste Körper haben einen Elastizitätsmodul. Fluide entwickeln bei Deformation keine mechanischen Spannungen, sie weichen aus. Für isotrope (in alle Richtungen gleich aufgebaute) Körper ist E unabhängig von der Angriffsrichtung von F.

● Beispiel: Röhrenknochen sind anisotrop. E ist in Längsrichtung erheblich größer als in Querrichtung.

Kompression. Wirkt von allen Seiten eine Kraft F auf einen isotropen Körper, so wird dieser komprimiert. Analog dem Hookeschen Gesetz gilt:

relative Volumenänderung $= \dfrac{\Delta V}{V} = \dfrac{F/A}{K}$

mit A: Oberfläche des Körpers, in m^2; K: Kompressionsmodul, eine Materialkonstante, in $N \cdot m^{-2}$.

Der Kehrwert von K heißt Kompressibilität, abgekürzt κ, also:

$\kappa = 1/K$.

Feste, flüssige und gasförmige Körper haben einen Kompressionsmodul.

Die Kompressibilität von Flüssigkeiten – wie auch die von festen Körpern – ist sehr gering. Verzehnfacht sich beispielsweise der Außendruck, so sinkt ihr Volumen lediglich um 0,1 %. Das gilt auch für den umgekehrten Vorgang, für die Expansion der Flüssigkeit bei reduziertem Außendruck.

● Beispiel: Die Lunge hängt verschieblich im Brustkorb. Der Pleuraspalt trennt sie von Thoraxwand und Zwerchfell. Diesen kapillaren Zwischenraum füllt eine gleitfähige, praktisch inkompressible Flüssigkeit. Die Lunge muß daher den Volumenänderungen des Thorax folgen. Gerät Luft in den Pleuraspalt, so kollabiert der betroffene Lungenflügel (Pneumothorax), da jetzt die mechanische Spannung der elastischen Fasern des Lungengewebes nicht mehr kompensiert wird.

Elastizitäts- bzw. Kompressionsmodul E, K

Material	E in $N \cdot m^{-2}$	K in $N \cdot m^{-2}$
Skelettmuskel	$10^5 - 10^7$	
Aorta	2×10^6	
Gummi	1×10^7	
Sehnen	2×10^8	
Nylon	5×10^9	
Wasser		2×10^9
Quecksilber		$2,5 \times 10^7$
Blei	$1,7 \times 10^{10}$	$4,4 \times 10^{10}$
Beton	2×10^{10}	
Aluminium	$7,2 \times 10^{10}$	$7,5 \times 10^{10}$
Quarzglas	$7,6 \times 10^{10}$	$3,8 \times 10^{10}$
Weichkupfer	$1,2 \times 10^{11}$	$1,4 \times 10^{11}$
Knochen	$1,3 \times 10^{11}$	2×10^7
Eichenholz	$1,3 \times 10^{11}$	1×10^9
Edelstahl (V2A)	$1,9 \times 10^{11}$	$1,7 \times 10^{11}$

Scherspannung. Greift eine externe Kraft F tangential zu einer Körperebene an, so liegt eine Scher- oder Schubspannung, abgekürzt τ, vor.

τ führt zur Scherung des Körpers, d. h. die zur Angriffsrichtung senkrechten Körperebenen kippen. Es gilt:

$$\tau = F/l^2 = G\beta$$

mit F: Betrag der externen Kraft, in N; l: Abstand Fixpunkt – verschobene Körperebene, in m; G: Schubmodul (oder Torsionsmodul), eine Materialkonstante, in $N \cdot m^{-2}$; β: Kippwinkel, in rad.

Nur feste Körper haben einen Schubmodul.

Greift F tangential an der Oberfläche eines einseitig fixierten Zylinders an, so führt τ zur Verdrillung des Zylinders.

Spannungs-Dehnungs-Kurve. Ist ein fester Körper fixiert und wird an ihn eine Zugspannung σ angelegt, so dehnt er sich. Anfangs gilt das Hookesche Gesetz, d. h. die Dehnung ist proportional σ und reversibel (elastischer Bereich). Geht σ auf Null zurück, so nimmt der Körper seine ursprüngliche Gestalt an, er ist elastisch. Überschreitet σ einen durch das Material bestimmten Wert, genannt Proportionalitätsgrenze, so verbleibt eine Restdehnung für $\sigma \rightarrow 0$ (viskoelastischer Bereich). Steigt σ noch weiter, so erreicht das Material seine Streckgrenze, es beginnt zu fließen und dehnt sich selbst dann noch weiter aus, wenn σ absinkt. Weitere Erhöhung von σ führt zum Bruch.

Der Verlauf der Spannungs-Dehnungs-Kurve ist abhängig von der Vorgeschichte des Körpers. Wirken wechselnde Kräfte auf das Material ein, so bricht es lange vor dem nominalen Bruchpunkt. Dieser Vorgang heißt Materialermüdung, er tritt auch in lebender Substanz auf, beispielsweise bei Muskelfasern.

Ein Material heißt spröde, wenn der Bereich zwischen Proportionalitätsgrenze und Bruchpunkt kurz ist. Ist er ausgedehnt, so liegt eine duktile Substanz vor.

• Beispiel: Knochenaufbau. Knochen bestehen aus Mineralien, Eiweißen und kollagenen Fasern. Die Elastizität entspricht der von Eichenholz ($E = 1,3 \times 10^{11} N \cdot m^{-2}$). Da innerhalb eines realen, also nicht isotropen, Körpers die mechanische Spannung entlang von Spannungslinien verläuft, sind z. B. aus ökonomischen Gründen die Röhrenknochen nicht voll, sondern von einem Geflecht feinster Knochenbälkchen, der Substantia spongiosa, gefüllt. In ihnen verlaufen die Spannungslinien. Diese innere Struktur setzt sich jenseits der Gelenke fort. In verheilten Knochenbrüchen folgen die Bälkchen den neuen Spannungslinien. Die Kompakta in den Knochenenden enthält konzentrisch geschichtete Lamellen aus schräg verlaufenden Kollagenfasern, die wie Federn wirken. Die Bruchfestigkeit entspricht der von Flußstahl.

Für Verdrillungsbrüche liegt der Bruchpunkt jedoch besonders niedrig: Ein Drehmoment von ca. 120 N · m bricht bereits den Femur. Dieser Wert wird beim Skilauf erreicht, wenn etwa 100 N auf die Skispitze einwirken und der Fuß räumlich fixiert bleibt.

● Beispiel: Blutgefäße. In der Media (diese Schicht nimmt vor allem die Spannungskräfte auf) gilt das Hookesche Gesetz jeweils für Spannungsintervalle. Die elastischen Fasern zeigen in Ruhestellung eine schraubenförmige oder gewellte Gestalt und werden unter Belastung wie Federn ausgezogen. Erst dann wirkt der Modul E der gestreckten Faser. Steigt die Spannung weiter an, so nehmen zusätzlich längere elastische Fasern die Spannung auf. Die Adventitia ist Schutz gegen Überdehnung, denn ihre sehr langen elastischen Fasern greifen erst ein bei sehr großer Gesamtdehnung und besitzen einen geringen Elastizitätsmodul.

Federkraft. Die Feder ist ein elastischer Körper. Wird sie durch eine äußere Kraft, z. B. die Gewichtskraft F_W gedehnt, so entwickelt sie eine im Betrag gleiche, aber entgegengerichtete Federkraft $-F_F$, bis mechanisches Gleichgewicht erreicht ist. Für die Beträge der Kräfte gilt nach dem Hookeschen Gesetz

$$mg = D\Delta l$$

mit m: Masse, deren Gewichtskraft die Feder dehnt, in kg; g: örtliche Fallbeschleunigung, in m · s^{-2}; Δl: Längenänderung der Feder, in m; D: Federkonstante, gemessen in N · m^{-1}. Je größer D, desto härter ist die Feder.

● Beispiel: Federwaage. Sie mißt die Gewichtskraft (s. Kap. 10, das Gewicht) eines Körpers, daraus kann dann seine Masse bestimmt werden: $m = (D/g)\Delta l$. Die Größe D/g heißt Eichkonstante der Waage.

Härte

Ein Maß für die irreversible Deformation eines Materials ist seine Härte. Die erweiterte relative Härteskala nach Mohs (Ritzhärte) beginnt mit Diamant (15), Borcarbid (14) und endet mit Gips (2), Talk (1).

Die Brinell-Härte, abgekürzt HB, führt zu einer objektiven Härteskala. Eine kleine gehärtete Stahlkugel wird gegen die Oberfläche des Materials gepreßt. Aus Andruckkraft und Durchmesser der entstandenen Kugelkalotte wird HB berechnet und in N · m^{-2} angegeben.

Reibung

Berühren sich zwei Flächen, so wechselwirken deren Moleküle miteinander. Gleiten sie aufeinander, so behindern zusätzlich winzige Erhebungen auf den

Reibungszahlen für Haft- und Gleitreibung (Anhaltswerte)

Reibungsflächen	μ_H	μ_G
Kugellager (Rollreibung)	0,005	0,005
Kniegelenk	0,01	0,01
Teflon – Teflon	0,04	0,02
Eis – Eis	0,1	0,03
Stahl – Stahl (geölt)	0,12	0,07
Holz (gewachst) – Schnee	0,14	0,10
Leder (geölt) – Holz	0,28	0,16
Teflon – Stahl	0,4	0,04
Holz – Holz	0,50	0,34
Leder – Holz	0,54	0,40
Stahl – Stahl	0,6	0,3
Gummi – Asphalt (trocken)	0,6	0,4
Gummi – Asphalt (naß)	0,4	0,3
Stahl – Bremsbelag		0,6
Glas – Glas	0,94	0,40

Oberflächen die Bewegung. Immer ist eine Reibungskraft F_R vorhanden, die einer Bewegung entgegen wirkt. Allgemein gilt für einen festen Körper auf einer Unterlage

$$F_R = -\mu F_\perp$$

mit F_R: Reibungskraft; μ: Reibungszahl; $F_\perp$: Normalkraft, d. h. jene, die beide Oberflächen aufeinander drückt, beispielsweise die Gewichtskraft.

μ hängt ab vom Material der Berührungsflächen, ist aber unabhängig von Bewegungsgeschwindigkeit und Andruckfläche! Schmiermittel (Öle, Fette) bilden einen dünnen Film zwischen den Berührungsflächen. Infolgedessen reiben nur Schmiermittelschichten aneinander, μ ist erheblich reduziert.

● Beispiel: In den Körpergelenken füllt die Gelenkschmiere den Gelenkspalt zwischen beiden Knorpeloberflächen aus.

Wir unterscheiden *innere* und *äußere* Reibung.

Äußere Reibung

Haftreibung liegt vor, solange der Körper auf seiner Unterlage ruht, d. h. bei $v = 0$. Die Haftreibungskraft F_H muß überwunden werden, damit eine Relativbewegung zwischen beiden Oberflächen einsetzen kann.

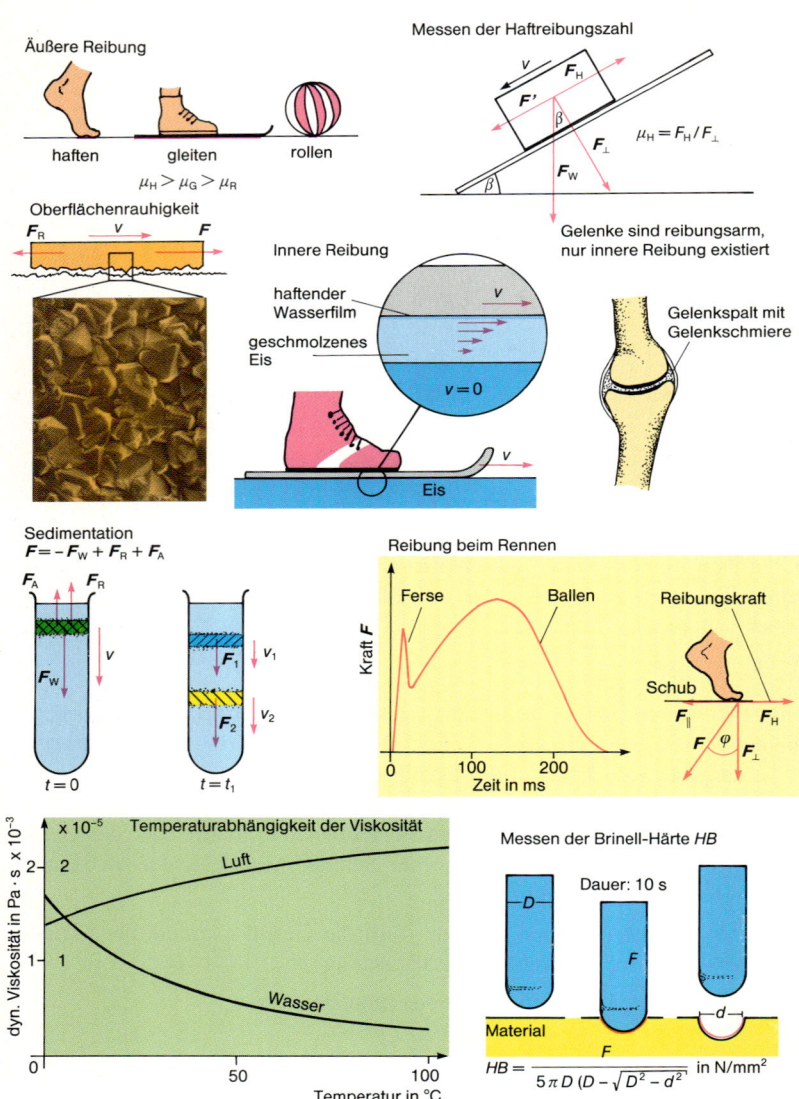

Äußere Reibung

haften   gleiten   rollen

$\mu_H > \mu_G > \mu_R$

Oberflächenrauhigkeit

F_R v F

Messen der Haftreibungszahl

v F_H

F'

β

$F_\perp$ $\mu_H = F_H / F_\perp$

F_W

β

Gelenke sind reibungsarm,
nur innere Reibung existiert

Innere Reibung

haftender
Wasserfilm v

geschmolzenes
Eis

$v = 0$

Gelenkspalt mit
Gelenkschmiere

v

Eis

Sedimentation

$F = -F_W + F_R + F_A$

F_A F_R

F_W v

$t = 0$

F_1 v_1

F_2 v_2

$t = t_1$

Reibung beim Rennen

Ferse   Ballen

Kraft F

0   100   200

Zeit in ms

Reibungskraft

Schub

$F_\parallel$ F_H

F φ $F_\perp$

Temperaturabhängigkeit der Viskosität

$\times 10^{-3}$ $\times 10^{-5}$

dyn. Viskosität in Pa · s × 10^{-3}

2   2

Luft

1   1

Wasser

0   50   100

Temperatur in °C

Messen der Brinell-Härte *HB*

D Dauer: 10 s

F

d

Material

F

$HB = \dfrac{F}{5\pi D \left(D - \sqrt{D^2 - d^2}\right)}$ in N/mm²

Die Haftreibungszahl μ_H wird mit Hilfe der Schiefen Ebene gemessen. Der Körper haftet solange, bis die Hangabtriebskraft F' (die Gewichtskraftkomponente in Richtung der Ebene) eben F_R überwindet und der Körper abgleitet. Dann gilt

$$F_H < -\mu_H F'$$

und $\mu_H = \tan\beta$, mit β: Anstellwinkel der Schiefen Ebene.

Gleitreibung setzt bei $v \neq 0$ ein. Die Gleitreibungszahl μ_G ist wesentlich kleiner als μ_H, d. h. sobald sich der Körper in Bewegung setzt, sinkt die Reibungskraft erheblich ab.

Rollreibung entsteht durch Deformation der aufeinander abrollenden Flächen und durch minimale Gleitbewegungen (Schlupf). Die Rollreibungszahl μ_R ist erheblich kleiner als μ_G. Anwendung im Kugellager. Es gilt

$$\mu_R < \mu_G < \mu_H \quad .$$

• **Beispiel:** Reibung und Gehen. Der Fuß berührt den Boden unter dem Winkel φ. Die Trittkraft kann zerlegt werden in eine Komponente $F_\perp$ senkrecht und eine Kraft $F_\parallel$ parallel zum Boden. Damit der Fuß nicht nach vorne ausgleitet, muß die Haftreibungskraft Ferse-Boden F_H größer als $F_\parallel$ sein. Für den maximal möglichen Schrittwinkel φ_{max} gilt $F_\parallel = -F_H$. Daraus folgt: $\mu_H = \tan\varphi_{max}$. Ist $\mu_H = 0,7$ so folgt $\varphi_{max} = 35°$. Ist $\varphi > \varphi_{max}$, d. h. ist der Schritt länger, so gleitet der Fuß ruckartig aus. Haften geht plötzlich in Gleiten über, da $\mu_G < \mu_H$. Bei glattem Boden sinkt die Haftreibungszahl und φ_{max} wird kleiner. Der Körper berücksichtigt das automatisch durch kürzere Schrittlänge.

Innere Reibung

Bewegt sich ein Körper in einem Fluid (Gas oder Flüssigkeit) oder ein Fluid in einem anderen, so behindert die Kraft der inneren Reibung die Bewegung. Es handelt sich immer um eine Reibungskraft zwischen Fluidmolekülen, denn eine dünne, stationäre Flüssigkeitsschicht haftet an der Oberfläche eingetauchter Körper. Es gilt

$$F_R = K\eta v$$

mit F_R: Betrag der Reibungskraft; K: Formkonstante, in m; η: dynamische Viskosität der Flüssigkeit; v: Relativgeschwindigkeit zwischen Körper und Fluid.

K hängt ab von der Gestalt des Körpers. Beispielsweise ist $K = 6\pi r$ für eine Kugel mit dem Radius r.

Die SI-Einheit der dynamischen Viskosität η (auch Koeffizient der inneren Reibung, bzw. dynamische Zähigkeit genannt) ist die Pascal-Sekunde, Einheitenzeichen Pa · s (s. Kap. 12).

Definition: $1\,\text{Pa} \cdot \text{s} = 1\,\text{N} \cdot \text{s} \cdot \text{m}^{-2}$

Weiterhin in Gebrauch ist die CGS-Einheit Poise, Einheitenzeichen P.

Umrechnung: $1\,\text{Pa} \cdot \text{s} = 10\,\text{P} = 1000\,\text{cP}$ (Centipoise) .

Der Quotient (dynamische Viskosität / Dichte des Fluids) heißt kinematische Viskosität, abgekürzt ν und gemessen in $\text{m}^2 \cdot \text{s}^{-1}$. Weiterhin in Gebrauch ist die CGS-Einheit Stokes, Einheitenzeichen St.

Umrechnung: $1\,\text{m}^2 \cdot \text{s}^{-1} = 10\,000\,\text{St}$.

Temperaturabhängigkeit: η bzw. ν hängen von der Temperatur ab. In Flüssigkeiten fällt η mit steigender Temperatur, in Gasen wächst η.

Geschwindigkeitsabhängigkeit: Die innere Reibung hängt ab von v, die äußere nicht. Ein Newtonsches Fluid liegt vor, wenn die dynamische Viskosität η unabhängig von v ist.

$F_R \sim v$ gilt nur für relative kleine v, also meist für Vorgänge innerhalb der belebten Welt. Sonst ist $F_R \sim v^2$.

Dynamische Viskosität η bei 20° C

Material	η in Pa · s
Wasserstoff	$8,8 \times 10^{-6}$
Luft	$1,8 \times 10^{-5}$
Ether	$2,3 \times 10^{-5}$
Azeton	$3,3 \times 10^{-4}$
Methanol	$6,0 \times 10^{-4}$
Wasser	$1,0 \times 10^{-3}$
Wasser (0° C)	$1,8 \times 10^{-3}$
Wasser (10° C)	$1,3 \times 10^{-3}$
Wasser (100° C)	$0,3 \times 10^{-3}$
Blutplasma	$1,5 \times 10^{-3}$
Quecksilber	$1,6 \times 10^{-3}$
Blut	ca. $3,0 \times 10^{-3}$
Olivenöl	$8,4 \times 10^{-2}$
Motorenöl (SAE 10)	$0,1$

Sedimentation. Bewegt sich ein Körper durch ein Fluid, so wirken auf ihn drei Kräfte: Gewichtskraft F_W, Reibungskraft F_R und Auftriebskraft F_A.

Für $F_W > (F_R + F_A)$ sinkt der Körper nach unten, er sedimentiert. Die Gesamtkraft F ist

$$F = -F_W + F_R + F_A \quad .$$

Es folgt für die Beträge der Kräfte

$$ma = -\varrho V g + \varrho_{fl} V g + K \eta v$$

mit m, a, ϱ, V: Masse, Betrag der Beschleunigung, Dichte, bzw. Volumen des Körpers; ϱ_{fl}, η: Dichte, bzw. dynamische Viskosität des Fluids; g: Fallbeschleunigung.

Der Körper sinkt anfangs immer schneller. Dadurch wächst jedoch die Reibungskraft, und nach kurzer Zeit stellt sich ein Gleichgewicht mit konstanter Sedimentationsgeschwindigkeit v_S ein. Es gilt

$$v_S = V g (\varrho - \varrho_{fl})/K \eta \quad .$$

• Beispiel: Blutsenkung. In einer ruhenden Blutprobe sedimentieren die Blutkörperchen durch das Blutplasma. Eine Veränderung der normalen Sedimentationsgeschwindigkeit (ca. 8 mm/h) weist hin auf Agglomeration der Blutkörperchen und damit auf eine Infektion.

• Beispiel: Zentrifugieren. Substanzen mit unterschiedlicher Dichte zeigen verschiedene Sedimentationsgeschwindigkeiten. Starten sie an gleicher Stelle, so erreichen sie nach einer Zeitspanne unterschiedliche Positionen, sie sind also getrennt. Sind die Dichteunterschiede von Substanz 1 (ϱ_1) und 2 (ϱ_2) sehr gering, so unterscheiden sich auch die Sedimentationsgeschwindigkeiten kaum, die Trennung gelingt nicht. Ausweg: Der Behälter mit den zu trennenden Substanzen wird mit Hilfe einer Zentrifuge auf einer Kreisbahn beschleunigt. Die nach außen weisende Radialbeschleunigung mit dem Betrag $\omega^2 r = 4\pi^2 \nu^2 r$ (ω, ν: Winkelgeschwindigkeit, bzw. Umlauffrequenz des Rotors; r: Abstand der Substanz von der Drehachse) tritt an die Stelle der Fallbeschleunigung und es gilt

$$v_S = 4\pi^2 V \nu^2 r (\varrho_1 - \varrho_2)/K \eta \quad .$$

Ultrazentrifugen erreichen ($\omega^2 r/g$)-Werte bis zu 10^6. Substanzen mit sehr geringen Dichteunterschieden lassen sich damit trennen.

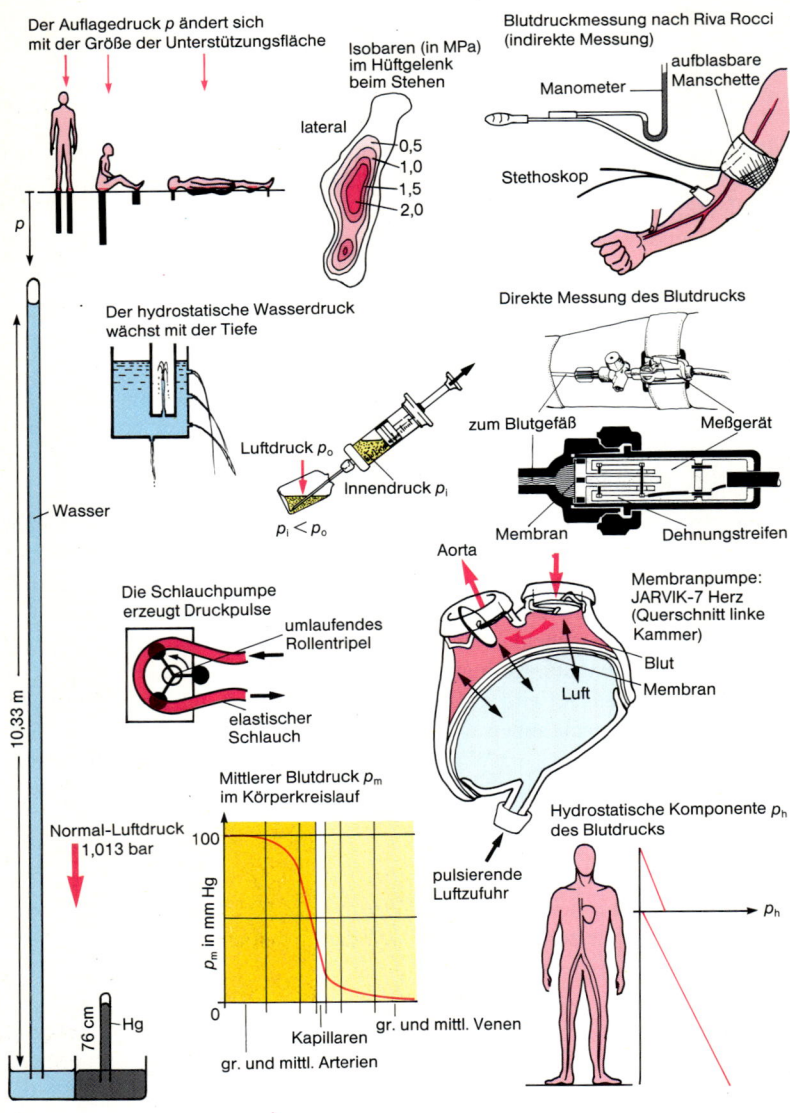

Der Auflagedruck p ändert sich mit der Größe der Unterstützungsfläche

Isobaren (in MPa) im Hüftgelenk beim Stehen

lateral

0,5
1,0
1,5
2,0

p

Blutdruckmessung nach Riva Rocci (indirekte Messung)

aufblasbare Manschette

Manometer

Stethoskop

Der hydrostatische Wasserdruck wächst mit der Tiefe

Wasser

Luftdruck p_o

Innendruck p_i

$p_i < p_o$

Direkte Messung des Blutdrucks

zum Blutgefäß

Meßgerät

Membran

Dehnungstreifen

Die Schlauchpumpe erzeugt Druckpulse

umlaufendes Rollentripel

elastischer Schlauch

Aorta

Membranpumpe: JARVIK-7 Herz (Querschnitt linke Kammer)

Blut

Luft

Membran

10,33 m

Normal-Luftdruck 1,013 bar

Mittlerer Blutdruck p_m im Körperkreislauf

100

p_m in mm Hg

0

Kapillaren

gr. und mittl. Venen

gr. und mittl. Arterien

76 cm

Hg

pulsierende Luftzufuhr

Hydrostatische Komponente p_h des Blutdrucks

p_h

12. Druck. Kapillarität

Wirkt eine Kraft auf eine Fläche, so liegt ein Druck vor. Druck, abgekürzt p, ist Kraft pro Fläche, also

$$p = F/A$$

mit F: Betrag der senkrecht auf die Fläche A wirkenden Kraft. p ist eine skalare Größe.
Die Einheit des Drucks ist das Pascal, Einheitenzeichen Pa.
Definition: $1\,\text{Pa} = 1\,\text{N} \cdot \text{m}^{-2}$.

Andere Druckeinheiten:

1 Bar (bar) = 10^5 Pa

1 technische Atmosphäre (at) = $98066,5$ Pa

1 physikalische Atmosphäre (atm) = 101325 Pa

1 Torr (Torr) = $133,32$ Pa

1 Millimeter Quecksilbersäule (mm Hg) = $133,32$ Pa .

Linien gleichen Druckes heißen Isobaren.
Manometer messen Druck, Barometer messen speziell den Luftdruck. Druckmessung erfolgt im Gleichgewicht, d. h. p wird mit Hilfe eines bekannten Gegendrucks bestimmt. Andere Meßmethoden: Druckabhängigkeit eines elektrischen Widerstandes, Entstehung einer elektrischen Spannungsdifferenz zwischen zwei Kristallflächen unter Druck (s. Kap. 41, Piezo-Effekt).
Biologische Drucksensoren, z. B. die Meissnerschen Körperchen in der Haut, reagieren auf lokale Druckdifferenzen, d. h. auf Druckgradienten. Aus diesem Grund empfinden wir nicht den von allen Seiten auf dem Körper lastenden Luftdruck.
Wirkt eine Kraft auf ein eingeschlossenes Fluid, so ist p im Fluid überall gleich.

● Beispiel: Hydraulische Presse. Hydraulik-Öl verbindet zwei bewegliche Kolben mit unterschiedlichen Querschnitten A_1 und A_2. Drückt eine Kraft F_1 auf Kolben 1 mit der Fläche A_1, so ist der Innendruck $p = F_1/A_1$ und überall gleich. Da $F_1/A_1 = p = F_2/A_2$, wirkt auf Kolben 2 die Kraft $F_2 = (A_2/A_1)F_1$. Die hydraulische Presse ist ein Kraftverstärker, wenn $A_1 > A_2$.

Druckmessung

Membranmanometer bestehen aus einem druckdichten, starren Gehäuse, unterteilt in zwei Kammern durch eine flexible Membran (Gummi, Metallfolie). Eine Druckdifferenz Δp zwischen Meßleitung und Vergleichsdruck in der Standardkammer verbiegt die Membran proportional Δp. Meßbereich 10^3 Pa bis 10^7 Pa.

Flüssigkeitsmanometer enthalten in einem U-Rohr eine schwere Flüssigkeit, z. B. Quecksilber. Δp zwischen beiden Rohrenden verschiebt die Flüssigkeitssäule, die Höhendifferenz der Flüssigkeitsspiegel ist proportional Δp. Ist eines der Rohrenden verschlossen, so können höhere Drücke gemessen werden. Meßbereich 10^2 Pa bis 10^6 Pa.

Blutdruckmessung erfolgt direkt oder indirekt (unblutig). Der Blutdruck setzt sich zusammen aus dem (konstanten) hydrostatischen Druck der Blutsäule oberhalb der Meßstelle und dem (zeitlich veränderlichen) vom Herzmuskel erzeugten. Gemessen wird der Gesamtblutdruck.

Weit verbreitet ist die indirekte Messung nach Riva-Rocci: Eine elastische Manschette wird um den Oberarm gelegt und aufgeblasen, ein Manometer zeigt den Manschetten-Innendruck p an. Reicht p aus, um den Blutstrom in der A. brachialis abzuquetschen, so verschwindet der Puls in der A. radialis. Nun wird p langsam reduziert. Sinkt p unter den systolischen Blutdruck p_S (etwa 130 mm Hg), so öffnet sich die Arterie momentan und der turbulente Blutstrom erzeugt ein gurgelndes Geräusch (Korotkoff-Geräusch), hörbar mit dem Stethoskop in der Armbeuge. Nach weiterer Reduzierung des Manschettendrucks verschwinden beim diastolischen Blutdruck p_d (etwa 80 mm Hg) die Turbulenzgeräusche, die A. brachialis ist jetzt während des gesamten Pulses geöffnet. p_S und $p_S - p_d$ sind wichtige Größen für die Kreislaufdiagnose.

Zur direkten Blutdruckmessung wird ein Drucksensor mit Hilfe eines Katheters oder einer Kanüle in das Blutgefäß eingeführt. Der Blutdruck wirkt direkt auf eine elastische Membran, die ihrerseits einen Dehnungsmeßstreifen verformt. Dessen elektrischer Widerstand ist proportional dem Druck auf die Membran. Ein geeichtes Meßgerät zeigt die Widerstandsänderung, also den Blutdruck am Eingang des Katheters an. Der Drucksensor reagiert rasch auf Druckänderungen (ist trägheitsarm) und kann daher den zeitlichen Verlauf des Blutdrucks aufzeichnen.

Druckerzeugung

Schweredruck p_S wird hervorgerufen durch die auf eine Fläche wirkende Gewichtskraft (s. Kap. 10, Gewichtskraft). Es gilt

$$p_S = F_W/A$$

mit F_W: Betrag der Gewichtskraft; A: Fläche.

Der Schweredruck eines Fluids heißt statischer Druck p_S. Innerhalb des Fluids gilt für jede Position im Abstand h von der Oberfläche

$$p_S = p_0 + \varrho h g$$

mit p_0: Druck auf der Oberfläche des Fluids; $g = 9,81 \, \mathrm{m \cdot s^{-2}}$; ϱ: Dichte des Fluids.

p_S wächst linear mit der Tiefe und ist unabhängig von der Gestalt des Fluids (hydrostatisches Paradoxon).

• Beispiel: Wasserdruck (hydrostatischer Druck). p_S wächst linear mit der Tiefe, da die Dichte konstant ist. Für einen Taucher 20 m unter der Wasseroberfläche ist $p = 1 \times 10^5 \, \mathrm{Pa} + (1000 \times 9,81 \times 20) \, \mathrm{Pa} = 2,96 \times 10^5 \, \mathrm{Pa} = 2,96 \, \mathrm{bar}$. Der Wasserdruck wächst um ca. 1 bar pro 10 m Wassertiefe.

Der Thorax schützt (in Grenzen) das Niederdrucksystem des menschlichen Kreislaufs. Der Bauchraum komprimiert jedoch unter externem Wasserdruck, so daß der Blutdruck im Kreislauf ansteigt. Der venöse Zustrom zum rechten Herzen wächst, herzinsuffiziente Patienten sind gefährdet.

• Beispiel: Hydrostatische Komponente p_h des Blutdrucks: Für Blutdruckmessung am Oberarm in Sitzposition gilt $p_h = \varrho h g$ mit ϱ: Dichte des Blutes (ca. $1,05 \times 10^3 \, \mathrm{kg \cdot m^{-3}}$); $h =$ Abstand Scheitel – Manschettenposition (ca. 0,55 m). Also $p_h = 5,7 \, \mathrm{kPa} = 43 \, \mathrm{mm\,Hg}$. Das ist rund 40 % des mit der Manschette gemessenen mittleren Blutdrucks! Bei Lageveränderung des Patienten variiert diese hydrostatische Komponente außerordentlich.

Luftdruck ist der Schweredruck der Atmosphäre. Da sich die Dichte der Luft mit der Höhe verringert (also nicht konstant bleibt), sinkt der Luftdruck exponentiell mit dem Abstand von einer Bezugshöhe (z. B. Meeresspiegel). Es gilt die Barometrische Höhenformel

$$p_h = p_0 e^{-h/H}$$

mit p_h: Luftdruck in Höhe h über dem Meeresspiegel; $p_0 = 760 \, \mathrm{mm} = 1,01$ bar: Normalluftdruck; $H = 8005 \, \mathrm{m}$ für $0°\mathrm{C}$. p_h halbiert sich bei ca. 5500 m Höhenunterschied.

Stempeldruck entsteht, wenn der bewegliche Kolben eines Gefäßes, gefüllt mit einer inkompressiblen Flüssigkeit, verschoben wird. In der Flüssigkeit breitet sich der Stempeldruck überall gleichmäßig aus. Beispielsweise ist der Druck am Ausgang einer Kanüle gleich dem Kolbendruck innerhalb der Spritze. Da Flüssigkeiten praktisch inkompressibel sind, entsteht ein negativer Stempeldruck, wenn bei gefüllter Spritze nach Einstich der Kolben zurückgezogen wird. Die Differenz zwischen Luftdruck und negativem Druck an der Kanüle preßt Flüssigkeit in den Innenraum.

Saug- und Hubpumpen. Der bewegliche Kolben bzw. die elastische Membran der Pumpe vergrößert deren Innenraum. Es ensteht ein negativer Druck, und der Luftdruck preßt das Fluid in das Steigrohr. Da der Luftdruck nur ca. 1 bar ist, kann auf diese Weise maximal eine Höhendifferenz von 10 m überwunden werden.

Schlauchpumpen erzeugen einen pulsierenden Druck dadurch, daß ein langsam umlaufendes Rollentripel den mit dem Fluid gefüllten elastischen Schlauch rhythmisch zusammenquetscht. Jede Rolle erzeugt einen Druckpuls. Anwendung: Einfache und zuverlässige Blutpumpe für den externen Blutkreislauf bei Herzoperationen.

Das Herz ist ein diskontinuierlich arbeitender Druckerzeuger, charakterisiert durch die beiden Hauptphasen Kontraktion (Systole) und Erschlaffung (Diastole). Der Druck steigt bei Systole innerhalb von ca. 0,12 s auf rund 130 mm Hg und fällt in der Austreibungsphase etwa gleich schnell auf ca. 80 mm Hg ab. Die Blutströmung ist dennoch kontinuierlich, weil die elastischen Wände der großen arteriellen Blutgefäße in den Druckspitzen expandieren, bei Druckabfall kontrahieren und so den Druckverlauf teilweise

Typische Drücke

System	Druck	
Intergalaktischer Raum	10^{-32} bar	10^{-27} Pa
Hochvakuum	$(10^{-4}–10^{-10})$ bar	$(10–10^{-5})$ Pa
Grobvakuum	$(1–0,001)$ bar	$(10^5–10^{-2})$ Pa
Alveolen	3 mm Hg	4×10^2 Pa
Kapillaren	$(10–20)$ mm Hg	$(1,3–2,6) \times 10^3$ Pa
A. pulmonalis (systol.)	$(20–30)$ mm Hg	$(2,6–4) \times 10^3$ Pa
l. Ventrikel (systol.)	$(80–130)$ mm Hg	$(1,2–1,7) \times 10^4$ Pa
Mount Everest	252 mm Hg	$3,35 \times 10^4$ Pa
Normaldruck	760 mm Hg	101 325 Pa
Wasser in 30 m	3040 mm Hg	$3,94 \times 10^5$ Pa
Motorendruck	10 at	$9,8 \times 10^5$ Pa
Übergang (Graphit-Diamant)	8×10^4 at	$7,8 \times 10^9$ Pa
Strahlungsdruck (Laserpuls)	10^6 at	$9,8 \times 10^{10}$ Pa
Erdmittelpunkt	6×10^6 at	$5,9 \times 10^{11}$ Pa

glätten. Den gleichen Effekt rufen übrigens die Windkessel der handbetriebenen Feuerwehrpumpen hervor.

Kunstherzen, z. B. das Jarvik-Herz, sind Druckerzeuger nach dem Membranpumpen-Prinzip. Von außen rhythmisch zugeführte Druckluft expandiert eine elastische Polyurethan-Membran. Passive Klappventile steuern den Blutstrom in gleicher Weise wie beim natürlichen Herzen, Vorhöfe werden nicht benötigt.

Grenzflächenspannung und Kapillarität

Kohäsion beschreibt die Wechselwirkungen zwischen Molekülen des gleichen Materials. Kohäsionsphänomene sind z. B. Viskosität, Kompressibilität, Oberflächenspannung.

Adhäsion beschreibt die Wechselwirkungen zwischen Molekülen unterschiedlicher Stoffe. Adhäsionsphänomene sind z. B. Haftreibung, Benetzung.

Grenzflächenspannung. Auf die Moleküle im Inneren eines Stoffes wirken Kräfte von allen Seiten ein. An Grenzflächen dagegen (Flüssigkeit-Gas, Flüssigkeit-Flüssigkeit, Flüssigkeit-Festkörper) bilden die Kohäsionskräfte eine resultierende Kraft nach innen. Die Grenzfläche wirkt wie eine dünne Membran. Es existiert eine Grenzflächenspannung, abgekürzt σ, gemessen in $N \cdot m^{-1}$.

Achtung: Die Einheit von σ ist verschieden von der der mechanischen Spannung (s. Kap. 11, Normalspannung). Für die Grenzfläche Flüssigkeit-Gas trägt σ einen besonderen Namen: Oberflächenspannung.

Oberflächenspannungen (gegen Luft) bei 18° C

Flüssigkeit	σ in $N \cdot m^{-1}$
Sauerstoff, flüssig	0,016
Ethylether	0,017
Gallensalzlösung	0,020
Seifenlösung	0,025
Benzol	0,029
Olivenöl	0,033
Glycerin	0,063
Wasser (100° C)	0,059
Wasser (80° C)	0,063
Wasser (50° C)	0,068
Wasser (18° C)	0,073
Quecksilber	0,47
Gold, flüssig	1,00

Verunreinigungen verändern σ erheblich. Im allgemeinen sinkt σ mit wachsender Temperatur. Oberflächenaktive Substanzen (Netzmittel) reduzieren σ. Anwendungen: Wäscherei (Detergentien), Verdauung (Gallensalze).

• **Beispiel:** Alveolen schließen den Lungeninnenraum ab; sie überzieht innen eine Lipoproteinschicht, die σ verringert und ein Kollabieren verhindert.

Randwinkel, abgekürzt θ, treten auf zwischen dem Behälter und der Oberfläche einer Flüssigkeit. θ ist eine Folge der Adhäsionskräfte.

Die Flüssigkeit benetzt, wenn $\theta > 90°$, die Randkrümmung ist konkav.

• **Beispiel:** Wasser im Glasrohr.

Die Flüssigkeit ist nicht benetzend für $\theta < 90°$, die Oberfläche am Rande wölbt sich konvex.

• **Beispiel:** Hg im Glasrohr, Fettaugen auf der Suppe.

Kontaktwinkel

Grenzflächen	θ in Grad
Wasser–Glas	0
Ethanol–Glas	0
fl. Paraffin–Glas	107
Wasser–Blatt	110
Hg–Glas	140
Wasser–Wolle	160

Kapillarität wird beobachtet an Flüssigkeiten in engen Röhren. Für die Kapillarkraft F_K gilt

$$F_K = \sigma U$$

mit F_K: Betrag der Kapillarkraft; U: innerer Rohrumfang. Eine benetzende Flüssigkeit steigt auf (Kapillaraszension), eine nicht benetzende sinkt ab (Kapillardepression). Maximale Steighöhe Δh im zylindrischen Rohr:

$$\Delta h = (2\sigma/r\varrho g) \cos \theta$$

mit r: Rohrradius; ϱ: Dichte; $g = 9,81 \, \text{m} \cdot \text{s}^{-2}$. F_K spielt in der Natur beim Flüssigkeitstransport eine bedeutende Rolle.

• **Beispiel:** Die Kapillaren $(0,01 \, \text{mm} < r < 0,3 \, \text{mm})$ im Xylem der Bäume transportieren Wasser bis auf etwa 1,5 m Höhe. Kohäsionskräfte übernehmen den Weitertransport bis in den Wipfel.

13. Größen in der Mechanik. Energieerhaltungssatz

Impuls eines Körpers, abgekürzt p, ist das Produkt aus Masse m des Körpers und seiner (vektoriellen) Geschwindigkeit v, also

$$p = mv \quad .$$

p ist ein Vektor in Richtung v, gemessen in $kg \cdot m \cdot s^{-1}$.
In einem isolierten System gilt das Gesetz von der Erhaltung des Gesamtimpulses:

$$p_1 + p_2 + p_3 + \ldots + p_n = \sum_i p_i = \text{konstant} \quad .$$

• Beispiel: Impuls des Herzens während der Austreibungsphase. Der linke Ventrikel preßt mit dem Schlagvolumen ca. 74 g Blut in die Aorta. Die mittlere Austreibungsgeschwindigkeit ist etwa $0,7\,m \cdot s^{-1}$ in Richtung links oben. Der Impuls des vom linken Ventrikel ausgetriebenen Blutes ist $0,074\,kg \times 0,7\,m \cdot s^{-1} = 0,052\,kg \cdot m \cdot s^{-1}$. Wegen der Erhaltung des Gesamtimpulses erhält das Herz (Masse etwa 0,4 kg) einen vom Betrag gleichen Impuls nach rechts unten. Dieser Rückstoß ist als Herzspitzenstoß tastbar. Direkt gemessen wird der Impuls mit dem Ballistokardiographen.

Kraftstoß heißt die Änderung des Impulses durch Einwirkung der Kraft F innerhalb einer kurzen Zeitspanne Δt, also

$$\Delta p = F \Delta t \quad .$$

• Beispiel: Der Kraftstoß des linken Ventrikels während der Entleerung in der Austreibungszeit von $\Delta t = 0,22\,s$ erzeugt eine Impulsänderung (s. o.) von $\Delta p = 0,052\,kg \cdot m \cdot s^{-1}$. Also ist die auslösende Kraft = $\Delta p / \Delta t = (0,052/0,22)\,kg \cdot m \cdot s^{-2} = 0,24\,N$.

Arbeit, abgekürzt A oder W, ist das skalare Produkt (s. Kap. 1, Rechnen mit Vektoren) der beiden Vektoren Kraft F und Verschiebung s. Es gilt

$$A = \int F \cdot ds \quad .$$

Sind F und s konstant in Betrag und Richtung, so ist

$$A = F \cdot s = Fs \cos \theta$$

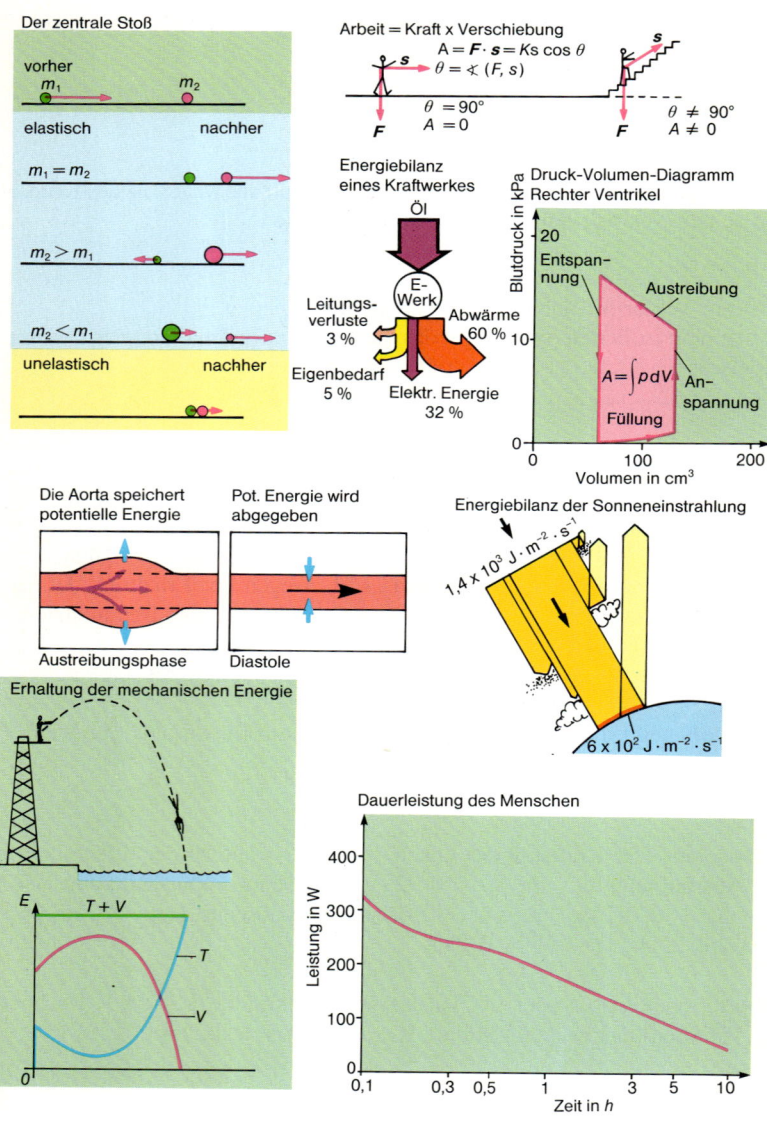

Der zentrale Stoß

vorher

m_1 m_2

elastisch   nachher

$m_1 = m_2$

$m_2 > m_1$

$m_2 < m_1$

unelastisch   nachher

Arbeit = Kraft x Verschiebung

$A = \boldsymbol{F} \cdot \boldsymbol{s} = Ks \cos \theta$

$\theta = \sphericalangle (F, s)$

$\theta = 90°$
$A = 0$

$\theta \neq 90°$
$A \neq 0$

Energiebilanz
eines Kraftwerkes

Öl

E-Werk

Leitungs-
verluste
3 %

Abwärme
60 %

Eigenbedarf
5 %

Elektr. Energie
32 %

Druck-Volumen-Diagramm
Rechter Ventrikel

Blutdruck in kPa

Entspannung

Austreibung

$A = \int p\,dV$

An-
spannung

Füllung

Volumen in cm³

Die Aorta speichert
potentielle Energie

Austreibungsphase

Pot. Energie wird
abgegeben

Diastole

Energiebilanz der Sonneneinstrahlung

$1{,}4 \times 10^3 \ \mathrm{J \cdot m^{-2} \cdot s^{-1}}$

$6 \times 10^2 \ \mathrm{J \cdot m^{-2} \cdot s^{-1}}$

Erhaltung der mechanischen Energie

E

$T + V$

T

V

0

Dauerleistung des Menschen

Leistung in W

Zeit in h

mit θ: Winkel zwischen $\boldsymbol{F}$ und $\boldsymbol{s}$. Bilden Kraft und Weg einen rechten Winkel, so ist $A = 0$. Physikalisch betrachtet verlangen isometrische Übungen keinen Arbeitsaufwand.

A ist eine ungerichtete Größe, gemessen in der abgeleiteten SI-Einheit Joule, Einheitenzeichen J. Es gilt:

$$1\,\mathrm{J} = 1\,\mathrm{N} \cdot \mathrm{m} = 1\,\mathrm{kg} \cdot \mathrm{m}^2 \cdot \mathrm{s}^{-2} \quad .$$

Das Joule ist auch die Einheit der Energie (s. u.).
Andere Arbeitseinheiten:

1 Kilowattstunde (kWh) $= 3,60 \times 10^6\,\mathrm{J}$

1 Elektronvolt (eV) $= 1,602 \times 10^{-19}\,\mathrm{J}$ (benutzt in Atom- und Kernphysik)

1 Erg (erg) $= 1 \times 10^{-7}\,\mathrm{J}$ (CGS-Einheit)   .

Veraltete Einheit der Arbeit: 1 Kalorie (cal) $= 4,187\,\mathrm{J}$.

Einfache Maschinen, z. B. Hebel, Schiefe Ebene, Flaschenzug vergrößern s, also den Weg, um für eine gegebene Kraft die Arbeit zu maximieren. Es sind also kraftsparende Maschinen.

Hubarbeit $A_\mathrm{h} = mgh$

mit $g = 9,81\,\mathrm{m} \cdot \mathrm{s}^{-2}$; h: Hub, in m. Diese Arbeit wird beim Verschieben der Masse m entgegen der Gewichtskraft geleistet.

Spannarbeit einer Feder $A_\mathrm{s} = (D/2)\Delta l^2$

mit D: Federkonstante; Δl: Längenänderung der Feder.

Ausdehnungsarbeit $A_\mathrm{a} = \int p\,dV$

mit p: Druck; V: Volumen. A_a ist die Fläche unter der Kurve im Druck-Volumen-Diagramm.

• Beispiel: Herzarbeit. Die vom linken Ventrikel abgegebene Arbeit ist die im p-V-Diagramm umschriebene Fläche, in Ruhe ca. 0,84 J pro Systole. Bei einer Herzfrequenz von 70 Schlägen/min sind das etwa 85 kJ pro Tag. A des rechten Ventrikels und A für die Ausdehnung der Aortawände (s. u.) kommen hinzu, will man die Arbeit des gesamten Herzens erfassen (ca. 130 kJ).

Leistung, abgekürzt P, ist Arbeit pro Zeitdauer der Arbeit:

$$P = A/t$$

mit t: Zeitspanne. (Ändert A sich mit der Zeit, so muß man die genaue Definition: $P = dA(t)/dt$ verwenden.)

P ist eine ungerichtete Größe, gemessen in der abgeleiteten SI-Einheit Watt, Einheitenzeichen W. Es gilt

$$1\,\mathrm{W} = \mathrm{J} \cdot \mathrm{s}^{-1} = 1\,\mathrm{kg} \cdot \mathrm{m}^2 \cdot \mathrm{s}^{-3} \quad .$$

Veraltet: 1 Pferdestärke (PS) = 735,3 W.

• Beispiel: Leistung des linken Ventrikels. Pro Systole ist $A = 0,84\,\mathrm{J}$ (s. o.), die Austreibungszeitdauer ist $t = 0,22\,\mathrm{s}$. Daraus folgt die Ventrikelleistung $P = (0,84/0,22)\,\mathrm{J} \cdot \mathrm{s}^{-1} = 3,8\,\mathrm{W}$ (ca. 1/200 PS!).

Energie eines Körpers oder eines Systems, abgekürzt E, ist gespeicherte Arbeit, d. h. E kann in A umgewandelt werden. E ist eine ungerichtete Größe, gemessen in Joule (J).

Bei volkswirtschaftlichen Betrachtungen verwendet man oft als Energieeinheit:

$$1\ \text{Steinkohleneinheit, Einheitenzeichen}\ \mathrm{SKE} = 3 \times 10^9\,\mathrm{J} \quad .$$

Energie tritt in unterschiedlichen Formen auf, in der Mechanik sind potentielle und kinetische Energie besonders wichtig.

Potentielle Energie, abgekürzt V oder E_p, ist eine Lageenergie. Der Unterschied in den potentiellen Energien $\Delta V = V_1 - V_2$ für die beiden Positionen 1, bzw. 2 einer Masse ist gleich der Arbeit, die diese Masse abgibt (oder verbraucht), wenn sie von der Anfangslage in die Endlage wechselt. V ist

Typische Energien			Typische Leistungen	
System	Energieform	E in J	System	P in W
Elektron–Atom	Bindungs-	10^{-16}	Nervenzelle	10^{-9}
Proton–Proton	Bindungs-	10^{-13}	l. Ventrikel, Mittel	1
Neuron	elektrische	10^{-10} pro Puls	Radio	10
r. Ventrikel	kinetische	0,8 pro Systole	Ruheumsatz, Mensch	80
Gewichtheber	potentielle	2×10^3 pro Hub	Spaziergänger	100
Mensch	chemische	2×10^5 im Zugriff	Ruheumsatz, Elefant	$2,4 \times 10^3$
Flugzeug	kinetische	10^5–10^9	Läufer	3×10^3
TNT	thermische	$4,5 \times 10^9$ pro t	VW-Käfer	$3,7 \times 10^4$
Steinkohle	thermische	10^{10} pro t	E-Lok	3×10^6
E-Werk	elektrische	10^{16} pro a	Saturnrakete	10^8
H-Bombe	thermische	10^{17}	Supernova	10^{37}
Sonne–Erde	Strahlungs-	10^{24} pro a	Quasar	10^{41}

unabhängig davon, auf welchem Wege die Lageänderung erfolgt, solange lediglich *konservative* Kräfte (z. B. Gravitations-, Federkraft) einwirken. Konvention für die Gravitationskraft: $V = 0$ in Meereshöhe. V kann also positive oder negative Werte haben. Höhenlinien in Landkarten begrenzen Äquipotentialflächen mit $V > 0$. Für Linien gleicher Wassertiefe gilt $V < 0$.

• Beispiel: Masse m im Gravitationsfeld der Erde: $V = mgh$. h ist die Höhe der Masse m über dem Meeresspiegel. V ist definitionsgemäß positiv auf einem Berg (m kann Arbeit abgeben), negativ unter dem Meeresspiegel.

• Beispiel: Aorta während der Austreibungsphase. Die elastischen Wände der Aorta expandieren, das Blutgefäßsystem speichert Arbeit in Form von potentieller Energie $V = (D/2)\Delta s^2$ mit D: Federkonstante der Aorta; Δs: Expansion der Gefäßwände. Experimentelle Werte für D und Δs ergeben, daß V etwa 50 % der Systolenarbeit beträgt. Diese Energie wird nach der Austreibungszeit wieder an den Blutstrom zurückgegeben und sorgt für ein zeitliches Glätten des Pulses (Windkesselfunktion der Aorta).

Kinetische Energie, abgekürzt T oder E_k, ist eine Bewegungsenergie. Es gilt:

$$T = \frac{m}{2}v^2$$

mit m, v: Masse, bzw. Betrag der Geschwindigkeit des Körpers (oder des Systems).

Wichtiger Zusammenhang: $T = \dfrac{p^2}{2m}$.

T ist eine ungerichtete Größe und immer positiv. $T = 0$ für $v = 0$.

• Beispiel: Beschleunigungsarbeit des linken Ventrikels. Während der Austreibung erteilt der Ventrikel dem Schlagvolumen V die mittlere Geschwindigkeit v. Die ausgeworfene Blutmasse ist $m = 0,074$ kg. Mit $v = 0,7$ m·s^{-1} folgt: $T = 0,018$ J. Das sind rund 2 % der Ventrikelarbeit pro Systole.

Energieerhaltungssatz der Mechanik:

$$T_1 + V_1 = T_2 + V_2 = \text{konstant} \quad .$$

Die Subskripte 1 und 2 beziehen sich auf zwei verschiedene Zeitpunkte.

In dieser Form gilt der Energiesatz nur, wenn alle einwirkenden Kräfte konservativ sind. Beispielsweise gilt er nicht, wenn Reibungskräfte vorliegen.

• Beispiel: Freier Fall ohne Reibung. Anfangs (Zeitpunkt 1) ruhe m in

Höhe h. Also $T_1 = 0$, $V_1 = mgh$. Nach Durchfallen von h ist $T_2 = (m/2)v^2$ und $V_2 = 0$. Der Energieerhaltungssatz lautet: $V_1 = T_2$ also ist $mgh = (m/2)v^2$. Daraus folgt: $v = \sqrt{2gh}$.

Allgemeiner Energieerhaltungssatz. Liegt ein abgeschlossenes System vor, d. h. wechselwirkt es nicht mit seiner Umgebung, so bleibt die Gesamtenergie E_{ges} konstant. E_{ges} ist die Summe aller Energien im System. In E_{ges} ist z. B. auch die Reibungsenergie enthalten.

Dieses Gesetz ist ein Erfahrungssatz, es schließt die Möglichkeit eines Perpetuum mobiles aus (s. Kap. 18, Perpetuum mobile).

Der Wirkungsgrad eines Prozesses, abgekürzt η, gibt an, welcher Bruchteil einer Energieform in eine andere überführt werden kann.

• Beispiel: Der Herzmuskel setzt etwa 1/3 der von ihm verbrauchten chemischen Energie in mechanische Energie $(T+V)$ um, damit ist $\eta = 0,33$, vergleichbar mit η des Benzinmotors. Wird η in % angegeben, so ist $\eta = 33\%$.

Typische Wirkungsgrade

System	η
Röntgenröhre	0,01
Gewichtheber	0,08
Dampfmaschine	0,1–0,15
Solarzelle	0,12
Muskel	0,1–0,35
Radfahrer	0,25
Benzinmotor	0,38
Aufbau von ATP	0,45
Dieselmotor	0,56

14. Strömungen

Fluide, also Flüssigkeiten, Dämpfe und Gase strömen unter dem Einfluß äußerer Kräfte. Reibungskräfte setzen dem einen Widerstand entgegen. Die innere Reibung dominiert, d. h. die Wechselwirkungen der Fluidmoleküle untereinander.

Solange Näherungs-Lösungen ausreichen, ist der mathematische Aufwand beim Studium von Strömungen gering. Detaillierte Analysen erfordern jedoch spezielle mathematische Kenntnisse, bzw. aufwendige Rechnerprogramme.

Einfache Zusammenhänge werden sichtbar, wenn man Strömungen idealisiert, d. h. ihnen Eigenschaften zuschreibt, die nur näherungsweise gelten. Beispielsweise ist das Fluid einer idealen Strömung inkompressibel, weist keine innere Reibung auf, seine Dichte ist überall konstant. Das trifft näherungsweise auf viele Flüssigkeiten zu. Beim Übergang zu realer Strömung wird in erster Linie der Einfluß der inneren Reibung berücksichtigt.

Das Strömungsfeld einer Strömung wird sichtbar, wenn z. B. aus feinen Düsen Farbteilchen austreten und von der Strömung fortgetragen werden. Jedes Teilchen folgt einer Bahnlinie. Die Tangenten an jedem Punkt der Bahn heißen Stromlinien, sie weisen in Stromrichtung. Ihre Gesamtheit bildet das Strömungsfeld.

Konvention: Je höher die Strömungsgeschwindigkeit, desto größer ist die Dichte der dargestellten Stromlinien.

Wir unterscheiden in erster Linie zwei Strömungstypen:

Laminare Strömung. Die Stromlinien verlaufen glatt nebeneinander in jeder Ebene der Strömung.

● Beispiel: Blutströmung in den großen Venen.

Turbulente Strömung. Die Stromlinien vermischen sich regellos, verlaufen sogar teilweise entgegen der allgemeinen Stromrichtung.

● Beispiel: Blutströmung im Aortabeginn während der Austreibungsphase.

Fluß einer Strömung, abgekürzt Φ, ist jene Fluidmenge, die pro Zeiteinheit durch einen Strömungsquerschnitt fließt. Es gilt:

$$\Phi = \varrho v A$$

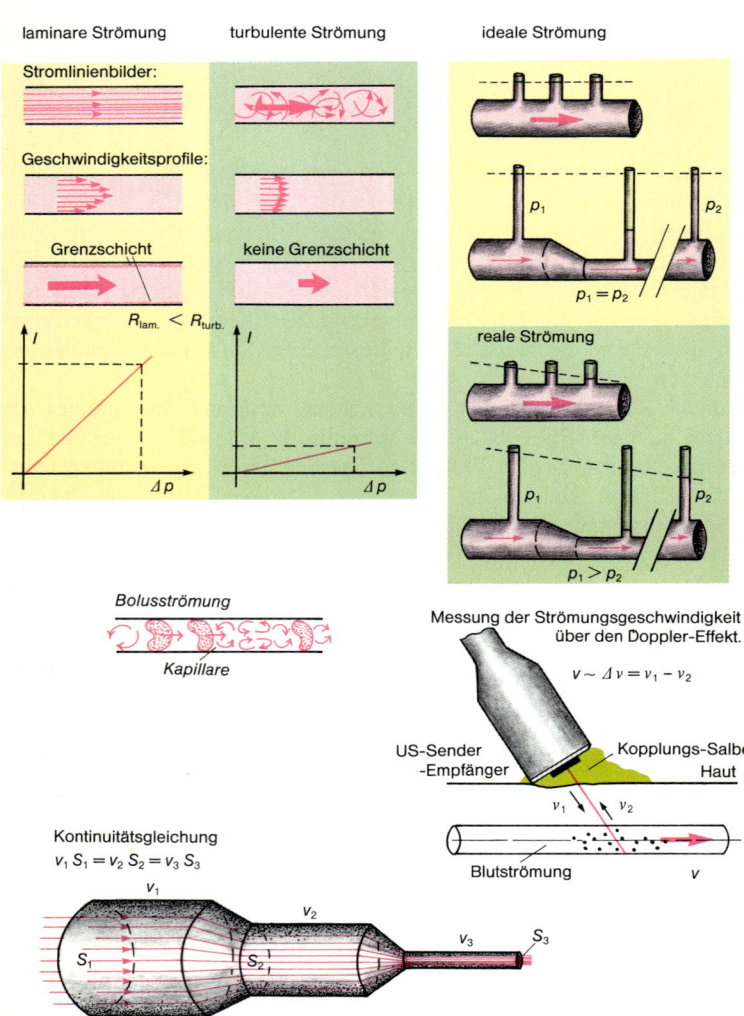

laminare Strömung   turbulente Strömung   ideale Strömung

Stromlinienbilder:

Geschwindigkeitsprofile:

Grenzschicht   keine Grenzschicht

$R_{lam.} < R_{turb.}$

p_1 p_2

$p_1 = p_2$

reale Strömung

p_1 p_2

$p_1 > p_2$

Bolusströmung

Kapillare

Messung der Strömungsgeschwindigkeit
über den Doppler-Effekt.

$v \sim \Delta v = v_1 - v_2$

US-Sender
-Empfänger   Kopplungs-Salbe
Haut

v_1 v_2

Blutströmung v

Kontinuitätsgleichung
$v_1 S_1 = v_2 S_2 = v_3 S_3$

v_1 v_2

v_3 S_3

S_1 S_2

mit ϱ, v: Dichte, bzw. Geschwindigkeit des Fluids; A: durchströmte Fläche senkrecht zur Strömungsrichtung. Φ wird gemessen in $kg \cdot s^{-1}$.

Stromstärke einer Strömung, der Volumendurchfluß, abgekürzt I, ist das pro Zeiteinheit durch eine Leitung strömende Volumen. Es gilt

$$I = V/t$$

mit V: während der Zeitspanne t durchfließendes Fluidvolumen. I wird gemessen in $m^3 \cdot s^{-1}$. In der Physiologie ist für I die Einheit l/min üblich.

• Beispiel: Das Herzzeitvolumen = Schlagvolumen × Herzfrequenz ist die mittlere Stromstärke in der Aorta ascendens. In Ruhe sind das $70\,cm^3$ × $70\,min^{-1}$, also ca. 5 l/min. Während der Austreibungsphase erreicht die momentane Stromstärke bis zu 20 l/min.

Bestimmung von Φ bzw. I erfolgt durch Messung von v, wenn Strömungsquerschnitt und Fluiddichte bekannt sind.

• Beispiel: Unblutige Messung von v. Ein Ultraschallgeber (MHz-Bereich) wird auf die Haut plaziert und auf das Blutgefäß gerichtet. Die strömenden Blutpartikel reflektieren einen Bruchteil des Schallstrahls in Richtung Schallempfänger. Aufgrund des Dopplereffekts (s. Kap. 41, Doppler-Verfahren) besteht eine Frequenzdifferenz $\Delta\nu$ zwischen den ausgesandten und den empfangenen Schallwellen. $\Delta\nu$ ist proportional v. $\Delta\nu$ kann auch über einen Lautsprecher in ein hörbares Signal umgesetzt werden. Auf diese Weise lassen sich Blutgefäße unter der Haut lokalisieren.

Ideale Strömung

Ist das Fluid reibungsfrei und inkompressibel, so liegt eine ideale Strömung vor. Es gilt die Kontinuitätsgleichung

$$\Phi_1 = \Phi_2 \quad , \quad \text{also} \quad v_1 A_1 = v_2 A_2 \quad .$$

Die Indices kennzeichnen unterschiedliche Querschnitts-Positionen in der Strömung. Nimmt der Querschnitt der Strömung ab, so fließt sie schneller, und umgekehrt.

• Beispiel: Idealer Blutkreislauf. Der Gesamtblutfluß im Körper ist konstant, d. h. $\Phi(\text{Aorta}) = \Phi(\text{Kapillaren})$. Also ist $v_a A_a = v_k A_k$ und für die Blutgeschwindigkeit v_k in den Kapillaren folgt

$$v_k = v_a \frac{A_a}{A_k}$$

mit v_a: Blutgeschwindigkeit in der Aorta; A_a, A_k: Aorta- bzw. gesamter

Kapillarenquerschnitt. In Ruhe gelten folgende experimentellen Werte: v_a = 0,2 m · s^{-1}; A_a = 4,5 cm^2; A_k = 3500 cm^2. Also ist v_k = 2,6 × 10^{-4} m · s^{-1} = 0,026 cm · s^{-1}. Wegen des großen Kapillaren-Gesamtquerschnitts ist v_k also sehr gering.

Im Straßenverkehr gilt näherungsweise ebenfalls die Kontinuitätsgleichung. Um Stauungen zu vermeiden, müßte an Verengungen die mittlere Fahrzeuggeschwindigkeit steigen.

Bernoullische Gleichung. Die mechanische Gesamtenergie E_g eines idealen Fluids bleibt erhalten. Es gilt

$$E_g = V + T$$

mit V, T: potentielle, bzw. kinetische Energie des Fluids. Einsetzen für V und T, sowie Division beider Seiten durch das Volumen des Fluids führt zur Bernoullischen Gleichung:

$$p_g = p_0 + \varrho v^2/2$$

mit p_g: Gesamtdruck der Strömung; p_0: statischer Druck; $\varrho v^2/2$: dynamischer Druck, auch Staudruck genannt. Es ist also

Gesamtdruck = statischer Druck + dynamischer Druck .

Sinkt an einer Position der idealen Strömung v, so muß p_0 dort entsprechend steigen und umgekehrt. Steigt der dynamische Druck, so wächst auch v und die Stromlinien treten enger zusammen.

• Beispiele: Beim Einatmen entsteht ein Staudruck, der einen statischen Unterdruck zur Folge hat. Ohne ihre steifen Knorpelringe würde jetzt die Luftröhre kollabieren.

Tragflächenprofile leiten die Luftströmung so, daß sich oberhalb der Fläche die Stromlinien verdichten. Der erhöhte dynamische Druck führt zu einem statischen Unterdruck, der die Fläche anhebt. Nach dem gleichen Prinzip kann ein Boot gegen den Wind ansegeln.

Im Bunsenbrenner verengt sich der Gaskanal am Ausgang, der verringerte statische Druck saugt dort Luft aus der Umgebung an.

Im Parfümzerstäuber ist p_0 an der Verengung des Blasrohrs geringer als der Luftdruck im Vorratsbehälter. Der Duftstoff steigt im Rohr auf und wird vom Luftstrom mitgerissen.

Achtung: Mit wachsender Verzweigung sollte nach der Bernoullischen Gleichung die statische Komponente des Blutdrucks ansteigen. Das ist aber nicht der Fall, denn die Reibung ist in den sehr kleinen Gefäßen erheblich, die Strömung nicht mehr ideal. Bernoullis Gleichung ist ungültig.

Reale Strömung

Wird die innere Reibung des Fluids berücksichtigt und bleibt die Strömungs-geschwindigkeit sehr klein im Vergleich mit der Schallgeschwindigkeit (also $v \ll 1000\,\mathrm{m} \cdot \mathrm{s}^{-1}$), so liegt eine reale Strömung vor. In diesem Falle gibt es Reibung nur zwischen den Fluidmolekülen, da eine stationäre Flüssigkeits-schicht, genannt Grenzschicht, an den Begrenzungen haftet. Die Geschwin-digkeitsverteilung ist ein Paraboloid, d. h. $v = 0$ am Rande, $v = v_{max}$ in der Mitte der Strömung und mittlere Geschwindigkeit $\bar{v} = v_{max}/2$. Graphisch wird dieser Zusammenhang dargestellt durch Verdichtung der Stromlinien zur Strömungsmitte hin oder durch Pfeile, die in Stromrichtung weisen und deren Länge proportional v ist.

Das **Gesetz von Hagen-Poiseuille** gilt für laminare Strömungen durch starre, zylindrische Kreisrohre:

$$I = \pi r^4 \frac{\Delta p}{8\eta l}$$

mit Δp: Druckdifferenz zwischen Rohranfang und -ende; r: Rohrradius; η: dynamische Viskosität des Fluids (s. Kap. 11, Innere Reibung); l: Rohrlänge.

Die Stromstärke ist also proportional der 4. Potenz des Radius! Das heißt, wächst r lediglich um 20 %, so verdoppelt sich der Volumendurchfluß.

● Beispiele: Lebende Organismen nutzen diesen Zusammenhang, um über Ringmuskeln mit geringem Aufwand den Blutstrom zu regulieren. Sind al-lerdings die Wände der Blutgefäße starr, z. B. bei Arteriosklerose, so ist dieser Mechanismus behindert und der Blutdruck muß erheblich ansteigen, um einen ausreichenden Volumendurchfluß zu erzielen. Ist zusätzlich der Gefäßdurchmesser reduziert (z. B. Cholesterinablagerungen), so ist der Blut-druck ebenfalls vergrößert. Bei einer Querschnittsverengung um 30 % steigt jetzt bei gleichem Blutstrom der Druck auf das Vierfache.

Im Blutkreislauf gilt das Gesetz von H.-P. streng nur in den Kapillaren. In den großen Blutgefäßen ist die Strömung weder laminar, noch sind die Wände starr. In Gefäßen mit $0{,}1\,\mathrm{mm} > r > 0{,}02\,\mathrm{mm}$ (kleine Arterien, Ar-teriolen) sinkt η aufgrund einer Ausrichtung der Blutkörperchen, I wächst entsprechend. Dennoch gibt das Gesetz von Hagen-Poiseuille nützliche An-haltspunkte.

Widerstand einer Strömung. In Analogie zur Elektrizitätslehre (s. Kap. 27, Elektrischer Widerstand) wird ein Widerstand der Strömung, abgekürzt R, definiert:

$$R = \frac{8\eta l}{\pi r^4} \quad .$$

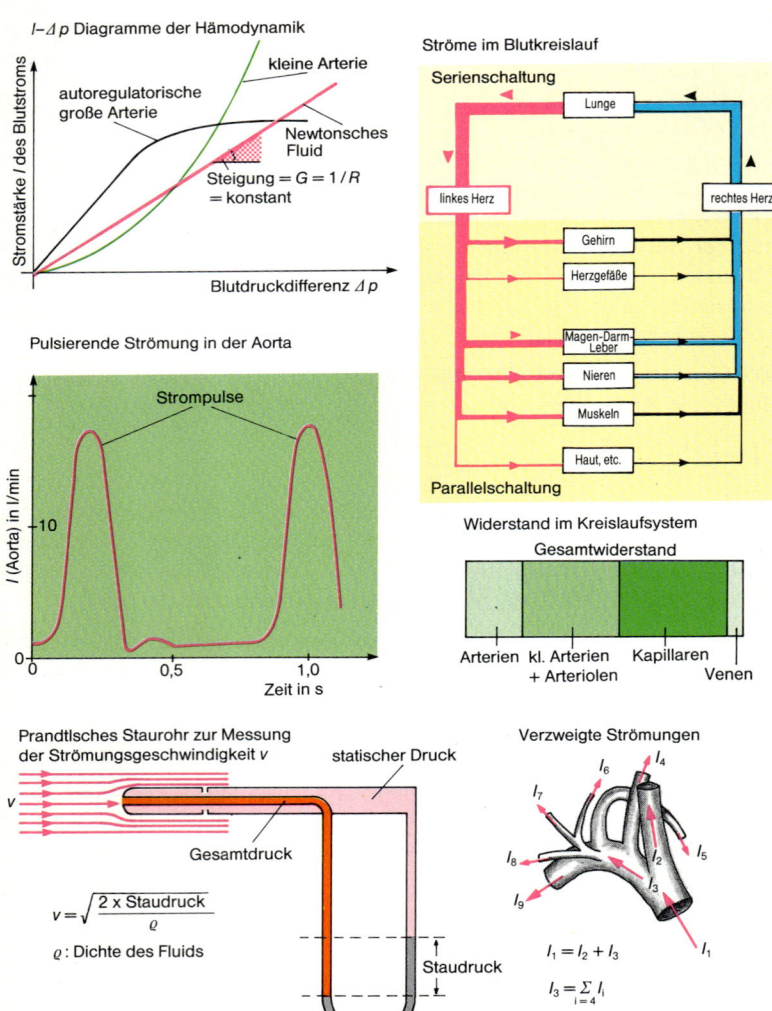

I–Δp Diagramme der Hämodynamik

kleine Arterie

autoregulatorische
große Arterie

Newtonsches
Fluid

Steigung = G = 1 / R
= konstant

Stromstärke I des Blutstroms

Blutdruckdifferenz Δp

Pulsierende Strömung in der Aorta

Strompulse

I (Aorta) in l/min

10

0
0   0,5   1,0
Zeit in s

Ströme im Blutkreislauf

Serienschaltung

Lunge

linkes Herz   rechtes Herz

Gehirn

Herzgefäße

Magen-Darm-
Leber

Nieren

Muskeln

Haut, etc.

Parallelschaltung

Widerstand im Kreislaufsystem

Gesamtwiderstand

Arterien   kl. Arterien   Kapillaren
           + Arteriolen   Venen

Prandtlsches Staurohr zur Messung
der Strömungsgeschwindigkeit v

statischer Druck

v

Gesamtdruck

$v = \sqrt{\dfrac{2 \times \text{Staudruck}}{\varrho}}$

ϱ : Dichte des Fluids

Staudruck

Verzweigte Strömungen

I_6 I_4
I_7
I_8 I_2 I_5
I_9 I_3
I_1

$I_1 = I_2 + I_3$

$I_3 = \sum\limits_{i=4} I_i$

R wird gemessen in Pa $\cdot$ s $\cdot$ m^{-3} (= m^{-4} $\cdot$ kg $\cdot$ s^{-1}). Der Widerstand der Strömung steigt also steil an mit sinkendem Durchmesser, beispielsweise ist er besonders hoch in einer Kapillare.

Der Kehrwert von R heißt Strömungsleitwert, abgekürzt G:

$$G = \frac{1}{R} = \frac{\pi r^4}{8 \eta l} \quad .$$

G wird gemessen in Pa^{-1} $\cdot$ s^{-1} $\cdot$ m^3 (= m^{-2} $\cdot$ kg^{-1} $\cdot$ s^3).

Das Ohmsche Gesetz (s. Kap. 27) für Strömungen lautet

$$I = \Delta p / R \quad .$$

Einander entsprechende Größen in Hydro- und Elektrodynamik:

Volumenstrom, Stromstärke $\longrightarrow$ elektrische Stromstärke

Druckdifferenz $\longrightarrow$ elektrische Spannung

Widerstand der Strömung $\longrightarrow$ elektrischer Widerstand

G und R werden anhand der Meßkurve im Stromstärke-Druckdifferenz-Diagramm bestimmt. Ein Newtonsches Fluid liegt vor, wenn im I-Δp-Diagramm die Meßwerte eine Gerade bilden; deren Steigung ist dann gleich G.

Kirchhoffsche Gesetze. Verzweigt sich eine Strömung in einem Rohrsystem, so ist das Volumen aller einströmenden Fluide gleich dem Volumen der ausströmenden. Es gilt

$$\Phi_g = \sum_n \Phi_n \quad \text{bzw.} \quad I_g = \sum_n I_n \quad .$$

Die Menge des Fluids bleibt konstant.

Für die Stromstärke I der Strömung im i-ten Zweig gilt

$$I_i = I_g \frac{R_g}{R_i}$$

mit I_g: Gesamtstromstärke; R_g: Gesamtwiderstand der Strömung; R_i: Widerstand der Strömung im i-ten Zweig des Rohrsystems.

Verlaufen die Röhren der Stromverzweigung parallel, so ist der Strömungsleitwert G_g der gesamten Verzweigung gleich der Summe der einzelnen Strömungsleitwerte G_i:

$$G_g = \sum_i G_i \quad .$$

Beispielsweise sind im großen Körperkreislauf die Organe (Gehirn, Magen, Leber, Nieren etc.) parallel verbunden.

Sind Stromröhren mit unterschiedlichen Strömungswiderständen R_i (beispielsweise hervorgerufen durch unterschiedliche r und l) hintereinander verbunden, so ist der Gesamtwiderstand R_g der Strömung gleich der Summe der einzelnen Widerstände:

$$R_g = \sum_i R_i \quad .$$

• Beispiel: Blutkreislauf. Arterien, Arteriolen, Kapillaren, Venolen und Venen sind hintereinander verbunden, der Widerstand der Strömungen der einzelnen Bereiche addiert sich. Die Kapillaren sind parallel verzweigt, so daß deren Gesamtquerschnitt rund $0{,}35\,\mathrm{m}^2$ erreicht. Dennoch dominiert dieser Bereich wegen seiner Gesamtlänge (l ist von der Größenordnung $10^6\,\mathrm{m}$) den Strömungswiderstand im Blutkreislauf. Aufgrund der Kontinuitätsgleichung sinkt in den Kapillaren die Strömungsgeschwindigkeit bis auf ca. $3 \times 10^{-4}\,\mathrm{m \cdot s^{-1}}$. Das ist außerordentlich wichtig für den Stoffaustausch.

Turbulente Strömung

In diesem Falle verlaufen die Stromlinien regellos, eine ungerichtete Bewegung überlagert die Strömung. Die Grenzschicht haftet nicht an den Begrenzungen, und das Strömungsprofil ist relativ flach. Der Widerstand der Strömung ist wesentlich größer als der einer laminaren Strömung. Das Gesetz von Hagen-Poiseuille ist ungültig.

• Beispiele: Luftstrom in den tracheo-bronchialen Verzweigungen der Lunge. Blutstrom im Beginn der Aorta während der Austreibungsphase (Quelle der Korotkoff-Geräusche). Blutstrom an den Herzklappen, Strömung hinter Brückpfeilern und den Landeklappen von Tragflächen.

Der Aortadurchmesser ist so optimiert, daß unter Normalumständen eben keine Turbulenz auftritt. Bei Aortaverengung tritt Turbulenz auf, und der rechte Ventrikel muß seine Austreibungsarbeit erheblich vergrößern.

Verwirbelung. Strömungssysteme werden durch einen dimensionslosen Parameter, genannt Reynolds-Zahl, abgekürzt Re, charakterisiert. Überschreitet Re einen typischen Wert, so geht eine laminare Strömung in eine turbulente über (aber nicht umgekehrt). In der Regel wird Re experimentell bestimmt.

Für Strömung in einem Kreisrohr gilt in erster Näherung

$$\mathrm{Re} = 2\bar{v}r/\nu$$

mit $\bar{v}$: mittlere Strömungsgeschwindigkeit; r: Rohrradius; ν: kinematische Viskosität (s. Kap. 11, Innere Reibung) des Fluids.

Eine Wasserströmung in Kreisrohren ist laminar für Re < 1000, turbulent für Re > 2000; dazwischen liegt ein labiler Bereich.

• Beispiel: Mittlerer Aortabereich. Mit den experimentellen Werten $\bar{v}$ = $0,2\,\mathrm{m}\cdot\mathrm{s}^{-1}$; $r = 0,013\,\mathrm{m}$ und $\nu = 3 \times 10^{-6}\,\mathrm{m}^2\cdot\mathrm{s}^{-1}$ folgt Re = 1700. Die Blutströmung ist also labil und kann leicht turbulent werden.

Entläßt man aus einer feinen Düse einen Farbfaden in die Strömung, so kann man den Übergang laminar-turbulent beobachten: Solange die Strömung laminar ist, bleibt der Farbfaden über eine längere Strecke deutlich sichtbar. Bei Turbulenz verwirbeln die Farbteilchen, der Faden löst sich auf.

Strömungssysteme mit gleicher Reynolds-Zahl stimmen in ihren physikalischen Eigenschaften überein. Man kann also wirkliche Strömungen an verkleinerten (oder vergrößerten) Modellen im Labor untersuchen, solange die Re der interessierenden Bereiche in Original und Modell übereinstimmen. Darauf beruhen Wind- und Strömungskanäle.

Pulsierende Strömung

Die bisher angestellten Überlegungen gelten nur für stationäre Strömungen, d. h. die Strömungsgeschwindigkeit v ist unabhängig von der Zeit. Im arteriellen Zweig des Blutkreislaufes ist das jedoch nicht der Fall. Das Herz arbeitet diskontinuierlich, so daß v sich mit dem Herzrhythmus ändert. Beispielsweise ist $v > 1\,\mathrm{m}\cdot\mathrm{s}^{-1}$ im Anfangsteil der Aorta während der Austreibungsphase, v sinkt dann bis auf Null in der Diastole.

Der arteriellen Blutströmung ist ein relativ schneller Blutstrompuls überlagert, der in den Arteriolen allmählich verschwindet. Experimente zeigen, daß bei gleicher Druckdifferenz eine pulsierende Strömung mehr Fluid befördert als eine zeitunabhängige.

Bolusströmung

Der Durchmesser der engsten Kapillaren (ca. 7 μm) ist kleiner als der der Erythrocyten. Die Blutkörperchen werden durch die Kapillaren gequetscht. Im Blutplasma zwischen ihnen verwirbelt die Strömung, das unterstützt den Stoffaustausch zwischen Gewebe und Plasma.

15. Atom. Kernreaktor

Die Elementarteilchen Proton und Neutron bauen den Atomkern auf. Eine Hülle aus Elektronen, ebenfalls Elementarteilchen, umgibt den Kern, das Atom ist damit komplett. Verbinden sich Atome, so entstehen Moleküle. Das einfachste Molekül besteht aus zwei Wasserstoffatomen (H_2), organische Moleküle können viele tausend Atome enthalten.

Typische Werte.

Durchmesser:	Atom	$10^{-10}-10^{-9}$ m
	Atomkern	$10^{-14}-10^{-13}$ m
	Elektron	5×10^{-15} m
Massen:	Atom	$1,7 \times 10^{-27} - 4 \times 10^{-24}$ kg
	Atomkern	$1,7 \times 10^{-27} - 4 \times 10^{-24}$ kg
	Elektron	$9,1 \times 10^{-31}$ kg

Die relative Atommasse (veraltet: Atomgewicht), abgekürzt A_r, ist die Masse des Atoms dividiert durch die Atommassenkonstante $m_u = 1,660 \times 10^{-27}$ kg.

• Beispiel: $A_r = 26,98$ für Aluminium.

Die relative Molekülmasse (veraltet: Molekulargewicht), abgekürzt M_r, ist die Masse des Moleküls dividiert durch m_u. Es ist also die Summe der A_r aller im Molekül enthaltenen Atome.

• Beispiel: $M_r = 78,11$ für Benzol.

Atomkern. Protonen und Neutronen, Symbole p bzw. n, bilden den Atomkern. Beide Teilchen heißen Nukleonen, sie haben fast gleiche Massen. Das Proton trägt eine positive elektrische Elementarladung (s. Kap. 25, Elektrizitätsmenge), das Neutron ist elektrisch neutral. Die Anzahl der p im Kern bestimmt, welches chemische Element vorliegt.

• Beispiele: 1 p: Wasserstoff; 6 p: Kohlenstoff; 92 p: Uran.

In der Regel enthält der Kern gleich viele oder mehr n als p.

• Beispiele: Kohlenstoff: 6 p+6 n; Kalium: 19 p+20 n; Uran: 92 p+146 n.

Isotope sind Elemente mit gleicher Anzahl von p, aber unterschiedlicher Anzahl von n.

• Beispiele: Wasserstoff: 1 p; Deuterium: 1 p+1 n; Tritium: 1 p+2 n. Uran (92 p) hat drei natürlich vorkommende Isotope (142 n, 143 n und 146 n).

Isotopengemische können mit chemischen Methoden (praktisch) nicht getrennt werden, da die Anzahl der p die chemischen Eigenschaften des Atoms bestimmt.

Weitere wichtige Bezeichnungen:

Ordnungszahl, auch Kernladungszahl, abgekürzt Z, ist die Anzahl der Protonen in einem Atomkern.

• Beispiel: Z = 19 für Kalium.

Nukleonenzahl, auch Massenzahl, abgekürzt A, ist die Anzahl der Nukleonen im Kern.

• Beispiel: A = 13 für das Kohlenstoffisotop ^{13}C mit 6 p und 7 n.

Nuklid ist ein Atom mit der Nukleonenzahl A und der Ordnungszahl Z. Nuklidkarten präsentieren alle natürlich vorkommenden und künstlich hergestellten Nuklide und deren Eigenschaften.

Ladungsunabhängige Kernkräfte halten die einzelnen Nukleonen im Atomkern zusammen. Um ein Nukleon abzutrennen, muß dem Kern Energie von der Größenordnung einiger MeV (s. Kap. 13, Arbeit) zugeführt werden. Zum Vergleich: wenige eV genügen, um Elektronen aus der Atomhülle abzulösen.

• Beispiel: Absorbiert der Kern eines Kohlenstoffatoms elektromagnetische Strahlung der Energie > 18,7 MeV, so kann ein einzelnes Neutron den Kern verlassen.

Bei der Kernspaltung, beispielsweise durch die Absorption eines Neutrons, zerfällt der Atomkern in zwei oder mehr Bruchstücke. Umgekehrt können einzelne Nukleonen zu einem Atomkern zusammentreten, dieser Prozeß heißt Kernfusion. Verschmelzen vier Nukleonen zu einem Heliumnuklid, so wird Energie freigesetzt. Dieser Prozeß ist die Energiequelle der Sonne, in Fusionsreaktoren soll er zur Energieerzeugung genutzt werden.

Atomhülle. Elektronen, abgekürzt e$^-$, umkreisen den Atomkern und bilden die Atomhülle. e$^-$ tragen eine negative elektrische Elementarladung. Die Anzahl der Elektronen und Protonen eines elektrisch neutralen Atoms stimmt überein. Da die Beträge der negativen und positiven elektrischen Elementarladungen identisch sind, ist das Atom von außen betrachtet elektrisch neutral. Ein Atom wird zum positiven oder negativen Ion, sobald die Anzahl der e$^-$ kleiner oder größer ist als die Protonenzahl. Ein Ion kann ein oder mehr Elementarladungen aufweisen.

Die Gesamtenergie eines Hüllenelektrons ist die Summe seiner kinetischen und potentiellen Energie (s. Kap. 13, Energie), sie heißt Bindungs-

Nomenklatur		Beispiel
Atom	^A_ZElementsymbol	$^{235}_{92}$U oder U 235
Molekül	^A_ZElementsymbol	$^{16}_{8}$O$_2$ oder ^{16}O$_2$
angeregtes Atom	^A_ZElementsymbol*	$^{63}_{29}$Cu* oder ^{63}Cu*
Ion	^A_ZElementsymbol^Q	$^{82}_{56}$Ba^{2+} oder ^{82}Ba^{++}

Einzelne Si-Atome ragen aus der Oberfläche von Silizium
(Aufnahme: Tunnel-Rasterelektronenmikroskop)

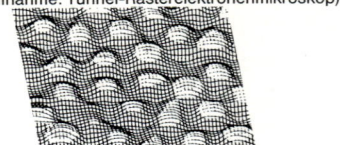

Elektronenkonfiguration eines Atoms

Orbital   Elektronenanzahl
$(\overline{nl})^q (n'l')^{q'} \ldots$
                Schale

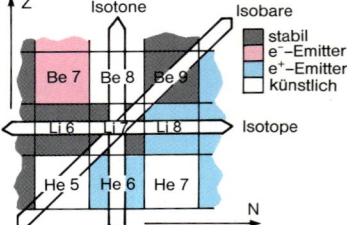

Beispiel: Arsen

$(1s)^2$	$(2s)^2(2p)^6$	$(3s)^2(3p)^6(3d)^{10}$	$(4s)^2(4p)^3$
K	L	M	N

Ausgewählte Elementarteilchen

Name	Symbol	elektr. Ladung in Elementarladungen	Ruhemasse in MeV
Photon		0	0
Elektron	e$^-$	-1	0,511
Positron	e$^+$	$+1$	0,511
Proton	p	$+1$	938,26
Neutron	n	0	939,55
Müon	μ^-	-1	105,66
Neutrino	ν	0	0 (?)
π^-–Meson	π^-	-1	139,58
π^+–Meson	π^+	$+1$	139,58

Druckwasser-Kernreaktor

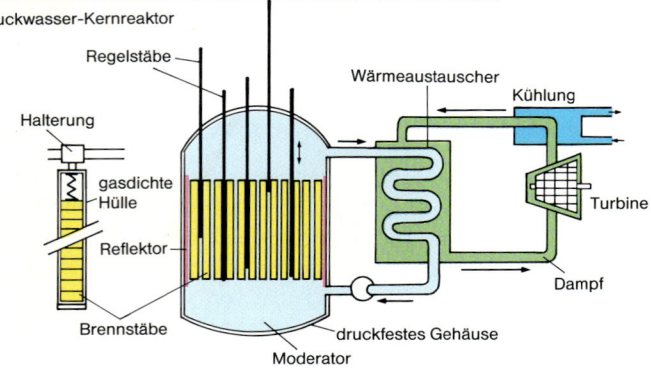

energie, abgekürzt W. W ist (definitionsgemäß) negativ, weil mindestens diese Energie einem Elektron zugeführt werden muß, damit es das Atom verlassen kann. W ist von der Größenordnung eV bis keV. Die Elektronen in der Atomhülle besitzen unterschiedliche Beträge von W. Die geringste Bindungsenergie heißt Ionisierungsenergie, abgekürzt W_{ion}.

• Beispiele: W_{ion} für Wasserstoff ist 13,5 eV; für Kohlenstoff 11,3 eV; für Quecksilber 10,4 eV.

Bohrsches Atommodell

Um den Atomkern mit der Ordnungszahl Z kreisen Z Elektronen. Die Coulombkraft (s. Kap. 25, Coulombs Gesetz) bindet die e^- an den Kern. Alle Experimente zeigen, daß jedes Hüllenelektron eine „diskrete" Bindungsenergie aufweist. Aus diesem Grunde sind auch die Radien der Elektronenbahnen diskret, sie können also nur bestimmte Werte annehmen.

Niels Bohr berechnete 1913 mit Hilfe der Planckschen Quantentheorie die Bindungsenergien in einfachen Atomen. Er postulierte, daß Elektronenbahnen nur dann stabil sind, wenn

$$m_e v r = \frac{nh}{2\pi}$$

mit m_e, v: Elektronenmasse, bzw. -bahngeschwindigkeit; r: Radius der Elektronenbahn; $h = 6,626 \times 10^{-34}$ J $\cdot$ s = Planck-Konstante; $n = 1, 2, 3, \ldots$: Hauptquantenzahlen.

Die Gesamtheit aller Elektronenbahnen bildet die Atomhülle. Aufgrund der Heisenbergschen Unschärferelationen ist es sinnlos, die Position eines gebundenen Elektrons auf seiner Bahn anzugeben. Man verwendet heute die Bezeichnung Orbital, über die das Elektron „verschmiert" ist.

Die Elektronen sind in konzentrischen Elektronenschalen angeordnet. Traditionelle Benennung von innen nach außen: K-, L-, M-, N-, O-, P-, Q-Schale, entsprechend den Hauptquantenzahlen $n = 1, 2, 3, 4, 5, 6$ und 7. Die e^- in der äußersten Schale heißen Valenzelektronen. Mit wachsender Kernladungszahl werden die Elektronenschalen von innen nach außen aufgefüllt. Eine Schale nimmt maximal $2n^2$ Elektronen auf, dann ist sie abgeschlossen. Bei schweren Atomen, d.h. für große Z, wird häufig eine neue Elektronenschale besetzt, obwohl die vorherigen Schalen noch nicht maximal gefüllt sind. Enthält die äußerste Schale die maximal mögliche Anzahl Elektronen, so liegt eine Edelgaskonfiguration vor.

• Beispiele: Die K-Schale ist voll mit 2 e^- (He); die L-Schale mit 8 (Ne).

Jede Elektronenschale ist in weitere Niveaus unterteilt mit den Bezeichnun-

gen s-, p-, d-, f-Orbital. Die Elektronenkonfiguration eines Atoms beschreibt
die Verteilung seiner e^- auf die einzelnen Orbitale. Dabei ist jede Schale
durch ihre Hauptquantenzahl identifiziert.

● Beispiel: Die Konfiguration des Natriums lautet $(1s)^2 (2s)^2 (2p)^6 (3s)^1$.
Die Hochzahl gibt die Anzahl der e^- im entsprechenden Orbital an. Na hat
also in der K-Schale ($n = 1$) $2\,e^-$ im s-Orbital, in der L-Schale ($n = 2$) sind
$2\,e^-$ im s-Orbital, $6\,e^-$ im p-Orbital, die M-Schale ($n = 3$) enthält $1\,e^-$ im
s-Orbital.

Befinden sich alle Elektronen eines Atoms in Orbitalen mit der niedrigst-
möglichen Energie, so ist das Atom im energetischen Grundzustand. Ist das
nicht der Fall, so liegt ein angeregtes Atom vor.

Absorbiert ein Hüllenelektron eine Energie E, so gibt es zwei Möglichkeiten: (1) $E < $ Bindungsenergie W. Das Elektron geht in ein energierei-
cheres (höheres) Orbital über, und ein angeregtes Atom resultiert. Dieser
Vorgang heißt *Anregung*. (2) $E > W$. Das e^- verläßt die Hülle und ein
(positives) Ion entsteht. Dieser Vorgang heißt *Ionisation*.

● Beispiel: Passiert Licht (s. Kap. 51) einen Behälter mit atomarem Wasser-
stoffgas, so absorbieren die H-Atome nur diskrete Wellenlängen. Analysiert
man anschließend das Licht im Spektrometer (s. Kap. 51, Spektrometrie), so
erkennt man enge Absorptionslinien bei jenen Wellenlängen, die den Anregungsenergien entsprechen. Wellenlänge und Anregungsenergie sind verbunden über

$$\lambda = hc/\Delta E$$

mit λ: Wellenlänge einer Absorptionslinie; h: Planck-Konstante; c: Lichtgeschwindigkeit; ΔE: Energiedifferenz zwischen zwei Orbitalen. Die Spek-
trallinie mit der kürzesten Wellenlänge entspricht der Bindungsenergie.

Das angeregte Atom geht früher oder später spontan wieder in seinen
Grundzustand über, d. h. das entsprechende e^- wechselt in das Orbital mit
der kleinstmöglichen Energie. Dabei emittiert es die Energiedifferenz ΔE
beider Orbitale.

Das Periodische System der Elemente. Chemische Elemente unterschei-
den sich in ihrer Ordnungszahl Z, d. h. durch die Anzahl der Protonen im
Kern. Das einfachste Element weist ein Proton auf, es ist der Wasserstoff.
Zwei Protonen charakterisieren Helium, drei Lithium. Inzwischen sind 109
Elemente bekannt, oberhalb $Z = 92$ (Uran) werden sie im Labor hergestellt.
Die chemischen Eigenschaften der Elemente sind eine periodische Funk-
tion von Z, bestimmt in erster Linie durch die Elektronenkonfiguration der
Außenschale.

Im Periodensystem sind die Elemente nach steigender Protonenzahl schematisch in horizontale Perioden und vertikale Gruppen geordnet. Es gibt 7 Perioden. Alle Atome innerhalb der gleichen Periode haben die gleiche Hauptquantenzahl. Das letzte Element einer Periode ist stets ein Edelgas, charakterisiert durch eine gefüllte (abgeschlossene) äußere Elektronenschale. Es gibt 8 Hauptgruppen. Alle Elemente der gleichen Gruppe zeigen chemisch und physikalisch ähnliche Eigenschaften, da die Elektronenkonfigurationen ihrer äußeren Elektronenschalen übereinstimmen.

Der Kernreaktor

Die Spaltung schwerer Atomkerne (z. B. U, Pu) wird im Kernreaktor zur Energieerzeugung ausgenutzt. Bei den meisten Reaktoren erfolgt die Spaltung des Kernbrennstoffs durch energiearme (thermische) Neutronen. Da bei jedem Spaltprozeß auch 2 bis 3 Neutronen freigesetzt werden, spalten diese nach Zünden des Reaktors (Anfahren) weitere Kerne. Bleibt die Anzahl der Neutronen konstant, so liegt eine kontrollierte Kettenreaktion vor.

Hauptbestandteile eines Reaktors:

Brennstoffelemente sind meterlange Stäbe aus spaltbarem Material (mit Uran 235 angereichertes Natururan, Plutonium), sie sind in einer Matrix angeordnet. Eine Umhüllung verhindert das Austreten der Spaltprodukte mit Ausnahme der Neutronen. Abgebrannte Brennstäbe enthalten nicht mehr genug spaltbares Material, sie können wiederaufgearbeitet werden.

Der Moderator (Wasser, Schweres Wasser oder Graphit) umgibt die Brennstäbe. Seine Atome bremsen die bei der Spaltung entstehenden schnellen Neutronen auf eine für die Spaltung optimale Energie (ca. $0,025\,eV$) ab.

Der Reflektor umgibt den Reaktorkern (Brennstäbe + Moderator). Er streut einen Teil jener Neutronen nach innen zurück, die sonst den Reaktorkern verlassen würden.

Regelstäbe sind zwischen den Brennstäben angeordnet. Sie bestehen aus einem neutronenabsorbierenden Material (z. B. Cadmium, Bor). Durch Aus- oder Einfahren der Regelstäbe wird der Neutronenfluß und damit die Leistungserzeugung des Reaktors gesteuert.

Kühlflüssigkeit (Wasser, Schweres Wasser, Gas oder flüssiges Metall) leitet die bei der Spaltung entstehende Wärme nach außen ab. Diese Wärmeenergie treibt die Dampfturbinen des Kernkraftwerks.

Die Abschirmung (z. B. Beton mit Beimischungen) umgibt den Reaktor und absorbiert die aus dem Reaktorkern entweichende Strahlung.

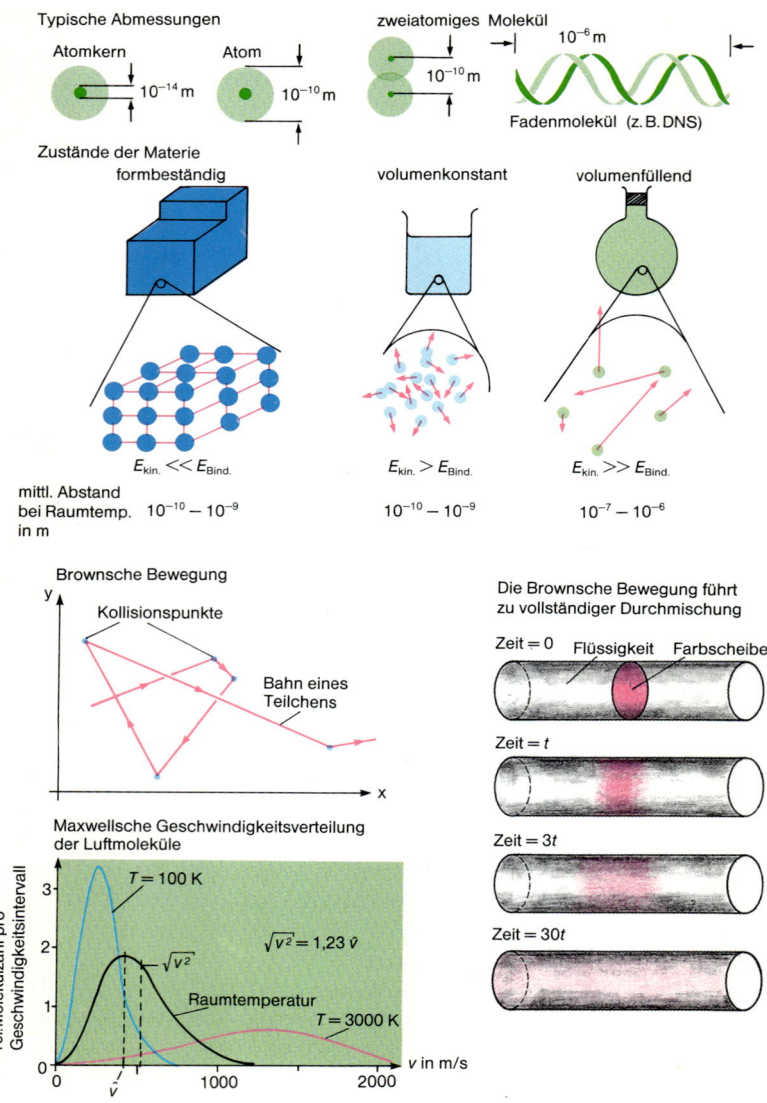

Typische Abmessungen

Atomkern 10^{-14} m   Atom 10^{-10} m

zweiatomiges Molekül 10^{-6} m
10^{-10} m
Fadenmolekül (z. B. DNS)

Zustände der Materie

formbeständig   volumenkonstant   volumenfüllend

$E_{kin.} \ll E_{Bind.}$ $E_{kin.} > E_{Bind.}$ $E_{kin.} \gg E_{Bind.}$

mittl. Abstand
bei Raumtemp. $10^{-10} - 10^{-9}$ $10^{-10} - 10^{-9}$ $10^{-7} - 10^{-6}$
in m

Brownsche Bewegung

Kollisionspunkte

Bahn eines
Teilchens

Maxwellsche Geschwindigkeitsverteilung
der Luftmoleküle

rel. Molekülzahl pro
Geschwindigkeitsintervall

$T = 100$ K

$\sqrt{v^2} = 1{,}23 \, \hat{v}$

$\sqrt{v^2}$

Raumtemperatur
$T = 3000$ K

v in m/s

$\hat{v}$

Die Brownsche Bewegung führt
zu vollständiger Durchmischung

Zeit = 0   Flüssigkeit   Farbscheibe

Zeit = t

Zeit = $3t$

Zeit = $30t$

16. Aufbau der Körper

Makroskopische Substanzen sind aufgebaut aus kleinsten Einheiten wie Atomen, Ionen, Molekülen. Zustandsgrößen wie Druck, Temperatur, Dichte, usw. beschreiben physikalisch den Körper.

Die Bausteine einer Substanz wechselwirken miteinander und je nach Stärke dieser Wechselwirkungen liegen gasförmige, flüssige oder feste Körper vor. Diese Unterscheidung folgt nur dem Augenschein, bei genauer Betrachtung erkennen wir eine Reihe von Übergangsformen (s. Kap. 20).

Übersteigt die Temperatur der Substanz den absoluten Nullpunkt, so weist sie eine innere Energie auf. Diese setzt sich aus verschiedenen Anteilen zusammen: kinetische Energie, potentielle Energie, Rotationsenergie und Schwingungsenergie der Bausteine. Wirken keine äußeren Einflüsse, so bleibt zwar die gesamte innere Energie konstant, doch können sich die relativen Anteile ändern.

Die **Brownsche Molekularbewegung** (B. M.) ist augenscheinlicher Beweis für den Aufbau der Körper aus kleinsten Bausteinen: Beobachtet man sehr kleine Objekte (Rauchteilchen, Staub, Pollen, Tröpfchen) durch das Mikroskop bei seitlicher Beleuchtung, so zeigen die Teilchen eine ungeordnete, chaotische Bewegung. Grund: Unsichtbare Luftmoleküle prallen mit den (sichtbaren) Teilchen zusammen und übertragen dabei einen Teil ihrer kinetischen Energie: Bewegungsrichtung und Geschwindigkeit ändern sich. Zwischen zwei Stößen ist die B. M. geradlinig und gleichförmig. Die B. M. ist die Ursache der Diffusion.

Die mittlere freie Weglänge, abgekürzt l, ist ein Maß für die B. M. Es ist jene Strecke, die die Teilchen im Mittel zwischen zwei Stößen zurücklegen. Für Gase gilt:

$$l \sim 1/p$$

mit p: Gasdruck.

• Beispiel: Bei Raumtemperatur und Normaldruck ist $l = 1,5 \times 10^{-7}$ m für Luftmoleküle. Sie stoßen etwa 10^9 mal pro Sekunde zusammen. In Hochvakuum kann l einige m erreichen.

Die Empfindlichkeit des menschlichen Gehörs reicht aus, um bei völliger Stille die B. M. als Rauschen wahrzunehmen.

Gase

Die Bestandteile eines Gases bewegen sich völlig ungeordnet, sie füllen jeden angebotenen Raum gleichmäßig aus. Die mittlere kinetische Energie E_k der Bestandteile ist größer als die Wechselwirkungsenergie E_w zwischen einzelnen Molekülen. Für ideale Gase gilt $E_W = 0$. Gasmoleküle haben untereinander einen relativ großen Abstand, Gase sind daher leicht kompressibel. Reale Gase besitzen ein (sehr geringes) Eigenvolumen, die Summe der Volumina ihrer Bestandteile.

Unter Normbedingungen ($T = 273,15\,\text{K}$; $p = 101\,325\,\text{Pa}$) enthält $1\,\text{m}^3$ Gas $2,687 \times 10^{25}$ Moleküle. Dieser Wert heißt Loschmidt-Konstante, abgekürzt n_0.

Die Geschwindigkeiten v der einzelnen Bestandteile ein und desselben Gases sind sehr unterschiedlich, die Verteilung der Geschwindigkeiten heißt Maxwellsche Geschwindigkeitsverteilung. Für die mittlere Teilchengeschwindigkeit $\overline{v}$, genauer: Wurzel aus dem arithmetischen Mittel aller einzelnen v, also $(\overline{v^2})^{1/2}$, gilt

$$\overline{v} = \sqrt{3\,kT/m}$$

mit T: Gastemperatur in K; m: Masse eines Moleküls in kg; $k = 1,381 \times 10^{-23}\,\text{J} \cdot \text{K}^{-1}$: Boltzmann-Konstante.

- Beispiele: Bei $0\,^\circ\text{C}$ ist $v = 460\,\text{m} \cdot \text{s}^{-1}$ für O_2; $v = 393\,\text{m} \cdot \text{s}^{-1}$ für CO_2.

Aufgrund der Maxwell-Verteilung gibt es immer einige Moleküle in einem Gas, die sehr große v erreichen. Anhaltswert: Etwa 1% aller Moleküle erreichen $v > 3\overline{v}$.

Die mittlere kinetische Energie $\overline{E}_k$ eines Gases ist

$$\overline{E}_k = Nmv^2/2 = 3nRT/2$$

mit N: Anzahl der Gasmoleküle; n: Stoffmenge des Gases in mol (s. Kap. 2, SI-Basiseinheiten); $R = 8,314\,\text{J} \cdot \text{mol}^{-1} \cdot \text{K}^{-1}$: Universelle Gaskonstante.

Für ein einatomiges Gas ist $\overline{E}_k$ die gesamte innere Energie des Gases. In mehratomigen Gasen können die einzelnen Atome eines Moleküls zusätzlich rotieren und gegeneinander schwingen. Die innere Energie des Gases ist dann $= \overline{E}_k + \sum E_{rot} + \sum E_s$. Die Rotations- und Schwingungsanteile ($\sum E_{rot}$ und $\sum E_s$) sind ebenfalls proportional n und T.

Dampf ist ein Gas in der Nachbarschaft seines Verflüssigungspunktes, es enthält bereits Flüssigkeitströpfchen.

Gasdruck. Gasmoleküle treffen immer wieder auf die Behälterwände. Die Impulsübertragung beim Stoß zwischen Gas- und Wandmolekülen erzeugt den Gasdruck p. Dabei gilt

p = auf die Wand abgegebener Impuls / (Wandfläche × Zeit).

Daraus folgt

$$p = n m \overline{v^2}/3 = (n/V)RT$$

mit V: Gasvolumen.

Flüssigkeiten

Die Bausteine einer Flüssigkeit bewegen sich ungeordnet, das führt zu völliger Durchmischung. Die Moleküle sind leicht verschieblich, doch bleibt ihr mittlerer Abstand konstant. Flüssigkeiten sind volumenbeständig. Die potentielle Energie, ein Resultat der Wechselwirkungen zwischen den Molekülen, hat einen wesentlichen Anteil an der inneren Energie der Flüssigkeit.

Die Packungsdichte der Moleküle ist relativ groß, Flüssigkeiten sind daher wenig kompressibel.

• Beispiel: Wird der Druck auf $1\,m^3$ Wasser um 1 Pa erhöht, so sinkt das Wasservolumen nur um rund $1\,mm^3$.

Gläser sind unterkühlte Flüssigkeiten mit extrem großer Viskosität, ihre Moleküle sind ungeordnet.

Feste Körper

Die mittlere kinetische Energie der Bausteine eines Festkörpers ist kleiner als die Wechselwirkungsenergie zwischen seinen Bestandteilen. Diese zeigen einen konstanten mittleren Abstand, sie können jedoch rotieren und um ihre mittlere Position schwingen. Feste Körper sind formbeständig und in der Regel auch formelastisch. Feste Körper sind kaum kompressibel.

• Beispiel: Wird der Druck auf $1\,m^3$ Metall um 1 Pa erhöht, so verringert sich das Volumen um rund $0{,}01\,mm^3$.

Kristalle sind ideale feste Körper, sie bilden Raumgitter und sind sehr beständig. Die Kristallmoleküle haben einen festen Abstand untereinander. Inaktive Viren stellen Festkörper mit kristalliner Struktur dar.

Plasma

Plasma besteht zum großen Teil aus freibeweglichen Ionen und Elektronen, insgesamt ist es jedoch elektrisch neutral. In der Regel existiert es nur bei Temperaturen oberhalb 3000 K.

• Beispiele: Brennkegel des Schneidbrenners, Blitzbahn, Sonne.

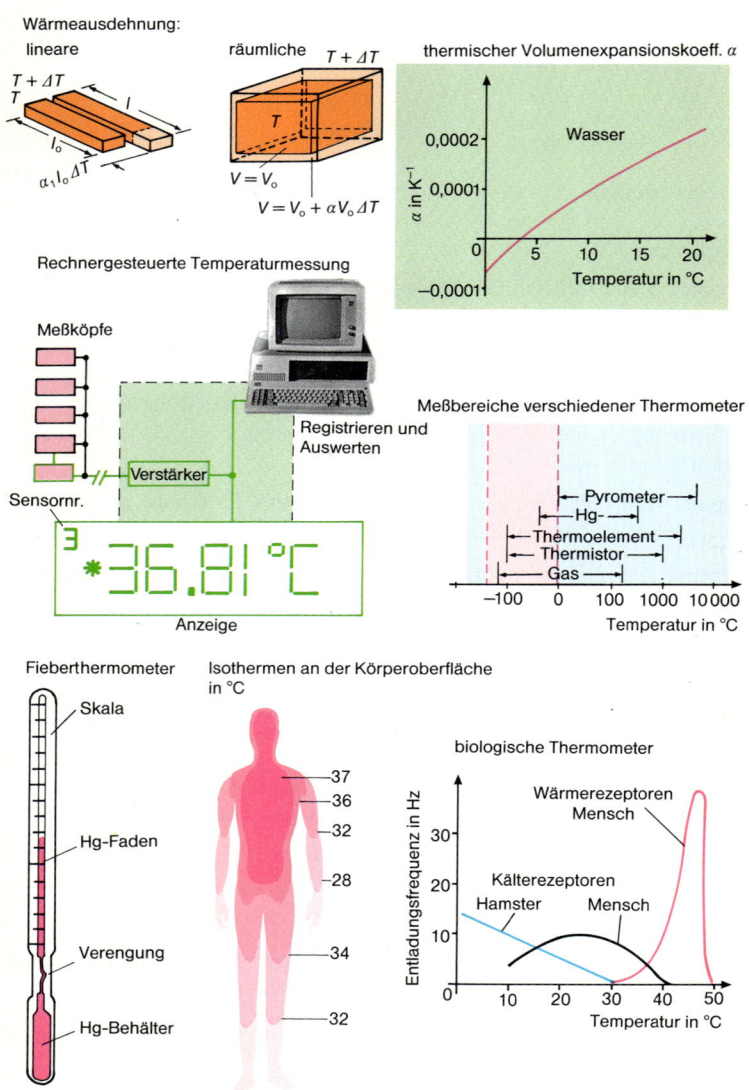

Wärmeausdehnung:

lineare

$T + \Delta T$
T
l
l_0
$\alpha_1 l_0 \Delta T$

räumliche

$T + \Delta T$
T
$V = V_0$
$V = V_0 + \alpha V_0 \Delta T$

thermischer Volumenexpansionskoeff. α

Wasser

α in K^{-1}

0,0002

0,0001

0

−0,0001

5   10   15   20

Temperatur in °C

Rechnergesteuerte Temperaturmessung

Meßköpfe

Verstärker

Sensornr.

Registrieren und
Auswerten

∃ * 36.81 °C

Anzeige

Meßbereiche verschiedener Thermometer

Pyrometer
Hg-
Thermoelement
Thermistor
Gas

−100   0   100   1000   10 000

Temperatur in °C

Fieberthermometer

Skala

Hg-Faden

Verengung

Hg-Behälter

Isothermen an der Körperoberfläche
in °C

37
36
32
28
34
32

biologische Thermometer

Entladungsfrequenz in Hz

Wärmerezeptoren
Mensch

Kälterezeptoren
Hamster   Mensch

30

20

10

0

10   20   30   40   50

Temperatur in °C

17. Temperatur und Temperaturmessung

Temperatur, abgekürzt T, ist eine Basisgröße der Physik, sie beschreibt den thermischen Zustand eines Körpers. T ist ein Maß für die mittlere kinetische Energie der Moleküle einer Substanz. Für ein ideales Gas ist der Zusammenhang besonders einfach:

$$T = 2\overline{E}_k/3k$$

mit $\overline{E}_k$: mittlere kinetische Energie der Moleküle, in J; $k = 1,381 \times 10^{-23}$ J · K^{-1}: Boltzmann Konstante.

• Beispiel: Luft (80% N_2 + 20% O_2). m eines Luftmoleküls ist rund 29× Wasserstoffatommasse $= 4,84 \times 10^{-26}$ kg. Die mittlere Geschwindigkeit $\overline{v}$ der Luftmoleküle ist ca. 500 m · s^{-1}. $\overline{E}$ ist also $m\overline{v}^2/2 = 6,05 \times 10^{-21}$ J. Eingesetzt folgt: $T = (1,21 \times 10^{-20}$ J$)/(4,14 \times 10^{-23}$ J · $K^{-1}) = 292$ K. Die thermodynamische Temperatur der Luft beträgt also 292 K, d.h. ca. 19°C.

Isothermen verbinden in einem ausgedehnten Objekt (z. B. Luftmassen, menschlicher Körper) Positionen gleicher Temperatur.

Viele physikalische Größen sind temperaturabhängig.

• Beispiele: Dichte, elektr. Widerstand, Brechzahl, Schallgeschwindigkeit.

Temperatur ist auch ein physiologischer Eindruck, hervorgerufen durch Aktivierung von Kälte- und Wärmerezeptoren in der Haut. Der Zusammenhang zwischen Temperaturempfindung und T ist nicht eindeutig.

Typische Temperaturen, in °C:

kritische Temperatur der D–D-Reaktion	10^8	Winterschlaftemperatur,	
Sonneninneres	10^7	Erdhörnchen	1,7
Erdmittelpunkt	14 000	Tripelpunkt H_2O	0,010
Glühfadenlampe	2300	Schmelzpunkt H_2O	0,0 (Def.)
Oberfläche Planet Venus	480	Erstarrungspunkt, Quecksilber	−38,9
Schmelzpunkt Zucker	160	Trockeneis (festes CO_2)	−78
Siedepunkt Wasser	100,0 (Def.)	Erstarrungspunkt, Benzin	−150
Denaturierung von Proteinen	44	Siedepunkt, Stickstoff	−190
Zusammenbruch des ZNS	42	Siedepunkt, Wasserstoff	−253
mittlere Körpertemperatur, Mensch	37	Siedepunkt, Helium	−268,9
Verlust des Bewußtseins	33	thermodynamischer Nullpunkt	−273,15
Muskelversagen	28		

Temperaturskalen

Temperatur − genauer: die thermodynamische Temperatur − wird gemessen in der SI-Basiseinheit Kelvin, Einheitenzeichen K.

Definition: Das Kelvin ist der 273,16te Teil der thermodynamischen Temperatur des Tripelpunktes des Wassers.

(Am Tripelpunkt liegen die drei Phasen fest, flüssig und gasförmig im Gleichgewicht vor (s. Kap. 20, Zustandsdiagramm).

Die Kelvin-Temperaturskala zeigt nur positive Werte, das Pluszeichen wird nicht geschrieben.

● Beispiele: Die Sprungtemperatur moderner Supraleiter ist 115 K. Im thermodynamischen Nullpunkt, also bei $T = 0$ K erlischt jede Bewegung.

Celsius-Temperatur, abgekürzt t, wird ausgedrückt in Grad Celsius, Einheitenzeichen °C.

Umrechnung $t = T - 273,15$ K

Die Celsius-Temperaturskala zeigt positive und negative Werte, das Plus-Zeichen wird in der Regel weggelassen.

● Beispiele: Die Temperatur des Tripelpunktes von H_2O beträgt 0,0100 °C. Die niedrigste Temperatur (thermodynamischer Nullpunkt) ist −273,15 °C.

Temperaturdifferenzen ΔT zeigen identische Zahlenwerte für Kelvin- und Celsius-Skala, sie werden angegeben in °C oder in K.

● Beispiel: ΔT zwischen Dampfpunkt und Eispunkt von H_2O ist 100 °C, bzw. 100 K.

Fahrenheit-Temperatur, abgekürzt θ, wird ausgedrückt in Grad Fahrenheit, Einheitenzeichen °F.

Umrechnung: $\theta = 9t/5 + 32$
$t = 5(\theta - 32)/9$

Schnittpunkt beider Skalen: −40 °C = −40 °F.

Fixpunkte der Temperaturskalen dienen zur Eichung von Thermometern.

Fixpunkt	K	°C	°F
Thermodyn. Nullpunkt	0	−273,15	459,67
Eispunkt H_2O	273,15	0	32
Dampfpunkt H_2O	373,15	100	212
Erstarrungspunkt Pt	2046,15	1773	3223,4

Thermische Ausdehnung

Volumenexpansion. Ändert sich die Temperatur einer Substanz, so ändert sich ihr Volumen. Es gilt

$$V = V_0(1 + \alpha \Delta T)$$

mit V: Volumen, in m^3; V_0: Ausgangsvolumen, d.h. V vor der Temperaturänderung; α: thermischer Volumenausdehnungskoeffizient, gemessen in K^{-1} oder in $°C^{-1}$; ΔT: Temperaturänderung, gemessen in K oder °C.
α ist in der Regel positiv, d.h. Substanzen expandieren bei Erwärmung. α kann aber auch negativ sein, dann schrumpft der Körper bei Erwärmung und dehnt sich bei Abkühlung aus, beispielsweise für Fe-Pt-Legierungen.

Achtung: Substanzen mit einer inneren Stuktur, z.B. Kristalle, zeigen unterschiedliche α-Werte in den verschiedenen Raumrichtungen.

Thermische Volumenausdehnungskoeffizienten $\times$ 10^6, in K^{-1}

Ideales Gas	3660	Eis	112
Ether	1510	Aluminium	75
Ethylalkohol	1100	Silber	58
Benzin	900	Beton	30
Asphalt	600	Jenaer Glas	15
Glyzerin	505	Quarz	2
Wasser (20 °C)	207	Eichenholz:	
Quecksilber	181	parallel zur Faser	160
Kochsalz	120	senkrecht zur Faser	22

Anwendungen: Ausdehnungsfugen in Brücken, Schienenstöße. Der Treibhauseffekt, bedingt durch die wachsende CO_2-Konzentration der Luft, erwärmt die Atmosphäre und damit auch die oberen Schichten der Ozeane. Die resultierende Expansion des Wassers läßt den Meeresspiegel ansteigen (Größenordnung: wenige cm pro Jahrzehnt).

Der Ausdehnungskoeffizient kann seinerseits auch temperaturabhängig sein, doch ist dieser Einfluß oft zu vernachlässigen. Wichtige Ausnahme: Flüssiges Wasser zeigt unterhalb 4 °C einen negativen Expansionskoeffizienten, oberhalb 4 °C einen positiven. Kühlt Wasser an der Oberfläche ab, so sinkt es wegen seiner wachsenden Dichte nach unten, und wärmeres Wasser steigt von unten auf. Sinkt die Temperatur unter 4 °C, so expandiert das Wasser und kehrt an die Oberfläche zurück, um dort bei weiterem Abkühlen zu erstarren. Gewässer gefrieren also stets von der Oberfläche her.

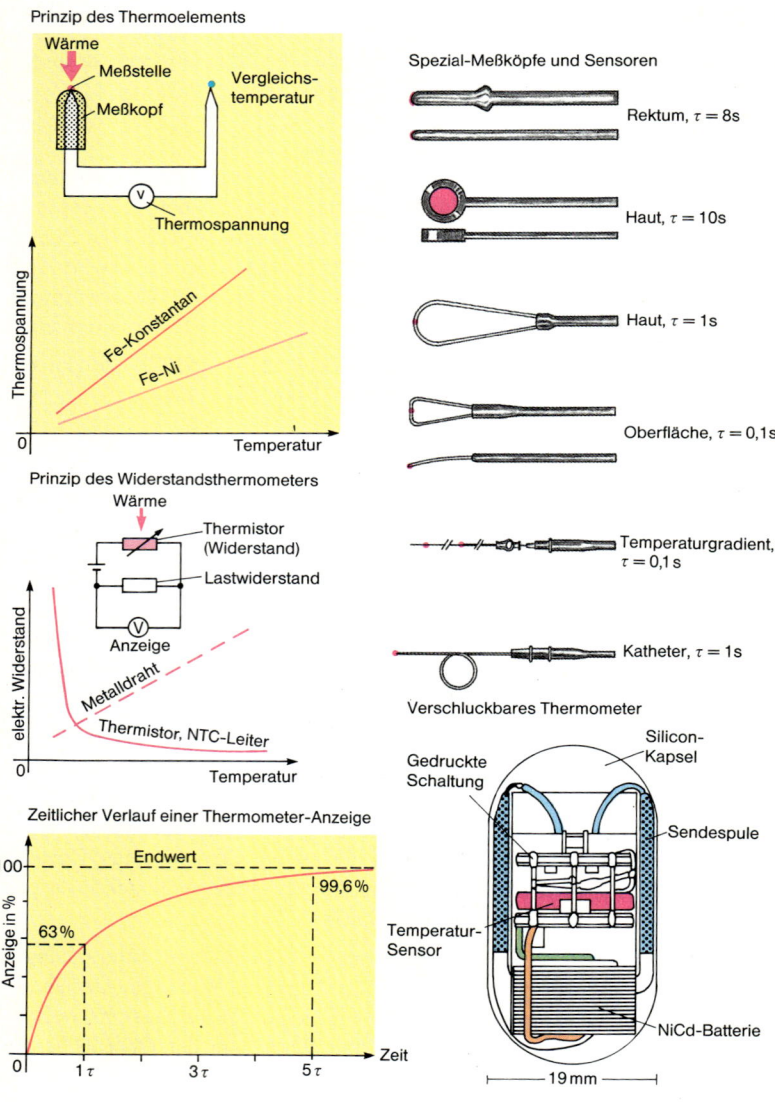

Prinzip des Thermoelements

Wärme

Meßstelle

Meßkopf

Vergleichs-temperatur

Thermospannung

Thermospannung

Fe-Konstantan

Fe-Ni

Temperatur

Prinzip des Widerstandsthermometers

Wärme

Thermistor (Widerstand)

Lastwiderstand

Anzeige

elektr. Widerstand

Metalldraht

Thermistor, NTC-Leiter

Temperatur

Zeitlicher Verlauf einer Thermometer-Anzeige

Endwert

99,6 %

63 %

Anzeige in %

Zeit

1τ 3τ 5τ

Spezial-Meßköpfe und Sensoren

Rektum, $\tau = 8s$

Haut, $\tau = 10s$

Haut, $\tau = 1s$

Oberfläche, $\tau = 0,1s$

Temperaturgradient, $\tau = 0,1s$

Katheter, $\tau = 1s$

Verschluckbares Thermometer

Silicon-Kapsel

Gedruckte Schaltung

Sendespule

Temperatur-Sensor

NiCd-Batterie

19 mm

Die Eisschicht isoliert die tieferen Wassermassen so, daß Seen höchst selten durchfrieren. Die Wasserbewohner können überleben.

Fadenexpansion. Ist die Bewegungsmöglichkeit einer Substanz begrenzt (z. B. Hg-Faden in einer dünnen, nicht expandierenden Kapillare) oder spielt nur die Ausdehnung in einer Dimension eine Rolle (z. B. Eisenbahnschiene), so gilt für die thermische Längenausdehnung:

$$l = l_0(1 + \gamma \Delta T)$$

mit l: Fadenlänge in m; l_0: Anfangslänge in m; γ: Längenausdehnungskoeffizient, gemessen in K^{-1} oder in $°C^{-1}$.
Für viele Materialien ist $\gamma = \alpha/3$.

Gasexpansion. Der thermische Ausdehnungskoeffizient von Gasen ist über einen weiten Temperaturbereich hinweg konstant. Es gilt

$$\alpha = \frac{1}{273} \; K^{-1} \quad .$$

Gas ist daher besonders geeignet als Thermometersubstanz (s. u.).

Thermometer

Thermometer beruhen darauf, daß zwei Substanzen in thermischen Kontakt kommen und nach ausreichender Kontaktdauer die gleiche Temperatur aufweisen. Zur Messung kann jeder eindeutig temperaturabhängige Effekt dienen; praktische Gesichtspunkte begrenzen die Vielfalt.

Bedingungen für ein brauchbares Thermometer:

1. Ausreichende Empfindlichkeit (s. Kap. 4) im interessierenden Temperaturbereich.
2. Masse des Temperaturfühlers (Meßwerk) ≪ Masse des zu messenden Objekts. Ist das nicht der Fall, so verfälscht die Messung die Meßgröße.
3. Ansprechzeit ≪ mögliche Temperaturänderungsdauer.

Ausdehnungsthermometer. Die thermische Expansion einer gasförmigen, flüssigen oder festen Thermometersubstanz wird mit Hilfe von Fixpunkten geeicht und an einer Temperatur-Skala abgelesen.

● Beispiele: *Fieberthermometer*. Die Thermometersubstanz − meist Hg oder gefärbter Alkohol − ist in einen Glaskolben mit angesetzter Kapillare eingeschlossen. Bei innigem Kontakt sind der Körper und das Hg im Kolben nach ca. 1 min im Wärmegleichgewicht. Ein Hg-Faden steigt in die Kapillare bis zu einer temperaturabhängigen Höhe auf. Wird anschließend der Wärmekontakt unterbrochen, so reißt der Hg-Faden am Kapillareneingang ab, seine Länge, also die Temperaturanzeige, bleibt erhalten. Die Länge des Hg-Fadens wird mit der geeichten Temperaturskala verglichen. Vor erneuter Messung muß der Faden in den Kolben zurückgeschüttelt werden.

Gasthermometer. Als Thermometersubstanz dient ein Gas, meistens Helium. Die Volumenänderung des Gases mit der Temperatur ist linear, solange $T \gg$ Verflüssigungstemperatur. Das Gasthermometer dient zur Eichung anderer Thermometer.

Bimetallthermometer. Zwei Metallstreifen mit sehr verschiedenen thermischen Ausdehnungskoeffizienten, beispielsweise zwei unterschiedliche Fe-Ni-Legierungen, sind aufeinander gepreßt, oft zur Spirale oder Spule geformt. Bei Temperaturänderung ΔT entstehen mechanische Spannungen zwischen den jetzt unterschiedlich langen Streifen. Das Bimetall verbiegt sich proportional ΔT. Verwendung vor allem als zuverlässiger Thermoschalter.

Weitere Thermometer. *Thermoelement*: Zwei verschiedene Metalldrähte, beispielsweise Kupfer und Konstantan, sind an beiden Enden zusammengelötet. Besteht zwischen den Lötstellen eine Temperaturdifferenz ΔT, so existiert zwischen ihnen gleichzeitig eine elektrische Thermospannung U_{th}, (s. Kap. 33, Thermoelement). U_{th} ist proportional ΔT und von der Größenordnung Millivolt. Vorteile: Sehr kleine Meßfühler, schnelles Ansprechen, großer Meßbereich, billig. Wichtig: Die Temperatur der einen Lötstelle muß bekannt sein und konstant gehalten werden, beispielsweise durch Eiswasser.

Thermosäulen sind parallel geschaltete Thermoelemente, die Empfindlichkeit ist entsprechend erhöht.

Thermistor: Elektronisches Bauelement, dessen elektrischer Widerstand eine Funktion seiner Temperatur ist. Vorteil: Einmal geeicht, ist eine Bezugstemperatur − wie beispielsweise beim Thermoelement − überflüssig.

Chemische Thermographie: Einige Leuchtstoffe ändern ihre Farbe mit der Temperatur. Lagert man ein Gemisch derartiger Substanzen in einen durchsichtigen Film ein, so erscheint bei Wärmekontakt eine temperaturabhängige Mischfarbe. Anwendung z. B. als einfaches Kontaktthermometer für die Hauttemperatur.

Einige Flüssigkristalle ändern ebenfalls ihre Farbe in Abhängigkeit von T. Verwendung als Detektoren in der Thermokamera, beispielsweise zur Untersuchung von Durchblutungsstörungen der Haut.

Bei der Thermokamera ist also die Thermometersubstanz, die in einem Film eingelagerten Flüssigkristalle, nicht im Wärmekontakt mit der zu messenden Wärmequelle. Die Temperatur wird mit Hilfe der Wärmestrahlung (s. Kap. 22) bestimmt.

Biologische Thermometer. In der Haut gibt es Thermorezeptoren für die Empfindungen „kalt" und „warm". Die Empfindung hängt ab von der momentanen Temperatur, der vorhergegangenen Temperatur, der Größe der Reizfläche und der zeitlichen Temperaturänderung. Die Rezeptoren reagieren nicht eindeutig: Für $t > 45°C$ lösen die Wärmerezeptoren beim Menschen die Empfindung „kalt" aus.

Schlangen besitzen hochempfindliche Thermosensoren am Kopf. Diese reagieren auf Wärmestrahlung, benötigen also keinen Wärmekontakt.

Thermodynamische Systeme

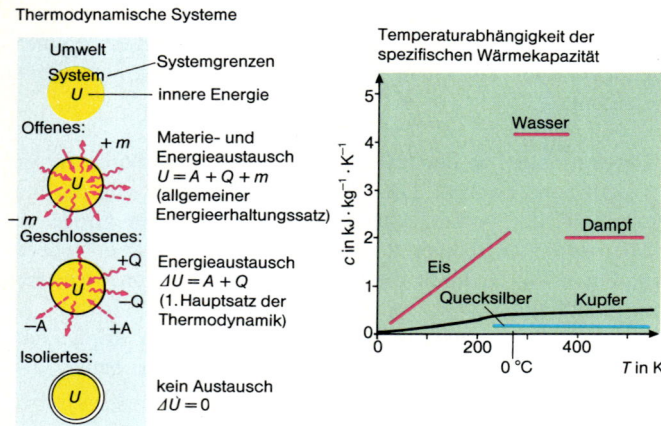

Temperaturabhängigkeit der
spezifischen Wärmekapazität

Umwelt
System
U ────── Systemgrenzen
────── innere Energie

Offenes:
$+m$
U
$-m$
Materie- und
Energieaustausch
$U = A + Q + m$
(allgemeiner
Energieerhaltungssatz)

Geschlossenes:
$+Q$
U
$-Q$
$-A$ $+A$
Energieaustausch
$\Delta U = A + Q$
(1. Hauptsatz der
Thermodynamik)

Isoliertes:
U
kein Austausch
$\Delta U = 0$

Kalorimeter

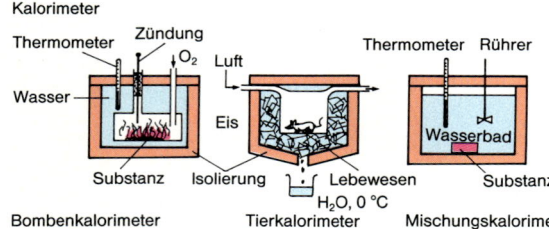

Bombenkalorimeter
(Verbrennungswärme)

Tierkalorimeter
(Grundumsatz)

Mischungskalorimeter
(Wärmekapazität)

Spezifische Wärmekapazitäten:

Substanz	c gemessen bei 20 °C in J · kg⁻¹ · K⁻¹
Quecksilber	139
Silber	234
Glas	840
Luft (c_v)	715
Luft (c_p)	1003
Porzellan	1100
Wasserdampf (150 °C)	1950
Eis (−5 °C)	2100
Beton	2900
Methylalkohol	2470
menschl. Körper	3500
Wasser	4183

Perpetuum mobile
(Entwurf
17. Jahrh.)

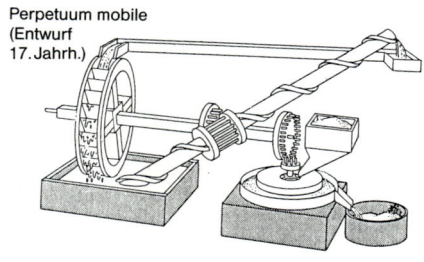

18. Wärmemenge. Hauptsätze der Thermodynamik

Die Wärmelehre untersucht Systeme, also ein oder mehrere materielle Objekte, abgegrenzt gegen ihre Umgebung. Je nach dem Grad der Wechselwirkung zwischen System und Umgebung unterscheiden wir:
Offene Systeme tauschen Energie und Materie mit der Umgebung aus. Geschlossene Systeme können nur Energie austauschen. Isolierte Systeme wechselwirken überhaupt nicht mit ihrer Umgebung.

Wärmemenge

Energie tritt in unterschiedlichen Formen auf: mechanische, potentielle, elektrische Energie, Bindungsenergie. Wärme ist eine weitere Energieform, deutlich erkennbar beim idealen Gas: Wärmezufuhr erhöht die Geschwindigkeit der Moleküle, also ihre kinetische Energie E_k. In diesem Falle stellt die Wärmeenergie die innere Energie des Systems – des idealen Gases – dar. Wärmezufuhr vergrößert die mittlere kinetische Energie des Systems, Wärmereduzierung verringert sie (s. Kap. 16, Gase).
Wärmemenge, abgekürzt Q, wird in der Energieeinheit Joule (s. Kap. 13, Arbeit) gemessen. Kalorie, Einheitenzeichen cal, ist eine veraltete Einheit für Q.
Umrechnung: 1 cal = 4,187 J und 1 J = 0,2388 cal.

Experimente zeigen, daß alle Energieformen vollständig in Wärmeenergie überführt werden können. Die Umkehrung gilt nicht: Wärme geht immer nur teilweise in andere Energieformen über.

Wärmekapazität

Wird einem System eine Wärmemenge zugeführt (oder entzogen), so erhöht (oder verringert) sich seine Temperatur. Es gilt

$$Q = C \Delta T$$

mit Q: Wärmemenge in J; C: Wärmekapazität des Systems in $J \cdot K^{-1}$ oder in $J \cdot {}^\circ C^{-1}$; ΔT: Temperaturänderung des Systems in K oder in °C.
C hängt ab vom Material und der Masse des Systems. Es gilt:

$$C = c\, m \quad \text{oder} \quad C = c_{mol} m$$

mit c: spezifische Wärmekapazität, eine temperaturabhängige Materialkonstante in $J \cdot kg^{-1} \cdot K^{-1}$; c_{mol}: molare Wärmekapazität in $J \cdot mol^{-1} \cdot K^{-1}$. c bzw. c_{mol} ist die notwendige Energie, um die Temperatur von 1 kg bzw. 1 mol des Materials um 1 K zu verändern.

Bei Gasen hängen die Werte der spezifischen Wärmekapazität davon ab, ob c bei konstant gehaltenem Druck gemessen wird (c_p) oder bei konstant gehaltenem Volumen (c_v). Stets gilt $c_p > c_v$, weil c_p zusätzlich jene Arbeit enthält, die das Gas bei Wärmeexpansion leisten muß.

Für ideale Gase gilt

$$(c_p - c_v)m = R$$

mit $R = 8,314 \, J \cdot mol^{-1} \cdot K^{-1}$: universelle (molare) Gaskonstante.

Für Flüssigkeiten und Festkörper stimmen c_p und c_v praktisch überein. Die spezifische Wärmekapazität des Wassers ist besonders hoch, Wasser kann also relativ große Wärmemengen speichern und wieder abgeben. In der Natur wirkt Wasser daher als Wärmepuffer, d. h. es gleicht extreme Temperaturschwankungen aus.

Kalorimeter messen die Wärmekapazität.

Mischungs-Kalorimeter. Ein thermisch isolierter Behälter enthält Wasser (Masse m_1, Temperatur T_1) oder eine andere Flüssigkeit. Die zu untersuchende Substanz (m_2, T_2, in der Regel ist $T_2 > T_1$) wird in die Kalorimeterflüssigkeit getaucht, m_1 und m_2 tauschen Wärmemengen aus. Nach einiger Zeit weisen beide die gleiche Temperatur T_m auf. Dann gilt: abgegebene Wärmemenge Q_2 = aufgenommene Wärmemenge Q_1, d. h.

$$c_2 m_2(T_2 - T_m) = (c_1 m_1 + C)(T_m - T_1)$$

mit C: Wärmekapazität des Kalorimeters. Da C bekannt ist, läßt sich c_2 berechnen.

Tierkalorimeter. Die für die Unterhaltung des Lebens notwendige Energie wird letztlich zum größten Teil in Wärme umgewandelt. Die an die Umgebung abgegebene Wärmemenge Q ist damit ein Maß für den Energieverbrauch. Zur Messung wird das Lebewesen in einem Kalorimeter untergebracht, dessen Innenraum auf konstanter Temperatur gehalten wird (z.B. durch einen Mantel aus Eisstückchen). Q erreicht durch die Wände das Eis und schmilzt einen Bruchteil, Schmelzwasser mit 0°C verläßt das Kalorimeter. Aus Wassermasse m und der spezifischen Schmelzenergie λ_s von Eis ($= 3,33 \times 10^5 \, J \cdot kg^{-1}$, s. Kap. 20, Schmelzen und Erstarren) folgt $Q = m\lambda_s$.

• Beispiel: Fließen 0,02 kg Wasser pro Stunde aus dem Kalorimeter, so beträgt die vom Tier abgegebene Wärmemenge 6,6 kJ $\cdot h^{-1}$. Das ist der Energieumsatz in Ruhe.

Für Messungen am Menschen ist diese direkte Kalorimetrie umständlich und teuer. Das indirekt messende Respirationskalorimeter bestimmt O_2-Verbrauch und CO_2-Abgabe in der Atemluft. Aus diesen beiden Größen kann die erzeugte Wärmemenge ebenfalls bestimmt werden (Methode der indirekten Kalorimetrie).

Verbrennungskalorimeter. In einem thermisch isolierten Wasserbehälter befindet sich eine Verbrennungskammer. Nach Zündung verbrennt die Substanz unter Sauerstoffzufuhr. Aus Anstieg der Wassertemperatur und Wärmekapazität folgt die abgegebene Wärmemenge (s.o.), sie heißt *Brennwert* der Substanz, gemessen in $J \cdot kg^{-1}$. Die metabolische Energie einer Substanz stimmt mit ihrem Brennwert überein.

Hauptsatz der Wärmelehre

Formuliert man den Satz von der Erhaltung der Energie (s. Kap. 13) für geschlossene Systeme, so heißt dieser jetzt 1. Hauptsatz der Wärmelehre:

$$\Delta U = A + Q$$

mit ΔU: Änderung der inneren Energie des Systems; A: dem System zugeführte oder von ihm geleistete Arbeit.

Vorzeichenkonvention: $+A$, $+Q$ wenn dem System Arbeit, bzw. Wärmemenge zugeführt wird; $-A$, $-Q$ wenn das System Arbeit, bzw. Wärmemenge nach außen abgibt.

Perpetuum mobile. Aufgrund des 1. Hauptsatzes ist es unmöglich, eine Maschine zu bauen, die dauernd Arbeit abgibt, ohne mindestens eine gleichgroße Wärmemenge (also Energie) aufzunehmen.

Es reicht jedoch nicht aus, wenn diese Maschine zur Arbeitserzeugung lediglich einem Wärmevorrat eine Wärmemenge entzieht (2. Hauptsatz).

Wärmeverschmutzung. Die Erde ist (weitgehend) ein geschlossenes System, also muß wegen der natürlichen und künstlichen Vorgänge die mittlere Temperatur an ihrer Oberfläche ansteigen. Im Mittel ist der Temperaturzuwachs sehr gering, doch für begrenzte Gebiete ist das nicht der Fall.

● Beispiel: Die Wärmeabgabe bei der Wasserkühlung von Turbinen kann die Temperatur von Gewässern so weit erhöhen, daß sich das biologische Gleichgewicht verschiebt.

Fieber ist eine Wärmeverschmutzung des Körpers. Metabolische Prozesse erzeugen in diesem Falle mehr Wärme, als der Körper nach außen abgeben kann. Steigt die Temperatur über ca. $42°C$, so versagt der Herzmuskel.

19. Ideale und reale Gase

Gase bestehen aus Atomen oder Molekülen. Die Teilchen bewegen sich unabhängig voneinander und füllen jedes ihnen zugängliche Volumen gleichmäßig aus. Die mittlere Geschwindigkeit der Gasteilchen bei Zimmertemperatur beträgt einige hundert $m \cdot s^{-1}$ (s. Kap. 16, Gase), die mittlere Zusammenstoßfrequenz der Teilchen liegt bei 10^8–10^9 Hz. Der Gasdruck ist Folge der Impulsübertragung (s. Kap. 13, Kraftstoß) beim Stoß der Moleküle mit der Behälterwand.

Satz von Avogadro: Ein Mol (s. Kap. 9, Stoffmenge) eines Gases enthält stets die gleiche Anzahl von Molekülen. Diese Zahl heißt Avogadro-Konstante, abgekürzt N_A:

$$N_A = 6,022 \times 10^{23} \, \text{mol}^{-1} \quad .$$

● Beispiel: Ein Mol Sauerstoff hat die Masse 0,032 kg und enthält N_A Moleküle. Also beträgt die Masse eines O_2-Moleküls $0,032/(6,022 \times 10^{23})$ kg $= 5,31 \times 10^{-26}$ kg.

Normzustand von Gasen

Drei Zustandsgrößen beschreiben ein Gas im thermischen Gleichgewicht eindeutig : Druck p, Volumen V und Temperatur T.

Die folgenden Werte für die Zustandsgrößen beschreiben den Normzustand eines Gases.

Normdruck: $p_0 = 1,013 \times 10^5$ Pa =1,013 bar = 1 atm = 760 mm Hg.

Molares Normvolumen: $V_0 = 0,02241$ $m^3 \cdot mol^{-1}$ = 22,41 Liter/Mol.

Normtemperatur: $T_0 = 273,15$ K.

Die Normwerte bestimmen die universelle (molare) Gaskonstante, abgekürzt R:

$$R = p_0 V_0 / T_0 = 8,314 \, J \cdot mol^{-1} \cdot K^{-1} \quad .$$

Spezialfall: Für Luft sind zwei verschiedene Normzustände definiert: STPD (Standard-Temperature-Pressure-Dry), BTPS (Body-Temperature-Pressure-Saturated):

	STPD	BTPS
Lufttemperatur, in °C	0	37
Luftdruck, in mbar	1013,25	1013,25
Luftzustand	trocken	mit Wasserdampf gesättigt
Wasserdampfdruck, in mbar	0	62,5

Thermische Zustandsgleichungen für ideale Gase

Ideale Gase besitzen (definitionsgemäß) kein Eigenvolumen und bei Zusammenstößen üben die Moleküle keine Kräfte aufeinander aus. Oberhalb ihrer Siedepunkte verhalten sich He, H_2, N_2 weitgehend wie ideale Gase.

Definition: Folgt ein Gas dem allgemeinen Gasgesetz (s.u.), so ist es ein ideales Gas, anderenfalls ist es ein reales Gas.

Allgemeines Gasgesetz, auch thermische Zustandsgleichung idealer Gase genannt:

$$pV = nRT$$

mit p: Gasdruck in Pa; V: Gasvolumen in m^3; n: Stoffmenge in mol; T: Gastemperatur in K.

• Beispiel: Volumen V_{mol} von 1 mol eines idealen Gases bei Normtemperatur und Normdruck. $V_{mol} = nRT_0/p_0 = 1$ mol $\times$ 8,31 $J \cdot mol^{-1} \cdot K^{-1} \times 273,15$ K$/(101325$ Pa$) = 0,0224\,m^3$, also 22,4 l.

Aus dem allgemeinen Gasgesetz werden einfachere Zusammenhänge deutlich, wenn man jeweils eine der drei Zustandsgrößen p, V oder T konstant hält.

Gesetz von Boyle-Mariotte:

Ist $T =$ konstant, so folgt: $p \sim 1/V$.

Wird also bei konstant gehaltener Temperatur der Druck auf ein Gas vergrößert (verkleinert), so verringert (vergrößert) sich das Gasvolumen.

Isothermen sind Kurven gleicher Temperatur. Die Isothermen eines idealen Gases sind Hyperbeln.

Geht der Zustand 1 eines idealen Gases isotherm in den Zustand 2 über, so gilt

$$p_1 V_1 = p_2 V_2 = \text{konstant} .$$

Gasgesetze für ideale Gase

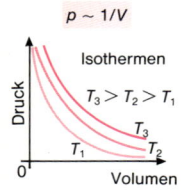

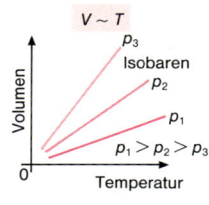

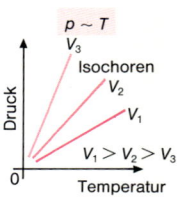

Isothermen eines realen Gases

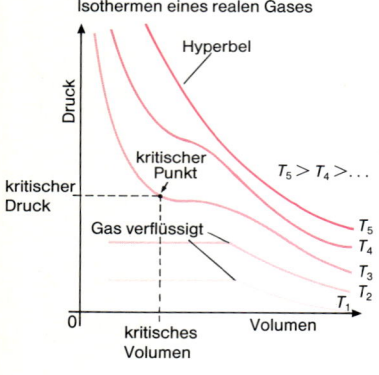

O_2- und CO_2-Partialdrücke im Blutkreislauf

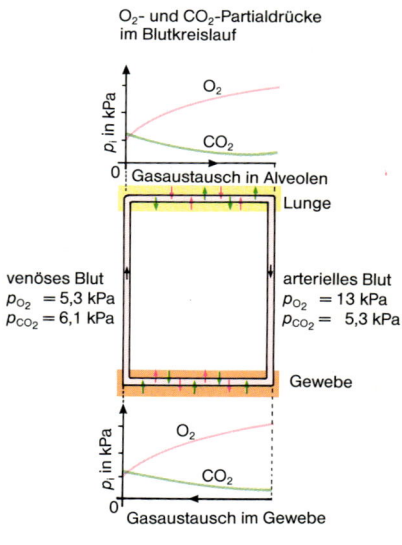

venöses Blut
$p_{O_2} = 5{,}3$ kPa
$p_{CO_2} = 6{,}1$ kPa

arterielles Blut
$p_{O_2} = 13$ kPa
$p_{CO_2} = 5{,}3$ kPa

Zusammensetzung der Luft

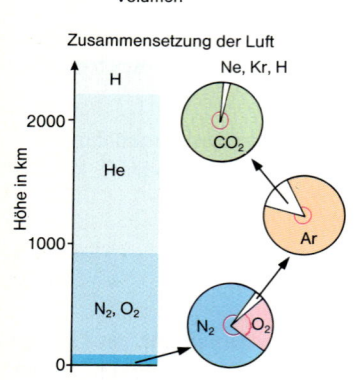

Gesetz von Charles:

Ist $p = $ konstant, so folgt : $V \sim T$.

Wird bei konstant gehaltenem Druck die Temperatur eines Gases vergrößert (verkleinert), so expandiert (kontrahiert) es.

Isobaren sind Kurven gleichen Drucks. Die Isobaren eines idealen Gases sind Geraden.

Geht der Zustand 1 eines idealen Gases isobar in den Zustand 2 über, so gilt

$$\frac{V_1}{V_2} = \frac{T_1}{T_2} \quad .$$

Der Zusammenhang $V \sim T$ gilt offensichtlich nur für ideale Gase, da für $T \to 0$ auch gilt $V \to 0$. Reale Gase weisen aber bei $T = 0\,\mathrm{K}$ ein Restvolumen, das Eigenvolumen auf.

Gesetz von Gay-Lussac:

Ist $V = $ konstant, so folgt: $p \sim T$.

Wird bei konstant gehaltenem Volumen die Temperatur des Gases erhöht (erniedrigt), so wächst (sinkt) der Gasdruck.

Isochoren sind Kurven gleichen Volumens. Die Isochoren eines idealen Gases sind Geraden.

Geht der Zustand 1 eines idealen Gases isochor in den Zustand 2 über, so gilt

$$\frac{p_1}{p_2} = \frac{T_1}{T_2} \quad .$$

• Beispiel: Der gemessene Innendruck eines kalten ($t = 15°\mathrm{C}$) Autoreifens sei $p_1 = 120\,\mathrm{kPa}$. Nach längerer Fahrt steige seine Temperatur auf $35°\mathrm{C}$. Das ist ein isochorer Vorgang, und es gilt für den Reifendruck: $p_2 = (p_1/T_1)T_2 = [(120\,\mathrm{kPa} + 101\,\mathrm{kPa})/288\,\mathrm{K})]\,308\,\mathrm{K} = 236\,\mathrm{kPa}$. Davon ist der atmosphärische Luftdruck ($101\,\mathrm{kPa}$) abzuziehen, denn die Formeln gelten für den Gesamtdruck im (konstanten) Reifenvolumen, während als Innendruck immer der Druck zusätzlich zum atmosphärischen Druck angegeben wird. Also, neuer Innendruck = $135\,\mathrm{kPa}$, eine Erhöhung um ca. 12%.

Thermische Zustandsgleichung für reale Gase

Reale Gase bestehen aus Atomen und Molekülen mit einem Eigenvolumen. Die Teilchen wechselwirken untereinander.

Van der Waals-Gesetz, auch thermische Zustandsgleichung realer Gase genannt:

$$(p + p_b)(V - b) = n\,RT$$

mit $p_b = a/V_m^2$: Kohäsions- oder Binnendruck, er berücksichtigt die Wechselwirkung der Gasmoleküle untereinander: V_m: molares Gasvolumen in $m^3 \cdot mol^{-1}$; b: Ko- oder Eigenvolumen der Moleküle, gemessen in m^3.

b ist etwa das Vierfache jenes Volumens, das die Gasmoleküle bei dichtester Packung einnehmen würden (ca. $3 \times 10^{-5}\,m^3$).

Die Isothermen eines realen Gases weichen von der Hyperbelform ab. Für $p_b \to 0$ und $b \to 0$ geht das Van der Waals-Gesetz in die allgemeine thermische Zustandsgleichung für ideale Gase über.

Gasgemische

In einem Gemisch von Gasen füllt jedes einzelne das angebotene Volumen so aus, als wäre es das einzige Gas. Jedes übt einen Partialdruck auf die Wände aus.

Zusammensetzung der Luft in Meereshöhe:

	Massengehalt in %	Volumengehalt in %	Partialdruck in kPa
N_2	75,50	78,08	79,11
O_2	23,15	20,95	21,23
Edelgase	1,29	0,93	0,94
CO_2	0,06	0,033	0,04

Daltonsches Gesetz. Der Gesamtdruck ist die Summe aller Partialdrücke. Die Partialdrücke verhalten sich zueinander wie die entsprechenden Stoffmengen:

$$p = \sum p_i \quad \text{und} \quad \frac{p_i}{p} = \frac{n_i}{n}$$

mit p_i: Druck (Partialdruck) der i-ten Gaskomponente; n: gesamte Stoffmenge; n_i: Stoffmenge der i-ten Gaskomponente.

Der Quotient n_i/n heißt Molenbruch oder Stoffmengengehalt einer Gaskomponente, abgekürzt χ, also $\chi_i = n_i/n$ (s. Kap. 23, Gehalt).

Anwendung: Da alle Gase sich unabhängig voneinander verhalten, spielt beim Gasaustausch durch Grenzflächen der Partialdruck die entscheidende Rolle. In den Lungen tritt Sauerstoff ins Blut über, weil der Partialdruck von O_2 in den Alveolen größer ist als der in den Lungenkapillaren. p_{CO_2} ist dagegen niedriger in den Alveolen, also verläßt CO_2 die Erythrozyten im Lungenblut.

20. Phasen und Phasenübergänge

Materielle Objekte setzen sich aus Bausteinen zusammen: Atomen, Molekülen, Ionen (s. Kap. 16). Sie üben aufeinander Kräfte aus und können mit gegenseitigen Abständen von wenigen Teilchendurchmessern (ca. 10^{-9} m) geordnete Strukturen bilden. Kinetische Energie und Schwingungsenergie wirken der Ordnung entgegen. Der makroskopische Zustand eines Stoffes hängt ab von der relativen Stärke der intermolekularen (oder interatomaren) Kräfte im Vergleich mit der thermischen Energie.

Wir unterscheiden grob die Aggregatzustände fest, flüssig und gasförmig, manchmal auch noch als vierten den Plasmazustand. Diese Phasen der Materie zeigen noch weitere Unterteilungen, beispielsweise kann die feste Phase amorph, kristallin oder teilweise kristallin sein.

Die physikalischen Eigenschaften einer Substanz ändern sich oft drastisch bei Phasenänderung.

Fester Körper. Es überwiegen die intermolekularen Kräfte. Die Bausteine führen nur geringe Bewegungen − Schwingung und Rotation − um Gleichgewichtspositionen aus. Feste Körper sind formelastisch, d. h. äußere Kräfte deformieren sie in geringem Maße, doch nehmen sie ihre ursprüngliche Gestalt wieder an, sobald diese Kräfte verschwinden. In Kristallen bilden die Bausteine stabile Raumgitter.

Amorphe Substanzen zeigen einen irregulären Aufbau. Wir können sie als extrem viskose Flüssigkeiten betrachten.

• Beispiele: Glas, Harz, Teer.

Flüssigkeit. Die Atome und Moleküle einer Flüssigkeit haben zwar im Mittel den gleichen Abstand, zeigen jedoch nur noch einen geringen inneren Ordnungsgrad. Da ihr gegenseitiger Abstand dem des festen Körpers entspricht, haben Flüssigkeiten und Festkörper vergleichbare Dichten. Die Bestandteile weichen einer äußeren Kraft aus, ohne ihren gegenseitigen Abstand zu verändern: Flüssigkeiten sind volumenbeständig. Ihre Oberflächen richten sich senkrecht zur äußeren Kraft aus.

• Beispiele: Flüssigkeitsspiegel im Gravitationsfeld. Rotierende Flüssigkeitsoberflächen bilden Rotationsparaboloide.

Flüssigkristalle bestehen aus langen, regelmäßig angeordneten organischen Molekülen. Sie bilden Übergangsphasen zwischen fest und flüssig.

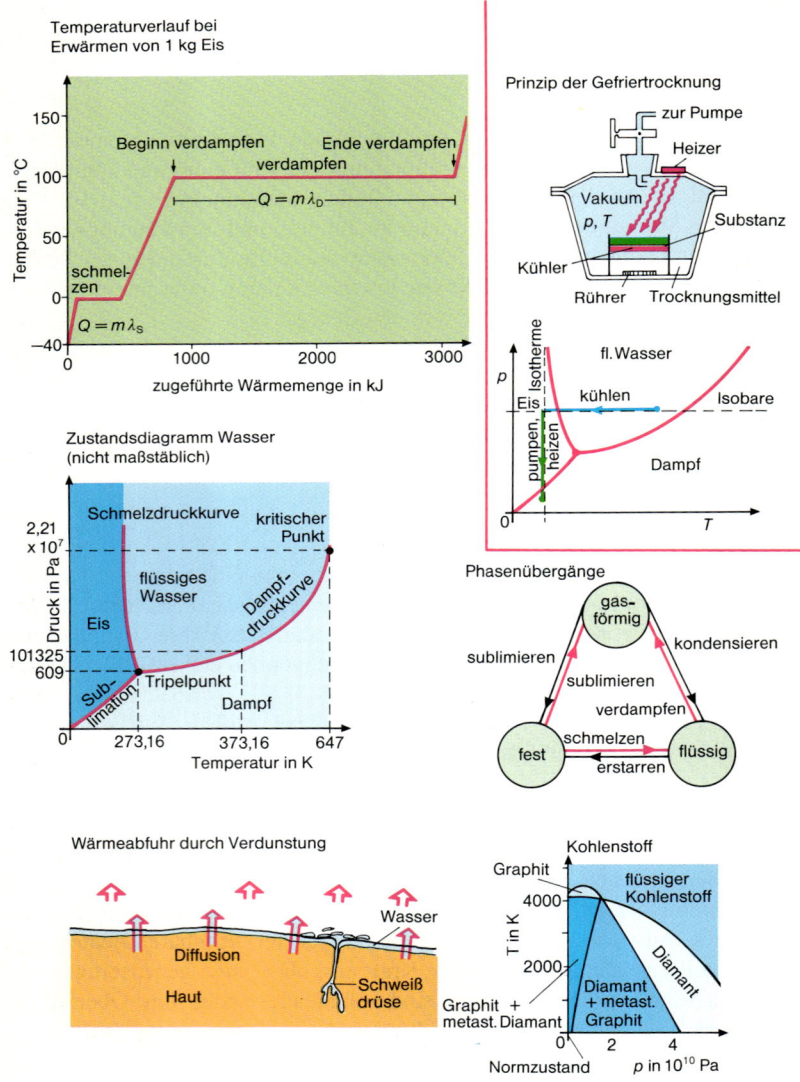

Temperaturverlauf bei
Erwärmen von 1 kg Eis

Temperatur in °C

Beginn verdampfen   Ende verdampfen
          verdampfen

$Q = m\lambda_D$

schmel-
zen

$Q = m\lambda_S$

zugeführte Wärmemenge in kJ

Prinzip der Gefriertrocknung

zur Pumpe

Heizer

Vakuum
p, T Substanz

Kühler

Rührer   Trocknungsmittel

p Isotherme   fl. Wasser

Eis   kühlen   Isobare

pumpen,   heizen

Dampf

0 T

Zustandsdiagramm Wasser
(nicht maßstäblich)

Druck in Pa

$2{,}21 \times 10^7$ Schmelzdruckkurve   kritischer
                                                    Punkt

flüssiges
Wasser   Dampf-
                    druckkurve

Eis

101325
609 Tripelpunkt

Sub-
limation   Dampf

0 $273{,}16$ $373{,}16$ 647
          Temperatur in K

Phasenübergänge

gas-
förmig

sublimieren   kondensieren

sublimieren
verdampfen

schmelzen
fest   flüssig
     erstarren

Wärmeabfuhr durch Verdunstung

Wasser

Diffusion

Haut   Schweiß-
               drüse

Kohlenstoff

Graphit   flüssiger
               Kohlenstoff

T in K

4000
                    Diamant

2000

Diamant
+ metast.
Graphit

Graphit +
metast. Diamant

0 2 4
Normzustand p in 10^{10} Pa

Gas. Es überwiegt die thermische Energie der Bestandteile, die intermolekularen Kräfte sind dagegen vernachlässigbar. Die Moleküle und Atome bewegen sich völlig ungeordnet. Ihre Geschwindigkeit hängt von der Temperatur ab (s. Kap. 16, Gase) und folgt der Maxwell-Verteilung. Bei Normtemperatur und -druck beträgt die Gasdichte rund 1/1000 der ihrer festen oder flüssigen Phase. Gase sind weder form- noch volumenbeständig, sie füllen jedes angebotene Volumen gleichmäßig aus.

Dampf ist der gasförmige Zustand eines Stoffes in der Nähe seines Umwandlungspunktes. Es ist eine Mischphase aus Gasmolekülen und Flüssigkeitströpfchen.

Plasma. Die Bestandteile sind freibeweglich und zumindest teilweise ionisiert, d. h. elektrisch geladen. In der Regel besitzt das Plasma eine hohe Temperatur.

● Beispiel: Die Sonne ist eine Plasmakugel.

Übergänge zwischen den Phasen

Führt man einer Substanz eine Wärmemenge Q zu, bzw. entzieht ihr Q, so kann sie ihre Phase ändern.

● Beispiel: Erhöht ein Wärmestrom die Temperatur T von flüssigem Wasser, so bleibt ab einem bestimmten Wert T konstant, obwohl Q weiterhin zuströmt. Die Wärmeenergie dient jetzt der Überwindung der intermolekularen Kräfte, die Wassermoleküle verlassen als Gas die Flüssigkeit. Da ein äußerer Druck p auf die Wasseroberfläche diesen Übertritt behindert, muß der Verdampfungspunkt von p abhängen.

Schmelzen und Erstarren. Der Übergang fest → flüssig heißt Schmelzen, der zugehörige Temperaturwert Schmelzpunkt. Der Übergang flüssig → fest erfolgt im Erstarrungspunkt. Beide Zahlenwerte stimmen überein, doch zeigen nur Kristalle einen scharf begrenzten Wert. Amorphe Körper schmelzen, bzw. erstarren innerhalb eines (engen) Temperaturintervalls.
  Der Phasenwechsel flüssig-fest erfordert Kondensationskeime, z. B. Staub. Ist die Substanz sehr rein, beispielsweise gas- und staubfreies Wasser, so tritt Unterkühlung auf. Sehr reines Wasser kann bis $-50°C$ flüssig bleiben.

● Beispiel: Die interzelluläre Flüssigkeit von Insekten enthält oft keine Kondensationskeime. Insekten unterkühlen im Winter und überleben tiefe Temperaturen im Kälteschlaf.

  Spezifische Schmelzenergie, abgekürzt λ_s, gemessen in $J \cdot kg^{-1}$, ist jene Energie, die bei konstanter Temperatur 1 kg eines festen Körpers schmilzt. $J \cdot mol^{-1}$ ist die Einheit der molaren Schmelzenergie.

Erstarrungsenergie wird freigesetzt beim Phasenübergang flüssig–fest. Der Zahlenwert stimmt überein mit λ_S.

Verdampfen und Kondensieren. Der Übergang flüssig $\rightarrow$ gasförmig heißt Verdampfen, der zugehörige Temperaturwert Siedepunkt. Der Übergang gasförmig $\rightarrow$ flüssig erfolgt im Kondensationspunkt. Beide Zahlenwerte stimmen überein.

Der Phasenwechsel flüssig-gasförmig erfordert die Gegenwart winziger Gasbläschen. Sind diese nicht vorhanden, so tritt Siedeverzug ein, d. h. die flüssige Phase existiert weiter, obwohl sie bereits die Siedetemperatur überschritten hat. Schütteln oder Zugabe von Gasblasen (z. B. poröse Siedesteine) führt zu schlagartiger Verdampfung.

Verdunsten heißt der sehr langsame Übergang einer Flüssigkeit in ihre Gasphase. Dieser Prozeß findet bereits statt bei $T <$ Siedepunkt, denn es gibt immer oberflächennahe Moleküle, deren Geschwindigkeit ausreicht, um die Flüssigkeit zu verlassen.

Spezifische Verdampfungsenergie, abgekürzt λ_D und gemessen in $J \cdot kg^{-1}$ ist jene Energie, die bei konstanter Temperatur 1 kg einer Flüssigkeit verdampft. $J \cdot mol^{-1}$ ist die Einheit der molaren Verdampfungsenergie.

Kondensationsenergie wird freigesetzt beim Phasenwechsel gasförmig–flüssig. Die Zahlenwerte stimmen überein mit λ_D.

Sublimation heißt der Phasenwechsel direkt von fest nach gasförmig. Spezifische Sublimationsenergie $= \lambda_S + \lambda_D$.

λ_D ist stets deutlich größer als λ_S, denn der Energieaufwand zur Erreichung der mittleren Gasgeschwindigkeit ist erheblich größer als das Brechen der intermolekularen Bindung. Man beachte die einzigartige Stellung des Wassers, es hat die höchsten Werte für λ_S und λ_D.

Verdunsten entzieht einer Flüssigkeit Wärme (Verdunstungswärmemenge $=$ Verdampfungswärmemenge).

• Beispiele: Steigt die Umgebungstemperatur über 37°C, so erfolgt die Wärmeabgabe des Körpers nur noch über das Verdunsten von Wasser in der Atemluft und Schweißabgabe durch die Haut. Ein cm^3 verdunstendes Wasser entzieht der Oberfläche 2,25 kJ! Wegblasen der Dampfschicht über der Haut verhindert die Ausbildung eines dynamischen Dampfgleichgewichts (s. Kap. 21, Dampfdruck), die Verdunstung wird maximal.

In der Sauna ist die Temperatur der Wände höher als die Hauttemperatur. Also strahlt der Körper netto keine Wärmeenergie ab; er verliert auch wenig durch Leitung und Konvektion (s. Kap. 22). Die notwendige Kühlung erfolgt in diesem Falle in erster Linie durch Verdunsten von Schweiß.

Zustandsdiagramm

Das Zustandsdiagramm eines Stoffes beschreibt sein Verhalten in Abhängigkeit von den Zustandsgrößen Druck und Temperatur. Sublimations-, Schmelzdruck- und Dampfdruckkurven trennen im Diagramm die einzelnen Phasen des Stoffes. Im Tripelpunkt treffen sich alle drei Kurven, dort stehen die entsprechenden Phasen (z. B. fest, flüssig, gasförmig) im Gleichgewicht. Ein Stoff kann mehr als einen Tripelpunkt aufweisen, beispielsweise hat Kohlenstoff zwei Tripelpunkte.

• Beispiel: Zustandsdiagramm des Wassers: Der Tripelpunkt liegt bei $p = 611,2$ Pa und $T = 273,16$ K. In diesem Punkt koexistieren Eis, flüssiges Wasser und Wasserdampf. Auf den Trennungslinien der einzelnen Phasen im Zustandsdiagramm koexistieren jeweils zwei Aggregatzustände, an jeder anderen Stelle im p, T-Diagramm liegt eine einzelne Phase vor.

Anwendung: Gefriertrocknen. Die Substanz wird unter den Gefrierpunkt des Wassers abgekühlt. Ist alles Wasser in Eis umgewandelt, so wird der Druck (entlang einer Isothermen) reduziert, bis im Zustandsdiagramm die Sublimationskurve erreicht ist. Bleibt jetzt p konstant und wird Wärme zugeführt, so geht Eis direkt in die Gasphase über. Der Wasserdampf wird abgezogen, und nach einiger Zeit ist die Substanz wasserfrei. Erfahrungsgemäß bleibt dabei die Mikrostruktur der Substanz unbeschädigt.

Tabelle typischer Werte:

Substanz	Schmelzpunkt in K	Siedepunkt in K	spez. Schmelzenergie in 10^6 J · kg^{-1}	spez. Verdampfungsenergie in 10^6 J · kg^{-1}
Platin	2042	4573	0,111	2,47
Silber	1234	2223	0,105	2,36
Quecksilber	234	630	0,0124	0,283
Wasser	273,15	373,15	0,352	2,25
Benzol	279	353	0,126	0,392
Ethanol	159	352	0,120	0,844
Stickstoff	63,3	77,4	0,0283	0,201
Wasserstoff	14,1	20,4	0,0636	0,466

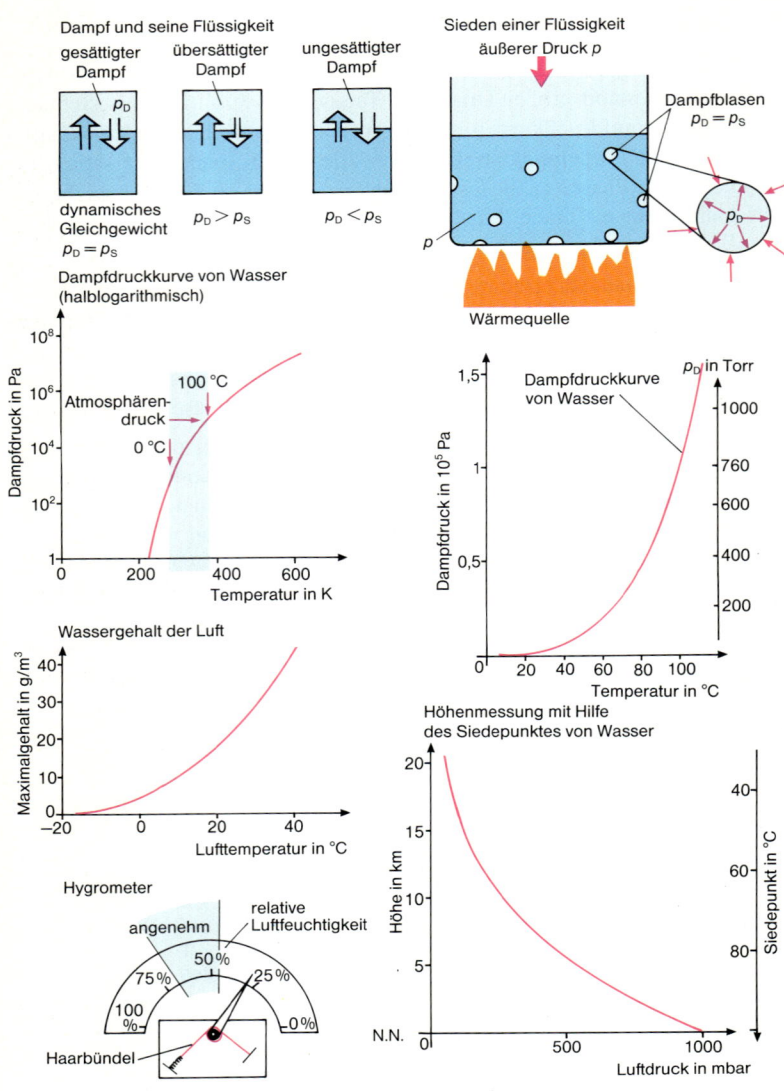

Dampf und seine Flüssigkeit

gesättigter Dampf   übersättigter Dampf   ungesättigter Dampf

p_D

dynamisches Gleichgewicht
$p_D = p_S$ $p_D > p_S$ $p_D < p_S$

Sieden einer Flüssigkeit
äußerer Druck p

Dampfblasen
$p_D = p_S$

p

p_D

Wärmequelle

Dampfdruckkurve von Wasser (halblogarithmisch)

Dampfdruck in Pa

10^8

10^6 100 °C

Atmosphären-druck

10^4 0 °C

10^2

1

0   200   400   600

Temperatur in K

Dampfdruckkurve von Wasser

p_D in Torr

Dampfdruck in 10^5 Pa

1,5

1000

760

0,5

600

400

200

0   20   40   60   80   100

Temperatur in °C

Wassergehalt der Luft

Maximalgehalt in g/m³

40

30

20

10

0

−20   0   20   40

Lufttemperatur in °C

Höhenmessung mit Hilfe des Siedepunktes von Wasser

Höhe in km

20

40

15

60

10

80

5

N.N.   0   500   1000

Siedepunkt in °C

Luftdruck in mbar

Hygrometer

relative Luftfeuchtigkeit

angenehm

75 %   50 %   25 %

100 %   0 %

Haarbündel

21. Dampfdruck. Hygrometrie

Über einer Flüssigkeit steht Dampf, er übt einen Dampfdruck p_D aus. Verläßt die gleiche Anzahl Moleküle die Flüssigkeit, wie aus dem Dampf in sie zurückkehren, so stehen Dampf und Flüssigkeit im dynamischen Gleichgewicht. Der zugehörige Dampfdruck heißt Sättigungsdampfdruck, abgekürzt p_S. Er hängt nur ab von der Substanz und deren Temperatur. p_S ist unabhängig von der Gegenwart anderer Gase, beispielsweise unabhängig vom Luftdruck. Auch feste Körper besitzen aufgrund der Sublimation einen, allerdings geringen, Dampfdruck.

Im Siedepunkt ist p_D gleich dem auf der Flüssigkeit lastenden äußeren Druck, beispielsweise gleich dem Luftdruck.

Dampfdruckkurve. Die Dampfdruckkurve einer Substanz zeigt p_S in Abhängigkeit von der Substanztemperatur.

Terminologie: *Gesättigter Dampf*: $p_D = p_S$. Er folgt nicht den allgemeinen Gasgesetzen, denn erhöht man beispielsweise isotherm den äußeren Druck, so kondensiert der Dampf.

Ungesättigter Dampf: $p_D < p_S$. Die Gasgesetze gelten in guter Näherung.

Übersättigter Dampf: $p_D > p_S$. Das ist der Fall, wenn im Dampf keine Kondensationskeime (Staub, Tröpfchen, Ionen) vorhanden sind.

Luftfeuchte, Luftfeuchtigkeit

Hygrometer messen die Luftfeuchte.

Absolute Feuchte ist der Gehalt an Wasserdampf, angegeben in $g \cdot m^{-3}$. Einfache Messung erfolgt mit dem Taupunkt-Hygrometer: Wasserdampf kondensiert auf einer polierten Metallfläche, sobald diese eine Temperatur (Taupunkt) erreicht, bei der $p_D = p_S$.

Maximale Feuchte. Wassergehalt der Luft für gesättigten Wasserdampf. Dieser Wert hängt nur von der Lufttemperatur ab.

• Beispiel: Bei $21°C$ ist die maximale absolute Feuchte $18\,g \cdot m^{-3}$.

Relative Feuchte = absolute Feuchte / maximale Feuchte, angegeben in Prozent. 50–60% ist angenehm. Bei 100% (Dampfbad) liegt die Wärmetoleranzgrenze um $60°C$, bei sehr niedrigen Werten (Sauna) steigt sie auf $> 100°C$.

Wärmeleitung

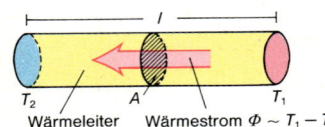

Wärmekonvektion

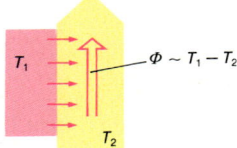

Wärmestrahlung
Objekt ohne
Umgebung

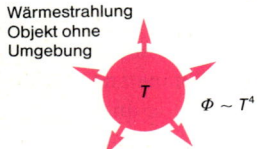

Wärmestrahlung
Objekt mit Umgebung

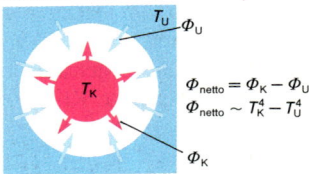

Wärmeabgabe beim nackten, stehenden Menschen

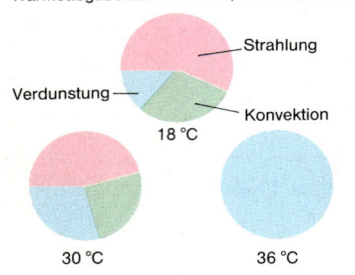

Wärmeleitfähigkeit λ bei 20 °C in J/(K · m · s)	
Silber	419
Kupfer	390
Eis (0°C)	2,1
Quarzglas	1,4
Glas	0,8
Wasser	0,56
Körpergewebe, blutleer	0,2
Helium	0,24
Asbest	0,16
Luft	0,023

Wärmetransport aus dem Körperinneren

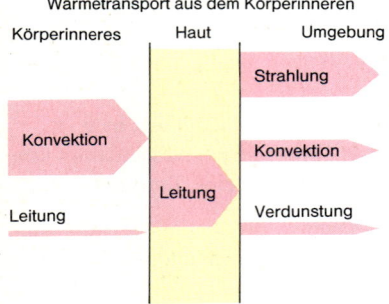

Wärmeübertragungskoeffizient α
und Windgeschwindigkeit v

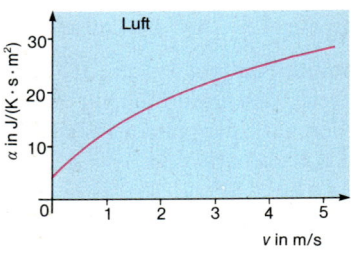

22. Wärmetransport

Wird eine Wärmemenge von Ort zu Ort transportiert, so fließt ein Wärmestrom

$$\phi = \frac{Q}{\Delta t}$$

mit ϕ: Wärmestrom in $J \cdot s^{-1}$ bzw. in Watt; Q: transportierte Wärmemenge in J; Δt: Zeitspanne benötigt für den Transport von Q.

• Beispiel: Aufgrund der im Körperinneren ablaufenden metabolischen Prozesse ist auch der ruhende Mensch Quelle eines Wärmestroms von etwa $8000 \, kJ \cdot d^{-1} = 93 \, J \cdot s^{-1} = 93 \, W$. Dieser Wärmestrom muß in die Umgebung abfließen, sonst steigt die Körpertemperatur um einige Grad pro Stunde an.

Passiver Wärmetransport existiert, wenn zwischen Wärmequelle (T_1) und Wärmesenke (T_2) eine Temperaturdifferenz $\Delta T = T_1 - T_2$ vorliegt und ΔT positiv ist. Ein Wärmestrom fließt spontan nur vom Ort höherer Temperatur zu einem mit niedrigerer Temperatur.

Aktiver Wärmetransport erfolgt beispielsweise mit Hilfe von Ventilatoren und Pumpen.

Wir unterscheiden drei Arten des Wärmetransports: Leitung, Konvektion und Strahlung. Oft treten zwei oder alle drei gleichzeitig auf.

Wärmeleitung. Verbindet eine Substanz Wärmequelle und -senke, so fließt ein Wärmestrom durch sie hindurch. Der Wärmetransport ist passiv. Es gilt

$$\phi = \frac{\lambda \, A \, \Delta T}{l}$$

mit λ: Wärmeleitfähigkeit der Substanz in $J \cdot (K \cdot m \cdot s)^{-1}$; A: Querschnitt der wärmeleitenden Substanz in m^2; ΔT: Temperaturdifferenz zwischen Wärmequelle und -senke in K; l: Länge des Wärmeleiters in m.

λ ist eine Materialkonstante, in der Regel abhängig von der Temperatur des Materials. Ist sie relativ groß, so liegt ein guter Wärmeleiter vor, wie beispielsweise Metall. Wärmeisolatoren zeigen relativ kleine Werte für λ, beispielsweise Luft, Kork, Asbest. Im täglichen Leben spielt λ eine wichtige Rolle. Auf der geringen Wärmeleitfähigkeit der Luft beruht beispielsweise die Wärmeisolation von Daunen, Wolle, Glaswolle.

• Beispiele: Steht man mit bloßen Füßen auf einem Wärmeisolator (Kork,

Filz, Styropor), so kann der Wärmestrom praktisch nicht durch die Fußsohlen in die Umgebung entweichen. ϕ staut sich und erwärmt die Sohlenhaut. Steinfliesen sind dagegen relativ gute Wärmeleiter, der Wärmestrom fließt ab, man bekommt kalte Füße.

Die Wärmeleitfähigkeit von Körpergewebe ist relativ gering. Da die Temperaturdifferenz zwischen Körperkern und Haut nur wenige Grad beträgt, wird nur ein geringer Anteil der im Inneren produzierten Wärmemenge durch Leitung nach außen transportiert.

Wärmekonvektion. Dieser Vorgang ist ein aktiver oder passiver Transport von Wärmeenergie mittels eines Fluids. Das Fluid nimmt eine Wärmemenge an der Quelle auf und gibt sie an die Senke ab. Passiver Wärmetransport liegt vor, wenn ein Teil des Fluids örtlich durch Wärmeaufnahme expandiert und dann wegen seiner geringen Dichte im Fluid aufsteigt (s. Kap. 10, Auftriebskraft). Dieser Vorgang heißt auch freie Konvektion. Erzwungene Konvektion erfolgt mit Hilfe von Ventilatoren und Pumpen.

• Beispiel: Kalte Luft erwärmt sich im Wärmekontakt mit der Haut und steigt wegen der jetzt verringerten Dichte nach oben. Dabei transportiert sie eine Wärmemenge durch freie Konvektion. Im kalten Wind umströmt Luft den Körper, diese erzwungene Konvektion transportiert eine größere Wärmeenergie ab. Kleidung behindert die Konvektion und verringert so den Wärmeverlust des Körpers.

Ist ein Fluid in Kontakt mit einer Oberfläche, so gilt für den durch Konvektion abgeleiteten Wärmestrom

$$\phi = \alpha \, A \, \Delta T$$

mit α: Wärmeübergangskoeffizient (oder Wärmeübergangszahl) in $J \cdot (K \cdot s \cdot m^2)^{-1}$; A: Kontaktfläche in m^2; ΔT: Temperaturdifferenz zwischen Oberfläche und Fluid.

α hängt ab von der Beschaffenheit der Oberfläche in Kontakt mit dem Fluid, den Strömungsverhältnissen − insbesondere der Strömungsgeschwindigkeit − und der Temperatur des Fluids. Beispielsweise transportiert siedendes Wasser bis zu zehnmal mehr Wärmeenergie als kühles Wasser.

• Beispiel: Wärmeverlust einer stehenden, nackten Person bei Windstille. Mit $\alpha = 4 \, J \cdot K^{-1} \cdot s^{-1} \cdot m^{-2}$, $A = 1,5 \, m^2$, Körperoberflächentemperatur $= 33°C$, Umgebungstemperatur $= 20°C$ folgt: $\phi = 4 \times 1,5 \times 13 \, J \cdot s^{-1} = 78 \, W$. Weht ein Wind mit $5 \, m \cdot s^{-1} = 18 \, km \cdot h^{-1}$, so steigt α um den Faktor 7 und der Wärmestrom beträgt $546 \, W$. Das ist erheblich mehr als die Wärmeproduktion des Körpers. Kauernde Position verkleinert die effektive Oberfläche und reduziert so den Wärmeverlust.

Es ist möglich, den Auskühlungseffekt des Windes durch eine effektive Umgebungstemperatur zu berücksichtigen. Im englischen Sprachraum heißt dieser Wert „wind chill".

Ein Großteil der im Körperinneren erzeugten Wärmemenge wird durch erzwungene Konvektion mit Hilfe des zur Peripherie strömenden Blutes bis dicht unter die Haut transportiert. Von dort übernimmt Wärmeleitung den Wärmetransport bis an die Körperoberfläche.

Wärmestrahlung. Jeder Körper mit einer Temperatur $> 0\,K$ sendet elektromagnetische Strahlung aller Wellenlängen aus. Obwohl sie nicht nur das Infrarot (Ultrarot) umfaßt, heißt sie meist Wärmestrahlung. Strahlung benötigt kein Überträgermedium, sie breitet sich auch durch Vakuum aus.

Im Gegensatz zu den beiden anderen Formen existiert Wärmetransport durch Strahlung sowohl von warm nach kalt als auch von kalt nach warm. Die Differenz beider Wärmeströme, der Netto-Wärmestrom, erfolgt stets in Richtung fallender Temperatur. Es ist immer ein passiver Wärmetransport.

Der von einem Körper der Temperatur T nach allen Seiten emittierte Wärmestrom ist proportional T^4, es gilt

$$\phi = \varepsilon \sigma A\, T^4$$

mit ε: Emissionsgrad des Körpers, eine Zahl zwischen 0 (weiße, glänzende Oberfläche) und 1 (schwarze, stumpfe Oberfläche); $\sigma = 5{,}670 \times 10^{-8}\,W \cdot m^{-2} \cdot K^{-4}$: Stefan-Boltzmann-Strahlungskonstante; A: Oberfläche des strahlenden Körpers in m^2; T: Temperatur in K. Verdoppelt sich T, so steigt der emittierte Wärmestrom um den Faktor $2^4 = 16$!

Anwendung: Die Thermokamera mißt die Wärmestrahlung der Haut. Da die Intensität der Strahlung proportional der vierten Potenz von T ist, werden auch geringe örtliche Temperaturunterschiede deutlich.

Bisher haben wir nur den von einem Objekt abgestrahlten Wärmestrom betrachtet. Da jedoch die Umgebungstemperatur in der Regel $> 0\,K$ ist, empfängt das Objekt aus seiner Umgebung Wärmeenergie. Der Netto-Wärmestrom ϕ_{netto} zwischen einem Körper der Temperatur T_K und seiner Umgebung mit der Temperatur T_U ist

$$\phi_{\text{netto}} = \varepsilon \sigma A (T_K^4 - T_U^4) \quad .$$

Ist $T_K > T_U$, so strahlt der Körper ϕ_{netto} an die Umgebung ab. Bei $T_U > T_K$ ist die Richtung von ϕ_{netto} umgekehrt.

Wärmeverlust durch Verdunsten, s. Kap. 20, Verdampfen und Kondensieren.

23. Stoffgemische

Viele, makroskopisch als homogen erscheinende Substanzen sind Stoffge-
mische. Die einzelnen Stoffe können durchaus unterschiedliche Aggregatzustände aufweisen.

• Beispiele: Legierungen sind Metallgemische (Messing, rostfreier Stahl,
Weißgold). Luft ist ein Gasgemisch, vorwiegend aus Stickstoff und Sauerstoff. Emulsionen sind Gemische flüssiger Stoffe (Milch). Aerosole bestehen
aus winzigen, in einem Gas schwebenden Teilchen.

Gehalt: Der Massengehalt eines Stoffes B, abgekürzt ω_B, ist die Masse von
B im Stoffgemisch bezogen auf die gesamte Masse des Stoffgemisches, also

$$\omega_B = \frac{m_B}{m}$$

mit m_B: Masse des Stoffes B; m: Gesamtmasse des Stoffgemisches. ω_B
wird gemessen in kg $\cdot$ kg^{-1}, ist also dimensionslos. Die Angabe erfolgt
entweder in Bruchteilen oder in Prozent.

• Beispiel: Der Massengehalt von Gold in einer Au-Ag-Legierung von 18ka-
rätigem Gold ist $\omega_{Au} = 0,75$ oder 75%.

Der Stoffmengengehalt (oder Molenbruch) eines Stoffes B, abgekürzt
χ_B, ist die Stoffmenge von B (gemessen in mol) dividiert durch die Stoffmenge des Stoffgemisches, also

$$\chi_B = \frac{n_B}{n}$$

mit n_B: Stoffmenge des Stoffes B; n: Gesamtstoffmenge des Stoffgemisches. χ_B wird gemessen in mol$\cdot$mol^{-1}, ist also dimensionslos. Die Angabe
erfolgt entweder in Bruchteilen oder in Prozent.

• Beispiel: Für 18karätiges Gold ist $\chi_{Au} = 197/(108 + 197) = 0,646$ oder
64,6%.

Das Wort „Gehalt" bezeichnet stets eine dimensionslose Größe. Gehalte
sind unabhängig von Druck und Temperatur.

Konzentration: Die Massenkonzentration eines Stoffes B, abgekürzt q_B,
ist die Masse von B dividiert durch das Volumen des Stoffgemisches, also

$$q_B = \frac{m_B}{V}$$

mit V: Volumen des Stoffgemisches. q_B wird gemessen in kg $\cdot$ m^{-3}, bei geringen Konzentrationen ist auch mg $\cdot$ l^{-1} üblich.

• Beispiel: Physiologische Kochsalzlösung (Stoffgemisch aus H$_2$O und NaCl) weist eine NaCl-Konzentration von 9 kg $\cdot$ m^{-3} = 9 g $\cdot$ l^{-1} auf.

Die Stoffmengenkonzentration eines Stoffes B, abgekürzt c_B, ist die Stoffmenge von B dividiert durch das Volumen des Stoffgemisches, also

$$c_B = \frac{n_B}{V} \quad .$$

c_B wird gemessen in mol $\cdot$ m^{-3}, auch mmol $\cdot$ l^{-1} ist üblich.

• Beispiel: Die Stoffmengenkonzentration von NaCl in physiologischer Kochsalzlösung ist 155 mol $\cdot$ m^{-3} = 155 mmol $\cdot$ l^{-1}.

Das Wort „Konzentration" bezeichnet stets eine Größe bezogen auf das Volumen. Konzentrationen hängen von Druck und Volumen ab.

Gaslösungen

Gase lösen sich in Flüssigkeiten. Die Menge des gelösten Gases hängt ab von der Flüssigkeit, dem Gas, dem Druck des über der Flüssigkeit stehenden Gases und der Temperatur der Flüssigkeit. Sind Druck und Temperatur konstant, so liegt nach einiger Zeit eine gesättigte Gaslösung vor, d. h. es tritt die gleiche Gasmenge von außen in die Flüssigkeit ein, wie von innen nach außen entweicht. Gas und Flüssigkeit stehen dann im dynamischen Lösungsgleichgewicht.

• Beispiel: Bei 20°C und Normdruck löst reines Wasser 31 cm^3 O$_2$ pro Liter.

Henry-Daltonsches Gesetz. Bei konstanter Temperatur T gilt für jedes ideale Gas in einer Gaslösung

$$c_B \sim p_B \quad \text{und} \quad q_B \sim p_B$$

mit p_B: Partialdruck des Gases B in der Gaslösung. c_B und q_B sind unabhängig von der Gegenwart anderer in der Lösung absorbierter Gase.

Anwendung: Beim Tauchen erhöht sich der Partialdruck der Luftbestandteile im Blut. Steigt der Taucher zu rasch aus großer Tiefe auf, so formen sich Luftblasen im Blut, die dann die Kapillaren blockieren können.

Bei konstantem Druck gilt für jedes ideale Gas in einer Gaslösung

$$c_B \sim 1/T \quad \text{und} \quad q_B \sim 1/T \quad .$$

Mit steigender Temperatur löst sich also immer weniger Gas.

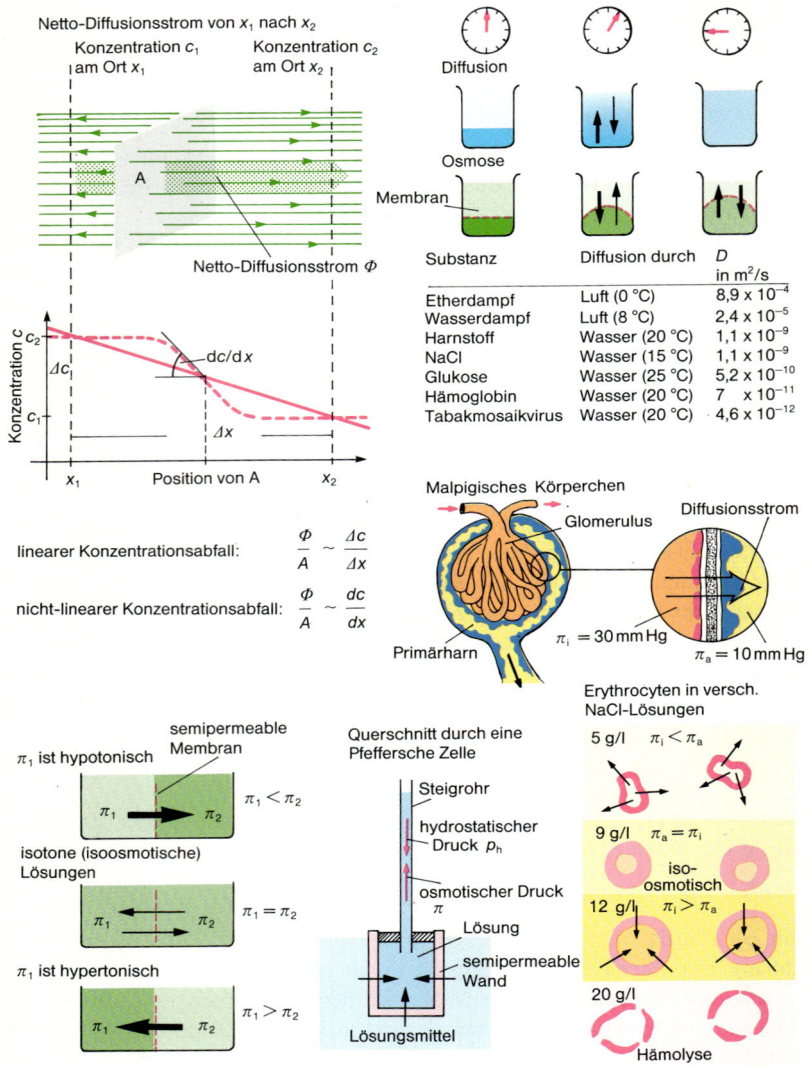

Netto-Diffusionsstrom von x_1 nach x_2

Konzentration c_1 Konzentration c_2
am Ort x_1 am Ort x_2

A

Netto-Diffusionsstrom Φ

Diffusion

Osmose

Membran

Substanz	Diffusion durch	D in m²/s
Etherdampf	Luft (0 °C)	$8{,}9 \times 10^{-4}$
Wasserdampf	Luft (8 °C)	$2{,}4 \times 10^{-5}$
Harnstoff	Wasser (20 °C)	$1{,}1 \times 10^{-9}$
NaCl	Wasser (15 °C)	$1{,}1 \times 10^{-9}$
Glukose	Wasser (25 °C)	$5{,}2 \times 10^{-10}$
Hämoglobin	Wasser (20 °C)	7×10^{-11}
Tabakmosaikvirus	Wasser (20 °C)	$4{,}6 \times 10^{-12}$

Konzentration c

c_2

Δc

$-dc/dx$

c_1

Δx

x_1 Position von A x_2

linearer Konzentrationsabfall: $\dfrac{\Phi}{A} \sim \dfrac{\Delta c}{\Delta x}$

nicht-linearer Konzentrationsabfall: $\dfrac{\Phi}{A} \sim \dfrac{dc}{dx}$

Malpigisches Körperchen

Glomerulus   Diffusionsstrom

$\pi_i = 30$ mm Hg

Primärharn $\pi_a = 10$ mm Hg

π_1 ist hypotonisch   semipermeable Membran

π_1 π_2 $\pi_1 < \pi_2$

isotone (isoosmotische) Lösungen

π_1 π_2 $\pi_1 = \pi_2$

π_1 ist hypertonisch

π_1 π_2 $\pi_1 > \pi_2$

Querschnitt durch eine Pfeffersche Zelle

Steigrohr

hydrostatischer Druck p_h

osmotischer Druck π

Lösung

semipermeable Wand

Lösungsmittel

Erythrocyten in versch. NaCl-Lösungen

5 g/l $\pi_i < \pi_a$

9 g/l $\pi_a = \pi_i$

iso-osmotisch

12 g/l $\pi_i > \pi_a$

20 g/l

Hämolyse

24. Transportvorgänge

Diffusion

Solange ein Stoff eine Temperatur $> 0\,K$ aufweist, bewegen sich seine Bestandteile (s. Kap. 16, Brownsche Molekularbewegung). Durchdringen sich unterschiedliche Stoffe auf diese Weise, so heißt der Vorgang Diffusion. Konzentrationsunterschiede eines Stoffes gleicht die Diffusion innerhalb einer endlichen Zeitspanne aus. Dabei fließt ein Netto-Teilchenstrom, genannt Diffusionsstrom, von Orten höherer Konzentration in Richtung geringerer Konzentration. Es ist eine Nettostrom, denn selbstverständlich bewegen sich auch Teilchen in Richtung höherer Konzentration, nur eben weniger.

• Beispiel: Tropft ein wenig rote Tinte in ein Glas mit Wasser, so breitet sich der Farbstoff ohne äußere Einwirkungen aus. Nach wenigen Sekunden ist die gesamte Flüssigkeit rot. Der Farbstoff hat sich durch Diffusion gleichmäßig im Wasser verteilt.

Es gilt das Ficksche Diffusionsgesetz

$$\phi = DA \frac{\Delta c}{d}$$

mit ϕ: Netto-Diffusionsstrom in $mol \cdot s^{-1}$; D: Diffusionskoeffizient (auch Diffusionskonstante); A: Fläche, durch die ϕ fließt; $\Delta c = |\,c_1 - c_2\,|$: Betrag des Konzentrationsunterschiedes, in $mol \cdot m^{-3}$, zwischen zwei Orten im Abstand d. $\Delta c/d$ heißt Konzentrationsgradient (auch -gefälle).

Der Diffusionskoeffizient wird gemessen in $m^2 \cdot s^{-1}$. Er ist proportional der Temperatur und wächst mit abnehmender Teilchengröße.

ϕ ist $\neq 0$, wenn $\Delta c/d \neq 0$. ϕ fließt stets in Richtung fallender Konzentration, strebt also einen Konzentrationsausgleich an. Ist dagegen $\Delta c/d = 0$, so fließt netto kein Diffusionsstrom. Die einander durchdringenden Substanzen befinden sich im dynamischen Gleichgewicht.

Trennt eine Schicht der Dicke b (z. B. eine Membran) die Konzentrationen c_1 und c_2, so heißt die Größe D/b Permeabilitätsquotient, abgekürzt P, des Schichtmaterials. P ist für biologische Substanzen meist einfacher meßbar als D und b. Dann ist

$$\phi = P A \, \Delta c \quad .$$

In dieser Form ist das Ficksche Diffusionsgesetz analog der Wärmeleitungs-

Gleichung (s. Kap. 22, Wärmeleitung). D entspricht der Wärmeleitfähigkeit λ, und der Konzentrationsgradient $\triangle c/d$ dem Temperaturgradienten $\triangle T/d$. Diffusion ist ein passiver Transportvorgang. Die Diffusionsgeschwindigkeit für Gase ist sehr groß, für Flüssigkeiten wesentlich kleiner und für feste Stoffe außerordentlich gering. In der lebenden Natur spielt die Diffusion als Transportmechanismus über kurze Strecken hinweg eine überragende Rolle.

• Beispiele: Transport von Reaktionsprodukten innerhalb der Zelle. Diffusion von CO_2 durch die Oberfläche von Blättern ins Innere. In den Alveolen der Lunge diffundiert O_2 durch eine Flüssigkeitsschicht und eine Membran in die Blutkapillaren. Da b etwa 10^{-3} mm ist, ist die Transportgeschwindigkeit relativ groß. Der Weitertransport in die inneren Organe erfolgt jedoch aktiv, da für große Entfernungen die Diffusionsgeschwindigkeit eines Gases in Körpergewebe zu gering ist.

Osmose

Osmose ist ein Spezialfall der Diffusion, nämlich die Diffusion eines Lösungsmittels durch eine semipermeable Membran, beispielsweise durch die Lipoid-Protein-Doppelschicht der Zellwände. Die Trennfläche heißt halbdurchlässig, wenn nur das Lösungsmittel passieren kann. Dabei können erhebliche Drücke entstehen.

• Beispiel:. Bringt man rote Blutkörperchen in destilliertes Wasser, so dringen Wassermoleküle durch die Zellmembran ins Zellinnere ein, das Blutkörperchen schwillt an und platzt.

Osmose ist ein passiver Transport, hervorgerufen durch ein Konzentrationsgefälle zwischen den Lösungen beiderseits der Membran. Das Konzentrationsgefälle ruft einen osmotischen Druck der Lösung hervor, dieser treibt solange das Lösungsmittel durch die Membran, bis ein gleichgroßer, entgegengerichteter Druck den Netto-Transport durch Osmose unterbricht. Dieser Gegendruck kann beispielsweise ein hydrostatischer Druck (s. Kap. 12, Schweredruck) des Lösungsmittels sein. Eine undurchlässige Wand erfährt keinen osmotischen Druck.

Für ideale Lösungen und geringe Konzentrationen gilt das Gesetz von van't Hoff:

$$\pi_B = c_B RT$$

mit π_B: osmotischer Druck, in Pa ausgeübt durch die Substanz B in Lösung; c_B: Stoffmengenkonzentration von B in $mol \cdot m^{-3}$; $R = 8,314 \, J \cdot mol^{-1} \cdot K^{-1}$: Universelle Gaskonstante; T: Temperatur der Lösung in K.

Achtung: c_B ist hier die osmotisch wirksame Stoffmengenkonz. von B.

Ist B in der Lösung vollständig dissoziiert, so zerfällt jedes Molekül B in (mindestens) zwei Ionen und der Zahlenwert für c_B ist (mindestens) verdoppelt. NaCl zerfällt in Wasser in Na^+ und Cl^-, also in zwei Teilchen. Zuckermoleküle dissoziieren dagegen praktisch überhaupt nicht. Gibt man also die gleiche Anzahl Salz- und Zuckermoleküle in Lösung, so ist c_{NaCl} doppelt so groß wie c_{Zucker} (siehe auch Osmolarität, weiter unten).

• Beispiel: Sind 9 g NaCl in 1 Liter Wasser von 20°C gelöst, so ist $\pi_{NaCl} =$ $2 \times 155 \, mol \cdot m^{-3} \times 8,31 \, J \cdot mol^{-1} \cdot K^{-1} \times 293 \, K = 755 \, kPa$.

Setzen wir im van't Hoffschen Gesetz $c_B = n_B/V$ (s. o.) und stellen um, so erhalten wir die Osmotische Gleichung

$$\pi_B V = n_B RT \quad .$$

Sie entspricht dem allgemeinen Gasgesetz $pV = nRT$ (s. Kap. 19). Der osmotische Druck π_B der gelösten Moleküle ist gleich dem Gasdruck p, den die gleiche Konzentration dieser Moleküle im Gaszustand ausüben würde.

Osmometer messen den osmotischen Druck.

• Beispiel: Pfeffersche Zelle: Ein Steigrohr, unten verschlossen mit einer semipermeablen Membran, ist gefüllt mit der zu messenden Lösung. Es steht im Gefäß mit dem Lösungsmittel. Dessen Moleküle passieren die Membran und steigen im Rohr auf. Die Flüssigkeitssäule ruft einen hydrostatischen Gegendruck p hervor. Sobald $\pi = p$ ist, liegt ein dynamisches Gleichgewicht vor, d.h. die gleiche Anzahl von Lösungsmittelmolekülen dringt ins Steigrohr ein, wie in das Gefäß zurücktreten. $\pi = \varrho gh$, mit ϱ: Dichte der Flüssigkeit im Steigrohr; g: örtliche Fallbeschleunigung; h: Steighöhe.

Es ist schwierig, ideale Membranen zu finden, daher wird in der Praxis π meist indirekt bestimmt, beispielsweise durch Messen der Gefrierpunktserniedrigung oder -erhöhung ΔT der Lösung. Es gilt: $\Delta T \sim \pi$.
Klinische Anwendung findet Osmose z. B. in Dialyse-Geräten.

Osmolarität. In der Medizin werden oft Lösungen durch ihre Osmolarität charakterisiert. Die Einheit der Stoffmenge, also Mol, wird hierbei durch eine besondere Einheit (keine SI-Einheit) ersetzt: 1 Osmol, Einheitenzeichen osmol, enthält $6,022 \times 10^{23}$ osmotisch wirksame Teilchen (also jene, die die semipermeable Wand nicht passieren können).
Physiologische Kochsalzlösung (9 g NaCl auf 1 Liter Wasser) ist eine 0,155 molare Lösung und eine 0,310 osmolare Lösung. Diese Osmolarität von 0,310 entspricht der des Blutplasmas. Beide Flüssigkeiten sind damit „isoton".

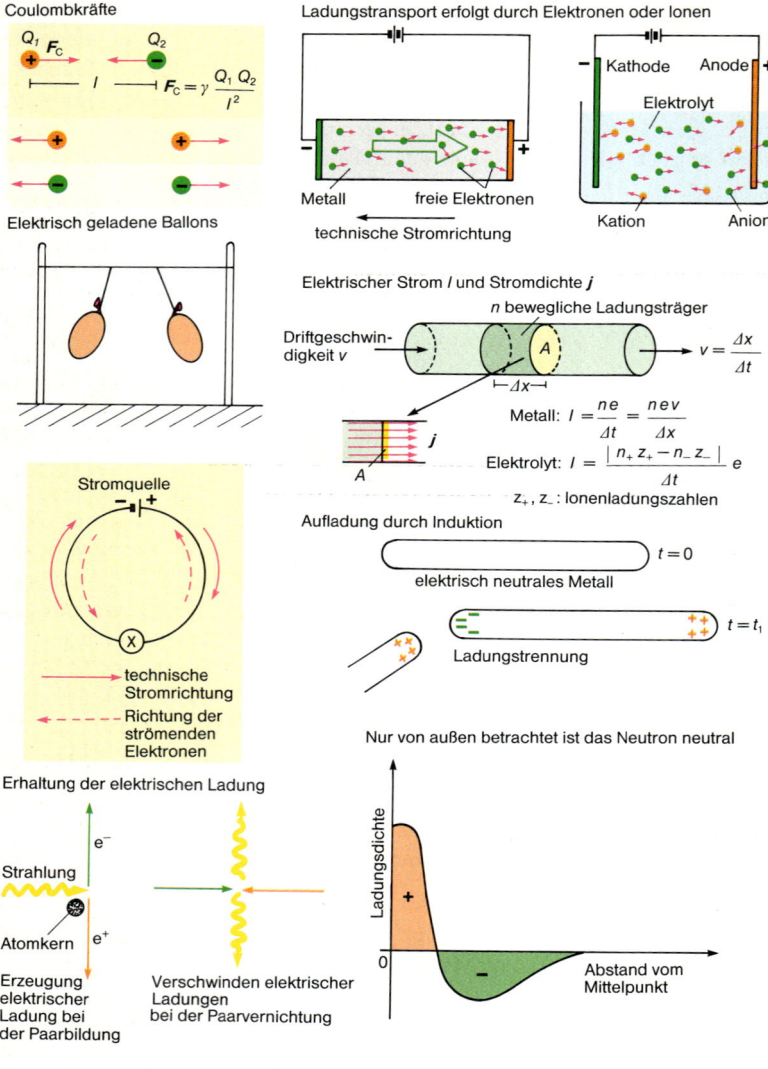

Coulombkräfte

$$F_C = \gamma \, \frac{Q_1 \, Q_2}{l^2}$$

Elektrisch geladene Ballons

Stromquelle

technische Stromrichtung

Richtung der strömenden Elektronen

Erhaltung der elektrischen Ladung

Strahlung

Atomkern

Erzeugung elektrischer Ladung bei der Paarbildung

Verschwinden elektrischer Ladungen bei der Paarvernichtung

Ladungstransport erfolgt durch Elektronen oder Ionen

Metall   freie Elektronen

technische Stromrichtung

Kathode   Anode

Elektrolyt

Kation   Anion

Elektrischer Strom I und Stromdichte j

n bewegliche Ladungsträger

Driftgeschwindigkeit v

$$v = \frac{\Delta x}{\Delta t}$$

Metall: $I = \dfrac{n\,e}{\Delta t} = \dfrac{n\,e\,v}{\Delta x}$

Elektrolyt: $I = \dfrac{|\,n_+ z_+ - n_- z_-\,|}{\Delta t}\, e$

z_+ , z_-: Ionenladungszahlen

Aufladung durch Induktion

$t = 0$

elektrisch neutrales Metall

$t = t_1$

Ladungstrennung

Nur von außen betrachtet ist das Neutron neutral

Ladungsdichte

Abstand vom Mittelpunkt

25. Elektrische Ladung und elektrischer Strom

Die Erfahrung lehrt die Existenz elektrischer Ladungen. Wir unterscheiden zwei verschiedene Ladungstypen, bezeichnet als positiv (+) bzw. negativ (−). Zwischen Ladungen mit gleichem Vorzeichen wirken abstoßende Kräfte, Ladungen mit ungleichem Vorzeichen ziehen sich gegenseitig an. Die elektrische Ladung ist immer an materielle Ladungsträger gebunden.

• Beispiele: Elektronen (−), Ionen (+ oder −), Protonen (+), Positronen (+).

Neutrale Körper − dafür gibt es kein spezielles Zeichen − erscheinen nach außen hin elektrisch ungeladen, zwischen ihnen existieren keine elektrischen Kräfte. Die Atome und Moleküle neutraler Körper enthalten jedoch im Inneren elektrische Ladungsträger (s. Kap. 15, Atom), deren elektrische Wirkungen sich gegenseitig kompensieren. Das ist sogar der Fall beim elektrisch neutralen Elementarteilchen Neutron.

Der Mensch besitzt kein Organ, das ihm die Gegenwart einer elektrischen Ladung direkt anzeigt. Er erkennt sie nur an ihren Wirkungen. Manche Fische, beispielsweise der Zitteraal, besitzen biologische Ladungsdetektoren.

Elektrizitätsmenge. Jede elektrische Ladung weist eine Elektrizitätsmenge auf, abgekürzt Q. Es gibt eine kleinstmögliche Elektrizitätsmenge, genannt Elementarladung, abgekürzt e. Alle elektrischen Ladungen sind ganzzahlige Vielfache von e. Für das Elektron gilt $Q = -1e$, für das Ca^{++}-Ion ist $Q = +2e$. Negative und positive Elementarladungen sind identisch bis auf das Vorzeichen.

Q einer elektrischen Ladung wird gemessen in der abgeleiteten SI-Einheit Coulomb, Einheitenzeichen C. Es gilt

$$1\,C = 6,242 \times 10^{18} e \quad ,$$

also auch

$$e = 1,602 \times 10^{-19}\,C \quad .$$

(Die SI-Definition des Coulomb beruht auf zwei SI-Basiseinheiten: 1 C ist die Elektrizitätsmenge, die innerhalb 1 s bei der Stromstärke 1 Ampere durch einen Leiter fließt. Also: 1 C = 1 A·s.)

Elektrometer messen die Elektrizitätsmenge.

• Beispiele: Blättchen-Elektrometer: Zwei Metallblättchen berühren ein-

1) ausgleichen

ander. Wird eine Elektrizitätsmenge auf sie übertragen, so spreizen die abstoßenden elektrostatischen Kräfte der (in diesem Falle gleichnamigen) Ladungen die Blättchen auseinander.

Coulomb-Meter: Strömen elektrische Ladungsträger, beispielsweise Ag^+-Ionen, durch einen Elektrolyten, so gelangen sie zur negativen Elektrode und schlagen sich an deren Oberfläche nieder. Die Ladungsmenge 1 C scheidet an der Elektrode 1,118 mg Silber ab.

Typische Ladungsmengen: Autoakkumulator 400 kC, Tierzelle 3 μC.

Gesetz der Ladungserhaltung. In einem abgeschlossenen System ist die Summe aller elektrischen Ladungen konstant. Erscheint beispielsweise eine negative Ladung, so tritt gleichzeitig eine gleich große positive auf.

• Beispiel: Reibt man ein Plastiklineal mit einem Papiertaschentuch, so tritt am Lineal eine negative Ladung von einigen Mikrocoulomb auf, am Tuch verbleibt eine gleich große, positive Ladungsmenge.

Coulomb-Gesetz. Die zwischen elektrischen Ladungen wirkende (anziehende oder abstoßende) Kraft heißt Coulombkraft, abgekürzt F_C. Es gilt das Coulombsche Gesetz:

$$F_C = \frac{\gamma Q_1 Q_2}{l^2}$$

mit F_C: Betrag der Coulombkraft in N; $\gamma = 8,988 \times 10^9$ C^{-2}·J·m, eine Proportionalitätskonstante; Q_1, Q_2: Elektrizitätsmengen der elektrischen Ladungen 1, bzw. 2; l: Abstand der Ladungsmittelpunkte in m.

Die Richtung von F_C ist entlang der Verbindungslinie zwischen den Ladungen. F_C ist eine anziehende Kraft zwischen positiven und negativen Ladungen, eine abstoßende zwischen Ladungen mit gleichem Vorzeichen.

• Beispiele: Influenz. Ladungen an der Oberfläche von Körpern sind leicht verschieblich. Bringt man einen elektrisch positiv geladenen Gegenstand in die Nähe eines Metallstabes, so zieht die Coulombkraft freibewegliche, negative Oberflächenladungen auf das zugewandte Stabende. Das abgewandte Ende wird wegen der Ladungserhaltung positiv.

Filamentgleiten. Freisetzung von Ca^{++}-Ionen erzeugt anziehende Coulombkräfte zwischen den Filamenten einer Muskelfibrille. Diese gleiten ineinander, der Muskel kontrahiert.

Coulombkräfte halten die beiden DNA-Stränge des Chromosoms zusammen.

Elektrischer Strom
Bewegen sich elektrische Ladungsträger in eine Richtung, so fließt ein elektrischer Strom. Genauer: Fließt innerhalb der Zeitspanne Δt die Netto-

Ladungsmenge Q durch einen gegebenen Querschnitt, so fließt ein elektrischer Strom mit der Stromstärke

$$I = \frac{Q}{\Delta t} \quad .$$

Die elektrische Stromstärke, abgekürzt I, ist eine Basisgröße des SI-Systems. Einheit der elektrischen Stromstärke ist das Ampere, Einheitenzeichen A. Definition s. Kap. 2.

Die thermische Bewegung von Elektronen oder Ionen stellt keinen elektrischen Strom dar, da die Ladungsträger sich ohne Vorzugsrichtungen nach allen Seiten bewegen. Diese thermische Bewegung ist immer vorhanden und überlagert sich dem elektrischen Strom als Rauschen.

In Metallen unterhalten Elektronen den elektrischen Strom, in Lösungen sind die Ladungsträger vor allem positive bzw. negative Ionen.

Das Vorzeichen der strömenden Ladungen bestimmt die Stromrichtung. Elektronen und Anionen fließen zum positiven Pol, Kationen zum negativen.

Achtung: In der schematisierten Darstellung elektrischer Schaltungen ist die Stromrichtung einheitlich stets von + nach − angegeben (technische Stromrichtung).

Charakteristische elektrische Stromstärken (in A)

Synapsenstrom (max.)	10^{-11}
Tintenfisch-Axon (max.)	10^{-5}
Empfindungsschwelle bei Berührung	10^{-4}
Auslösen von Krämpfen	10^{-2}
Transistorradio	10^{-2}
Röntgenröhre	10^{-2}
Taschenlampe	0,2
100 W Glühbirne	0,45
Mikrowellenherd	4
Elektro-Lok	5000
Blitz (max.)	10^4
Plasmagenerator	10^6

Die mittlere Geschwindigkeit der den elektrischen Strom leitenden Elektronen in einem Metall heißt Driftgeschwindigkeit der Elektronen. Sie ist sehr klein, von der Größenordnung 10^{-4} m·s^{-1}. Die strömenden Elektronen kollidieren inelastisch mit den Metallatomen. Dabei verlieren die Elektronen Energie, die als Joulesche Wärme (s. u.) in Erscheinung tritt.

Es gilt folgender Zusammenhang:

$$I = nQvA$$

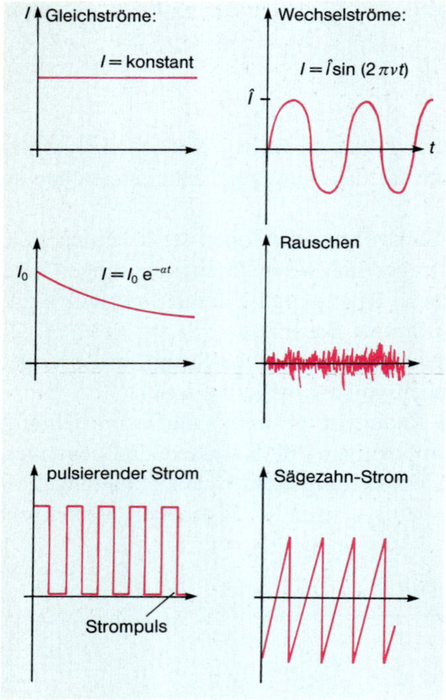

Gleichströme:
$I = \text{konstant}$
Wechselströme:
$I = \hat{I} \sin(2\pi\nu t)$
$\hat{I}$
t
I_0
$I = I_0 e^{-\alpha t}$
Rauschen
pulsierender Strom
Strompuls
Sägezahn-Strom
Formen von Gleich- und Wechselströmen

Einige elektrische Schaltzeichen

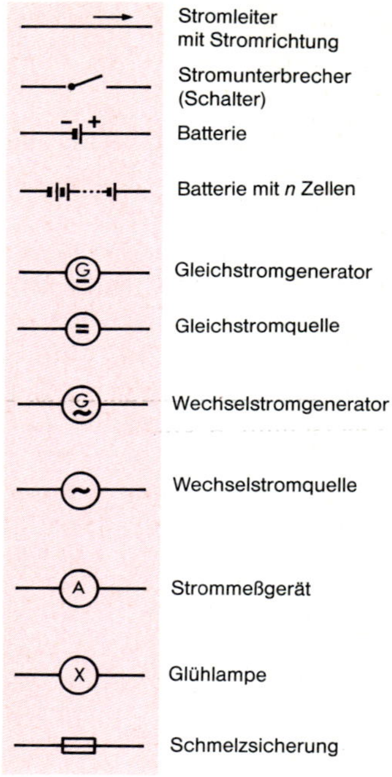

Stromleiter mit Stromrichtung
Stromunterbrecher (Schalter)
Batterie
Batterie mit n Zellen
Gleichstromgenerator
Gleichstromquelle
Wechselstromgenerator
Wechselstromquelle
Strommeßgerät
Glühlampe
Schmelzsicherung

Sinusförmiger Wechselstrom

Periodendauer $= \frac{1}{\nu}$
I
$\hat{I}$
I_{eff}
0
t

Strommessung mit dem Vielfachmeßgerät

Digitalanzeige
39:1
50 mA
+
Stromquelle
−
Verbraucher

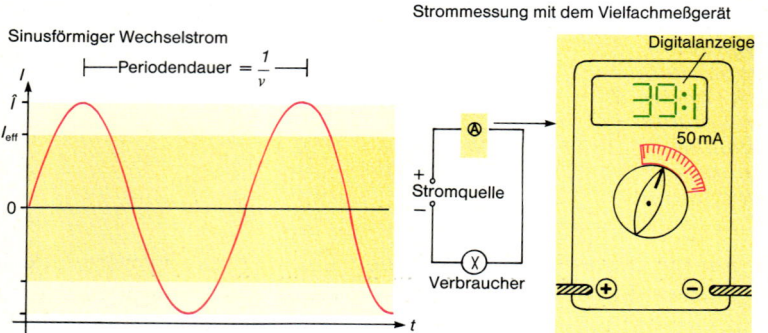

mit I: Elektrische Stromstärke in A; n: Anzahldichte der beweglichen Ladungsträger, gemessen beispielsweise in Elektronen pro m^3; Q: Ladung des einzelnen Ladungsträgers, beispielsweise e, die Elementarladung; v: Driftgeschwindigkeit in $m \cdot s^{-1}$; A: Querschnitt des Stromleiters in m^2.

Stromquellen sind u. a. Batterien, Solarzellen, Generatoren, öffentliches Elektrizitätsnetz.

Amperemeter (s. u.) messen I. Meßinstrumente für sehr kleine Ströme heißen Galvanometer.

Stromdichte. Ist I innerhalb eines elektrischen Leiters und senkrecht zur Stromrichtung von Ort zu Ort verschieden, so erfassen wir das durch die Angabe der elektrischen Stromdichte, abgekürzt j. Es ist ein Vektor in Richtung des Ladungstransports. Für den Betrag j der Stromdichte durch den Querschnitt A gilt

$$j = \frac{I}{A}$$

oder in differentieller Form

$$j = \frac{dI}{dA} \quad .$$

j ist also Stromstärke pro Leiterquerschnitt, gemessen in $A \cdot m^{-2}$. Für einen Strom von Elektronen gilt damit

$$j = nev \quad .$$

Messen wir die Stromdichte innerhalb eines ausgedehnten Stromleiters und verbinden zeichnerisch die Orte gleicher Stromstärke, so erhalten wir das Bild eines Strömungsfeldes. Es ähnelt denen in der Fluiddynamik (s. Kap. 14, Strömungen).

• Beispiel: In der Elektrochirurgie verlaufen die Stromlinien zwischen einer Flächenelektrode (unter dem Patienten) und der Schneideelektrode. Das Strömungsfeld im Patienten ist inhomogen, die größte Stromdichte existiert am Berührungspunkt des Elektroskalpells. Die inelastischen Stöße der den Strom leitenden Ionen mit den Molekülen erzeugen Wärme, das Gewebe koaguliert bzw. verdampft an den Stellen größter Stromdichte.

Wirkungen des elektrischen Stroms

Joulesche Wärme. Die strömenden Elektronen geben einen Teil ihrer kinetischen Energie durch inelastische Zusammenstöße an die Atome des Leitermaterials ab. Die dabei freiwerdende Wärmemenge ist proportional I^2.

• **Beispiele:** Heizdecke, Elektroherd, Glühlampe.

Die elektrische Schmelzsicherung enthält einen Metallfaden, der bei einer vorgegebenen Stromstärke durchschmilzt und somit den Strom auf einen Maximalwert, beispielsweise 25 A, begrenzt.

Chemische Wirkungen. Sind Ionen die Träger des elektrischen Stroms, so werden sie entladen, sobald sie einen elektrischen Pol erreichen. Sie schlagen sich nieder als neutrale Atome an der Oberfläche der Elektroden oder reagieren mit dem Elektrodenmaterial. Dieser Vorgang heißt Elektrolyse (s. Kap. 31, elektrolytische Dissoziation), er findet in der Praxis vielfältige Verwendung (Galvanisation, Metallgewinnung, Akkumulatoren).

Elektromagnetismus. Ein magnetisches Feld (s. Kap. 34) umgibt den elektrischen Strom. Ist eine Magnetnadel in der Nähe, so wird sie ausgelenkt. Ändert sich I mit der Zeit, so induziert das sich gleichzeitig ändernde Magnetfeld elektrische Spannungen in elektrischen Leitern in der Umgebung des Stroms (s. Kap. 35).

Biologische Wirkungen. Die Stimulation von Muskelfasern und die Informationsübertragung erfolgen in Organismen durch schwache Strompulse. Von außen eindringende Ströme stören das körpereigene elektrische System, besonders gefährdet ist das autonome Steuerungssystem des Herzens.

Im Inneren der Körperzellen sind stets Ionen vorhanden. Von außen kommende Ströme führen zur Erwärmung des durchflossenen Körpergewebes. Die Coulombkraft treibt Ionen durch die Zellmembranen, die dadurch geschädigt werden können. Mehr über die Gefährdung durch Elektrizität in Kap. 32.

Zeitlich veränderliche elektrische Ströme

Elektrische Ströme können Stromstärke und/oder Richtung in Abhängigkeit von der Zeit ändern. Wir unterscheiden Gleichströme, Wechselströme und pulsierende Ströme. Diese Abgrenzungen sind nicht immer scharf und eindeutig.

Gleichstrom fließt stets − oder doch wenigstens für eine gewisse Zeitspanne − in die gleiche Richtung. Seine Stromstärke ändert sich in der Regel nur langsam. Gleichstromquellen sind: Batterien, Akkumulatoren, Thermoelemente, Solarzellen.

Anwendungen: Elektrolyse, Antrieb von Elektromotoren, Röntgenröhren.

Wechselstrom vertauscht regelmäßig seine Stromrichtung. Seine Stromstärke ist eine periodische Funktion der Zeit.

• **Beispiel:** Ist ein Stromverbraucher an das öffentliche Netz angeschlossen, so gilt

$I = \hat{I} \sin (2\pi\nu t)$

mit I: Stromstärke durch den Verbraucher zum Zeitpunkt t, genannt Augenblickswert des Stroms; $\hat{I}$: maximale Stromstärke, genannt Höchstwert des Stroms; ν: Frequenz des Wechselstroms in Hz.

Die Frequenz des öffentlichen Netzes beträgt 50 Hz. Die Stromrichtung kehrt sich also 100 mal pro Sekunde um, die Stromstärke ist 100 mal pro Sekunde Null.

Der Effektivwert I_{eff} eines (sinusförmigen) Wechselstroms ist

$I_{eff} = \hat{I}/\sqrt{2}$.

I_{eff} ist wichtig, weil dieser in die Stromrechnung eingeht, denn der mittlere Strom eines sinusförmigen Wechselstroms ist stets Null (s. Kap. 37).

Pulsierende Ströme sind Serien (Züge) einzelner Strompulse, d. h. I wächst relativ schnell auf einen Maximalwert an, hält ihn für kurze Zeit und sinkt dann (meist) auf Null ab. Höhe, gemessen in A und Breite, gemessen in s, charakterisieren den Strompuls.

• Beispiel: Strompulse in Nervenfasern erreichen Maximalwerte von einigen Mikroampere, ihre Breite liegt im Bereich von 0,1 ms, die Frequenz der Strompulse innerhalb einer einzelnen Faser kann 1 kHz erreichen.

Messen des elektrischen Stroms

Amperemeter messen den elektrischen Strom. Zur Messung ist grundsätzlich jede Stromwirkung geeignet. Gleichströme werden direkt gemessen, Wechselströme in der Regel (vom Meßinstrument) zuvor in Gleichströme umgewandelt.

Moderne Amperemeter sind Bestandteil von Vielfachinstrumenten. Vor Beginn der Messung muß die Meßgröße gewählt werden (also I oder Spannung oder Widerstand), anschließend wird die Größe des Meßwertes geschätzt und der entsprechende Meßbereich eingestellt.

• Beispiel: Ist ein elektrischer Strom von ca. 60 mA zu erwarten, so wählt man *Strommessung* und den Meßbereich 0–100 mA.

Strompulse können nicht mit einem normalen Amperemeter gemessen werden, man verwendet einen Oszillographen.

Jedes Amperemeter hat einen eigenen elektrischen Widerstand, genannt Innenwiderstand R_i. Der Einfluß des Meßinstruments auf das Meßergebnis wird minimalisiert, wenn R_i sehr klein ist im Vergleich mit dem gesamten elektrischen Widerstand in der zu messenden Schaltung.

Querschnitte durch elektrische Felder

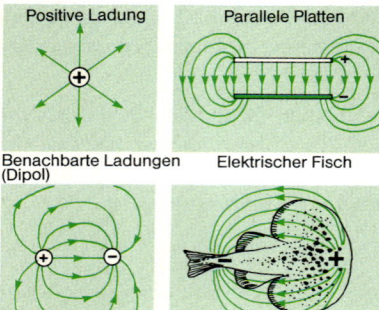

Positive Ladung

Parallele Platten

Benachbarte Ladungen (Dipol)

Elektrischer Fisch

Elektrische Feldlinien und Äquipotentiallinien einer Punktladung (Querschnitt)

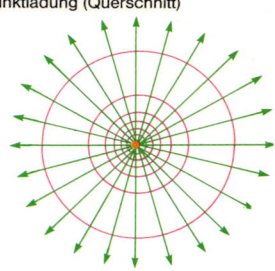

Abschirmung elektrischer Felder

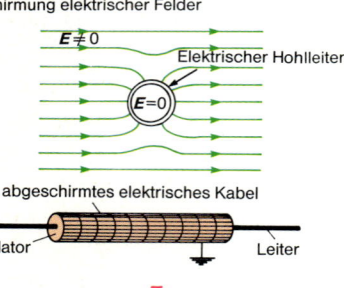

$E \neq 0$

Elektrischer Hohlleiter

$E = 0$

abgeschirmtes elektrisches Kabel

Isolator   Leiter

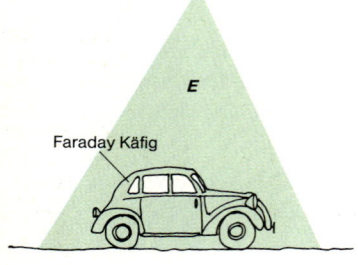

E

Faraday Käfig

Formen der elektrischen Spannung

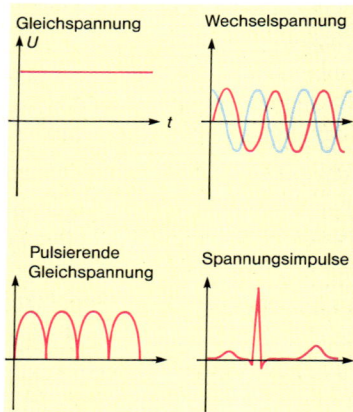

Gleichspannung

Wechselspannung

Pulsierende Gleichspannung

Spannungsimpulse

Spannungsverlauf im öffentlichen Netz

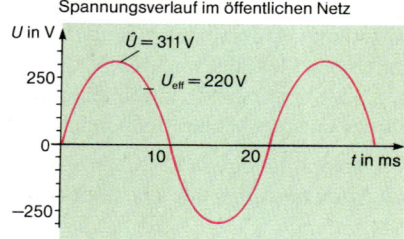

U in V

$\hat{U} = 311\,V$

$U_{eff} = 220\,V$

250

0   10   20 t in ms

−250

26. Elektrisches Feld und elektrische Spannung

Jede elektrische Ladung ist immer von einem elektrischen Feld umgeben, unabhängig davon, ob die Umgebung Materie oder Vakuum ist. Der Mensch besitzt kein Organ, das ihm die Gegenwart eines elektrischen Feldes anzeigt. Manche Lebewesen verfügen über derartige Rezeptoren, beispielsweise elektrische Fische, Schnabel- und Ameisentier.

Bringt man eine elektrische Ladung (genannt Probeladung) in ein elektrisches Feld, so wirkt eine Coulombkraft auf sie ein. Mit Hilfe dieser Wechselwirkung läßt sich also die Gegenwart eines elektrischen Feldes feststellen.

Elektrische Feldstärke

Die elektrische Feldstärke, abgekürzt E, charakterisiert jeden Punkt innerhalb eines elektrischen Feldes. Es gilt

$$E = \frac{F_C}{Q}$$

mit F_C: Coulombkraft (s. Kap. 25, Coulombs Gesetz), die E auf die Probeladung Q ausübt. E ist ein Vektor mit dem Betrag $E = F_C/Q$, gemessen in Newton/Coulomb. Verwendet man die Einheit der elektrischen Spannung (s. u.), so gibt man die elektrische Feldstärke in Volt/Meter an.

Die Richtung von E stimmt überein mit der der Coulombkraft auf eine positive Probeladung.

Die obige Definition von E beruht auf der Erfahrung, daß F_C proportional E ist. Q wird damit zur Proportionalitätskonstanten, also $F_C = QE$.

Die Probeladung zur Ausmessung eines elektrischen Feldes muß sehr klein sein. Schließlich besitzt sie um sich herum ebenfalls ein elektrisches Feld, und beide Felder wechselwirken miteinander.

• Beispiel: Elektrisches Feld einer Punktladung Q': Der Betrag der Coulombkraft zwischen Q' und der Probeladung Q ist $\gamma Q'Q/l^2$ (s. Kap. 25), mit l: Abstand beider Ladungen; $\gamma = 8,988 \times 10^9$ C^{-2}·J·m. Also ist der Betrag E der elektrischen Feldstärke im Abstand l von der Ladung Q': $E = \gamma Q'/l^2$. Erzeugt eine positive Ladung $+Q'$ das Feld, so weist E von Q' weg.

Numerisches Beispiel: Feldstärke im Abstand 1 mm von einer biologischen Zelle mit der Ladung 3 Mikrocoulomb: $E = 8,988 \times 10^9$ C^{-2}·J·m $\times\, 3 \times 10^{-6}$ C/$(10^{-3}$ m$)^2 = 2,70 \times 10^{10}$ N/C (= $2,70 \times 10^{10}$ V/m). Im Abstand 10 cm sinkt die elektrische Feldstärke auf $2,70 \times 10^6$ N/C ab. Ist die Zelle negativ geladen, so weist E in Richtung Zelle.

Elektrische Feldlinien sind ein Hilfsmittel, um ein elektrisches Feld graphisch darzustellen.

Konventionen: Die Dichte der elektrischen Feldlinien ist proportional E, sie weisen in Richtung von E. Die Feldlinien treten aus positiven elektrischen Ladungen (Quellen der Feldlinien) aus und enden an elektrisch negativen Ladungen (Senken der Feldlinien). Sie stehen immer senkrecht auf den Trägern der elektrischen Ladung.

• Beispiele: Parallele Metallplatten, die eine positiv, die andere negativ geladen: Die Feldlinien sind senkrecht zu den Platten, sie weisen von der positiven zur negativen. Zwischen den Platten sind die Feldlinien parallel und äquidistant (homogenes Feld). An den Plattenrändern ist E inhomogen, der gegenseitige Abstand der Feldlinien ändert sich.

Negative elektrische Punktladung: die Feldlinien weisen radial auf die Punktladung, das elektrische Feld ist überall inhomogen.

Faraday-Käfig. Innerhalb eines elektrischen Leiters ist überall $E = 0$. Wäre das nicht der Fall, so würden die Coulombkräfte im Inneren die Ladungen verschieben, bis $E = 0$ ist. Diese Feldfreiheit im Inneren gilt ebenfalls für einen hohlen elektrischen Leiter, sogar dann, wenn dessen Wände durchbrochen sind.

• Beispiel: Abgeschirmter elektrischer Leiter. Ein geerdetes Drahtgeflecht um die Isolationsschicht eines elektrischen Leiters herum verhindert, daß elektrische Felder von außen in den Leiter eindringen oder entweichen und unerwünschte Signale hervorrufen.

Äquipotentiallinien entstehen, verbindet man graphisch die Positionen gleicher Feldstärke miteinander. Auf einer Äquipotentiallinie ist also E konstant, es ist keine Arbeit notwendig, um eine Ladung auf ihr zu verschieben.

Äquipotentiallinien bzw. -flächen im Raum stehen senkrecht auf den elektrischen Feldlinien. Sie entsprechen den Höhenlinien (Linien mit gleichem Gravitationspotential) der geographischen Karten.

• Beispiele: Die Äquipotentialflächen einer Punktladung sind konzentrische Kugelschalen, die einer Linienladung koaxiale Zylinderflächen. Die Hülle eines Faradaykäfigs ist ebenfalls eine Äquipotentialfläche.

Potentialdifferenz, elektrische Spannung

Zwischen den Positionen A und B innerhalb eines elektrischen Feldes existiert eine Potentialdifferenz, auch elektrische Spannung genannt.

Die elektrische Spannung, abgekürzt U oder V, zwischen A und B ist

$$U = \frac{W}{Q}$$

mit W: Arbeit, um eine elektrische Ladung Q innerhalb des elektrischen Feldes von A nach B zu verschieben. W kann positiv oder negativ sein. $W = 0$, wenn A und B sich auf derselben Äquipotentiallinie befinden.

Konventionen: Die beiden Positionen A und B heißen Pole der elektrischen Spannung. A heißt Minus-Pol, wenn elektrisch negativ geladene Teilchen (z. B. Elektronen, negative Ionen) im Falle einer Verbindung von A nach B fließen. B ist dann der Plus-Pol.

• Beispiel: Bei einer Trockenbatterie ist der Knopf der Plus-Pol, der Boden ist Minus-Pol. Verbindet man beide Pole, so fließen Elektronen durch die externe Leitung vom Boden zum Knopf.

Die abgeleitete SI-Einheit für U heißt Volt, Einheitenzeichen V:

$$1 \text{ Volt} = \frac{1 \text{ Joule}}{\text{Coulomb}} \ .$$

Herrscht zwischen den Punkten A und B eine Potentialdifferenz von 1 Volt, so wird 1 Joule benötigt, um die Ladung 1 Coulomb von A nach B zu verschieben.

Ein elektrischer Strom fließt nur dann, wenn eine elektrische Spannung (elektrische Potentialdifferenz) existiert.

Charakteristische elektrische Spannungen (in V)

Elektroencephalogramm (EEG)	10^{-6}
Elektrokardiogramm (EKG)	10^{-3}
Myokardzelle	0,07
Muskelzelle	0,09
Daniell-Element	1,1
Batterie-Monozelle	1,5
Autobatterie	12 oder 24
Öffentliches Netz	220
Zitteraal	600
Röntgenröhre	$10^4 - 10^5$
Blitz	$10^6 - 10^8$

Voltmeter messen die elektrische Spannung (s. u.).

Spannungsquellen. Taucht ein Metall in eine Flüssigkeit − genannt Elektrolyt − so gehen positive Metall-Ionen in Lösung. Die zugehörigen Elektronen bleiben im Metall zurück und laden es daher elektrisch negativ auf.

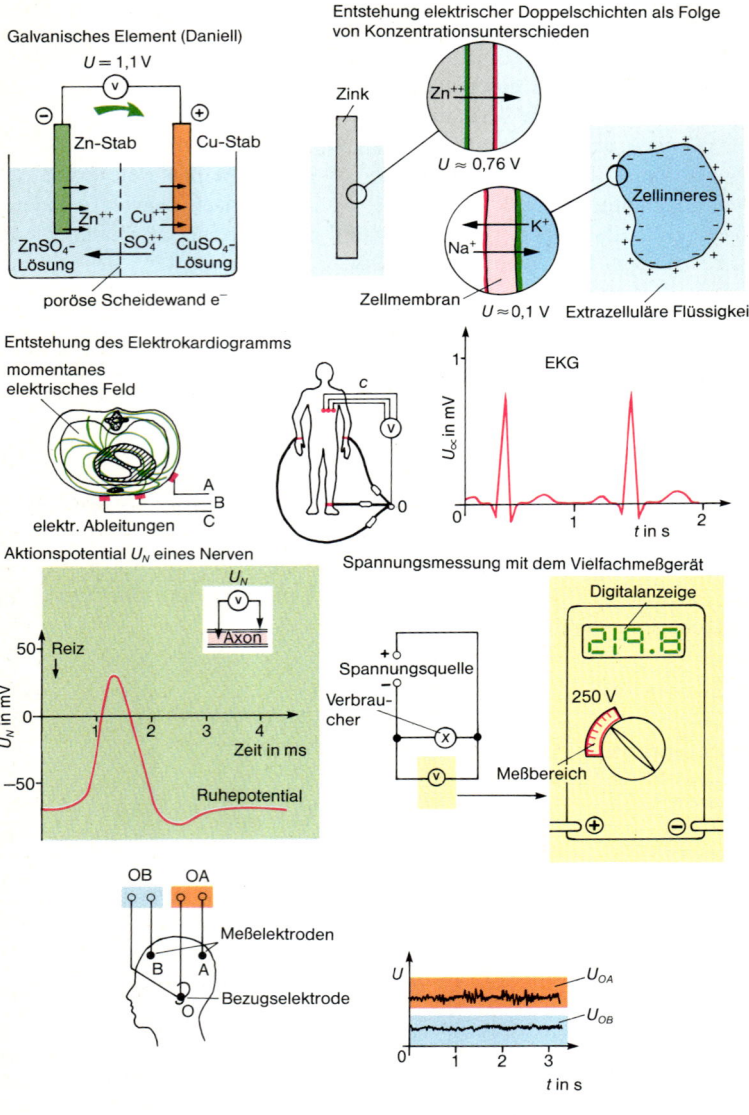

Galvanisches Element (Daniell)

$U = 1,1\,V$

Zn-Stab   Cu-Stab

Zn^{++} Cu^{++}

$ZnSO_4$-Lösung SO_4^{++} $CuSO_4$-Lösung

poröse Scheidewand e^-

Entstehung elektrischer Doppelschichten als Folge von Konzentrationsunterschieden

Zink

Zn^{++}

$U \approx 0,76\,V$

Na^+ K^+

Zellinneres

Zellmembran $U \approx 0,1\,V$ Extrazelluläre Flüssigkeit

Entstehung des Elektrokardiogramms

momentanes elektrisches Feld

A
B
elektr. Ableitungen   C

c

EKG

U_∞ in mV

t in s

Aktionspotential U_N eines Nerven

U_N

Axon

Reiz

U_N in mV

Zeit in ms

Ruhepotential

Spannungsmessung mit dem Vielfachmeßgerät

Digitalanzeige

219.8

250 V

Spannungsquelle

Verbraucher

Meßbereich

OB   OA

Meßelektroden

B   A

Bezugselektrode

U

U_{OA}

U_{OB}

t in s

Bei diesem Vorgang entsteht eine sehr dünne elektrische Doppelschicht zwischen Metall und Lösung, zwischen beiden Schichten existiert eine elektrische Spannung.

Tauchen zwei Stäbe (genannt Elektroden) aus verschiedenen Metallen in einen Elektrolyten, so heißt diese Anordnung Galvanisches Element. Die Elektrodenmetalle bestimmen den Betrag der Potentialdifferenz U zwischen den Elektroden. Verbindet man die beiden Elektroden, so fließt ein elektrischer Strom. U wird berechnet anhand der Voltaschen (elektrochemischen) Spannungsreihe.

• Beispiele: Li-Mg 0,65 V; Zn-Cu 1,1 V; Ni-Cd 0,15 V.

Andere Spannungsquellen sind Solarzellen, Thermoelemente, Bleiakkumulatoren, Trockenbatterien, öffentliches Netz.

Biologische Membranen umschließen jede biologische Zelle. Die lebende Zellmembran zeigt selektive Durchlässigkeiten für die verschiedenen Ionenarten. Daher existieren auf beiden Seiten der Membran Unterschiede in den Ionenkonzentrationen (in erster Linie spielen hier K^+-, Na^+-, Cl^-- und H^+-Ionen eine Rolle), was zum Aufbau einer dünnen elektrischen Doppelschicht führt. Die Schicht auf der Membran-Innenseite ist negativ aufgeladen, die äußere positiv. Zwischen beiden Schichten herrscht eine elektrische Spannung von ca. 100 mV, genannt Membranpotential. Für eine Membrandicke von rund 10^{-6} m ist die elektrische Feldstärke innerhalb der Zellwand $0,1$ V/10^{-6} m $= 10^5$ V$\cdot$m^{-1}. Die elektrische Spannung zwischen Außen- und Innenseite der Zellmembran ist mit Hilfe von Mikroelektroden und Voltmeter direkt meßbar.

Die Nernstsche Gleichung erlaubt die Berechnung des elektrischen Membranpotentials aus den Ionenkonzentrationen auf beiden Seiten der Membran:

$$U_m = (kT/e) \ln (c_1/c_2)$$

mit U_m: Membranpotential in V; $k = 1,381 \times 10^{-23}$ J$\cdot$K^{-1}: Boltzmann-Konstante; T: Temperatur der Zelle in K; $e = 1,602 \times 10^{-19}$ C: Elementarladung; c_1, c_2: Ionenkonzentration innen bzw. außen.

Die Erregung einer Nervenzelle ändert plötzlich die Ionendurchlässigkeit der Membran an einer Stelle. Es resultiert eine lokale Depolarisation der Membran, d. h. die elektrische Potentialdifferenz bricht für Millisekunden zusammen, ein elektrischer Nervenpuls entsteht. Diese lokale Depolarisation wandert entlang der Membran, beispielsweise am Nervenaxon.

Zeitlich veränderliche elektrische Spannungen

Potentialdifferenzen können ihren Betrag und ihre Richtung ändern. Wir unterscheiden elektrische Gleichspannungen, elektrische Wechselspannungen und elektrische Spannungspulse.

Elektrische Gleichspannung existiert zwischen den Polen einer Spannungsquelle mit unveränderlichem Vorzeichen, d. h. fließt zwischen den Polen ein elektrischer Strom, so ist es immer ein Gleichstrom (s. Kap. 25). Der Betrag der Potentialdifferenz zwischen den Polen kann sich dagegen durchaus mit der Zeit ändern.

● Beispiel: Die Autobatterie liefert eine Gleichspannung von 12 Volt. Die elektrischen Anschlüsse ändern nicht ihre Vorzeichen, die Höhe der Spannung sinkt auch im inaktiven Zustand langsam ab.

Elektrische Wechselspannung besteht zwischen den Polen einer Spannungsquelle, die regelmäßig ihre elektrischen Vorzeichen vertauschen. Die Wechselspannung schwankt zwischen positiven und negativen Extremwerten, ist also zwischendurch immer wieder Null. Werden die Pole einer Wechselspannungsquelle verbunden, so fließt zwischen ihnen ein Wechselstrom (s. Kap. 25). Wechselspannungs-Voltmeter (s. u.) und Oszillographen messen eine Wechselspannung.

● Beispiel: Öffentliches Elektrizitätsnetz. Die elektrische Spannung oszilliert 50 mal pro Sekunde zwischen den Extremwerten +311 V und −311 V. Es gilt:

$$U = \hat{U} \sin (2\pi\nu t)$$

mit U: Augenblickswert der Spannung; $\hat{U}$: maximale Spannung, genannt Höchstwert der Spannung; ν: Frequenz der Wechselspannung in Hz.

Der Effektivwert U_{eff} einer (sinusförmigen) Wechselspannung ist

$$U_{eff} = \hat{U}/\sqrt{2} \quad .$$

U_{eff} heißt Netzspannung, in der Regel ist $U_{eff} = 220\,\text{V}$.

Elektrische Spannungspulse entstehen bei schneller zeitlicher Veränderung elektrischer Spannungen zwischen zwei Punkten. Dabei kann sich auch die Polarität ändern (aber nicht notwendigerweise). Spannungspulse werden mit Hilfe des Oszillographen gemessen.

● Beispiele: Aktionspotential einer Nervenzelle. Im Ruhezustand ist das Membranpotential (s. o.) konstant. Bei Erregung depolarisiert die Zellmembran und die Spannung ändert sich in Bruchteilen einer Millisekunde von −80 mV auf Null, steigt bis +30 mV und fällt dann innerhalb weniger Millisekunden wieder auf −80 mV. Folgen (Züge) derartiger Spannungspulse wandern in unveränderter Form entlang der Nervenfasern und übertragen Information.

Elektrokardiogramm (EKG): Spannungspulse (Aktionspotentiale) lösen die Kontraktionen der einzelnen Herzmuskelfasern aus. Die zeitliche Überlagerung aller Einzelentladungen erzeugt ein sich ständig änderndes elektrisches Feld. Dieses Feld breitet sich im Thorax und im restlichen Körper nach allen Richtungen aus, zeitlich veränderliche Potentialdifferenzen von der Größenordung Millivolt entstehen überall an der Körperoberfläche. Mit Hilfe aufgesetzter Elektroden werden diese Spannungspulse gemessen und ihre zeitlichen Veränderungen registriert. Die Form des EKG hängt ab von der gegenseitigen Position der Elektroden und dem Ablauf der elektrischen Aktivitäten im autonomen Steuerzentrum des Herzens.

Elektroencephalogramm (EEG): Die Nervenzellen des Gehrins bauen zahlreiche Aktionspotentiale auf, deren zeitliche Überlagerung erzeugt ein sich dauernd änderndes elektrisches Feld im Schädelinneren. Dieses breitet sich nach allen Seiten aus und ruft an der Kopfhaut Potentialdifferenzen hervor, die mit angelegten Elektroden gemessen werden können. Diese Spannungspulse sind von der Größenordnung Mikrovolt und erlauben Schlüsse auf die Gehrintätigkeit.

Messen der elektrischen Spannung

Voltmeter messen die elektrische Spannung. Gleichspannungen werden meist direkt gemessen, Wechselspannungen in der Regel (automatisch vom Meßinstrument) zuvor in Gleichspannungen gewandelt.

Moderne Voltmeter sind Bestandteil von Vielfachinstrumenten. Vor der Messung muß die Meßgröße gewählt werden (also I oder U oder Widerstand), anschließend wird die Größe des Meßwertes abgeschätzt und der entsprechende Meßbereich eingestellt.

• Beispiel: Ist eine elektrische Spannung von 110 V zu erwarten, so wählt man *Spannungsmessung* und den Meßbereich 0–250 V.

Voltmeter werden parallel zur Spannungsquelle bzw. zum Verbraucher geschaltet (s. Kap. 30).

Jedes Voltmeter besitzt aufgrund seiner Konstruktion einen eigenen (großen) elektrischen Widerstand, genannt Innenwiderstand R_i. Der Einfluß des Voltmeters auf die Spannungsmessung ist vernachlässigbar, wenn R_i sehr groß ist verglichen mit dem gesamten elektrischen Widerstand in der zu messenden Schaltung.

Für die Messung von Membranpotentialen werden spezielle Meßkontakte (Mikroelektroden) eingesetzt. Ihre Konstruktion verhindert, daß sich an den Kontakten selbst elektrische Doppelschichten ausbilden, die die Messung verfälschen würden.

Elektrischer Widerstand eines Stromleiters

$$G = \gamma \frac{F}{l} \qquad R = \varrho \frac{l}{F}$$

Temperaturabhängigkeit der Resistivität

Metall (PTC)

Supraleiter

Halbleiter (NTC)

Farbcode der Keramikwiderstände

Zahl	Zehnerpotenz
0	0
1	1
2	2 Toleranz in %
3	3
4	4 0,5
5	5 1
6	6 2
7	7 5
8	8 10
9	9 20

Beispiel: $35 \times 10^6\ \Omega \pm 2\%$

3   5 10^6 2 %

Material (bei 20 °C)	Konduktivität in S/m	
Silber	$6,29 \times 10^7$	Leiter
Kupfer	$5,99 \times 10^7$	
Eisen	$1,03 \times 10^7$	
Konstantan	$0,20 \times 10^7$	
Quecksilber	$0,10 \times 10^7$	
Kohlenstoff	$2,8 \times 10^4$	Halbleiter
Tintenfisch-Axon	3	
Germanium	2,2	
Physiol. NaCl-Lösung	1,2	
Silicium	0,05	
Glas	$10^{-14} - 10^{-10}$	Isolatoren
Polysterol	10^{-16}	
Quarz	10^{-17}	
Bernstein	10^{-21}	

$I-U-$Kennlinien

Vakuum-Diode
Ohmscher Widerstand
Halbleiter-Diode
Steigung $= \Delta I / \Delta U = G =$ konstant
Steigung $= f(U)$

Resistivität von Al

ϱ in $10^{-8}\ \Omega$ m

$\varrho = \varrho_0 (1 + \alpha (T - T_0))$
$\alpha = + 0,0039\ K^{-1}$

T in K

Widerstandsmessung

Meßbrücke

R_X R_A
R_1 R_2

Potentiometer   Widerstand

Meßbereich

1 k Ω

27. Elektrischer Leitwert. Ohmsches Gesetz

Elektrischer Leitwert

Liegt eine elektrische Spannung U zwischen den Punkten A und B an und existieren bewegliche elektrische Ladungsträger in diesem Bereich, so fließt ein elektrischer Strom I. Es gilt

$$I = GU$$

mit I: elektrische Stromstärke in A; U: elektrische Spannung in V; G: elektrischer Leitwert der Verbindung zwischen A und B.

Die abgeleitete SI-Einheit des elektrischen Leitwerts ist das Siemens, Einheitenzeichen S:

$$1\,\text{Siemens} = \frac{1\,\text{Ampere}}{\text{Volt}} \quad .$$

• Beispiel: Durch eine Haushaltsglühbirne, angeschlossen an das öffentliche Netz, fließen ca. 0,3 A. Der elektrische Leitwert der Glühwendel ist also $G = 0,3\,\text{A}/220\,\text{V} = 1,36 \times 10^{-3}\,\text{S} = 1,36\,\text{mS}$.

Der Leitwert ist proportional dem Querschnitt und umgekehrt proportional der Länge des Stromleiters. G hängt vom Material ab. Es gilt

$$G = \frac{\gamma A}{l}$$

mit γ: elektrische Leitfähigkeit (oder Konduktivität) des Materials; A, l: Querschnitt bzw. Länge des Stromleiters.

γ wird gemessen in S·m^{-1} und charakterisiert das den Strom leitende Material. Die Konduktivität kann außerdem abhängen von der Temperatur, der Zeit, sogar von der angelegten Spannung.

In Metallen wird sowohl der elektrische Strom als auch die Wärme durch Elektronen geleitet, elektrische Leitfähigkeit und Wärmeleitfähigkeit (s. Kap. 22) sind aus diesem Grunde einander proportional.

Elektrischer Widerstand

Der Kehrwert von G heißt elektrischer Widerstand, abgekürzt R. Es gilt

$$R = \frac{1}{G} \quad .$$

Die abgeleitete SI-Einheit des elektrischen Widerstands ist das Ohm, Einheitenzeichen Ω:

$$1\,\text{Ohm} = \frac{1\,\text{Volt}}{\text{Ampere}} \quad .$$

- **Beispiel:** Durch eine Haushaltsglühbirne fließen ca. 0,3 A. Der elektrische Widerstand der Glühwendel ist also: $R = 220\,\text{V}/0,3\,\text{A} = 733\,\Omega$.

Aus $R = 1/G$ folgt

$$R = \frac{l}{\gamma A} = \frac{\varrho l}{A}$$

mit $1/\gamma = \varrho$: spezifischer elektrischer Widerstand (oder Resistivität) des Materials. ϱ wird gemessen in $\Omega\cdot\text{m}$.

Materialien mit relativ geringem spezifischem elektrischen Widerstand (Größenordnung: $\varrho < 10^{-6}\,\Omega\cdot\text{m}$) heißen gute elektrische Leiter, beispielsweise die Metalle. Elektrische Isolatoren besitzen große Werte für ϱ, beispielsweise Zähne, viele Kunststoffe, Knochen. Dazwischen liegt der Bereich der elektrischen Halbleiter (Größenordnung: $\varrho \approx 10^{-4}\,\Omega\cdot\text{m}$), z. B. Germanium, Proteine und viele Elektrolyte.

Ohmmeter oder Widerstandsmeßbrücken messen R bzw. G (s. u.).

Temperaturabhängigkeit. Näherungsweise gilt für die meisten Metalle

$$R = R_0[1 + \alpha(T - T_0)]$$

mit R_0: elektrischer Widerstand bei $0°$ C in Ω; T: thermodynamische Temperatur in K; $T_0 = 273\,\text{K}$; α: Temperaturkoeffizient des Widerstands in K^{-1}. Häufig ist $\alpha \approx +(1/273)\,\text{K}^{-1}$.

Ist α positiv (bei den meisten Metallen), so wächst R mit steigender Temperatur an. Derartige Materialien heißen PTC-Leiter. Ist α negativ (bei den meisten Halbleitern), so liegt ein NTC-Leiter vor. Ist $\alpha \approx 0\,\text{K}^{-1}$ (z. B. bei der Legierung Konstantan), so ist R temperaturunabhängig.

Anwendung: Widerstandsthermometer bestimmen die Meßgröße T aus einer Messung von R.

Supraleitung. Sinkt T mancher elektrischer Leiter unter einen Grenzwert, genannt Sprungtemperatur T_c, so ist $R = 0$ für $T < T_c$. Das Material ist dann supraleitend und besitzt keinerlei elektrischen Widerstand mehr. Für die meisten Metalle und Legierungen beträgt T_c wenige Kelvin. Der Aufwand zur Herstellung supraleitender elektrischer Verbindungen ist also erheblich, beispielsweise Kühlung durch flüssiges Helium. Seit 1986 gibt es jedoch Keramiken mit $T_c > 124\,\text{K}$, die sog. Hochtemperatur-Supraleiter.

Messen des elektrischen Widerstands. Die vier wichtigsten Meßmethoden sind:

1) Messen mit dem Vielfachinstrument. Vor der Messung wird die Meßgröße (hier R in Ω) eingestellt, dann der Meßbereich gewählt. Die Meßkontakte des Meßgerätes werden an Ein- und Ausgang des unbekannten Widerstandes angeschlossen, d. h. das Ohmmeter ist parallel geschaltet zum Widerstand.

2) R läßt sich aus der Kennlinie (s. u.) des elektrischen Bauteils ermitteln.

3) Kompensatorische (Wheatstonesche) Brückenschaltung: Der unbekannte Widerstand R_x wird in Reihe mit einem bekannten R_A verbunden und an eine Spannungsquelle geschlossen. Parallel zu R_x und R_A wird ein Schiebewiderstand mit $R = R_1 + R_2$ geschaltet. Ein Amperemeter mißt den Strom zwischen Mittelabgriff des Schiebewiderstandes und der Verbindungsstelle zwischen R_x und R_A. R wird verstellt, bis $I = 0$ ist, dann gilt

$$\frac{R_1}{R_2} = \frac{R_x}{R_A} \quad , \quad \text{also} \quad R_x = \frac{R_A R_1}{R_2} \quad .$$

4) Widerstände mit $R >$ Megaohm werden mit Hilfe der Entladungszeit eines bekannten Kondensators (s. Kap. 28) indirekt gemessen.

R lebender Substanzen ist meist nicht direkt meßbar mit diesen Methoden, da an den Meßkontakten sofort elektrische Doppelschichten entstehen.

Das Ohmsche Gesetz

Kennlinien. Legt man nacheinander verschiedene elektrische Gleichspannungen U an ein elektrisches Bauteil (Widerstand, Diode, Kondensator usw.), mißt gleichzeitig den elektrischen Strom I und stellt I in Abhängigkeit von U dar, so entsteht die Kennlinie des Bauteils.

Die Steigung der Kennlinie in einem Punkt ist gleich dem elektrischen Leitwert G des Bauteils. Der Kehrwert der Steigung in diesem Punkt ist sein elektrischer Widerstand R.

Ohmscher Widerstand. Ist die Kennlinie eine Gerade, wie beispielsweise bei vielen Metallen und Elektrolyten, so gilt das Ohmsche Gesetz

$$I = GU \quad \text{oder} \quad I = U/R \quad .$$

R bzw. G sind im Bereich der Kennlinie konstant. Ein derartiger Widerstand heißt Ohmscher Widerstand bzw. Ohmscher Leiter. Ist die I,U-Kennlinie keine Gerade (bei Halbleitern, Dioden und Gasentladungsröhren), so liegt ein nicht-Ohmscher Leiter bzw. nicht-Ohmscher Widerstand vor. Das Ohmsche Gesetz gilt dann nicht.

28. Elektrische Kapazität

Elektrische Kapazität

Sind zwei elektrische Leiter gegeneinander isoliert, so bildet diese Anordnung einen Kondensator. Das können parallele Drähte, Platten, konzentrische Zylinder usw. sein. Legt man eine elektrische Spannung an, so fließen elektrische Ladungen auf die Leiteroberflächen. Ein Leiter lädt sich positiv auf, der andere negativ. Zwischen den Leitern existiert jetzt ein elektrisches Feld, elektrische Feldlinien (s. Kap. 26) verbinden sie. Wird der Kondensator nach dem Aufladen von der Spannungsquelle abgetrennt, so behält er seine Ladung.

Die aufgetragene Elektrizitätsmenge ist

$$Q = CU$$

mit Q: Elektrizitätsmenge gespeichert vom Kondensator, gemessen in C; U: elektrische Spannung zwischen den Leitern in V; C: Proportionalitätskonstante, genannt elektrische Kapazität der Anordnung. C hängt nur ab von der Geometrie der Leiter und dem Material zwischen ihnen.

Die abgeleitete SI-Einheit der elektrischen Kapazität ist das Farad, Einheitenzeichen F:

Farad = 1 Coulomb / Volt   .

Ein Kondensator der elektrischen Kapazität 1 Farad hat also die Ladungsmenge 1 Coulomb gespeichert, wenn die Potentialdifferenz zwischen beiden Leitern 1 Volt beträgt.

Farad ist eine sehr große Einheit. C der meisten Kondensatoren ist im Bereich Pikofarad (10^{-12} F) bis Mikrofarad (10^{-6} F).

Das Füllmaterial − genannt Dielektrikum, s. u. − zwischen beiden Leitern beeinflußt die Kapazität des Kondensators. Es gilt

$$C = \varepsilon_r C_0$$

mit C: Kapazität mit einem Dielektrikum im Inneren; C_0: Kapazität desselben Kondensators, jedoch mit Vakuum zwischen den Leitern; ε_r: eine dimensionslose Materialkonstante, genannt Permittivitätszahl (oder Dielektrizitätszahl), immer ≥ 1 (s. u.).

Die elektrische Kapazität eines materialgefüllten Kondensators ist also um den Faktor ε_r größer als die gleiche Anordnung mit Vakuum (oder in der Praxis mit Luft) zwischen den Leitern.

Dielektrikum	Permittivitätszahl	Dielektrikum	Permittivitätszahl
Vakuum	1	Zellmembran	5–9
Luft	1,00054	Porzellan	6,5
Teflon	2,1	Glimmer	7,0
Benzol	2,3	Ethylalkohol	24
Eis	2–3	Wasser (100° C)	55,3
Papier	3–4	Wasser (18° C)	81,1
Strontiumtitanat	310		

Ein aufgeladener Kondensator ändert seine elektrische Spannung, sobald das Dielektrikum ausgewechselt wird. Es gilt

$$U = \frac{U_0}{\varepsilon_r}$$

mit U, U_0: elektrische Spannung mit bzw. ohne Dielektrikum.
Messung von C erfolgt entweder direkt aus einer Messung von Q und U oder über die Zeitkonstante bei Entladung (s. u.). Es gibt auch Kapazitätsmeßbrücken, analog den Widerstandsmeßbrücken (s. Kap. 27).

Plattenkondensatoren bestehen aus zwei parallelen, gegeneinander isolierten Leiterplatten gleicher Größe und Form. Es gilt

$$C = \frac{\varepsilon_0 \varepsilon_r A}{d}$$

mit ε_r: Permittivitätszahl; $\varepsilon_0 = 8,854 \times 10^{-12}$ F·m^{-1}: elektrische Feldkonstante; A: Fläche *einer* Kondensatorplatte; d: Abstand beider Platten.

Das Produkt $\varepsilon_0 \varepsilon_r$ heißt Permittivität (oder Dielektrizitätskonstante) des Dielektrikums, abgekürzt ε. Also:

$$\varepsilon = \varepsilon_0 \varepsilon_r \quad .$$

● Beispiele: Die Kapazität eines Plattenkondensators mit $A = 1$ cm^2, $d = 1$ mm und Glimmer zwischen den Platten ist: $C = 8,854 \times 10^{-12}$ F·m$^{-1} \times 7,0 \times 10^{-4}$ m$^2/10^{-3}$ m $= 6,20 \times 10^{-12}$ F $= 6,2$ pF. Wird der Glimmer durch Teflon ($\varepsilon_r = 2,1$) ersetzt, so sinkt bei gleicher Anordnung C auf 1,9 pF.
Die Zellwand eines Nervenaxons weist eine elektrische Doppelschicht auf, sie gleicht einem zylinderförmig aufgerollten Plattenkondensator. Die elektrische Kapazität (eigentlich genauer: die Flächenkapazität) einer marklosen Nervenfaser beträgt ca. 0,01 F·m^{-2}. Dieser Wert bestimmt die Fortpflanzungsgeschwindigkeit des elektrischen Nervenpulses. C der markhaltigen Nervenfaser ist um den Faktor 200 kleiner, da hier der Abstand der elektrischen Doppelschicht wesentlich größer ist.

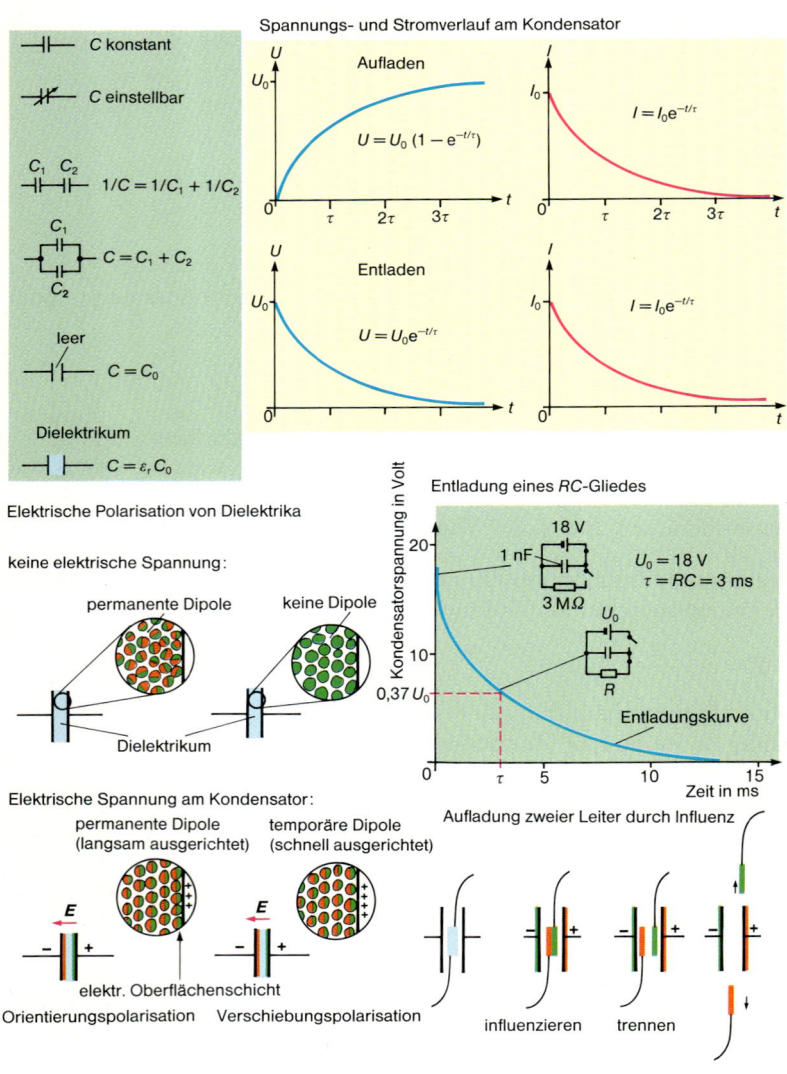

Kugelkondensatoren bestehen aus zwei konzentrischen Kugelschalen. Es gilt

$$C = \frac{4\pi\varepsilon_0\varepsilon_r r_i r_a}{r_a - r_i}$$

mit r_i, r_a: innerer bzw. äußerer Kugelradius.

● Beispiel: Lebende Zellen können als Kondensatoren betrachtet werden. Die ca. 10^{-7} m dicke Zellmembran trennt die Ladungen einer elektrischen Doppelschicht. Zwischen Zellinnerem und -äußerem existiert im Ruhezustand eine Potentialdifferenz von 0,1 Volt, das Zellinnere ist negativ. Für eine kugelförmige Zelle mit dem Außenradius 10 Mikron und $\varepsilon_r = 7,0$ folgt $C = 4 \times 3,14 \times 8,854 \times 10^{-12} \times 7,0 \times 10^{-5} \times 0,99 \times 10^{-5}/10^{-7}$ F = $7,7 \times 10^{-13}$ F.

Diese, in ihrer Gestalt idealisierte Zelle, ist also ein Kondensator der Kapazität 0,77 pF. Allerdings nur so lange, wie die Lebensprozesse die Potentialdifferenz von ca. 100 mV über die Zellmembran aufrecht erhalten.

Energieinhalt. Lädt man einen Kondensator auf, so ist Arbeit notwendig, um die Abstoßungskraft der bereits auf den Leitern befindlichen Ladungen zu überwinden. Der Kondensator speichert diese Arbeit als potentielle Energie. Es gilt

$$W = \frac{Q^2}{2C} = \frac{CU^2}{2}$$

mit W: gespeicherte Arbeit, d. h. Energie, in J; Q: Ladungsmenge auf dem Kondensator in Coulomb.

W wird bei Entladung des Kondensators wieder freigesetzt.

● Beispiele: Im Elektronenblitz lädt eine Batterie einen Kondensator auf, den der Auslöser innerhalb 10^{-3} s über eine Blitzlampe entlädt. Die im Kondensator gespeicherte Energie wird als Lichtenergie emittiert. Typische Zahlenwerte: $U = 500$ V, $C = 1$ mF, d. h. $W = 125$ J. Da W innerhalb 10^{-3} s freigesetzt wird, ist die Blitzleistung $125/10^{-3}$ $W = 125$ kW.

Die lebende Zelle können wir grob vereinfachend als geladenen Kugelkondensator betrachten. Mit $C = 0,77$ pF und $U = 0,1$ V folgt für die in der elektrischen Doppelschicht gespeicherte Energie $W = 7,7 \times 10^{-13} \times 0,01/2$ J = $3,8 \times 10^{-15}$ J. Da die Zellmembran kein idealer elektrischer Isolator ist, fließt unvermeidlich ein Leckstrom zwischen der Doppelschicht, und der Kondensator entlädt sich langsam. Die Natriumpumpe sorgt für kontinuierliche Aufladung der Doppelschicht, kompensiert also den Leckstrom. Die dafür insgesamt aufgewandte Arbeit ist ein erheblicher Anteil des Ruhegrundumsatzes der Zelle und damit des Lebewesens.

Auf- und Entladen eines Kondensators

Aufbringen oder Abfließen der Ladungen eines Kondensators erfolgt stets über einen elektrischen Widerstand, beispielsweise über den Ohmschen Widerstand der Zuleitungen, innerhalb einer endlichen Zeitspanne. Strom und Spannung ändern sich exponentiell mit der Zeit. Die Stromrichtungen bei Auf- und Entladen sind einander entgegengesetzt.

Aufladung

$$I = \frac{U_0}{R}\exp\left(-\frac{t}{RC}\right) \quad \text{und} \quad U = U_0\left[1 - \exp\left(-\frac{t}{RC}\right)\right]$$

mit I: Ladestrom in den Kondensator; U_0: Spannung des voll aufgeladenen Kondensators; t: Zeit, bei Ladebeginn ist $t = 0$; R: elektrischer Widerstand, über den der Kondensator aufgeladen wird. (Zur Erinnerung: $\exp(-x) = 1/\exp(x) = e^{-x} = 1/e^x$, s. Kap. 6).

Das Produkt RC heißt *Zeitkonstante* des Ladevorgangs, abgekürzt τ und wird gemessen in Sekunden. $\tau = RC$ bestimmt den zeitlichen Verlauf von Auf- und Entladeprozeß. Es ist eine außerordentliche wichtige Größe.

● Beispiel: Für $C = 2\,\text{nF}$ und $R = 3\,\text{M}\Omega$ wächst die Spannung des ladenden Kondensators innerhalb $\tau = RC = 2 \times 10^{-9}\,\text{F} \times 3 \times 10^6\,\Omega = 6 \times 10^{-3}\,\text{s} = 6\,\text{ms}$ auf $U_0(1 - 0,368) = 0,632 U_0$ an. Das heißt, der Kondensator erreicht nach $t = \tau$ rund 63 % des Endwertes U_0 seiner Spannung. Nach $t = 3\tau$ beträgt U bereits 95 % von U_0. Es hat also wenig Sinn, länger als 3τ lang zu laden.

Der Ladestrom zeigt das umgekehrte Verhalten: Von einem großen Anfangswert $I_0 = U_0/R$ sinkt er innerhalb $t = \tau$ auf 37 % von I_0 und nach drei Zeitkonstanten auf $0,05\,I_0$.

Entladung

$$I = \frac{U_0}{R}\exp\left(-\frac{t}{RC}\right) \quad \text{und} \quad U = U_0\exp\left(-\frac{t}{RC}\right)$$

mit $U_0/R = I_0$: Anfangsstrom; U_0: Anfangsspannung.

Entladungsstrom I und Spannung U am Kondensator fallen exponentiell mit der Zeit gegen Null ab. Die Zeitkonstante $\tau = RC$ bestimmt, wie schnell sich der Kondensator entlädt.

● Beispiele: Der Kondensator im Elektronenblitz (s. o.) entlädt sich bei Blitzauslösung über einen elektrischen Schaltkreis (Kabel, Zündspule, Blitzröhre) mit dem Gesamtwiderstand $0,3\,\Omega$. Die Zeitkonstante ist $\tau = 0,3\,\Omega \times 10^{-3}\,\text{F} = 0,3\,\text{ms}$. Nach $3\tau = 0,9\,\text{ms}$ ist der Blitzkondensator bis auf ca. 5 % entladen.

Die Zellmembran kann als Kombination von Kondensator und elektrischem Widerstand betrachtet werden. Ihre Entladungsgeschwindigkeit bei Entstehung bzw. Weiterleitung eines elektrischen Nervenpulses wird dann bestimmt durch die Zeitkonstante RC. Da die Austauschprozesse durch die Membran hindurch temperaturabhängig sind, ist R bei Warmblütern etwa um den Faktor 3 geringer als bei Kaltblütern. τ ist also (bei konstantem C) nur 1/3, d. h., die Nervenleitungsgeschwindigkeit der Warmblüter ist entsprechend größer.

Elektrische Polarisation

Bringen wir ein Dielektrikum in ein elektrisches Feld, z. B. in einen Kondensator, so erscheinen auf den Oberflächen des Dielektrikums elektrische Ladungen. Dieser Vorgang heißt elektrische Polarisation. Die Oberflächenladungen werden durch das äußere elektrische Feld influenziert. Das Vorzeichen der Oberflächenladung an einer Stelle ist entgegengesetzt dem der hervorrufenden (influenzierenden) Position. Da in einem geladenen und mit Dielektrikum gefüllten Kondensator ein Teil der elektrischen Feldlinien an den induzierten Oberflächenladungen endet, ist die elektrische Feldstärke im Inneren kleiner als in einem leeren Kondensator.

Verschiebungspolarisation. Das elektrische Feld erzeugt im Dielektrikum bewegliche elektrische Ladungen. Vorher elektrisch neutrale Moleküle zeigen dann positive und negative Ladungen an entgegengesetzten Enden. Das Molekül wird zum Dipol, dessen Achse parallel zu den elektrischen Feldlinien orientiert ist. Die Brownsche Molekularbewegung (s. S. 16.1) versucht, diese Ausrichtung zu stören.

Im Inneren des Dielektrikums kompensieren sich die Ladungen, so daß wir nur Ladungen an den Oberflächen beobachten. Die Verschiebungspolarisation verschwindet mit dem Feld, die erzeugten Dipole sind nur temporär.

Orientierungspolarisation. Das Dielektrikum enthält auch ohne Existenz eines äußeren elektrischen Feldes – allerdings regellos ausgerichtete – Dipole. Ein von außen angelegtes elektrisches Feld richtet die Dipolachsen teilweise in Feldlinienrichtung aus. Dabei muß es Energie aufwenden, um Reibungskräfte zu überwinden. Verschwindet das Feld, so sorgt die Brownsche Molekularbewegung für eine rasche Desorientierung dieser permanenten Dipole.

Diathermie. Durchdringt ein elektrisches Feld Körpergewebe, so tritt Orientierungspolarisation auf. Ändert das Feld seine Richtung, so dreht die Coulombkraft die polarisierten Moleküle in die neue Richtung. Die bei der Reibung abgegebene Energie erwärmt die Körperzellen.

29. Elektrische Leistung

Elektrische Energie

Eine elektrische Spannung beschleunigt die beweglichen Ladungsträger in einem elektrischen Leiter. Unvermeidbar stoßen diese mit den Atomen und/oder Molekülen des Leitermaterials zusammen und geben dabei einen Teil ihrer kinetischen Energie über inelastische Stöße an ihn ab. Der Leiter erwärmt sich, die dabei auftretende Wärmemenge heißt Joulesche Wärme. Ist die abgegebene Energie groß genug, so glüht das Leitermaterial.

Die von einem elektrischen Strom erzeugte Wärmeenergie in einem Ohmschen Leiter ist

$$W = IU \, \Delta t$$

mit W: freigesetzte Wärmeenergie in J; I: elektrische Stromstärke in A; U: elektrische Spannung in V; Δt: Zeitspanne, innerhalb der I fließt, in s.

Elektrische Leistung

Elektrische Leistung P ist – entsprechend der mechanischen Leistung (s. Kap. 13, Leistung) – der Quotient aus Energie W und Zeitspanne Δt, innerhalb der W abgegeben wird. Also

$$P = \frac{W}{\Delta t} \quad .$$

P wird gemessen in Watt, Einheitenzeichen W.

Gilt im Stromkreis Ohms Gesetz, so bestehen folgende Zusammenhänge:

$$P = U I = R I^2 = \frac{U^2}{R}$$

mit R: elektrischer Widerstand des Leiters in Ω.

Wattmeter messen die elektrische Leistung.

Für die in einem Leiter bei Stromdurchgang verbrauchte elektrische Energie W folgt

$$W = P \Delta t \quad .$$

W wird gemessen in W·s = J. Für größere elektrische Verbraucher ist die Energieeinheit Kilowattstunde (kWh) praktisch. Umrechnung:

$$1 \, \text{kWh} = 3,6 \times 10^6 \, \text{W} \cdot \text{s} = 3,6 \times 10^6 \, \text{J} \quad .$$

Die eben angestellten Überlegungen gelten nur für die Augenblickswerte von U und I. Da Gleichströme und -spannungen zeitunabhängig sind, können die Formeln dennoch direkt benutzt werden. Für Wechselströme und -spannungen gelten dagegen die zeitlichen quadratischen Mittelwerte, genannt Effektivwerte (s. Kap. 25). Dann gilt

$$P = U_{\text{eff}} I_{\text{eff}}$$

mit $U_{\text{eff}} = \hat{U}/\sqrt{2}$; $\hat{U}$: maximale Spannung; $I_{\text{eff}} = \hat{I}/\sqrt{2}$; $\hat{I}$: maximale Stromstärke.

• Beispiele: Wird eine 60 W Glühbirne an 220 V Gleichspannung angeschlossen, so fließt der elektrische Strom $I = P/U = 60$ W$/220$ V $= 0{,}272$ A. Der Widerstand des Glühfadens ist also $R = 220$ V$/0{,}272$ A $= 809\ \Omega$.

Bei Anschluß der Glühbirne an 220 V Wechselspannung (das ist bereits U_{eff}) ist die effektive Stromstärke 0,272 A, d. h. die maximale Stromstärke beträgt $I_{\text{eff}}\sqrt{2} = 0{,}385$ A.

Überlandleitungen weisen sehr hohe Spannungen auf, um die Übertragungsverluste zu minimalisieren. Sollen beispielsweise 250 kW übertragen werden, so fließt bei $U = 40\,000$ V ein Strom von $I = 2{,}5 \times 10^5$ W$/(4 \times 10^4$ V$) = 6{,}25$ A. Der typische Ohmsche Widerstand einer derartigen Überlandleitung ist 0,5 Ω, damit folgt für den Verlust innerhalb des Leiters: $P = I^2 R = 39{,}1 \times 0{,}5$ W $= 19{,}5$ W. Versuchte man dagegen die gleiche Leistung bei 220 V zu übertragen, so wären die Übertragungsverluste größer als die zu übertragende Leistung!

Wirkleistung. Die aufgeführten Formeln für P gelten nur dann, wenn die freien Ladungsträger durch einen Ohmschen Widerstand fließen.

Bei Wechselspannungen und -strömen ist es möglich, daß zeitlicher Verlauf von U und I nicht übereinstimmen, d. h. beide Größen sind zeitlich gegeneinander verschoben. Eine derartige Phasendifferenz entsteht beispielsweise an Kondensatoren und Spulen.

Eine neue physikalische Größe, genannt Wirkleistung, erfaßt diesen Umstand:

$$\overline{P} = U_{\text{eff}} I_{\text{eff}} \times \cos \varphi$$

mit $\overline{P}$: Wirkleistung, gemessen in W; φ: Phasendifferenz zwischen U und I, gemessen in Bogenmaß (s. Kap. 6).

$\overline{P}$ ist jene elektrische Leistung, die im (zeitlichen) Mittel an den Verbraucher abgegeben wird. Der Tarif des Elektrizitätswerkes gilt für $\overline{P}$. Für rein Ohmsche Widerstände ist $\varphi = 0$, also $\overline{P} = U_{\text{eff}} I_{\text{eff}}$. Wattmeter berücksichtigen automatisch eine eventuell vorhandene Phasendifferenz, messen also direkt die Wirkleistung.

150   30. Elektrische Schaltungen

Reihenschaltung   Serienschaltung   Knoten und Masche der Schaltung

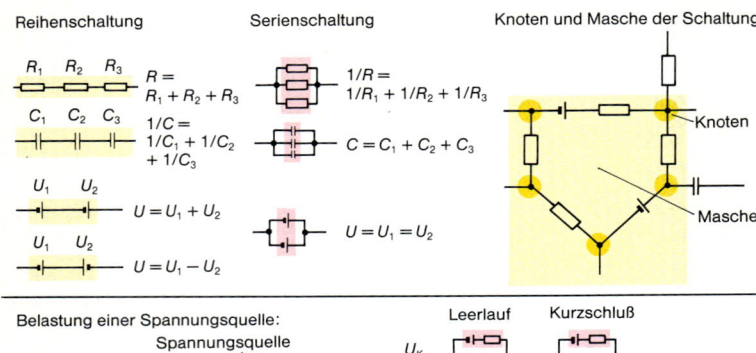

Belastung einer Spannungsquelle: Leerlauf   Kurzschluß

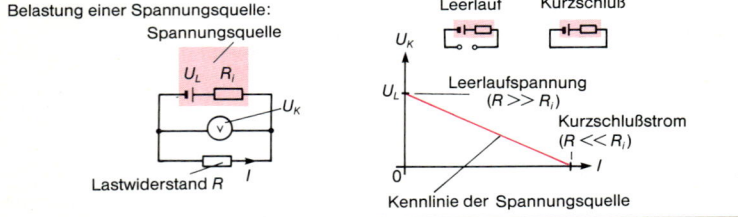

Vereinfachen einer Schaltung:

Reihenschaltung   Parallelschaltung   Ersatzschaltbild

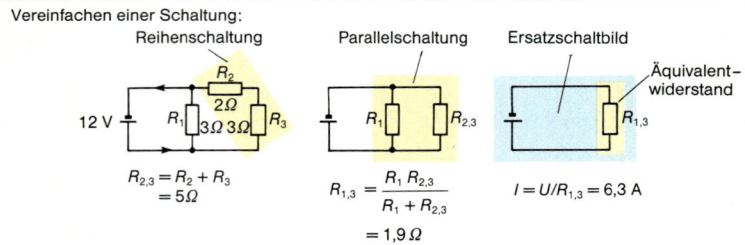

Strommessung: Spannungsmessung:

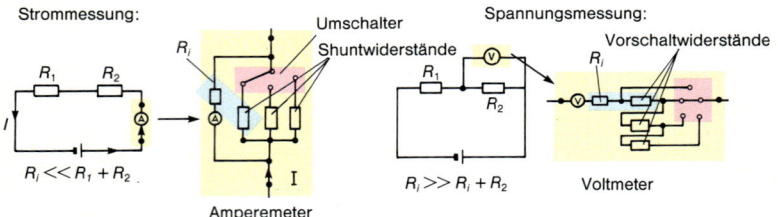

30. Elektrische Schaltungen

Begriffe

In Schaltkreisen (auch Leiterkreise genannt) verbinden elektrische Leitungen die verschiedenen elektrischen Bauteile, z. B. Widerstände, Kondensatoren, Spulen, Verstärker, Transformatoren, Spannungsquellen, Gleichrichter, Registriergeräte, Sicherungen, Schalter.

Spannungsquellen stellen die elektrische Potentialdifferenz bereit, um einen elektrischen Strom im Schaltkreis aufrecht zu erhalten.

• Beispiele: Batterie, Akku, Solarzelle, Generator, Steckdose, biologische Membranen.

Leerlaufspannung U_L, auch EMK (*E*lektro*m*otorische *K*raft) genannt, ist die elektrische Spannung am Ausgang einer nicht angeschalteten (d. h. stromlosen) Spannungsquelle.

• Beispiele: Taschenlampenbatterie, Auto-Akku in der Verpackung, Spannungsquelle im Schaltkreis bei geöffnetem Unterbrecher.

Klemmenspannung U_K ist die elektrische Spannung am Ausgang einer belasteten, d. h. angeschalteten Spannungsquelle.

Es gilt

$$U_K = U_L - IR_i$$

mit R_i: Innenwiderstand der Spannungsquelle (s. u.); I: Stromstärke durch die Spannungsquelle. Es ist also stets $U_K < U_L$.

Innenwiderstand R_i ist der stets vorhandene elektrische Widerstand eines elektrischen Bauteils.

Sobald ein Strom I fließt, führt R_i − entsprechend dem Ohmschen Gesetz − zu einem Spannungsabfall $U = IR_i$ am Bauteil. R_i ist die Ursache Joulescher Wärme im Inneren des Bauteils.

Belastbarkeit einer Spannungsquelle. Ist der gesamte elektrische Widerstand R eines Schaltkreises sehr klein, so fließt ein großer Strom. Da die erzeugte Joulesche Wärme proportional I^2 ist, kann das zur Zerstörung elektrischer Bauteile einschließlich der Spannungsquelle führen. Für $R = 0$ liegt ein elektrischer Kurzschluß vor, U_K fällt dabei auf 0 ab.

Das Belastungsdiagramm (die Kennlinie) der Spannungsquelle stellt U_K in Abhängigkeit vom entnommenen Strom I dar.

Leistungsanpassung von Spannungsquelle (Innenwiderstand R_i) und restlichem Schaltkreis (Gesamtwiderstand R) ist erreicht, wenn $R = R_i$.

Kirchhoffsche Regeln

Verwickelte elektrische Schaltkreise werden abschnittsweise analysiert; nützlich ist dabei ihre Zerlegung in Knoten und Maschen.

Knotenregel (1. Kirchhoffsche Regel). Jeder Verzweigungspunkt von elektrischen Leitungen im Schaltkreis stellt einen Knoten dar. Da die Anzahl der Ladungsträger konstant bleiben muß, gilt für jeden Knoten

$$\sum I_z = \sum I_a$$

mit $\sum I_z$, $\sum I_a$: Summe der Stromstärken der dem Knoten zufließenden bzw. abfließenden Ströme. In einem Knoten ist die Summe aller zu- und abfließenden Ströme Null.

• Beispiel: Knoten mit einem Zufluß (a) und zwei Abflüssen (b, c). Knotenregel: $I_a - (I_b + I_c) = 0$. Ist $I_a = 20\,\text{mA}$ und $I_b = 3\,\text{mA}$, so folgt für den unbekannten Strom $I_c = I_a - I_b = 20\,\text{mA} - 3\,\text{mA} = 17\,\text{mA}$.

Maschenregel (2. Kirchhoffsche Regel). Jeder geschlossene Schaltkreis mit Leitungen und elektrischen Bauteilen stellt eine Masche dar. An jedem Bauteil fällt aufgrund seines Innenwiderstandes eine Spannung ab, bzw. es liefert jede Spannungsquelle eine Potentialdifferenz. Für jede Masche gilt

$$\sum U_i = \sum U_Q$$

mit $\sum U_i$, $\sum U_Q$: Summe der Spannungsabfälle bzw. der Quellenspannungen. In einer Masche ist die Summe aller Spannungen Null, wenn Spannungsabfälle und Quellenspannungen entgegengesetzte Vorzeichen tragen.

• Beispiel: Masche aus drei hintereinander geschalteten Ohmschen Widerständen (R_1, R_2, R_3) und einer Spannungsquelle (U). Maschenregel: $R_1 I + R_2 I + R_3 I - U = 0$. Ist $R_1 = 20\,\Omega$, $R_2 = 70\,\Omega$, $I = 100\,\text{mA}$ und $U = 12\,\text{V}$, so folgt für den unbekannten Widerstand $R_3 = U/I - R_1 - R_2 = 30\,\Omega$.

Einfache Schaltungen

Reihenschaltung (auch Serienschaltung) ist das Hintereinanderschalten elektrischer Bauteile. Es gilt

Gesamtwiderstand: $\qquad R = \sum R_n = R_1 + R_2 + R_3 + \dots$

Kehrwert der Gesamtkapazität: $\dfrac{1}{C} = \sum \dfrac{1}{C_n} = \dfrac{1}{C_1} + \dfrac{1}{C_2} + \dfrac{1}{C_3} + \ldots$

Summe von Quellenspannungen:

ungleichnamige Pole verbunden: $U = \sum U_n = U_1 + U_2 + U_3 + \ldots$

gleichnamige Pole verbunden: $U = U_1 - U_2$

Parallelschaltung ist das Nebeneinanderschalten elektrischer Bauteile. Es gilt

Gesamtleitwert: $G = \sum G_n = G_1 + G_2 + G_3 + \ldots$

Gesamtkapazität: $C = \sum C_n = C_1 + C_2 + C_3 + \ldots$

Summe von Quellenspannungen:

gleichnamige Pole verbunden: $U = U_1 = U_2 = U_3$

Gemischte Reihen- und Parallelschaltung elektrischer Bauteile wird durch stufenweises Vereinfachen analysiert.

Potentiometerschaltung (auch Spannungsteiler) ist ein Variowiderstand parallel geschaltet zu einer Spannungsquelle. Am Variowiderstand kann eine Kombination zweier Widerstände R_1 und R_2 so abgegriffen werden, daß immer $R = R_1 + R_2$, beispielsweise durch einen Drahtwiderstand mit schleifendem Mittelabgriff. Mit einer Spannungsquelle der Spannung U_0 kann man am Potentiometer eine Spannung U_P mit $0 \leq U_P \leq U_0$ einstellen. Es gilt

$$U_P = U_0 \frac{R_1}{R}$$

mit U_P = elektrische Potentialdifferenz zwischen Mittel- und Endkontakt des Variowiderstandes.

Schaltung eines Voltmeters erfolgt im Nebenschluß, d. h. parallel zum zu messenden Spannungsabfall. Der Innenwiderstand R_i des Voltmeters muß sehr groß sein verglichen mit dem Gesamtwiderstand im Schaltkreis. Vorwiderstände verändern den Meßbereich des Voltmeters.

Schaltung eines Amperemeters erfolgt im Hauptschluß, d. h. in Reihe mit dem zu messenden Strom. R_i des Amperemeters ist möglichst klein, damit der Einfluß auf den zu messenden Strom vernachlässigbar ist. Ein Widerstand parallel zum Amperemeter verändert den Meßbereich.

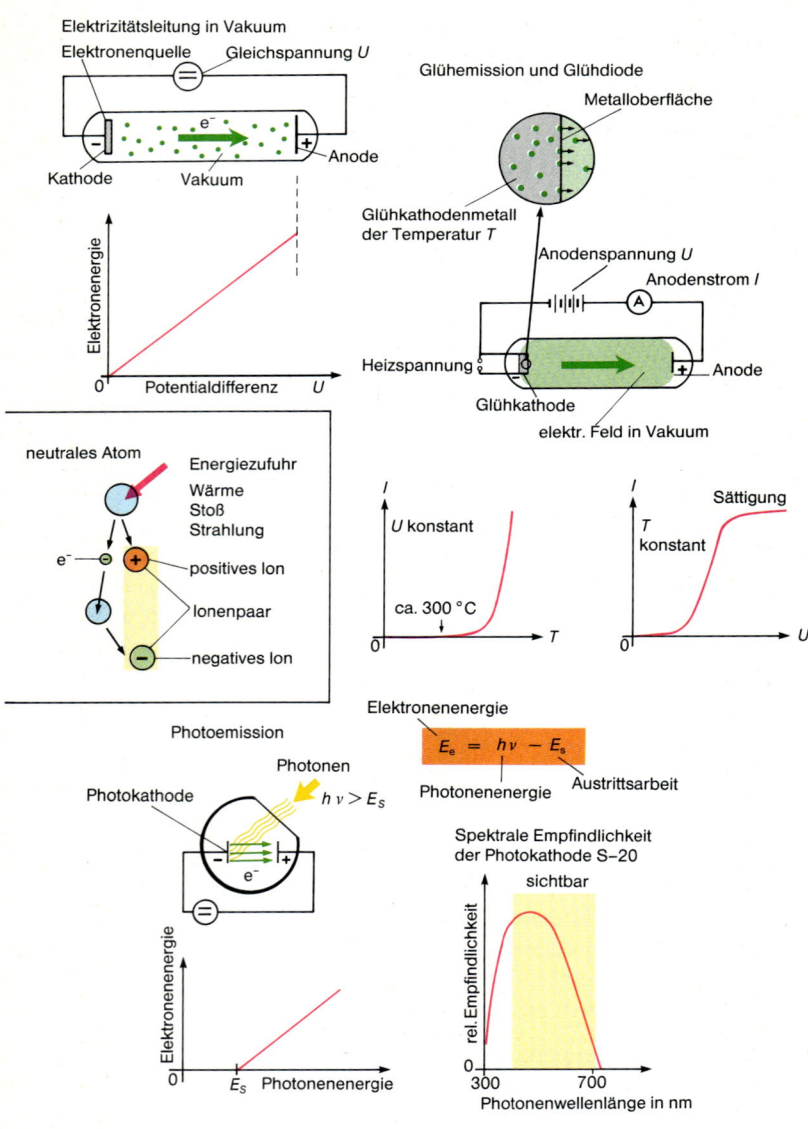

Elektrizitätsleitung in Vakuum

Elektronenquelle   Gleichspannung U

e⁻

Kathode   Vakuum   Anode

Elektronenergie

0   Potentialdifferenz U

Glühemission und Glühdiode

Metalloberfläche

Glühkathodenmetall
der Temperatur T

Anodenspannung U

Anodenstrom I

Heizspannung   Anode

Glühkathode

elektr. Feld in Vakuum

neutrales Atom   Energiezufuhr
Wärme
Stoß
Strahlung

e⁻   positives Ion

Ionenpaar

negatives Ion

I U konstant

ca. 300 °C T

I Sättigung
T konstant
0   U

Elektronenenergie

$$E_e = h\nu - E_s$$

Photonenenergie   Austrittsarbeit

Photoemission

Photonen

Photokathode $h\nu > E_s$

e⁻

Elektronenenergie

0   E_s Photonenenergie

Spektrale Empfindlichkeit
der Photokathode S-20

sichtbar

rel. Empfindlichkeit

0   300   700
Photonenwellenlänge in nm

31. Elektrizitätsleitung

Bewegen sich Träger elektrischer Ladungen in eine Vorzugsrichtung, so fließt ein elektrischer Strom in diese Richtung (s. Kap. 25). Der Strom wird erzeugt und aufrechterhalten durch eine angelegte Potentialdifferenz. Die negative Elektrode heißt Kathode, die positive Anode.

Die Elektrizitätsleitung kann erfolgen durch Elektronen, positive und negative Ionen sowie durch Löcher in dotierten Festkörpern (s. u.). Neben einer Potentialdifferenz setzt sie also stets das Vorhandensein freier oder quasifreier elektrischer Ladungsträger voraus. Sind keine oder nur sehr wenige ungebundene Ladungsträger vorhanden, so kann von außen zugeführte Energie zusätzliche freisetzen. Dazu ist eine Mindestenergie pro Ladungsträger, genannt Austritts- oder Ablösearbeit, notwendig. Da es sich um sehr kleine Energien handelt, ist es nützlich, die in Atom- und Kernphysik benutzte Energieeinheit Elektronvolt, Einheitenzeichen eV, zu verwenden.

Umrechnung: $1\,\mathrm{eV} = 1,602 \times 10^{-19}\,\mathrm{J}$.

Ein elektrischer Strom kann durch Vakuum, Gase, Flüssigkeiten und Festkörper fließen.

Elektrizitätsleitung im Vakuum

Elektronen sind die Ladungsträger eines elektrischen Stroms zwischen Kathode und Anode im Vakuum. Die kinetische Energie der Elektronen ist proportional der von ihnen durchlaufenen Potentialdifferenz. Es gilt

$$m_e v^2/2 = eU$$

mit m_e, v: Masse bzw. Geschwindigkeit eines Elektrons; e: Elementarladung; U: Potentialdifferenz zwischen Kathode und Anode.

Die (kinetische) Energie der Elektronen wird gemessen in eV; der Zahlenwert ist gleich U.

● Beispiel: Liegt zwischen Kathode und Anode die elektrische Spannung 1500 V an, so beträgt die Energie eines auf die Anode prallenden Elektrons $1500\,\mathrm{eV} = 2,40 \times 10^{-16}\,\mathrm{J}$. Ist die Stromstärke des Elektronenstroms 1 mA, so treffen pro Sekunde $6,24 \times 10^{15}$ Elektronen auf. Im Anodenmaterial wandelt sich die kinetische Energie aller Elektronen in Wärme um, d. h. $2,40 \times 10^{-16} \times 6,24 \times 10^{15}\,\mathrm{J} = 1,50\,\mathrm{J}$ erwärmen die Anode pro Sekunde.

Die folgenden Prozesse führen zur Freisetzung von Elektronen, die dann die Elektrizitätsleitung im Vakuum unterhalten können: Glüh-, Photo-, Feld- und Sekundäremission.

Glühemission. Metalle enthalten im Inneren zahlreiche freibewegliche Elektronen. Diese stellen ein Elektronengas dar und bewegen sich regellos (s. Kap. 16, Brownsche Molekularbewegung) zwischen den im Gitter fixierten Metallatomen. Anziehende Kräfte an den Metallgrenzen verhindern, daß Elektronen das Gitter verlassen. Wird das Metall erhitzt, beispielsweise durch die Joulesche Wärme eines Heizstroms, so wächst die mittlere Geschwindigkeit der freien Elektronen im Inneren. Die kinetische Energie einiger Elektronen übersteigt jetzt die Austrittsarbeit, sie treten vom Kathodenmetall ins Vakuum über. Dort erfaßt sie das elektrische Feld und beschleunigt sie in Richtung Anode. Die Anzahl der freigesetzten Elektronen wächst mit der Temperatur T. Für den Betrag der elektrischen Stromdichte j (s. Kap. 25) gilt

$$j \sim T^2 \quad .$$

Die Austrittsarbeit, also jene Energie, die ein Elektron haben muß, um das Kathodenmaterial zu verlassen, ist von der Größenordnung einige eV.

• Beispiele: W: 4,54 eV;   Cu: 4,39 eV;   BaO: 0,99 eV.

Glühemission ist die wichtigste Quelle freier Elektronen. Emissionsströme bis zu 10^{19} Elektronen/s und Stromstärken bis einige A werden in der Praxis erreicht.

Anwendungen: Glühdiode. Kathode und Anode stehen sich in einer evakuierten Röhre gegenüber. Die direkt oder indirekt geheizte Kathode emittiert Elektronen. Ist die Anode elektrisch positiv gegenüber der Kathode, so leitet die Glühdiode einen elektrischen Strom. Wird die Anode durch eine von außen angelegte elektrische Spannung negativ gegenüber der Kathode, so werden die Glühelektronen von der Anode abgestoßen, es fließt kein elektrischer Strom, die Diode sperrt. Da also die Diode nur eine Stromrichtung erlaubt, kann sie als Gleichrichter dienen.

Triode. Zwischen Kathode und Anode weist die Triode eine weitere, gitterförmige Elektrode auf. Eine elektrische Spannung am Gitter verändert die Stromstärke des Röhrenstroms. Ist beispielsweise das Gitter negativer als die Kathode, so werden die Glühelektronen in Richtung Kathode zurückgedrängt. Es findet keine Elektrizitätsleitung statt, die Triode sperrt. Bei positivem Gitter ist dagegen die Triode geöffnet. Mit Hilfe einer Spannung am Gitter kann also der Röhrenstrom gesteuert werden. Da bereits geringe Potentialdifferenzen zwischen Gitter und Kathode bzw. Gitter und Anode ausreichen, um den Röhrenstrom deutlich zu verändern, fungiert die Triode als Verstärkerröhre.

Photoemission, Photoeffekt. Absorbiert eine Oberfläche elektromagnetische Strahlung, beispielsweise ultraviolettes Licht, so emittiert sie Elektronen. Die Photonen der Strahlung liefern in diesem Falle die nötige Austrittsarbeit. Für die Energie eines Photons gilt

$$E = h\nu = \frac{hc}{\lambda}$$

mit E: Energie eines Photons in J; $h = 6,626 \times 10^{-34}$ J·s: Planck-Konstante;
ν: Frequenz der Strahlung in Hz; $c = 2,998 \times 10^8$ m·s^{-1}: Vakuumlichtgeschwindigkeit; λ: Wellenlänge der Strahlung in m.

● Beispiel: Licht an der UV-Grenze des Sichtbaren hat eine Wellenlänge
von 400 nm. Die Energie eines einzelnen Photons ist dann: $E = 6,626 \times 10^{-34}$ J·s $\times 2,998 \times 10^8$ m·s$^{-1}/4 \times 10^{-7}$ m $= 4,97 \times 10^{-19}$ J $= 3,10$ eV. Diese
Energie reicht aus, um aus BaO Elektronen freizusetzen (s. o.). Da die Aus-
trittsarbeit für W größer ist (4,54 eV), löst 400 nm Strahlung an Wolfram-
Oberflächen keine Photoelektronen aus. In diesem Falle wandelt sich die
gesamte Photonenenergie in Wärme um.

Achtung: Die Energie der Photoelektronen ist unabhängig von der Intensität der auslösenden Strahlung. Es gilt

Elektronenenergie = Photonenenergie − Austrittsarbeit   .

Anwendung: Photokathode, Photozelle, Solarzelle, Bildwandler.

Feldemission. Felder der elektrischen Feldstärke $> 10^9$ V·m^{-1} reißen aus
Metalloberflächen Elektronen heraus.
Anwendung: Das Feldemissionsmikroskop besteht z. B. aus einer feinen,
als Kathode geschalteten W-Nadel, die im Vakuum einem Anodenring gegenübersteht. Bei einer Potentialdifferenz von einigen kV zieht die Feldemission Elektronen aus der Nadel heraus, die durch den Ring hindurch auf
einen Bildschirm prallen. Strukturen in den äußersten Atomlagen auf der
Nadelspitze werden sichtbar. Vergrößerungen $> 10^6$ werden erzielt.

Sekundäremission. Die Austrittsarbeit kann auch über kinetische Energie
zugeführt werden: Prallen beispielsweise energiereiche Elektronen auf eine
Metalloberfläche, so lösen sie dort Elektronen, genannt Sekundärelektronen,
aus. Das heißt, jedes auftreffende Teilchen setzt ein oder mehrere Elektronen
aus dem Metall frei.
Anwendung im Sekundärelektronen-Vervielfacher, auch Multiplier genannt: Photonen lösen über Photoemission Elektronen aus einer Photokathode aus. Ein elektrisches Feld beschleunigt und leitet die Teilchen auf eine
weitere Metalloberfläche (Dynode genannt). Dort erzeugt Sekundäremission

Elektrizitätsleitung in Gasen, Gasentladung

einstellbare Spannung U

Entladungsstrom I

Gasentladungsrohr

Entladungskennlinie

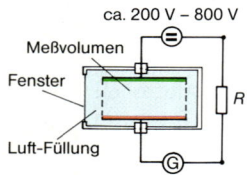

Ionisationskammer-Bereich

Zählrohr-Bereich

Sättigung

selbstständige Entladung

unselbstständige Entladung

ca. 200 V – 800 V

Meßvolumen

Fenster

R

Luft-Füllung

Ionisationskammer

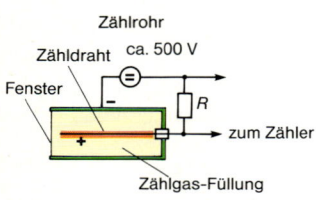

Zählrohr

Zähldraht ca. 500 V

Fenster

R

zum Zähler

Zählgas-Füllung

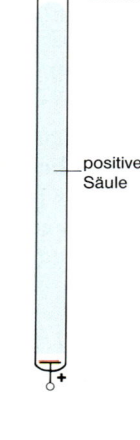

Leuchtstoffröhre mit Edelgas Füllung

Glimmhaut

negatives Glimmlicht

positive Säule

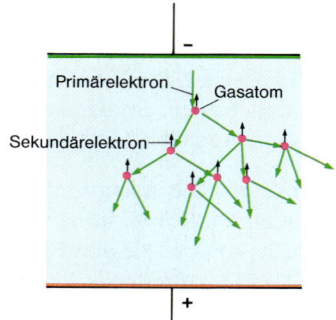

Auslösen einer Elektronenlawine durch Stoßionisation

Primärelektron

Gasatom

Sekundärelektron

weitere Elektronen, die ihrerseits beschleunigt und auf die nächste Dynode konzentriert werden. Eine Elektronenlawine wächst von Dynode zu Dynode. Verstärkungsfaktoren bis zu 10^{10} werden erreicht. Das heißt, ein einzelnes, von der Photokathode emittiertes Elektron, führt zu 10^{10} Sekundärelektronen an der Anode des Multipliers. Auf diese Weise lassen sich beispielsweise außerordentlich geringe Lichtintensitäten messen.

Elektrizitätsleitung in Gasen

Gase sind normalerweise elektrische Isolatoren, sie zeigen keine Elektrizitätsleitung. Die stets vorhandene Kosmische Höhenstrahlung und die natürliche Radioaktivität erzeugen jedoch immer einige wenige Ladungsträger. In Bodennähe sind das ca. 10^9 Ionen pro m^3.

Ionisation. Wird einem Gasatom Energie zugeführt, die größer ist als die Bindungsenergie eines der an das Atom gebundenen Elektronen (s. Kap. 15, Atomhülle), so wird das Elektron frei, ein positives Ion bleibt zurück. Dieser Vorgang heißt Ionisation. Da das freie Elektron sich oft an ein anderes, neutrales Gasatom anlagert, entstehen bei der Ionisation auch negative Ionen. Die zur Ionisation notwendige Energie kann dem Atomelektron durch elektromagnetische Strahlung (Photoemission, s. o.) oder auch Stoß (Stoßionisation), zugeführt werden.

Befinden sich ionisierte Gasatome zwischen zwei Elektroden und wird eine Potentialdifferenz angelegt, so driften die Elektronen und Ionen in Richtung Anode bzw. Kathode: es fließt ein elektrischer Strom. Dieses Driften überlagert sich der stets vorhandenen thermischen Bewegung der Ladungsträger. Die Driftgeschwindigkeiten sind relativ klein.

• Beispiel: Bei einer Feldstärke von $1000\,V\cdot m^{-1}$ ist die mittlere Driftgeschwindigkeit von O_2^{++}-Ionen ca. $13\,m\cdot s^{-1}$, erheblich kleiner als ihre thermische Geschwindigkeit bei Raumtemperatur (Größenordnung: $500\,m\cdot s^{-1}$, s. Kap. 16, Gase).

Anwendung: Ionisationskammer. Eine Gleichspannungsquelle (Größenordnung: einige hundert Volt) erzeugt eine elektrische Potentialdifferenz zwischen zwei parallelen und elektrisch isolierten Metallplatten. Der Plattenzwischenraum, genannt Kammervolumen, ist mit Luft oder einer speziellen Gasmischung gefüllt. Die in Gas stets vorhandenen, wenigen Ionen unterhalten einen sehr kleinen elektrischen Strom durch die Ionisationskammer, genannt Dunkelstrom. Dringt Strahlung in das Kammervolumen ein, so entstehen zusätzliche Ionen durch Ionisation. Es fließt ein zusätzlicher elektrischer Strom proportional der Intensität der einfallenden Strahlung. Die

Ionisationskammer ist ein wichtiges Instrument in der Dosimetrie ionisierender Strahlen, beispielsweise Röntgenstrahlung (s. Kap. 58).

Rekombination ist die Umkehrung der Ionisation: Ein vorhandenes Ion fängt einen Ladungsträger mit entgegengesetztem Vorzeichen ein und formt ein elektrisch neutrales Teilchen.

Gasentladung heißen jene Vorgänge, die bei Durchgang eines elektrischen Stroms durch ein Gas auftreten. In der Regel ist der Gasdruck < Atmosphärendruck. Die Gasentladung heißt unselbständig, wenn eine äußere Einwirkung den Entladungsstrom auslöst, beispielsweise Ionisation des Gases durch Strahlung. Selbständige Gasentladung ist ausschließlich Folge der elektrischen Spannung zwischen Kathode und Anode, beispielsweise Auslösen und Unterhalten des Entladungsstroms durch Glüh- oder Feldemission.

Strom-Spannungs-Charakteristik, Kennlinie einer Gasentladung: In einem geschlossenen, gasgefüllten Entladungsrohr fließt ein elektrischer Strom, sobald eine Potentialdifferenz zwischen den Elektroden existiert. Der Betrag der elektrischen Stromdichte j, d. h. elektrische Stromstärke/Rohrquerschnitt (s. Kap. 25, Stromdichte), hängt von der angelegten elektrischen Spannung U ab. Für kleine U ist j sehr gering. Steigt U, so wächst j erst langsam, dann immer steiler an, bis das Gas anfängt, schwach zu leuchten (Dunkelentladung ab ca. 10^{-10} A·m^{-2}). Oberhalb der Zündspannung setzt Glimmentladung ein, $j > 10^{-9}$ A·m^{-2}. Leuchtstoffröhren arbeiten im Spannungsbereich der Glimmentladung. Steigt U weiter an, so bildet sich ein Lichtbogen zwischen den Elektroden.

Anwendung: Das *Geiger-Müller-Zählrohr* ist ein Metallzylinder mit axial eingespanntem Draht. In dem durch ein dünnwandiges Fenster verschlossenen Zählrohr herrscht Unterdruck. Der zentrale Draht dient als Anode, der Zylinder als Kathode (meist geerdet). Dringt ein ionisierendes Teilchen, beispielsweise ein Elektron oder ein Proton, durch das Fenster in das Zählrohrvolumen ein, so löst es dort eine Ionenlawine aus. Eine kurzzeitige, deutlich hörbare Bogenentladung entsteht, der vom Zähldraht empfangene Stromstoß wird registriert. Die Zusammensetzung des Füllgases wird so gewählt, daß die Entladung sehr schnell abbricht und damit das Zählrohr innerhalb von Millisekunden erneut funktionsfähig ist.

Elektrizitätsleitung in Flüssigkeiten

In der Regel sind Flüssigkeiten elektrische Isolatoren. Existieren im Inneren Ionen, wie z. B. bei gelösten Salzen, in Säuren, Basen und Schmelzen, so liegt ein Elektrolyt vor, und die Flüssigkeit kann einen elektrischen Strom leiten.

Elektrolytische Dissoziation heißt der Zerfall von Atomen und Molekülen innerhalb einer Flüssigkeit in positive und negative Ionen. Eine Hydrathülle umgibt jedes einzelne Ion in der Flüssigkeit und sorgt dafür, daß es nicht mit anderen Ionen rekombiniert. In Gasen ist das natürlich nicht der Fall, also zeigen die Gasionen eine relativ kurze Lebensdauer (Größenordnung: 10^3 s), d. h. sie rekombinieren innerhalb von Minuten zu elektrisch neutralen Gebilden.

Befinden sich zwei Elektroden in einer Flüssigkeit und wird eine Potentialdifferenz angelegt, so wandern die Ionen entsprechend ihrem Vorzeichen, ein elektrischer Strom fließt. Dieser Vorgang heißt *Elektrolyse*. Der Ladungstransport ist gleichzeitig ein Materialtransport. Die Ionen entladen sich an Anode bzw. Kathode. Die jetzt neutralen Atome oder Moleküle schlagen sich auf den Elektroden nieder, entweichen als Gas, verbinden sich mit dem Elektrodenmaterial oder gehen erneut in Lösung.

1. Faradaysches Gesetz. Bei konstantem elektrischen Strom durch den Elektrolyten ist die an den Elektroden abgeschiedene Stoffmenge proportional der elektrischen Stromstärke und der Zeit. Es gilt

$$\frac{n}{z} = \frac{Q}{F} = \frac{It}{F}$$

mit n: abgeschiedene Stoffmenge in mol; $z \geq 1$: Ionenladungszahl; Q: transportierte Elektrizitätsmenge in C; I: (konstante) elektrische Stromstärke in A; t: Zeitspanne in s; $F = 9,648 \times 10^4$ C·mol^{-1}: Faraday-Konstante.

● Beispiel: Strom von 2 A fließt für 5 s durch eine Silbernitrat-Lösung. Die Moleküle dissoziieren in Ag^+- und NO_3^--Ionen, die Ladungszahl ist also 1. An der Kathode scheidet sich die folgende Menge Silber ab: $n = 1,03 \times 10^{-4}$ mol, das sind 11,2 mg Silber. Zur Abscheidung der gleichen Stoffmenge Kupfer aus einer $CuSO_4$-Lösung wird die doppelte Zeitspanne oder die doppelte elektrische Stromstärke benötigt, da $z = 2$ für Cu^{++}.

2. Faradaysches Gesetz. Die durch gleiche Elektrizitätsmengen abgeschiedenen Stoffmengen verhalten sich wie deren Äquivalentmassen. Es gilt

$$\frac{n_1}{n_2} = \frac{\text{Äquivalentmasse 1}}{\text{Äquivalentmasse 2}}$$

mit Äquivalentmasse : relative Atommasse (oder rel. Molekülmasse)/Ionenladungszahl.

● Beispiele: Die Äquivalentmasse von Cu^{++} ist 31,8 g, die des NO_3^--Ions ist 62 g.

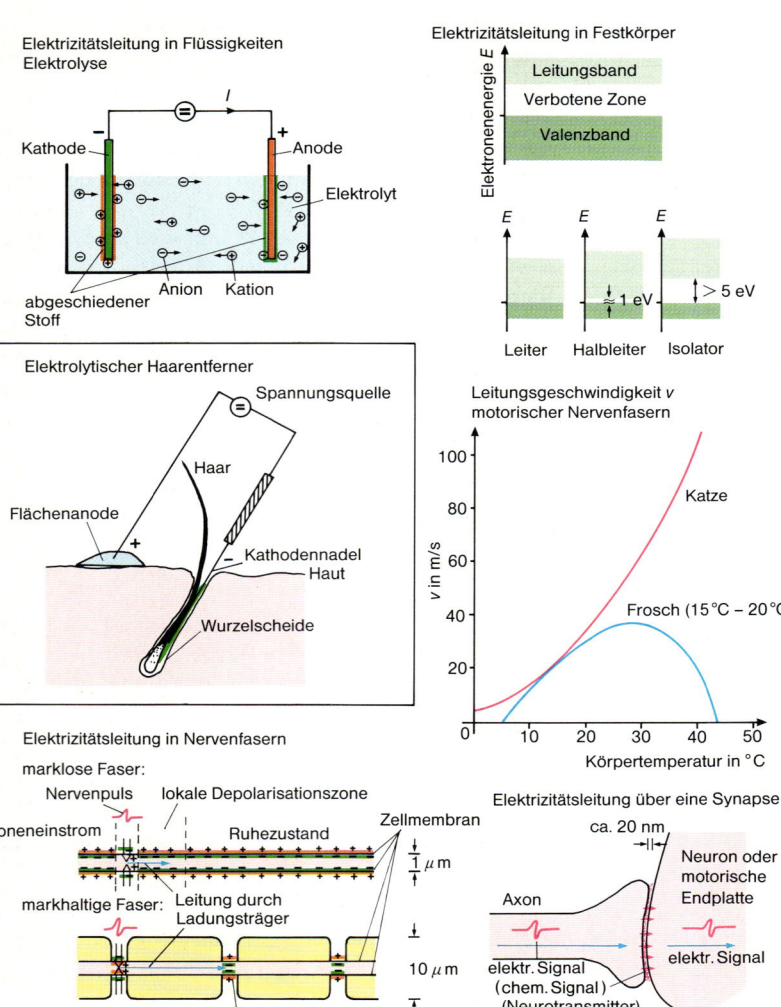

Elektrizitätsleitung in Flüssigkeiten
Elektrolyse

Kathode — + Anode

Elektrolyt

abgeschiedener Stoff   Anion   Kation

Elektrolytischer Haarentferner

Spannungsquelle

Haar

Flächenanode

Kathodennadel
Haut

Wurzelscheide

Elektrizitätsleitung in Nervenfasern

marklose Faser:

Nervenpuls   lokale Depolarisationszone

Ioneneinstrom   Ruhezustand   Zellmembran

1 μm

markhaltige Faser: Leitung durch Ladungsträger

10 μm

lokale Depolarisationszone

Metalleiter:

Elektrizitätsleitung in Festkörper

Elektronenenergie E

Leitungsband

Verbotene Zone

Valenzband

E   E   E

≈ 1 eV   > 5 eV

Leiter   Halbleiter   Isolator

Leitungsgeschwindigkeit v
motorischer Nervenfasern

100

80

v in m/s   60

40

20

0   10   20   30   40   50

Katze

Frosch (15°C – 20°C)

Körpertemperatur in °C

Elektrizitätsleitung über eine Synapse

ca. 20 nm

Neuron oder motorische Endplatte

Axon

elektr. Signal
(chem. Signal)
(Neurotransmitter)

elektr. Signal

synaptischer Spalt

Elektrizitätsleitung in Nerven

Die Grundlage der Elektrizitätsleitung in Nerven ist eine Ionenkonzentrationsdifferenz auf beiden Seiten der Nervenzellmembran und die Änderung der Permeabilität dieser Membran. Die Leitung des elektrischen Nervenpulses erfolgt durch fortschreitende lokale Depolarisation der Membran des Nervenaxons (s. Kap. 26, biologische Membran). Da stets ein neuer Membranabschnitt mit intaktem Membranpotential erregt wird, bleibt der Stromverlauf des Signals konstant. Der Ionenstrom durch die Zellmembran erfolgt senkrecht zur Ausbreitungsrichtung des elektrischen Nervenpulses.

Die Elektrizitätsleitung im Elektrolyten des Zellinneren in Richtung des Axons ist gering und spielt bei marklosen Nervenfasern eine untergeordnete Rolle. In markhaltigen Fasern überbrückt die elektrische Leitung über Ionen im Inneren des Axons lediglich den Abstand zum nächsten elektrisch erregbaren Membranabschnitt im Ranvier-Knoten.

Die Elektrizitätsleitung über die Ionen des Zellinneren ist schneller als das Fortschreiten des elektrischen Pulses auf der Zellmembran. Markhaltige Fasern leiten ein elektrisches Signal mit ca. $100 \, \text{m} \cdot \text{s}^{-1}$, marklose mit nur wenigen $\text{m} \cdot \text{s}^{-1}$.

Die Elektrizitätsleitung zwischen zwei verbundenen Nerven ist durch den Spalt der Synapse unterbrochen, hier erfolgt die Signalübertragung chemisch. Die Überträgerstoffe lösen auf der Gegenseite erneut das elektrische Signal aus.

Wichtiger Unterschied zur Elektrizitätsleitung in Elektrolyten: Lediglich elektrische Pulse (s. Kap. 25, pulsierende Ströme) werden geleitet. Nach Passage eines elektrischen Pulses dauert es einige Millisekunden, bis das lokale Zellmembranpotential wieder aufgebaut ist. Während dieser Refraktärperiode kann keine Elektrizitätsleitung stattfinden. Die Fortleitung erfolgt also auch nur in eine Richtung, denn der vom Puls eben passierte Membranabschnitt ist refraktär.

Temperaturverhalten. Der Ionentransport durch biologische Membranen ist temperaturabhängig, mit wachsender Temperatur steigt die Transportgeschwindigkeit. Die Elektrizitätsleitung in den Nerven von Warmblütern ist im Mittel $4 \times$ schneller als in denen von wechselwarmen Tieren.

Elektrizitätsleitung in Festkörpern

Materie im festen Zustand leitet die Elektrizität in erster Linie durch freibewegliche Elektronen im Inneren. Ionenströme entstehen in leitenden Salzen, wie z. B. AgCl, PbCl, AgI. Der Vorgang der Löcherleitung (s. u.) ist auf Festkörper beschränkt.

Das *Bändermodell* der Elektrizitätsleitung ist nützlich, will man den Zusammenhang zwischen Leiter, Halbleiter und Isolator verstehen: Die elektrischen Ladungsträger eines Festkörpers halten sich entweder im Valenz- oder im Leitungsband auf. Wechseln sie von einem Band in das andere, so müssen sie eine verbotene Zone überwinden. Diese Bänder entsprechen energetischen Zuständen, sind also keineswegs mit irgendwelchen räumlichen Strukturen identifizierbar.

Das *Valenzband* enthält die festest gebundenen Ladungsträger, in erster Linie die an Atome gebundenen Elektronen. Sie leiten die Elektrizität nicht.

Im *Leitungsband* existieren die freibeweglichen Ladungsträger, sie können einen elektrischen Strom durch den Festkörper unterhalten.

Die *verbotene Zone* trennt beide Bänder, sie enthält selber keine Ladungsträger. Die Breite der verbotenen Zone hängt von Aufbau und Zusammensetzung des Festkörpers ab, sie wird angegeben in Energieeinheiten (meist in eV). Wird einem Valenzband-Elektron ausreichend Energie zugeführt, beispielsweise durch Wärme oder Strahlung, so kann es die verbotene Zone überwinden und das Leitungsband erreichen. Es vergrößert dann die elektrische Leitfähigkeit des Festkörpers.

Elektrische Leiter (z. B. Metalle) weisen viele freibewegliche Elektronen auf. Diese bilden ein Elektronengas, dessen Geschwindigkeitsverteilung der der Brownschen Molekularbewegung entspricht. Diese Elektronen bevölkern das Leitungsband, sie unterhalten die Elektrizitätsleitung in Metallen. Die (energetische) Breite der verbotenen Zone ist entweder vernachlässigbar oder beträgt nur Bruchteile eines Elektronvolts, d. h. bereits eine geringe Energiezufuhr zum Valenzband befördert Elektronen ins Leitungsband.

Elektrische Isolatoren (z. B. Porzellan, Glas, PVC, Gummi) besitzen praktisch keine Elektronen im Leitungsband. Eine Elektrizitätsleitung kann im idealen Isolator nicht stattfinden. Reale Isolatoren weisen Verunreinigungen und Strukturfehler auf, daher ist eine geringe Anzahl Elektronen im Leitungsband vorhanden. Die verbotene Zone ist einige eV breit, zu breit, um beispielsweise durch Erwärmen des Isolators überwunden zu werden.

Elektrische Halbleiter (z. B. Si, Ge), auch elektronische Halbleiter genannt, weisen eine verbotene Zone der Breite von ca. 1 eV auf. Das ist schmal genug, daß bereits bei Raumtemperatur einige Elektronen vom Valenz- ins Leitungsband überwechseln können. Die Fertigungsmethoden der Halbleitertechnik bestimmen die Anzahl der Ladungsträger im Leitungsband – und damit die elektrische Leitfähigkeit – durch gezielte Verunreinigung (Dotierung) des Halbleitermaterials.

● Beispiele: As (ein fünfwertiges Element), dotiert in das Gitter von Reinst-Silicium (vierwertig) im Verhältnis ca. $1 : 10^6$, erhöht die Leitfähigkeit des Si erheblich. Beim Einbau eines As-Atoms in eine Position des Si-Gitters wird eines der fünf Außenelektronen des As überzählig und gelangt ins Leitungsband.

Wird Reinst-Silicium mit In, einem dreiwertigen Element, dotiert, so besetzen einige In-Atome Gitterpositionen im Si. Da In nur drei Elektronen in der Außenschale aufweist, fehlt an der entsprechenden Position im Gitter ein Elektron. Diese Fehlstelle heißt *Loch*. Gerät ein sehr schwach gebundenes Elektron eines Si-Nachbaratoms in ein derartiges Loch, so verschiebt sich die Position des Lochs, es wandert. Dieser Vorgang heißt Löcherleitung und entspricht einer Elektrizitätsleitung durch positive Ladungsträger. Bei Anlegen einer Potentialdifferenz driften Elektronen und Löcher in entgegengesetzte Richtungen. Es fließt gleichzeitig ein Elektronen- und ein Löcherstrom. Elektrizitätsleitung mittels eines Löcherstroms existiert ausschließlich in entsprechend dotierten Halbleitern.

Bezeichnungen: *p-Leiter* sind mit dreiwertigen Atomen dotierte Halbleiter. Nur sie können einen elektrischen Löcherstrom unterhalten.

n-Leiter sind mit fünfwertigen Atomen dotierte Halbleiter, in ihnen leiten nur Elektronen die Elektrizität.

Temperaturabhängigkeit der Elektrizitätsleitung

Gase. Mit steigender Temperatur T wächst die Rekombinationsrate der Gasionen, da diese nun öfter zusammenstoßen. Die Anzahl der Ladungsträger nimmt ab, also sinkt die elektrische Leitfähigkeit. Bei sehr hohen Temperaturen steigt die elektrische Leitfähigkeit von Gasen wieder an, da die jetzt sehr schnellen Ionen durch Stoßionisation (s. o. Sekundäremission) aus bisher neutralen Gasatomen zusätzliche Ladungsträger erzeugen.

Flüssigkeiten, Schmelzen. E. wird besser mit steigender Temperatur, da die Ionenbeweglichkeit mit T wächst.

Nerven. Wegen der Temperaturabhängigkeit der Transportvorgänge im Axon und in der Membran wächst die E. mit T.

Metalle. In der Regel sinkt die E. mit wachsender Temperatur, da die zunehmenden Wärmeschwingungen der Leiter-Atome die Bewegung der Elektronenwolke behindern (*PTC*-Leiter, s. Kap. 27).

Halbleiter. E. steigt mit T, da mehr Ladungsträger vom Valenzband ins Leitungsband gelangen (*NTC*-Leiter, s. Kap. 27).

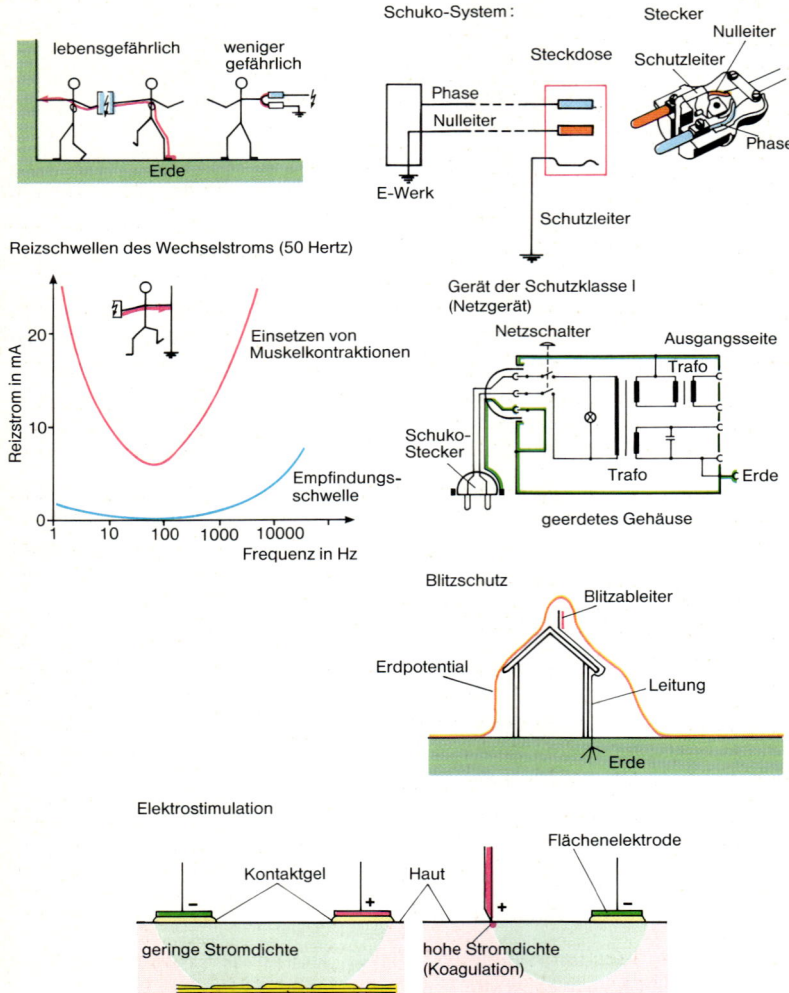

lebensgefährlich   weniger gefährlich

Erde

Schuko-System:

Steckdose

Phase
Nulleiter

E-Werk

Schutzleiter

Stecker
Nulleiter
Schutzleiter
Phase

Reizschwellen des Wechselstroms (50 Hertz)

Reizstrom in mA

20

10

0

1   10   100   1000   10000
Frequenz in Hz

Einsetzen von Muskelkontraktionen

Empfindungsschwelle

Gerät der Schutzklasse I
(Netzgerät)

Netzschalter   Ausgangsseite

Trafo

Schuko-Stecker

Trafo   Erde

geerdetes Gehäuse

Blitzschutz

Blitzableiter

Erdpotential

Leitung

Erde

Elektrostimulation

Flächenelektrode

Kontaktgel   Haut

−   +   +   −

geringe Stromdichte   hohe Stromdichte
                         (Koagulation)

stimulierter Nervenabschnitt

32. Gefahren der Elektrizität

Der menschliche Körper ist ein relativ guter elektrischer Leiter. Die Elektrizitätsleitung erfolgt über Ionen im Gewebewasser der Zellen und der Zellzwischenräume. Der elektrische Widerstand des Körpers zwischen Hand und Fuß beträgt bei trockener Haut etwa $10\,k\Omega$ bis $100\,k\Omega$, bei feuchter Haut ca. $1\,k\Omega$.

Der Mensch besitzt kein spezielles Wahrnehmungsorgan für elektrische Ströme oder Spannungen. Die Elektrizität wirkt auf den Körper über Stimulation von Nerven- und Muskelfasern sowie durch Erwärmen des Gewebes. Die Wirkung hängt ab von Stromstärke, Einwirkungsdauer und Lokalität. Die am meisten durch Elektrizität gefährdeten Organe sind Herz, Hirn und Atemmuskulatur.

Gefährlich sind in erster Linie die Leitungen des öffentlichen Elektrizitätsnetzes und daran angeschlossene elektrische Geräte. Vorschriftsmäßige Zuleitungen, Erdung der Gerätegehäuse und rasch ansprechende elektrische Sicherungen bieten zuverlässigen Schutz. Berührungssichere elektrische Verbraucher tragen das VDE-Prüfzeichen.

Elektrostatische Aufladung durch Reibung, beispielsweise von Kleidung, Bettwäsche und Wagen auf Gummi- oder Plastikrädern, kann zwar zu hohen elektrischen Spannungen führen, doch fließen beim Entladen nur geringe elektrische Ströme. Hier besteht die Gefahr vor allem in der Funkenbildung und in Schreckhandlungen. Schutz gewähren u. a. antistatische Böden, Erdung, Räder aus leitendem Gummi, hohe Luftfeuchtigkeit.

Gleichspannungen sind besonders gefährlich. Das elektrische Feld im Körperinneren treibt Ionen über größere Entfernungen, beim Passieren von Zellwänden entstehen dann irreparable Schäden.

Wechselspannungen mit Frequenzen zwischen $10\,Hz$ und $500\,Hz$ sind gefährlich, da in diesem Bereich Nervenpulse leicht ausgelöst werden.

Hochfrequente Wechselspannungen rufen in den Körperzellen Ionenbewegungen hervor, die jedoch nur über sehr kurze Distanzen erfolgen und in der Regel lediglich lokale Erwärmung erzeugen.

• Beispiel: Der Elektrokoagulator arbeitet bei etwa $2\,MHz$ und erhitzt nur das Gewebe zwischen seinen Elektroden.

Elektrische Fische (Zitteraal, -rochen und -wels) leben in Salz- und in Süßwasser. Sie können kurze elektrische Spannungspulse von bis zu 800 V bei Kontaktströmen von einigen Ampere austeilen. Das reicht aus, um einen Schwimmer zu betäuben.

Wahrnehmungs- und Gefahrenschwellen

Fließt ein elektrischer Strom von außen über die Haut durch den Körper, so werden $I >$ ca. 1 mA eben noch wahrgenommen, $I > 10$ mA löst bereits krampfartige Muskelkontraktionen aus.

• Beispiel: Berührt man mit trockener Haut kurz eine nicht isolierte 220 V Leitung, so fließt ein elektrischer Strom I durch Haut, Arm, Körper und Bein in den Boden. Es gilt näherungsweise: $I = 220$ V/50 k$\Omega = 4{,}4$ mA. Die Folge ist meist ein relativ harmloser elektrischer Schlag. Sitzt man dagegen in der gefüllten Badewanne und berührt eine offene elektrische Leitung, so ist der elektrische Kontakt ausgezeichnet, der elektrische Widerstand gering. Es gilt näherungsweise: $I = 220$ V/1 k$\Omega = 220$ mA. Die Folge ist wahrscheinlich tödliches Herzflimmern. Fließt ein elektrischer Strom zwischen elektrischen Leitern innerhalb des Körpers, so zeigen schon $I > 1$ μA deutliche Wirkungen (implantierte Elektroden, Endoskope, Katheter).

Physiologische Effekte bei Elektrizitätsleitung von außen durch den Körper bei 220 V, 50 Hz und 1 s Einwirkungsdauer (Anhaltswerte).

Stromstärke in A	Wirkung
0,001	Empfindungsschwelle
$<$ 0,005	In der Regel keine bleibende Wirkung
0,01–0,02	Schmerzhafte Muskelkontraktionen
$>$ 0,05	Schmerz, Bewußtlosigkeit
$>$ 0,1	Herzflimmern, bei Andauern tödlich
$>$ 5	reversibler Herz- und Atemstillstand, lokale Verbrennungen

Die Elektrizität dient auch therapeutischen Zwecken: gezielte Stimulation von Muskeln (Herzschrittmacher), Elektroschock, Elektrodefibrillation (bei Herzflimmern) und Elektrokoagulation in der Chirurgie.

Erdung

Erde und Wasser sind gute elektrische Leiter, eventuell vorhandene Potentialdifferenzen zwischen verschiedenen Positionen werden sofort ausgeglichen. Die Erde bildet eine Äquipotentialfläche (s. Kap. 26), das Erdpotential ist definitionsgemäß Null Volt. Ein elektrischer Leiter heißt *geerdet,* wenn er guten elektrischen Kontakt mit der Erde hat. Das geschieht durch direktes Einstecken in das Erdreich oder durch Kurzschließen mit einem anderen geerdeten Leiter (z. B. metallisches Wasserrohr).

Elektrizitätsnetz. Die Kabel der 220 V Stromquelle (z. B. öffentliches Netz) zur elektrischen Steckdose und die von der Steckdose zum elektrischen Verbraucher enthalten drei elektrische Leiter:

– *Phasenleiter* (blau) führt die elektrische Wechselspannung.
– *Nulleiter* (braun). Rückleitung der Phase. Der Nulleiter ist im Elektrizitätswerk geerdet.
– *Schutz-, Erdleiter* (gelb-grün) ist in der Nähe der elektrischen Verbraucher permanent geerdet und in Kontakt mit dem Gehäuse des Gerätes. Sollte der Phasenleiter den Schutzleiter berühren, so fließt ein hoher Kurzschlußstrom, und die elektrische Sicherung unterbricht die Leitung zur Stromquelle.

Schukostecker und *-steckdose* (*Schutzk*ontakt) enthalten alle drei Leiter. Phase und Nulleiter sind Steckverbindungen, der Schutzleiter schließt über einen peripheren Klemmkontakt, *bevor* Phase und Nulleiter Kontakt mit dem Netz schließen.

Drehstromkabel enthalten drei Phasenleiter und einen Schutzleiter.

Leck- oder *Kriechströme* fließen in erster Linie zwischen Wechselspannungsquelle und unzureichend isolierten Geräteteilen (z. B. Gehäuse). Sie werden gefährlich, gelangen sie über ein Instrument (z. B. metallisches Katheter) ins Körperinnere. Schukoverbindungen verhindern Leckströme.

Blitzschutz. Hohe elektrische Aufladung der Atmosphäre durch Reibungselektrizität beim Gewitter führt zu spontanen Entladungen in Richtung Erde. Blitzschutz, bestehend aus Blitzableiter, Leitung und Erdung führt die elektrischen Ladungen gefahrlos zur Erde ab. Der Blitzableiter ist eine Metallspitze auf Erdpotential. Ein elektrisches Feld erreicht an der Spitze sehr hohe Werte, so daß Feldemission (s. Kap. 31) stattfindet und ein leitender Kanal durch die Luft für den Blitz entsteht.

Ist kein Blitzschutz vorhanden, so schlägt der Blitz in örtliche Erhöhungen ein. Der sehr kurze, aber hohe Blitzstrom kann durch Wärmewirkung oder Ionenstrom erheblichen Schaden anrichten.

Die Autokarosserie bildet, wie jeder geschlossene Metallkörper, einen Faraday-Käfig (s. Kap. 26). Passagiere sind damit vor Blitzen geschützt. Moderne Autoreifen sind durch Rußzugabe elektrisch leitend, eine Aufladung des Fahrzeuges sollte daher nicht stattfinden.

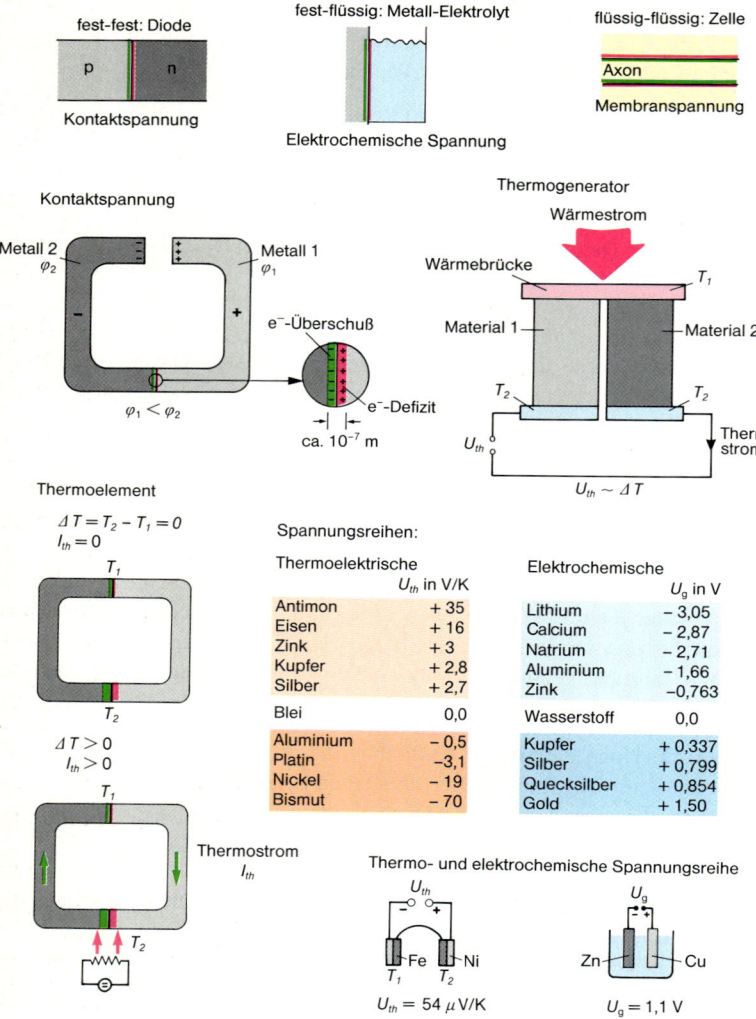

Spannungen an Grenzflächen

fest-fest: Diode

fest-flüssig: Metall-Elektrolyt

flüssig-flüssig: Zelle

p   n

Axon

Kontaktspannung

Elektrochemische Spannung

Membranspannung

Kontaktspannung

Thermogenerator

Wärmestrom

Metall 2 φ_2

Metall 1 φ_1

Wärmebrücke

T_1

Material 1   Material 2

e^--Überschuß

T_2 T_2

$\varphi_1 < \varphi_2$

e^--Defizit

ca. 10^{-7} m

U_{th}

Thermo-strom

$U_{th} \sim \Delta T$

Thermoelement

$\Delta T = T_2 - T_1 = 0$
$I_{th} = 0$

T_1

T_2

$\Delta T > 0$
$I_{th} > 0$

T_1

Thermostrom
I_{th}

T_2

Spannungsreihen:

Thermoelektrische	
	U_{th} in V/K
Antimon	+ 35
Eisen	+ 16
Zink	+ 3
Kupfer	+ 2,8
Silber	+ 2,7
Blei	0,0
Aluminium	− 0,5
Platin	−3,1
Nickel	− 19
Bismut	− 70

Elektrochemische	
	U_g in V
Lithium	− 3,05
Calcium	− 2,87
Natrium	− 2,71
Aluminium	− 1,66
Zink	−0,763
Wasserstoff	0,0
Kupfer	+ 0,337
Silber	+ 0,799
Quecksilber	+ 0,854
Gold	+ 1,50

Thermo- und elektrochemische Spannungsreihe

U_{th}

Fe   Ni
T_1 T_2

$U_{th} = 54 \,\mu$V/K

U_g

Zn   Cu

$U_g = 1,1$ V

33. Elektrische Spannung an Grenzflächen

Stehen verschiedene Substanzen in elektrischem Kontakt, so existiert eine elektrische Potentialdifferenz zwischen den aneinanderstoßenden Grenzflächen. Ursache: Materie (vor allem Metalle) enthält bewegliche Ladungsträger, beispielsweise Elektronen oder Ionen. Diese diffundieren bei Kontakt von einer Substanz in die andere. Da sich die Ladungsträgerdichten in jedem Material unterscheiden, überwiegt der Netto-Diffusionsstrom (s. Kap. 24, Diffusion) in eine Richtung, bis elektrostatische Gegenkräfte zu einem Gleichgewichtszustand führen. Eine elektrische Doppelschicht existiert nun zwischen den Substanzen, eine elektrische Potentialdifferenz herrscht zwischen beiden Grenzflächen.

• Beispiel: Taucht Zinkmetall in eine Elektrolytlösung, so diffundieren einige Zn^{++}-Ionen durch die Metalloberfläche in die Flüssigkeit. Benachbarte, polare Moleküle, beispielsweise Wasserdipole, richten sich jetzt so aus, daß ihr negatives Ende in Richtung Metalloberfläche weist. Es bildet sich an der Oberfläche eine etwa 10^{-6} m dicke elektrische Doppelschicht. Die Schicht ist (zeitlich) stabil, d. h. im dynamischen Gleichgewicht, weil der Diffusionsstrom in eine Richtung durch die entstehenden elektrostatischen Gegenkräfte der Doppelschicht kompensiert wird.

Derartige elektrische Doppelschichten entstehen auch zwischen gleichen Substanzen, deren Ladungsträger unterschiedliche Beweglichkeiten oder Konzentrationen aufweisen.

Die Nernstsche Gleichung bestimmt den Betrag der Potentialdifferenz der elektrischen Doppelschicht:

$$U_\mathrm{d} = \frac{kT}{e}\ln\left(\frac{c_1}{c_2}\right)$$

mit U_d: Potentialdifferenz der Doppelschicht in V; $k = 1,381 \times 10^{-23}$ J·K^{-1}: Boltzmann-Konstante; T: Temperatur in K; $e = 1,602 \times 10^{-19}$ C: Elementarladung; c_1, c_2: Ionenkonzentration im Metall bzw. im Elektrolyten.

Elektrische Doppelschichten bilden sich an Grenzflächen fest–fest, fest–flüssig und flüssig–flüssig. Je nach System trägt die Potentialdifferenz unterschiedliche Namen: Kontaktspannung, elektrochemische Spannung, Membranspannung.

Fest – fest

Berühren sich zwei verschiedene feste Körper, so bildet sich eine elektrische Doppelschicht, sie ist nur wenige Atomlagen dick. Die Substanz mit der geringeren Austrittsarbeit (s. Kap. 31, Glühemission) gibt Elektronen an die mit der höheren ab und bildet die positive Seite der elektrischen Doppelschicht. Die Potentialdifferenz heißt Kontaktspannung und beträgt wenige Volt. Für jede Substanzpaarung existiert eine charakteristische Kontaktspannung.

• Beispiel: Berühren sich die Oberflächen von Fe und Ni, so fließt netto ein Elektronen-Diffusionsstrom durch die Grenzfläche von Fe nach Ni. Durch den Verlust negativer Ladungsträger wird die Fe-Grenzfläche positiv. Die negative Seite der elektrischen Doppelschicht liegt in der Ni-Oberfläche.

Thermoelement. Lötet man die Enden zweier verschiedener Metallstreifen zusammen, so existieren an beiden Lötstellen Kontaktspannungen. Da die Potentiale entgegengesetzte Vorzeichen haben, kompensieren sie sich, es fließt kein elektrischer Strom. Befinden sich jedoch beide Lötstellen auf unterschiedlichen Temperaturen, so fließt ein Thermostrom (Seebeck-Effekt). Grund: Die Kontaktspannungen sind temperaturabhängig, also entsteht bei Temperaturdifferenz ΔT eine Potentialdifferenz, genannt Thermospannung U_{th}, zwischen den Lötstellen. U_{th} ist proportional ΔT zwischen den Lötstellen und von der Größenordnung einige Mikrovolt pro Kelvin.

Thermoelemente dienen als kleine, zuverlässige Thermometer mit großem Meßbereich (s. Kap. 17, Thermometer).

Thermogeneratoren sind spezielle Thermoelemente (Metall- oder Halbleiterkombinationen). Sie wandeln Wärmeenergie direkt in elektrische Energie um. Der Wirkungsgrad beträgt allerdings nur wenige Prozent.

Peltierelemente funktionieren als Umkehrung der Thermoelemente: Fließt ein elektrischer Strom durch die Kontaktstelle zwischen zwei Metallen, so sinkt oder steigt dort die Temperatur je nach Stromrichtung. Verwendung als Kühlelement ohne bewegliche Teile.

Halbleiter-Diode. An der Grenzfläche zwischen einem n- und einem p-Leiter (s. Kap.31, elektrische Halbleiter) entsteht eine Verarmungsrandschicht (ca. 10^{-7} m dick), da die beweglichen Elektronen aus der n-Schicht in Richtung p-Schicht diffundieren und dort mit den Löchern rekombinieren. Legt man eine elektrische Spannung so an die pn-Diode, daß die beweglichen Elektronen von der Grenzschicht weggezogen werden, so verbreitert sich die Grenzschicht, der elektrische Widerstand wächst. Wird die Polarität der Außenspannung umgekehrt, so schrumpft die Grenzschicht, der elektrische Widerstand der Diode sinkt.

Fest – flüssig

Taucht ein Metall in eine Elektrolytlösung, so gehen Metallionen in Lösung und formen eine dünne elektrische Doppelschicht an der Grenzfläche (s. o). Die Höhe der Grenzflächenspannung U_g hängt ab von der Kombination Metall–Elektrolyt, sie beträgt einige Volt. U_g kann nicht direkt gemessen werden, denn dazu wäre eine zweite Elektrode notwendig, die ihrerseits eine elektrische Doppelschicht aufbauen würde. Man mißt U_g daher gegen eine mit Wasserstoff umspülte Platin-Elektrode (genannt Normal-Wasserstoffelektrode), deren U_g gegen eine 1-normale Säure als 0 Volt definiert ist.

Die Spannungsreihe der chemischen Elemente listet die einzelnen Grenzflächenspannungen Element-Wasserstoffelektrode auf, U_g ist positiv oder negativ.

- Beispiele: Li: $-3,02\,V$;   Fe: $-0,44\,V$;   Au: $+1,50\,V$.

Galvanische Elemente sind eine Kombination zweier verschiedener Metalle in einem Elektrolyten. Die Gesamtspannung ist die Differenz beider U_g. Verwendung als Taschenlampen- und Anodenbatterie.

Flüssig – flüssig

Trennt eine semipermeable Wand (genannt Membran) zwei Elektrolytlösungen unterschiedlicher Konzentrationen und/oder verschiedener Ionen, so existiert eine Membranspannung U_m zwischen beiden Seiten (s. Kap. 26).

Für biologische Membranen ist $U_m \approx 100\,mV$. Kurzzeitige, lokale Änderung der Permeabilität biologischer Membranen führt zum Zusammenbruch von U_m, es entsteht ein elektrischer Nervenpuls.

Biologische Batterie. Bei den elektrischen Fischen sind umgebildete Muskelzellen scheibenartig übereinandergeschichtet und gegeneinander isoliert. Untereinander sind sie durch Nervenfasern in Reihe (s. Kap. 30, Reihenschaltung) geschaltet, so daß Gesamtspannungen bis 800 V entstehen. Plötzliche Entladung führt zu starken Stromstößen, die den Beutefisch betäuben.

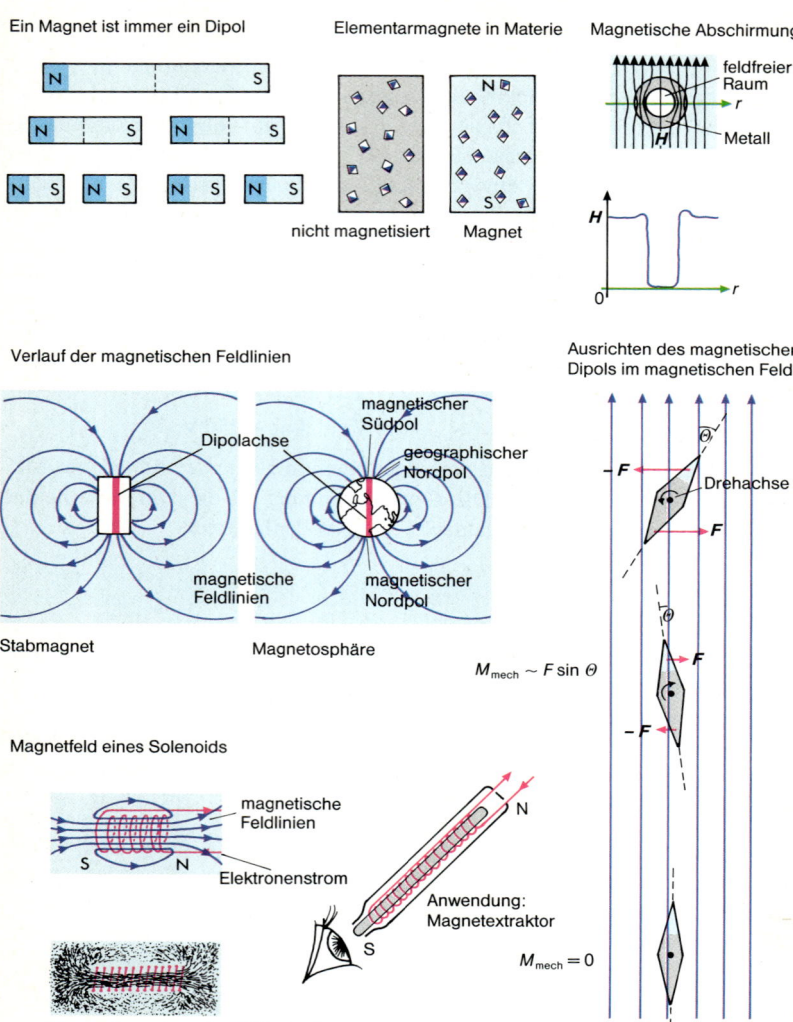

Ein Magnet ist immer ein Dipol

Elementarmagnete in Materie

nicht magnetisiert   Magnet

Magnetische Abschirmung

feldfreier Raum

r

Metall

Verlauf der magnetischen Feldlinien

Dipolachse

Stabmagnet

magnetischer Südpol

geographischer Nordpol

magnetische Feldlinien

magnetischer Nordpol

Magnetosphäre

Ausrichten des magnetischen Dipols im magnetischen Feld

Drehachse

$$M_{mech} \sim F \sin \Theta$$

$$M_{mech} = 0$$

Magnetfeld eines Solenoids

magnetische Feldlinien

Elektronenstrom

Eisenspäne zeigen den Feldverlauf

Anwendung: Magnetextraktor

34. Das magnetische Feld

Magnete sind Körper, die magnetische Materialien wie z. B. Fe, Ni, Co, Ferrite anziehen oder abstoßen. Jeder Magnet ist ein magnetischer Dipol, d. h. er hat zwei Magnetpole, genannt magnetischer Südpol und magnetischer Nordpol. Die Dipolachse ist die Verbindungslinie zwischen den Polen.

Es gibt keine Magnete mit nur einem Magnetpol. Teilt man einen Magneten, so sind beide Teilstücke erneut komplette Magnete, jeweils mit eigenen magnetischen Nord- und Südpolen. Ursache: Jedes Atom im magnetischen Material ist ein winziger Elementarmagnet. Viele von ihnen − bei weitem nicht alle − sind entlang der Dipolachse ausgerichtet.

Der bekannteste Magnet ist die frei drehbare Magnetnadel. In Gegenwart eines anderen Magneten richtet sie sich so aus, daß gleichnamige Magnetpole sich abstoßen, ungleichnamige sich anziehen.

● Beispiel: Die Erde als Ganzes ist ein Magnet. Der Nordpol der Magnetnadel weist in Richtung des erdmagnetischen Südpols, dieser befindet sich in der Nähe des geographischen Nordpols.

Magnetfeld

Ein magnetisches Feld umgibt den Magneten. Es ist ein Raumzustand, der an seinen magnetischen Wirkungen erkannt wird. Bringt man beispielsweise einen Magneten in das Magnetfeld, so wirken zwei Kräfte auf ihn, eine am magnetischen Nordpol, die andere am magnetischen Südpol. Beide Kräfte sind von gleichem Betrag, doch ihre Richtungen sind entgegengesetzt. Ein drehbarer Magnet erfährt also im Magnetfeld ein Drehmoment (s. Kap. 10).

Der Mensch verfügt über kein Organ, das ihm die Gegenwart eines magnetischen Feldes anzeigt.

Die magnetische Feldstärke, abgekürzt H, charakterisiert jeden Raumpunkt innerhalb des magnetischen Feldes. H ist ein Vektor mit dem Betrag H, gemessen in $A \cdot m^{-1}$ (Ampere pro Meter). Die Richtung von H weist vom magnetischen Nord- zum magnetischen Südpol.

Magnetometer messen die magnetische Feldstärke.

Das magnetische Feld kann auch durch eine andere Größe, die magnetische Flußdichte (auch magnetische Induktion), abgekürzt B und gemessen in der abgeleiteten SI-Einheit Tesla (Einheitenzeichen T), charakterisiert werden. Zusammenhang:

$$B = \mu_r \mu_0 H$$

mit μ_r: Permeabilitätszahl (eine reine Zahl, abhängig vom Material, in dem das Magnetfeld existiert. Für Vakuum ist $\mu_r = 1$, für Luft ist $\mu_r \approx 1$); $\mu_0 = 1,257 \times 10^{-6}$ V·s·A^{-1}·m^{-1}: magnetische Feldkonstante.

In Vakuum und in Luft unterscheiden sich H und B nur durch den Faktor μ_0, insbesondere stimmen beide Richtungen überein. In magnetisierbaren Substanzen ist das nicht der Fall.

Tradition bestimmt, in welcher Größe das magnetische Feld gemessen wird. In der Medizin bevorzugt man B.

Solange es sich um magnetische Felder in Vakuum oder in Luft handelt, besteht der Unterschied zwischen H und B lediglich in den benutzten Einheiten und den entsprechenden Umrechnungsfaktoren.

Umrechnungen:

$$1\,\text{T} = 7,957 \times 10^5\,\text{A} \cdot \text{m}^{-1} \quad , \quad 1\,\text{A} \cdot \text{m}^{-1} = 1,257 \times 10^{-6}\,\text{T} \quad .$$

Typische Magnetfelder:

	H in A·m^{-1}	B in T
Magnetoencephalogramm	$1,6 \times 10^{-8}$	2×10^{-14}
Magnetocardiogramm	4×10^{-5}	5×10^{-11}
Erdfeld bei 50°	16	2×10^{-5}
Erdfeld am Äquator	24	3×10^{-5}
Permanenter Hufeisenmagnet	max. 800	0,001
Transformator (Anhaltswert)	8×10^3	0,01
Sonnenfleckenoberfläche	8×10^6	10
Supraleiter, max.	2×10^7	25

Magnetische Feldlinien sind ein Hilfsmittel, um ein magnetisches Feld graphisch darzustellen. Konventionen: Die Dichte der magnetischen Feldlinien ist proportional der magnetischen Feldstärke H, sie weisen in Richtung des Magnetfeldes, d.h. vom magnetischen Nordpol zum magnetischen Südpol. Das Magnetfeld heißt homogen dort, wo die Feldlinien parallel und äquidistant verlaufen, anderenfalls ist es ein inhomogenes Magnetfeld.

Der Verlauf der magnetischen Feldlinien wird sichtbar, verteilt man Eisenfeilspäne auf die Unterlage des Magneten. Die Metallspäne sind winzige Magnete, deren Dipolachsen sich parallel zu den Feldlinien ausrichten.

Permanentmagnete sind dauernd von einem magnetischen Feld umgeben.

• Beispiele: Magnetit (Fe_3O_4), Stähle, Fe-Co-Al-Legierungen, Ferrite.

In der Regel wurden diese Substanzen anfangs in einem äußeren Magnetfeld aufmagnetisiert.

Von der Form des Magneten hängt die Konfiguration des Magnetfeldes ab.

• Beispiele: Stabmagnete haben ihre Pole an den Außenenden, der Verlauf der magnetischen Feldlinien in ihrer Umgebung gleicht dem eines elektrischen Dipols, das magnetische Feld ist überall inhomogen.

Hufeisenmagnete sind so gebogen, daß sich die Pole gegenüberstehen. Das Magnetfeld zwischen den Polen ist homogen, außerhalb inhomogen.

Elektromagnete beruhen darauf, daß ein stromdurchflossener Leiter um sich herum ein Magnetfeld aufbaut (s. Kap. 25, Wirkungen des elektrischen Stroms). Es sind temporäre Magnete, denn das Magnetfeld verschwindet, sobald $I = 0$ ist.

• Beispiele: Langer, gerader Leiter. Die magnetischen Feldlinien bilden konzentrische Kreise um den Leiter herum. Die Richtung der Feldlinien kann man sich so merken: Zeigt der abgespreizte Daumen der *rechten* Hand in Stromrichtung, so weisen die gekrümmten Finger in Feldrichtung. Es gilt

$$H = \frac{I}{2\pi r}$$

mit H: Betrag der magnetischen Feldstärke im Abstand r in A·m^{-1}; I: elektrische Stromstärke durch den Leiter in A; r: senkrechter Abstand vom Leiter in m.

Lange, gerade, eng gewickelte Spule (Solenoid): Im Inneren ist das Magnetfeld homogen, die Feldlinien verlaufen parallel zur Spulenachse. Es gilt

$$H_i = \frac{nI}{l}$$

mit H_i: Betrag der magnetischen Feldstärke im Innenraum der Spule, in A · m^{-1}; n: Gesamtanzahl der Spulenwindungen; l: Spulenlänge in m. Die Formel gilt nur, wenn die Spule sehr lang ist im Vergleich zu ihrem Durchmesser. Außerhalb des Solenoids ist H überall inhomogen, die Feldkonfiguration ähnelt der eines Stabmagneten. Meist befindet sich im Inneren des Solenoids ein Eisenkern, er verstärkt das Magnetfeld.

Magnete in Magnetfeldern. Befindet sich ein drehbarer Magnet in einem Magnetfeld, so greifen an jedem Magnetpol entgegengerichtete Kräfte an. In homogenen Feldern sind diese Kräfte von gleichem Betrag, in inhomogenen unterschiedlich. Das auf den Magneten wirkende mechanische Drehmoment

Magnetische Feldlinien um elektrische Leiter herum

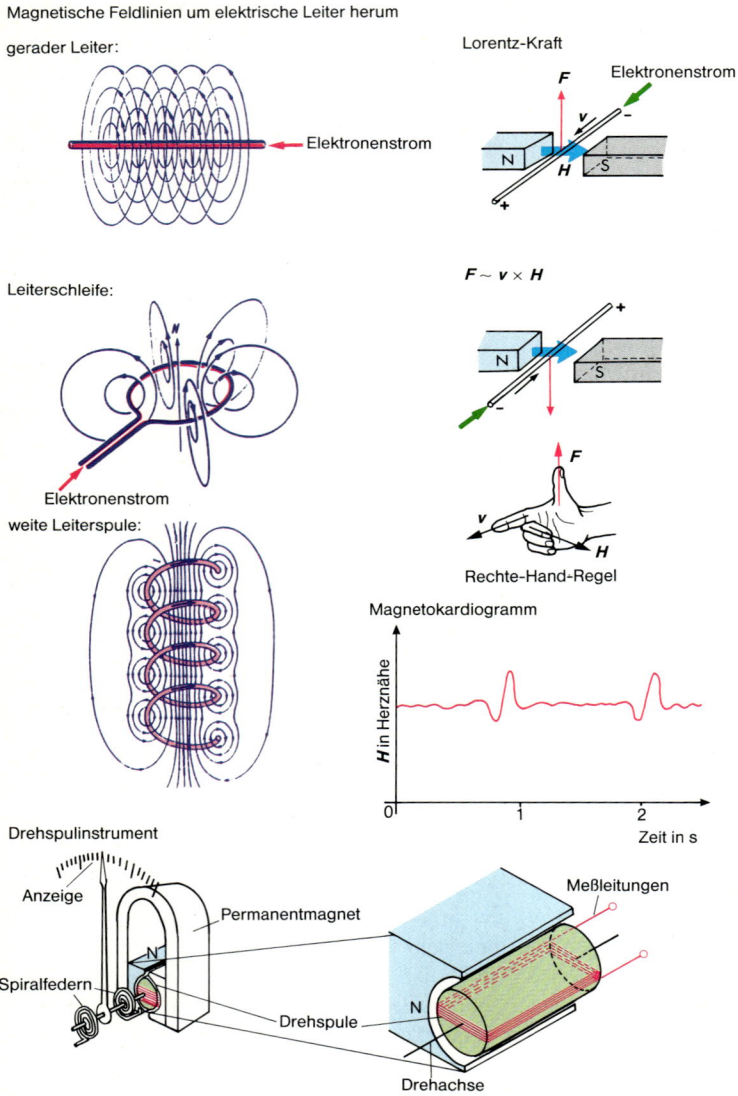

gerader Leiter:

Elektronenstrom

Lorentz-Kraft

F
Elektronenstrom

N v
H S
$+$

$F \sim v \times H$

Leiterschleife:

N
S
$-$
F

Elektronenstrom

F
v
H

Rechte-Hand-Regel

weite Leiterspule:

Magnetokardiogramm

H in Herznähe

0   1   2
                                   Zeit in s

Drehspulinstrument

Anzeige

Permanentmagnet

Meßleitungen

Spiralfedern

Drehspule

Drehachse

M_{mech} (s. Kap. 10) ist proportional der magnetischen Feldstärke. M_{mech} versucht, die Dipolachse des Magneten parallel zu den Feldlinien des Magnetfeldes auszurichten. Die Drehrichtung ist dadurch bestimmt, daß gleichnamige Magnetpole sich abstoßen, ungleichnamige sich anziehen.

• Beispiel: Im Magnetkompaß ist ein magnetischer Dipol, die Kompaßnadel, drehbar aufgehängt. Im magnetischen Erdfeld (Magnetosphäre) stellt das mechanische Drehmoment die Längsachse der Nadel parallel zu den magnetischen Erdfeldlinien ein. Der Nordpol der Nadel weist zum erdmagnetischen Südpol.

Lorentz-Kraft

Bewegen sich elektrische Ladungsträger, beispielsweise Elektronen, Protonen oder Ionen, durch ein magnetisches Feld, so wirkt auf sie eine Kraft, genannt Lorentz-Kraft. Das gilt auch für einen, in einem Magnetfeld ausgespannten, stromdurchflossenen Draht. Es gilt

$$F \sim v \times H$$

mit F: Lorentz-Kraft; v: vektorielle Geschwindigkeit (s. Kap. 8) der elektrisch geladenen Teilchen; H: magnetische Feldstärke. Die Richtung von F wird bestimmt durch die Regeln für das Vektorprodukt (s. Kap. 1). F steht senkrecht auf der durch die beiden Vektoren v und H aufgespannten Ebene.
Folgerungen: (1) Auf einen ruhenden Ladungsträger ($v = 0$) wirkt keine Lorentz-Kraft. (2) Ein Ladungsträger in Bewegung wird senkrecht zu seiner Bewegungsrichtung ausgelenkt. (3) Bewegt sich der Ladungsträger parallel oder antiparallel zu den magnetischen Feldlinien, so wirkt auf ihn keine Kraft. (4) Die Lorentz-Kräfte auf negative und positive Ladungsträger sind einander entgegengerichtet.

Freie Ladungsträger in einem Magnetfeld. Bewegt sich ein elektrisch geladenes Teilchen senkrecht zu den Feldlinien eines (homogenen) Magnetfeldes, dann beschreibt es einen Kreisbogen. Die Bahnebene liegt senkrecht zu den Feldlinien. Die Lorentzkraft ist zum Kreismittelpunkt gerichtet (Zentralkraft (s. Kap. 10)). Das ist die Basis aller Teilchenbeschleuniger mit Kreisbahnen (Zyklotron, Betatron, Synchrotron etc.).

Stromdurchflossener Leiter in einem Magnetfeld. Auf den elektrischen Leiter wirkt eine Lorentz-Kraft; es gilt

$$F = IlB \sin \beta$$

mit F: Betrag der Lorentz-Kraft in N; I: elektrische Stromstärke durch den Leiter in A; l: Länge des Leiters innerhalb des Magnetfeldes in m; B:

Betrag der magnetischen Flußdichte in T; β: Winkel zwischen Leiter und Feldlinien. (Es ist üblich, hier das Magnetfeld durch B zu charakterisieren. Soll die magnetische Feldstärke verwendet werden, so ersetzt man B durch $\mu_r \mu_0 H$).

Folgerungen: Ist der stromdurchflossene Leiter senkrecht zu den Feldlinien ausgespannt ($\beta = 90°$), so erreicht die Lorentz-Kraft ihr Maximum. Für $\beta = 0°$ ist auch $F = 0$.

Die Richtung der Lorentz-Kraft auf den Leiter merkt man sich wie folgt: Man bildet aus Daumen, Zeigefinger und Mittelfinger der *rechten* Hand ein rechtwinkliges Koordinatensystem. Weist der Zeigefinger in die (technische) Stromrichtung (s. Kap. 25, elektrischer Strom), der Mittelfinger in Feldrichtung, so zeigt der Daumen in Richtung der Lorentz-Kraft.

• Beispiel: Ein Draht ist zwischen den Polen eines Hufeisenmagneten, senkrecht zu den Feldlinien in der Luft ausgespannt. Für die magnetische Flußdichte 1 mT im Magnetfeld der Länge 2 cm und einen Strom von 30 A im Leiter folgt: $F = 30 \times 0,02 \times 0,001$ A·m·T $= 0,6$ mN. – Wird die magnetische Feldstärke (in A·m^{-1}) verwandt, so folgt (s. o., Magnetfeld): $F = Il\mu_r\mu_0 H = 30 \times 0,02 \times 1 \times 1,257 \times 10^{-6} \times 796$ A·m·V·s A^{-1}·m^{-1}·A·m^{-1} = 0.6 mN.

Stromdurchflossene Leiterschleife im Magnetfeld. Solange die Ebene der Leiterschleife mit den magnetischen Feldlinien einen Winkel ungleich 90° bildet, wirken zwei gleichgroße, aber entgegengerichtete Lorentz-Kräfte auf die Schleife. Ein mechanisches Drehmoment versucht, die Schleife so auszurichten, daß ihre Ebene senkrecht zu den Feldlinien steht. Es gilt

$$M_\text{mech} = IBA \cos \beta$$

mit M_mech: Betrag des Drehmoments; A: von der Schleife eingeschlossene Fläche; β: Winkel zwischen Feldlinien und Schleifenebene.

• Beispiele: Drehspul-Amperemeter (s. u.). Wirken zwei Spiralfedern dem mechanischen Drehmoment entgegen, so ist β ein Maß für die elektrische Stromstärke durch die Leiterschleife.

Elektromotor. Sorgt man dafür, daß sich die Stromrichtung in der Schleifenstellung $\beta = 90°$ umkehrt, so wächst das mechanische Drehmoment erneut an, wenn β 90° (bzw. 270°) überschreitet. Das Trägheitsmoment der sich drehenden Schleife treibt diese über die Positionen $\beta = 90°$ bzw. 270° hinweg. Bei Gleichstrommotoren erfolgt die Stromumkehr durch Polwender (Kommutator), bei Wechselstrommotoren durch Synchronisation mit dem Wechselfeld.

Drehspulmeßwerke dienen als Amperemeter. Die drehbare Zylinderspule mit einem Zeiger an der Achse ist in einem feststehenden Magneten gelagert. Die radial verlaufenden magnetischen Feldlinien durchdringen in jeder Stellung die Spulenebene. Zwei Spiralfedern halten die Drehachse in Ruhelage. Fließt ein Gleichstrom I durch die Spule, so entsteht um sie herum ein Magnetfeld. Dessen Wechselwirkung mit dem äußeren Magnetfeld erzeugt ein mechanisches Drehmoment vom Betrag $M_{mech} = IAB$, mit A: Querschnittsfläche der Spule; B: Betrag der magnetischen Flußdichte des feststehenden Magneten. Dem wirkt entgegen das rücktreibende mechanische Drehmoment der beiden Spiralfedern. Die Spule erreicht eine Gleichgewichtslage, wenn beide mechanischen Drehmomente übereinstimmen. Dann gilt

$$\alpha \sim I$$

mit α: resultierender Drehwinkel für die elektrische Stromstärke I. Der Zeigerausschlag ist also der Stromstärke proportional. Mit der Stromrichtung ändert sich auch die Ausschlagsrichtung.

Wechselströme müssen vor der Messung gleichgerichtet werden.

Magnetokardiogramm und -encephalogramm

Die elektrischen Ströme im Herzen rufen schwache magnetische Felder ($B \approx 50\,pT$) an der Körperoberfläche hervor. Nervenaktivitäten im Gehirn sind die Quelle noch schwächerer magnetischer Felder ($B \approx 20\,fT$). Magnetometer ausreichender Empfindlichkeit stehen zur Verfügung, um in dem um viele Zehnerpotenzen stärkeren Erdmagnetfeld Magnetokardiogramme und Magnetoencephalogramme aufzuzeichnen. Vorteil gegenüber EKG und EEG: Diese rasch veränderlichen Magnetfelder werden nicht wie die elektrischen Felder durch Ionenströmungen und andere elektrische Aktivitäten im Körper abgeschirmt und gestört. So ist es möglich, eindeutig Entstehungsort und Stärke von Nerven-Aktivitäten tief unter der Körperoberfläche festzustellen.

Elektromagnetische Induktion

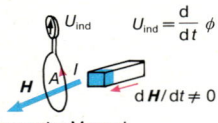

U_{ind} $U_{ind} = \dfrac{d}{dt}\,\phi$

$d\,\boldsymbol{H}/dt \neq 0$

bewegter Magnet

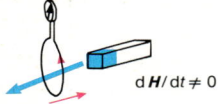

$d\,\boldsymbol{H}/dt \neq 0$

bewegte Schleife

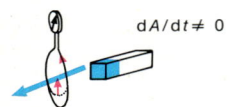

$d\,A/dt \neq 0$

veränderliche Schleifenfläche

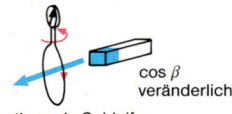

$\cos\beta$
veränderlich

rotierende Schleife

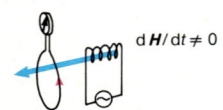

$d\,\boldsymbol{H}/dt \neq 0$

Veränderung von $\boldsymbol{B}$

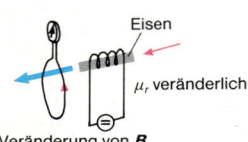

Eisen

μ_r veränderlich

Veränderung von $\boldsymbol{B}$

Magnetischer Fluß ϕ

$\phi = \mu_r \mu_0\, H\, A \cos\beta$
$\quad = B\, A \cos\beta$

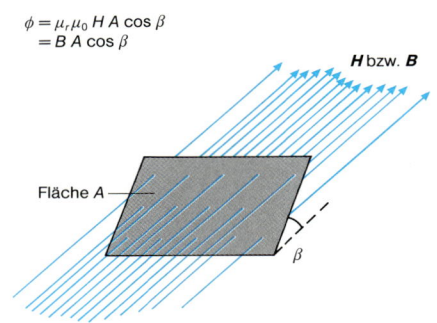

$\boldsymbol{H}$ bzw. $\boldsymbol{B}$

Fläche A

β

Allgemeines Induktionsgesetz

sich änderndes Magnetfeld

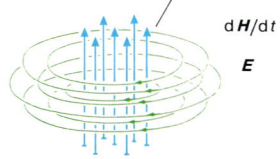

$d\,\boldsymbol{H}/dt$

$\boldsymbol{E}$

sich änderndes elektrisches Feld

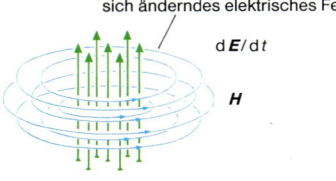

$d\,\boldsymbol{E}/dt$

$\boldsymbol{H}$

Auswirkung der Lenzschen Regel

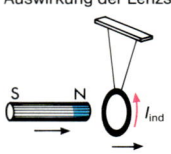

S   N

I_{ind}

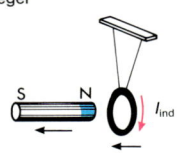

S   N

I_{ind}

35. Elektromagnetische Induktion

Nur wenige physikalische Prozesse sind für die technische Anwendung so wichtig wie die elektromagnetische Induktion. Da hierbei die Dichte der magnetischen Feldlinien und deren zeitliche Änderung ein wichtige Rolle spielen, wird eine neue physikalische Größe gleich zu Anfang eingeführt:

Der magnetische Fluß, abgekürzt ϕ, ist ein Maß für die Dichte der magnetischen Feldlinien, d. h. für ihre Anzahl durch eine vorgegebene Fläche. Es gilt

$$\phi = \mu_r \mu_0 H A \sin \beta$$

mit μ_r: Permeabilitätszahl jener Substanz, durch die die Feldlinien verlaufen (s. Kap. 34, Magnetfeld); $\mu_0 = 1{,}257 \times 10^{-6}$ V·s·A^{-1}·m^{-1}: magnetische Feldkonstante; H: Betrag der magnetischen Feldstärke in A·m^{-1}; A: Fläche in m^2; β: Winkel zwischen Feldlinien und Fläche.

Die Einheit des magnetischen Flusses ist das Weber, Einheitenzeichen Wb. Es ist eine abgeleitete SI-Einheit. Umrechnung:

$$1 \, \text{Wb} = 1 \, \text{V} \cdot \text{s} \quad .$$

Induktionsgesetz. Experimente zeigen, daß um die magnetischen Feldlinien herum ein elektrisches Feld erscheint, sobald sich die Dichte der magnetischen Feldlinien ändert. Dieser Vorgang heißt elektromagnetische Induktion.

Allgemein formuliert lautet das Induktionsgesetz: „Ein sich mit der Zeit änderndes Magnetfeld ist von einem elektrischen Feld umgeben."

Wie viele physikalische Gesetze, so ist auch dieses symmetrisch: „Ein sich mit der Zeit änderndes elektrisches Feld ist von einem Magnetfeld umgeben."

Elektromagnetische Induktion benötigt keine Überträgersubstanz, findet also auch im Vakuum statt.

Mathematische Formulierung des Induktionsgesetzes:

$$U_{\text{ind}} = -d\phi / dt$$

mit U_{ind}: induzierte elektrische Spannung in V; ϕ: magnetischer Fluß in Wb; t: Zeit in s.

Plazieren wir also eine Leiterschleife in das sich ändernde Magnetfeld, so messen wir an den Enden des Leiters eine elektrische Spannung. Durch die Leiterschleife fließt ein Induktionsstrom.

Wechselspannungs-Generator:

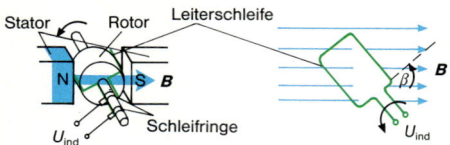

Einfluß der Selbstinduktion

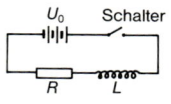

$I = I_0 (1 - \exp(-t/\tau))$
$I_0 = U_0 / R$
$\tau = L / R$

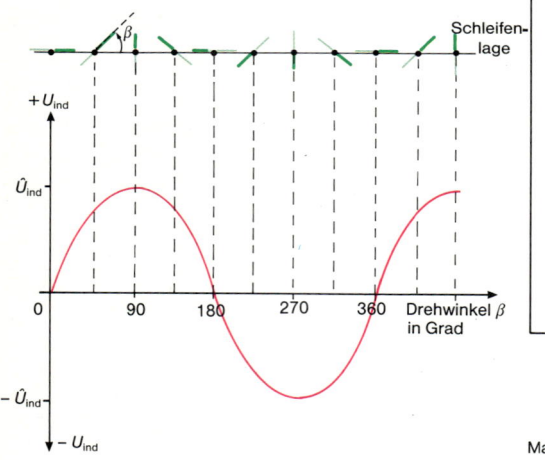

Schleifen-lage

Drehwinkel β
in Grad

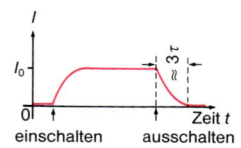

Manteltransformator

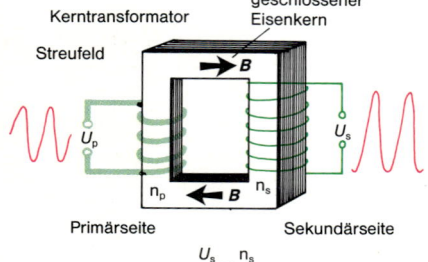

$$\frac{U_s}{U_p} = \frac{n_s}{n_p}$$

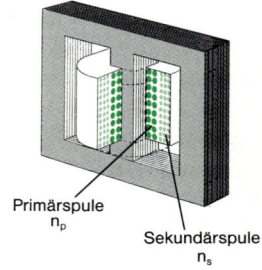

Primärspule
n_p

Sekundärspule
n_s

Besitzt die Induktionsspule n Windungen, so lautet das Induktionsgesetz

$$U_{\text{ind}} = -n\frac{d\phi}{dt} \quad .$$

Lenzsche Regel: Der Induktionsstrom ist so gerichtet, daß er versucht, seine Entstehung zu hemmen. Das ist eine Konsequenz des Energiesatzes.

• Beispiel: Entsteht der Induktionsstrom im Leiter dadurch, daß ein Magnet in die Nähe der Leiterschleife gerät, so wird der Magnet von der in der stromdurchflossenen Schleife entstehenden Lorentz-Kraft abgestoßen. Würde der Schleifenstrom in jene Richtung fließen, die eine den Magneten anziehende Lorentz-Kraft erzeugt, so entstünde eine sich dauernd beschleunigende Bewegung.

Erzeugung von Induktionsspannungen. Da $\phi = \mu_r \mu_0 H A \sin \beta$, gibt es mehrere Möglichkeiten, ϕ zeitlich zu ändern und damit eine Induktionsspannung zu erzeugen:

1) Änderung von H: Beispielsweise durch Verändern des relativen Abstands zwischen Magnet und Leiterschleife. Solange eine Relativbewegung stattfindet, fließt ein Induktionsstrom.

Ist der induzierende Magnet ein Elektromagnet, so fließt selbst bei festem Abstand ein Induktionsstrom, solange sich der elektrische Strom im Elektromagneten (und im Gefolge damit das Magnetfeld) ändert.

2) Änderung der Fläche A der Leiterschleife. Beispielsweise durch Zusammenziehen der Schleife im Magnetfeld.

3) Änderung des Anstellwinkels β zwischen Schleifenebene und Feldlinienrichtung. Beispielsweise durch Drehen der Schleife im Magnetfeld. Darauf beruht der elektrische Generator (s. u.).

4) Änderung von μ_r des Materials, in dem die magnetischen Feldlinien verlaufen. Beispielsweise durch Einführen eines Eisenstabes in die (sonst luftgefüllte) Leiterschleife in der Umgebung eines ortsfesten Magneten.

Selbstinduktion, Eigeninduktion. Fließt ein konstanter elektrischer Strom durch einen Leiter, so existiert um ihn herum ein konstantes magnetisches Feld. Ändert sich die elektrische Stromstärke, so ändert sich auch die magnetische Feldstärke. Dann ist $d\phi/dt \neq 0$, und im Leiter wird eine Induktionsspannung induziert. Diese Rückwirkung auf sich selbst heißt Selbstinduktion, es gilt

$$U_L = -L\frac{dI}{dt}$$

mit U_L: Selbstinduktionsspannung; L: Selbstinduktivität des Leiters; dI/dt: zeitliche Änderung des elektrischen Stroms im Leiter.

L wird gemessen in der abgeleiteten SI-Einheit Henry, Einheitenzeichen H. Ein Stromleiter hat die Selbstinduktivität 1 H, wenn die Stromänderung $1 \, A \cdot s^{-1}$ die elektrische Spannung 1 Volt induziert.

L hängt nur ab von Größe und Gestalt des elektrischen Leiters.

• Beispiel: Ein- und Ausschaltvorgang. Schließt man einen elektrischen Stromkreis mit Hilfe eines Schalters, so benötigt der elektrische Strom I eine endliche Zeitspanne, um seinen Endwert zu erreichen. Grund: Da I von Null aus ansteigt, induziert dI/dt einen Gegenstrom, der das Ansteigen des elektrischen Stroms verzögert. Ist R der elektrische Widerstand im Stromkreis, so verstreichen $3L/R$ Sekunden, bis der Strom 95 % seines Endwertes erreicht hat. Beim Ausschalten verzögert die Selbstinduktion entsprechend den Stromabfall.

Die Eigeninduktion kann beim Abschalten hoher Gleichströme gefährliche Spannungsstöße hervorrufen.

Elektrische Generatoren

Mit Hilfe der elektromagnetischen Induktion setzen elektrische Generatoren mechanische Energie in elektrische Energie um.

Arbeitsprinzip: In einem Magnetfeld befindet sich ein drehbarer Rotor, genannt Anker. Auf den Anker sind hintereinander geschaltete Leiterschleifen (Ankerwindungen) gewickelt. Dreht eine mechanische Kraft, beispielsweise eine Turbine, den Anker, so induziert das Magnetfeld in den Spulen eine elektrische Spannung. Aus dem Induktionsgesetz folgt

$$U_{ind} = -n\frac{d\phi}{dt}$$

mit n: Anzahl der in Reihe geschalteten Ankerwindungen.

U_{ind} ist eine elektrische Wechselspannung (s. Kap. 26). Entsprechend dem Induktionsgesetz ist $U_{ind} = 0$, wenn die magnetischen Feldlinien parallel zu den Leiterschleifen verlaufen. Bei Drehung steigt U_{ind} proportional $\sin \beta$ an und erreicht einen Höchstwert $\hat{U}_{ind}$, sobald die Windungsebenen senkrecht zu den magnetischen Feldlinien stehen. Beim Weiterdrehen sinkt dann der Augenblickswert bis auf Null bei $\beta = 180°$. Für $\beta > 180°$ wächst U_{ind} erneut an, aber mit dem entgegengesetzten Vorzeichen, erreicht bei $\beta = 270°$ den negativen Höchstwert $-\hat{U}_{ind}$ und ist bei 360° wieder Null. Jetzt beginnt der Zyklus aufs Neue.

In Generatorkonstruktionen mit stationären Ankerwindungen dreht die Turbine den Magneten. Beim elektrischen *Dynamo* erregt der erzeugte elektrische Strom selbst den Magneten.

In der Praxis sind oft 10 Magnetpolpaare ringförmig um den Rotor angeordnet. Dreht sich dieser 5 × pro Sekunde, so wird eine 50 Hz Wechselspannung induziert.

Transformatoren, Spannungswandler

Mit Hilfe der elektromagnetischen Induktion verändern Transformatoren die Höhe von Wechselspannungen.

Arbeitsprinzip: Zwei elektrische Leiterspulen − genannt Primär- und Sekundärspule − sind nebeneinander oder ineinander so angeordnet, daß ihre Magnetfelder miteinander wechselwirken können. Sie sind elektrisch voneinander isoliert, d. h. beide Spulen haben keinen direkten elektrischen Kontakt miteinander. Die in den Spulen erzeugten magnetischen Felder werden meist durch einen gemeinsamen Weicheisenkern verstärkt ($\mu_r > 1$). Eine Wechselspannung in der Primärspule induziert eine Wechselspannung in der Sekundärspule.

Aus dem Induktionsgesetz folgt

$$\frac{U_S}{n_S} = \frac{U_P}{n_P}$$

mit U_P, U_S: elektrische Spannung in der Primär- bzw. Sekundärspule; n_P, n_S: Windungszahlen von Primär- bzw. Sekundärspule. Also ist die in der Sekundärspule induzierte Spannung

$$U_S = U_P \frac{n_S}{n_P} \quad .$$

n_S/n_P heißt Übersetzungsverhältnis des Transformators.

Ist $n_S/n_P > 1$, so wird die Spannung hochtransformiert.

● Beispiel: Für n_S/n_P = 100/5 ist das Übersetzungsverhältnis 20. Eine 220 V Netz-Spannung wird auf 4400 V hochtransformiert.

Ist das Übersetzungsverhältnis < 1, so wird die Spannung heruntertransformiert.

Will man Gleichspannungen transformieren, so müssen diese zuvor in Wechselspannungen umgewandelt werden. Grund: Gleichstrom ist von einem zeitlich konstanten Magnetfeld umgeben, elektromagnetische Induktion findet also nicht statt.

Transformatorenleistung. Die vom Primärkreis abgegebene elektrische Leistung ist − bis auf geringe Wärmeverluste beim Übertragungsprozeß − gleich der vom Sekundärkreis aufgenommenen. Es gilt also

$$U_P I_P = U_S I_S \quad .$$

Magnetisierungskurven

Eine paramagnetische Lösung
steigt im Magnetfeld auf

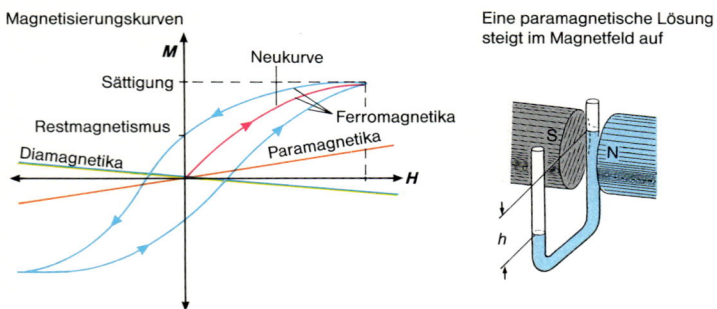

Magnetische Feldlinien

Meißner-Ochsenfeld-Effekt

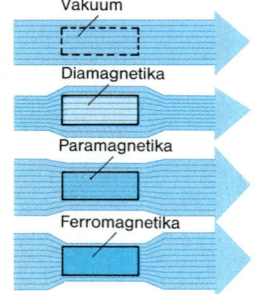

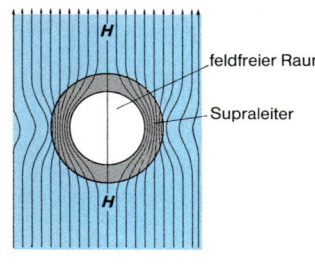

Magnetisierung einer Diskette

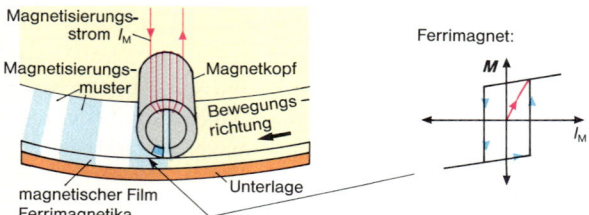

36. Materie im Magnetfeld

Magnetfeld

Zwei vektorielle physikalische Größen charakterisieren ein Magnetfeld (s. Kap. 34): Magnetische Feldstärke H, gemessen in $A \cdot m^{-1}$ und Magnetische Induktion B, gemessen in T. Zur graphischen Darstellung des Magnetfeldes dienen entsprechend entweder die magnetischen Feldlinien oder die B-Induktionslinien. Die Richtung der Linien weist in Richtung des Magnetfeldes, der gegenseitige Abstand der Linien ist ein Maß für H bzw. B.

Eine der beiden Größen reicht aus, um das Magnetfeld zu beschreiben. Befindet sich Materie im Magnetfeld, so kann diese magnetisiert werden (s. u.). B bzw. H im Inneren ist dann stärker (Para- und Ferromagnetismus) oder schwächer (Diamagnetismus) als außerhalb der magnetisierten Substanz.

Magnetische Erscheinungen beruhen auf bewegten elektrischen Ladungen im atomaren und nuklearen Bereich. Drei Komponenten tragen bei:

1. Atomelektronen besitzen eine Eigendrehung und wirken daher als winzige Magnete (Spinmagnetismus).
2. Atomelektronen umlaufen auf einer Bahn den Atomkern (Bahnmagnetismus).
3. Atomkerne besitzen ebenfalls eine Eigendrehung und wirken daher als winzige Magnete (Kernspinmagnetismus). Dieser Beitrag zum Magnetismus ist allerdings viele Zehnerpotenzen geringer als der der beiden anderen Anteile.

Die einzelnen Komponenten können sich gegenseitig kompensieren; beispielsweise weist ein Elektronenpaar kein resultierendes Magnetfeld auf.

Magnetisierung

Wird Materie in ein magnetisches Feld der Feldstärke H gebracht, so versuchen die winzigen Magnete sich in Richtung der Feldlinien auszurichten. Dem wirkt die ungeordnete Wärmebewegung entgegen. Es gilt

$$M = \chi_m H$$

mit M: Magnetisierung, eine vektorielle physikalische Größe, gemessen in $A \cdot m^{-1}$; χ_m: magnetische Suszeptibilität des Materials, eine dimensionslose Zahl.
Wir unterscheiden drei Materialtypen:

Diamagnetika zeigen $\chi_m < 0$, d. h. M ist H entgegengerichtet und reduziert die im diamagnetischen Material herrschende magnetische Feldstärke H. Die Dichte der magnetischen Feldlinien im Inneren ist jetzt (geringfügig) kleiner als außerhalb. Grund: Das äußere Magnetfeld wirkt auf die Bahnelektronen ein und erzeugt so ein magnetisches Gegenfeld. Verschwindet H, so ist auch $M = 0$.

Alle Substanzen sind diamagnetisch, doch es ist ein schwacher Effekt (meist ist $\chi_m < -10^{-6}$) und wird leicht durch Paramagnetismus (s. u.) überdeckt. Diamagnetismus ist temperaturabhängig.

Ausgeprägt diamagnetische Substanzen sind Bi, Sb, Hg, H_2O. Gasförmiger Stickstoff ist sehr schwach diamagnetisch ($\chi_m = -3 \times 10^{-10}$).

Paramagnetika zeigen $\chi_m > 0$, die Richtung der Magnetisierung stimmt mit der Richtung von H überein. Die Dichte der magnetischen Feldlinien im Inneren des Materials ist jetzt größer als außerhalb. Grund: Ein oder mehr Elektronen pro Atom bzw. Molekül sind unpaarig, d. h. es wirkt als ein winziger Magnet. Einige von ihnen richten sich in H entlang der Feldlinien aus. Verschwindet H, so desorientiert die Wärmebewegung der Atome die Ausrichtung und M verschwindet ebenfalls.

Nur Substanzen mit unpaarigen Bahnelektronen sind paramagnetisch. Paramagnetismus ist umgekehrt proportional der Materialtemperatur.

Ausgeprägt paramagnetische Substanzen sind: Fester Sauerstoff, Eisenchlorid, Pa, Pt. Luft ist schwach paramagnetisch ($\chi_m = +3 \times 10^{-8}$).

Ferromagnetika zeigen $\chi_m \geq 1$, doch ist der Wert vom äußeren Magnetfeld und von der magnetischen Vorgeschichte abhängig, d. h. ob das Material früher schon einmal magnetisiert wurde (s. u.). Die Richtung der Magnetisierung stimmt mit der Richtung von H überein. Die Dichte der magnetischen Feldlinien ist innerhalb des ferromagnetischen Materials sehr viel größer als außerhalb. Grund: Wie die Paramagnetika, so besitzen auch die Ferromagnetika ungepaarte Elektronen. Diese winzigen Magnete sind jedoch in lokalen Bereichen (Weiss'sche Bezirke) alle in gleicher Richtung angeordnet. Unter dem Einfluß von H richten sich ganze Bereiche aus. Verschwindet H, so verbleibt ein Teil dieser Bereiche in H-Richtung, ein permanenter Magnet ist entstanden.

Ferromagnetismus verschwindet oberhalb einer materialabhängigen Temperatur, genannt Curie-Temperatur, die Substanz wird dann paramagnetisch.

Beispielsweise ist die Curie-Temperatur für Fe ca. 770° C, für Ni etwa 358° C und für V2A-Stahl ca. 5° C. Ferromagnetika sind z. B. Co, Fe, Ni und verschiedene Legierungen.

Magnetisierungskurve. Liegt ein zuvor noch nie magnetisiertes Material vor, also $M = 0$, und steigt H von Null aus an, so wächst der Betrag von M. Steigt H weiter an, so erreicht M einen Sättigungswert. Reduktion von H auf Null führt meist zu $M = 0$, doch bleibt bei einigen Materialien, meist Ferromagnetika, eine Restmagnetisierung (*Remanenz*) zurück.

Anwendungen

Magnetische Abschirmung. Wird ein ferromagnetischer Hohlkörper in ein Magnetfeld gebracht, so dringen nur sehr wenige magnetische Feldlinien ins Innere ein, die meisten konzentrieren sich im Wandmaterial. Der Innenraum ist praktisch feldfrei. Verwendung zur Abschirmung hochempfindlicher Meßinstrumente. Die magnetische Abschirmung entspricht der Wirkung des Faraday-Käfigs im elektrischen Feld (s. Kap. 26).

• Beispiel: Zur Aufnahme eines Magnetokardiogramms befinden sich Patient und Meßanlage in einem magnetisch abgeschirmten Raum.

Ferrimagnete sind keramische Werkstoffe mit extrem steiler Magnetisierungskurve, sie erreichen also im äußeren Magnetfeld sehr schnell ihren Sättigungswert. Einmal magnetisiert, bleiben sie so lange magnetisch, bis ein entgegengerichtetes äußeres Magnetfeld ihre Magnetisierungsrichtung umkehrt. Sie können in sehr dünne Schichten eingelagert werden und bilden die Grundlage für magnetische Aufzeichnungen.

Kernspin-Resonanz (NMR). In einem Magnetfeld richten sich die Spins der Atomkerne parallel zu den Feldlinien aus. Die resultierende Magnetisierung ist jedoch außerordentlich schwach im Vergleich zum Paramagnetismus (s. o.) und kann praktisch nicht direkt gemessen werden. Befinden sich jedoch die ausgerichteten Atomkerne in einem elektrischen Hochfrequenzfeld, so beginnen ihre Drehachsen eine Präzessionsbewegung, sobald die Frequenz einen spezifischen Resonanzwert erreicht. Beispielsweise beträgt die Resonanzfrequenz 42,5 MHz für ein Proton in einem Magnetfeld von 1 Tesla. Die Präzession entzieht dem Hochfrequenzfeld meßbar Energie. Mit Hilfe des Wertes seiner Resonanzfrequenz kann das Atom identifiziert werden.

Verwendung zur qualitativen und quantitativen Analyse in der Chemie. Wichtiger: Darstellung von Körperquerschnitten mit Hilfe des Kernspin-Tomographen (Computer-Tomographie, CT).

Wechselstromkreise

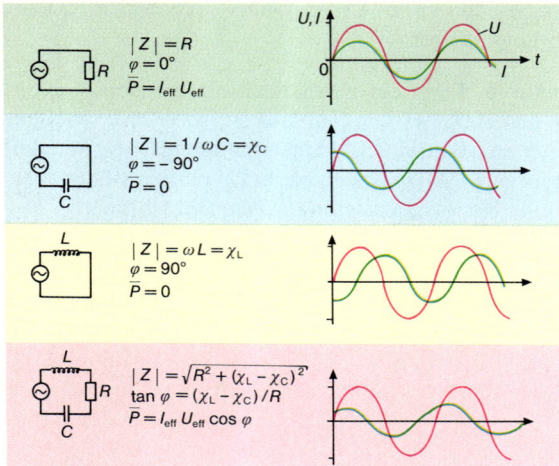

$|Z| = R$
$\varphi = 0°$
$\overline{P} = I_{eff}\, U_{eff}$

$|Z| = 1/\omega C = \chi_C$
$\varphi = -90°$
$\overline{P} = 0$

$|Z| = \omega L = \chi_L$
$\varphi = 90°$
$\overline{P} = 0$

$|Z| = \sqrt{R^2 + (\chi_L - \chi_C)^2}$
$\tan \varphi = (\chi_L - \chi_C)/R$
$\overline{P} = I_{eff}\, U_{eff} \cos \varphi$

Erwärmung durch Diathermie

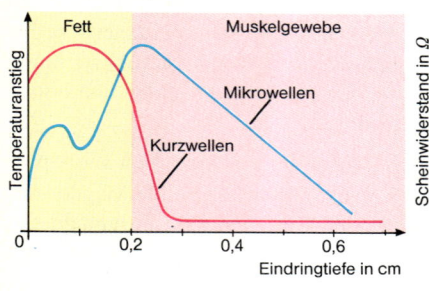

$|Z|$ für 1 cm lebendes Gewebe

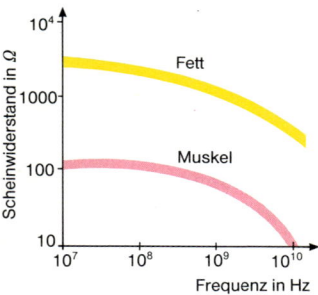

37. Wechselstromkreise

Fließen Wechselströme in einem Stromkreis, so muß – im Gegensatz zu Gleichströmen – die elektromagnetische Induktion (s. Kap. 35) berücksichtigt werden. Der elektrische Gesamtwiderstand des Stromkreises hängt damit auch von der Frequenz der Wechselspannung ab. Außerdem besteht eine Phasenbeziehung zwischen Wechselstrom und -spannung, beispielsweise kann der Wechselstrom zu einem bestimmten Zeitpunkt $\neq 0$ sein, wenn gleichzeitig die Wechselspannung 0 ist. Das ist im Gleichstromkreis nicht möglich.

Scheinwiderstand eines Wechselstromkreises ist der Betrag der *Impedanz* Z. Es gilt

$$|Z| = \hat{U}/\hat{I} = U_{\text{eff}}/I_{\text{eff}}$$

mit $|Z|$: Scheinwiderstand in Ω; $\hat{U}$, $\hat{I}$: Höchstwerte der elektrischen Wechselspannung bzw. -strom (s. Kap. 25); U_{eff}, I_{eff}: Effektivwerte von elektrischer Wechselspannung bzw. -strom (s. Kap. 25).

Für einen elektrischen Stromkreis, in dem Widerstand, Kondensator und Spule hintereinander geschaltet sind und der eine Quelle elektrischer Wechselspannung mit $U = \hat{U} \sin(\omega t)$ enthält, gilt

$$|Z| = \sqrt{R^2 + (\omega L - 1/(\omega C))^2}$$

mit R: Gleichstromwiderstand des Stromkreises, auch Ohmscher Widerstand genannt, in Ω; $\omega = 2\pi\nu$; ν: Frequenz der Wechselspannung in Hz; L: Induktivität in H; C: Kapazität in F.

Der Höchstwert $\hat{I}$ des elektrischen Stroms in einem Wechselstromkreis ist also nach dem Ohmschen Gesetz

$$\hat{I} = \frac{\hat{U}}{\sqrt{R^2 + (\omega L - 1/(\omega C))^2}} = \frac{\hat{U}}{|Z|} \quad .$$

Bezeichnungen: ωL: induktiver Widerstand; $1/\omega C$: kapazitiver Widerstand.

Achtung: In einem Wechselstromkreis ist immer $L \neq 0$, da ein geschlossener Stromkreis stets eine Leiterschleife mit einer Windung darstellt. Auch R und C haben immer einen endlichen – möglicherweise sehr geringen – Wert.

Scheinwiderstand biologischer Gewebe. Fließt ein Wechselstrom durch Gewebe, so besteht der Scheinwiderstand des Materials aus nur zwei Komponenten: einem Ohmschen Widerstand, bedingt durch die Ionenbeweglichkeit in Zellen und Zellzwischenräumen, und einem kapazitiven Widerstand, hervorgerufen durch Zellmembranen und Grenzflächen. Also ist der Gewebewiderstand für Wechselstrom

$$|Z|_{\text{bio}} = \sqrt{R^2 + 1/(\omega C)^2} \quad .$$

Über eine Messung von $|Z|_{\text{bio}}$ für die entsprechenden Körperbereiche lassen sich beispielsweise Atemvolumen und Herzauswurf näherungsweise bestimmen.

Maschen und Knoten in Wechselstromkreisen werden anhand der Kirchhoffschen Regeln (s. Kap. 30) analysiert, der Scheinwiderstand $|Z|$ tritt dabei anstelle von R.

● Beispiele: Reihenschaltung von Scheinwiderständen:

$$|Z|_{\text{ges}} = \sum_i |Z_i| = |Z_1| + |Z_2| + |Z_3| + \dots \quad .$$

Parallelschaltung von Scheinwiderständen:

$$\left(\frac{1}{|Z|}\right)_{\text{ges}} = \frac{1}{|Z_1|} + \frac{1}{|Z_2|} + \frac{1}{|Z_3|} + \dots \quad .$$

Phasenverschiebung. Eine sinusförmige Wechselspannung in einem Stromkreis erzeugt einen sinusförmigen Wechselstrom. Beide Größen heißen phasengleich − sie sind „in Phase" −, wenn beide zum gleichen Zeitpunkt ihren Höchstwert erreichen. Ist das nicht der Fall, so existiert zwischen U und I eine Phasenverschiebung. Es gilt

$$\tan \varphi = \frac{\omega L - (1/\omega C)}{R} \quad .$$

φ ist der Phasenwinkel (in Grad oder Radiant) zwischen U und I. Die Wechselspannung $U = \hat{U} \sin(\omega t)$ in einem Stromkreis erzeugt also einen Wechselstrom $I = \hat{I} \sin(\omega t - \varphi)$. U eilt I um φ voraus oder nach.

Ein Wechselstromkreis mit Spule und/oder Kondensator zeigt immer eine − u. U. sehr geringe − Phasenverschiebung.

Wechselstromleistung wird berechnet entsprechend der elektrischen Leistung in Gleichstromkreisen (s. Kap. 29, Wirkleistung), zusätzlich muß jedoch die Phasenverschiebung berücksichtigt werden. Es gilt

$$\overline{P} = I_{\text{eff}} U_{\text{eff}} \cos \varphi$$

mit $\overline{P}$: mittlere Stromleistung, genannt Wirkleistung, in W. $\cos \varphi$ heißt Leistungsfaktor.

• Beispiele: Für $\varphi = 0$, d. h. in einen Stromkreis mit $L = 0$, $C = 0$ liegt nur ein Ohmscher Widerstand vor. Dann ist cos $\varphi = 1$ und $\overline{P} = U_{eff} \cdot I_{eff}$. Für $\varphi = 90°$ ist cos $\varphi = 0$ und damit die mittlere Leistung $\overline{P} = 0$. Das nennt man eine Blindleistung, denn im Mittel zeigt der Stromkreis keine elektrische Leistung, kann also auch keine Arbeit verrichten. Die Augenblickswerte der Leistung $P = UI$ sind innerhalb der Wechselstromperiode nicht Null, sondern mal negativ, mal positiv: im ersten Viertel der Periode liefert die Spannungsquelle Energie (P ist positiv, ein elektromagnetisches Feld wird aufgebaut), in der zweiten Periode fließt die gleiche Energiemenge wieder in die Spannungsquelle zurück (P ist negativ, das elektromagnetische Feld wird abgebaut). Der Vorgang widerholt sich im 3. und 4. Viertel der Periode.

Wechselspannung und Organismus

Befindet sich biologisches Gewebe zwischen den Polen einer Spannungsquelle, so verschiebt die Coulombkraft im elektrischen Feld (s. Kap. 26) die Ionen im Zellinneren und in den Zellzwischenräumen. Dabei können an Grenzschichten Schäden entstehen. Erfahrungsgemäß sind die Wirkungen am größten für Wechselspannungen einer Frequenz um 100 Hz. Bei höheren Frequenzen verschieben sich die Ionen in den Körperflüssigkeiten weniger und weniger, ab ca. 100 kHz schwingen sie nur noch auf der Stelle. Reibung dämpft diese höherfrequenten Schwingungen und als einzige Elektrizitätswirkung erwärmt sich das Gewebe. (Die Anregung von Zellmembranen endet bereits oberhalb ca. 10 kHz.)

Diathermie nutzt aus, daß Gewebe ein relativ guter elektrischer Leiter ist und daß hochfrequente Wechselspannungen lediglich Wärmewirkungen zeigen. Das Verhältnis der in Haut, Muskel- und Fettgewebe abgegebenen Wärmemengen ist frequenzabhängig.

Therapeutisch genutzt werden die folgenden Frequenzen: 27,12 MHz (Kurzwellen), 433,92 MHz (Dezimeterwellen) und 2400,0 MHz (Mikrowellen). Andere Frequenzen sind wegen möglicher Störung des Funkverkehrs nicht zugelassen.

Elektrochirurgie verwendet hochfrequente (0,5–1,75 MHz) Wechselspannungen zum Schneiden und Koagulieren von Gewebe (s. Kap. 25, Stromdichte). Die an der aktiven Elektrode entwickelte Wärmemenge ist

$$Q = I_{eff}^2 R t$$

mit Q: Wärmemenge in J; I_{eff}: effektive elektrische Stromstärke in A; R: Ohmscher Widerstand des Gewebes in Ω; t: Einschaltdauer in s.

Harmonische Schwingung

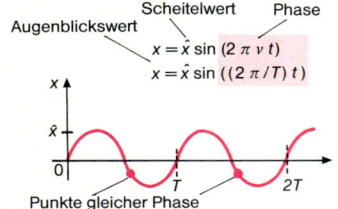

Augenblickswert   Scheitelwert   Phase

$$x = \hat{x} \sin (2 \pi \nu t)$$
$$x = \hat{x} \sin ((2 \pi / T) t)$$

Punkte gleicher Phase

$$x = \hat{x} \sin (2 \pi \nu t + \beta)$$

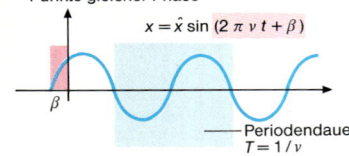

Periodendauer
$$T = 1 / \nu$$

anharmonische
Schwingungsformen

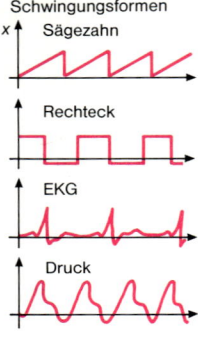

Sägezahn

Rechteck

EKG

Druck

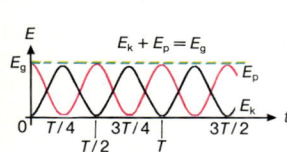

$$E_k + E_p = E_g$$

Fadenpendel

$$\varphi = \hat{\varphi} \sin ((2 \pi / T) t)$$
$$T = 2 \pi \sqrt{l / g}$$

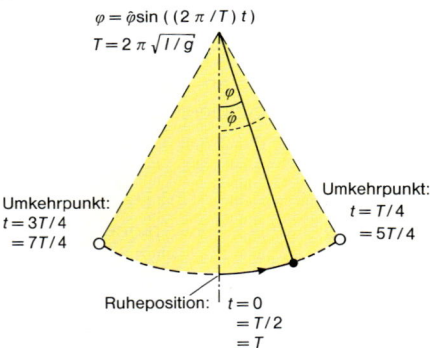

Umkehrpunkt:
$t = 3T/4$
$= 7T/4$

Umkehrpunkt:
$t = T/4$
$= 5T/4$

Ruheposition: $t = 0$
$= T/2$
$= T$

Schädelschwingungen
bei 1600 Hz

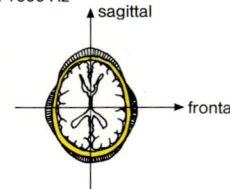

sagittal

frontal

Fourier-Analyse

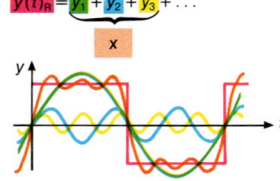

$$y(t)_R = y_1 + y_2 + y_3 + \ldots$$

x

38. Schwingungen

Ändert sich eine physikalische Größe periodisch mit der Zeit, so liegt eine Schwingung dieser Größe vor. Sie erreicht nach einer festen Zeitspanne, genannt Periodendauer der Schwingung, immer wieder den gleichen Zahlenwert.

● Beispiele: Auslenkung der Luftmoleküle beim Schall. Schwingungsweite des Pendels. R-Zacke im EKG. Position der Erde relativ zur Sonne. Elektrische Spannung in einem elektrischen Oszillator.

Die Schwingungen vieler Systeme lassen sich – wenn auch oft nur näherungsweise – auf eine besonders einfache Schwingungsform, die harmonische Schwingung, zurückführen.

Harmonische Schwingung einer physikalischen Größe wird beschrieben durch (s. auch Kap. 8)

$$x = \hat{x} \sin (2\pi \nu t) \quad \text{oder} \quad x = \hat{x} \cos (2\pi \nu t)$$

mit x: Augenblickswert der sich periodisch ändernden physikalischen Größe; $\hat{x}$: Höchst- oder Scheitelwert von x, auch Amplitude von x genannt; ν: Frequenz der Schwingung in Hz; t: Zeit in s.
Bezeichnungen:

Kreisfrequenz: $\quad \omega = 2\pi \nu$, gemessen in Hz.

Schwingungs- oder Periodendauer: $\quad T = 1/\nu$, gemessen in s.

Jede nicht-harmonische Schwingung heißt anharmonische Schwingung.
Die harmonische Schwingung ist ungedämpft, wenn der Höchstwert $\hat{x}$ konstant bleibt. Anderenfalls liegt eine gedämpfte Schwingung vor (s. u.). Die meisten periodischen Vorgänge in der Natur sind gedämpft.

● Beispiele: Ideales Fadenpendel. An einer Schnur hängt eine Masse. Wird die Masse aus der vertikalen Lage (Ruhelage) ausgelenkt und losgelassen, so schwingt sie harmonisch um ihre Ruhelage. Die sich periodisch ändernde physikalische Größe ist der Auslenkwinkel φ und es gilt: $\varphi = \hat{\varphi} \sin (\omega t)$, $\hat{\varphi}$ ist der maximale Auslenkwinkel. Fadenlänge und örtliche Fallbeschleunigung bestimmen den Zahlenwert für ν bzw. T (s. u.). Für $t = t_1$ ist $\varphi = \hat{\varphi}$ (Anfangslage), für $t = t_1 + T$ ist erneut $\varphi = \hat{\varphi}$, das Pendel hat eine volle Schwingung beendet. Nun beginnt eine neue. Wegen der Reibung zwischen Pendelkörper und Luftmolekülen liegt beim realen Fadenpendel eine gedämpfte Schwingung vor, d. h. $\hat{\varphi}$ nimmt mit der Zeit ab.

Die elektrische Spannung des öffentlichen Elektrizitätsnetzes schwingt harmonisch: $U = \hat{U} \sin (2\pi\nu t)$. Der Augenblickswert U der elektrischen Spannung wechselt periodisch zwischen den Höchstwerten $+311$ V und -311 V. Die Frequenz ν ist 50 Hz, die Periodendauer $T = 0,02$ s. Der Höchstwert $\hat{U}$ ist unabhängig von t, die Schwingung ist ungedämpft. Der Effektivwert der Spannung (s. Kap. 26) ist $U_{\mathrm{eff}} = \hat{U}/\sqrt{2} = 220$ V.

Fourier-Analyse ist eine mathematische Methode, um anharmonische Schwingungen durch Zerlegung in harmonische Schwingungen zu beschreiben.

• Beispiel: Das Elektrokardiogramm (EKG) zeigt eine nicht-harmonische Schwingung der von der Brustwand abgeleiteten elektrischen Spannungen. Bei 70 Herzschlägen/min ist die Frequenz dieser Schwingung etwa 1,2 Hz. Die Fourier-Analyse führt hier überwiegend zu sin- und cos-Funktionen mit $\nu = 1,2$ Hz. Es zeigt sich, daß dem höherfrequente Anteile überlagert sind, deren relative Stärken zur Diagnose von Herzbeschwerden herangezogen werden können.

Energiebilanz

Schwingt ein Körper um seine Ruhelage und ist die Reibung vernachlässigbar, so bleibt seine mechanische Gesamtenergie (s. Kap. 13) erhalten. Es gilt

$$E_{\mathrm{k}}(1) + E_{\mathrm{p}}(1) = E_{\mathrm{k}}(2) + E_{\mathrm{p}}(2) = \text{konstant}$$

mit $E_{\mathrm{k}}(1)$, $E_{\mathrm{k}}(2)$: kinetische Energie des Körpers zum Zeitpunkt 1 bzw. 2; $E_{\mathrm{p}}(1)$, $E_{\mathrm{p}}(2)$: potentielle Energie des Körpers zum Zeitpunkt 1 bzw. 2.

Bewegt sich der Körper durch die Ruheposition, so ist seine Geschwindigkeit maximal, d. h. damit auch seine kinetische Energie. E_{p} erreicht den Maximalwert jeweils an den Umkehrpunkten der Schwingung.

• Beispiel: Federpendel: Eine horizontal zwischen zwei Spiralfedern (Federkonstante D) aufgehängte Masse befindet sich in Ruhelage, wenn beide Federkräfte gleich groß und entgegengerichtet sind. Wird die Masse m um die Strecke x ausgelenkt, so ist $E_{\mathrm{p}} = 2Dx^2/2$, die kinetische Energie ist Null. Wird die Masse freigegeben, so bewegt sie sich in Richtung Ruheposition und schwingt um sie herum. In jeder Position gilt: $E_{\mathrm{p}} + E_{\mathrm{k}} = 2Dx^2/2 + mv^2/2 = E_{\mathrm{ges}} = \text{konstant}$ (mit E_{ges}: Gesamtenergie). Für $x = 0$ besitzt das schwingende System nur kinetische Energie, an den Umkehrpunkten (wegen $v = 0$) nur potentielle. Während der Schwingungen wandelt sich also periodisch kinetische Energie um in potentielle und umgekehrt, doch bleibt die Summe beider Energien stets konstant.

Schwingende Systeme

Eigenfrequenzen bzw. Eigenperiodendauern charakterisieren Schwingungssysteme. Das sind jene Frequenzen, mit denen ein System spontan schwingt, wenn es seine Ruhelage verläßt. Eigenfrequenzen hängen nur ab von den Abmessungen und den systemeigenen Kräften.

● Beispiele: Mathematisches Pendel. Hängt eine Masse an einem dünnen Faden und wird sie geringfügig aus der Ruhelage ausgelenkt, so schwingt dieses ideale Fadenpendel harmonisch (s. auch Kap. 38). Es gilt

$$T = 2\pi \sqrt{l/g}$$

mit T: Periodendauer in s; l: Abstand Fadenaufhängung − Schwerpunkt des Pendelkörpers, in m; g: örtliche Fallbeschleunigung in $m \cdot s^{-2}$. Die Eigenfrequenz $\nu = 1/T$ dieses Schwingungssystems ist also

$$\nu = \tfrac{1}{2\pi} \sqrt{g/l} \quad .$$

Achtung: ν bzw. T sind unabhängig von Pendelmasse und Größe der Auslenkung (solange die Auslenkung klein bleibt).

Physikalisches Pendel: Schwingt ein starrer Körper reibungslos um eine Achse, so führt er ebenfalls harmonische Schwingungen aus. Seine Eigenfrequenz ist

$$\nu = \tfrac{1}{2\pi} \sqrt{mgd/I}$$

mit m: Masse des physikalischen Pendels in kg; d: Abstand Pendelachse − Körperschwerpunkt in m; I: Trägheitsmoment (s. Kap. 10) in $kg \cdot m^2$.
Achtung: Da I proportional der Masse ist, ist auch ν für das physikalische Pendel unabhängig von m.

Laufen: Jedes Bein wirkt wie ein physikalisches Pendel (genauer: Doppelpendel). Seine Periodendauer ist die Zeitspanne zweier Schritte. Der Eigenfrequenz entspricht ein müheloser Trab. Will man schneller oder langsamer laufen, so muß zusätzliche Energie aufgebracht werden. Da die Eigenfrequenz (näherungsweise) unabhängig von der Schrittweite ist, ist der lange Schritt ökonomischer als der kurze.

Elektrischer Schwingkreis.
Wird ein elektrischer Kondensator mit einer Spule verbunden, so entsteht ein elektrischer Schwingkreis. Ist der Kondensator aufgeladen, so wird er sich sofort über die Spule entladen. Der elektrische Strom baut dabei in der Spule ein Magnetfeld auf, das einen Höchstwert erreicht, wenn das elektrische Feld im Kondensator eben Null ist. Jetzt sinkt das Magnetfeld ab, induziert dabei einen elektrischen Strom

Elektrischer Schwingkreis

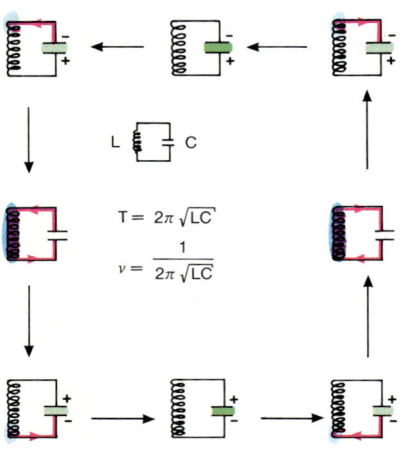

$$T = 2\pi \sqrt{LC}$$

$$\nu = \frac{1}{2\pi \sqrt{LC}}$$

Dämpfung einer Schwingung:

ungedämpft
$$x = \hat{x} \cos (\omega t)$$

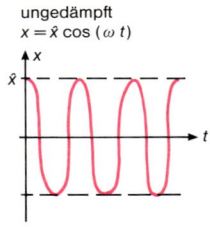

gedämpft
$$x = \hat{x} \exp (-\delta t) \cos (\omega t)$$

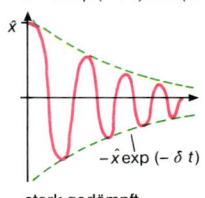

$$-\hat{x} \exp (-\delta t)$$

stark gedämpft
$$x = \hat{x} \exp (-\delta' t)$$

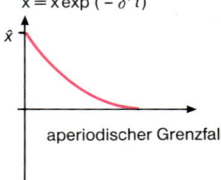

aperiodischer Grenzfall

Erzwungene Schwingungen

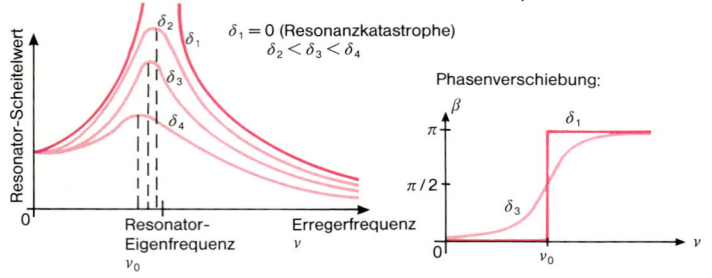

$\delta_1 = 0$ (Resonanzkatastrophe)
$\delta_2 < \delta_3 < \delta_4$

Phasenverschiebung:

– in entgegengesetzter Richtung –, der den Kondensator wieder auflädt. Das elektrische Feld im Kondensator erreicht einen Höchstwert, wenn das magnetische Spulenfeld Null ist. Dann beginnt der Vorgang aufs Neue. Die elektrische Energie schwingt also periodisch zwischen elektrischer und magnetischer Feldenergie, die Gesamtenergie ist zu jedem Zeitpunkt konstant. Für die Eigenfrequenz ν des Schwingkreises, gemessen in s, gilt

$$\nu = \frac{1}{2\pi\sqrt{LC}}$$

mit L: Selbstinduktivität der Spule in H; C: elektrische Kapazität in F.

Da in Spule und Kondensator Wärmeverluste durch die unvermeidlichen elektrischen Widerstände auftreten, liegt eine gedämpfte Schwingung vor.

Zweiatomiges Molekül. Die Bindungskräfte zwischen beiden Atomen können als Federkraft behandelt werden. Beim Zusammenstoß mit einem anderen Molekül (Wärmebewegung) ändert sich momentan der gegenseitige Abstand der Atome, das System beginnt zu schwingen. Die Eigenfrequenz des Moleküls dient seiner Identifizierung. Für einfache Moleküle wie etwa H_2 kann die Eigenfrequenz berechnet werden.

Gedämpfte harmonische Schwingung

Reibung reduziert den Höchstwert einer Schwingung, er sinkt exponentiell mit fortschreitender Zeit. Für die gedämpfte harmonische Schwingung gilt

$$x = \hat{x}\,e^{-\delta t}\,\sin{(2\pi\nu t)}$$

mit δ: Dämpfungsfaktor, gemessen in s^{-1}. $\hat{x}\exp(-\delta t)$ ist der mit der Zeit abnehmende Höchstwert der Schwingung.

Relaxationszeit der Schwingung, abgekürzt τ, ist jene Zeitspanne, innerhalb der der Höchstwert der Schwingung auf 1/e, also auf 36,8 % seines Anfangswertes absinkt. Nach $t = 3\tau$ ist die Schwingung praktisch beendet.

● Beispiel: Die Kupula im Bogengang des Innenohrs mißt die Drehbeschleunigung des Kopfes. Endet die Drehung, so schwingt die Kupula gedämpft zurück in ihre Normalstellung. Die Relaxationszeit beträgt ca. 3 s, d. h. die maximale Auslenkung der gedämpften Kupulaschwingungen ist nach 3 s auf 36,8 % abgesunken, nach 9 s auf rund 5 %.

Aperiodischer Grenzfall einer Schwingung liegt vor, wenn x überhaupt keine Periodizität mehr zeigt, sondern ohne Schwingung exponentiell auf Null absinkt. Dann ist $x = \hat{x}e^{-\delta t}$.

Dämpfung einer Schwingung ist in vielen Fällen erwünscht.

• **Beispiele:** Der Atemluftstrom regt die Stimmbänder zum Schwingen an. In der Regel entstehen gedämpfte Schwingungen. Ein Ton wird willkürlich abgebrochen durch plötzliche und so starke Dämpfung der Stimmbänder, daß aperiodischer Grenzfall eintritt.

Schwingungsfähige Meßsysteme, beispielsweise Drehspulinstrument und Waage, sind so stark gedämpft, daß sich die Anzeige aperiodisch dem Meßwert nähert.

Dämpfungsmaß. Liegen zwei Zahlenwerte der gleichen physikalischen Größe vor, so ist es üblich, das Verhältnis beider Werte in Dezibel, abgekürzt dB, auszudrücken (s. Kap. 40).

Um den Grad einer Dämpfung zu beschreiben, verwendet man den Wert $10 \times \lg(\hat{x}_1/\hat{x}_2)$, genannt Dämpfungsmaß und gemessen in dB, mit $\hat{x}_1, \hat{x}_2$: aufeinander folgende Höchstwerte der gedämpften Schwingung.

• **Beispiel:** Schalldämmung. Ist die Schallstärke (s. Kap. 40) vor der Dämmschicht $1 \times 10^{-6}\,\mathrm{W} \cdot \mathrm{m}^{-2}$ und dahinter $2 \times 10^{-9}\,\mathrm{W} \cdot \mathrm{m}^{-2}$, so beträgt die Dämpfung: $10 \times \lg(10^{-6}/2 \times 10^{-9})$ Dezibel $= 27\,\mathrm{dB}$.

Achtung: Dezibel ist keine Einheit. Es ist lediglich die Bezeichnung für den dekadischen Logarithmus eines Quotienten.

Erzwungene Schwingung

Wirkt auf ein schwingungsfähiges System (genannt Resonator) von außen eine periodische Kraft (genannt Erreger) ein, so schwingt das System mit der Frequenz der äußeren Einwirkung: Der Erreger zwingt dem Resonator seine Frequenz auf. Für die erzwungene Schwingung gilt

$$x = \hat{x}\,\cos\,(2\pi\nu t - \beta)$$

mit $\hat{x}$: Höchstwert der erzwungenen Schwingung, abhängig in erster Linie von Erregerkraft, Dämpfung, Resonanz- und Erregerfrequenz; ν: Erregerfrequenz; β: Phasenverschiebung zwischen Resonator und Erreger, gemessen in Radiant. Die Resonatorschwingung hinkt der Erregerschwingung um β nach.

Einschwingzeit ist jene Zeitspanne, die vergeht, bis der Resonator mit konstanter Auslenkung schwingt. Die Einschwingzeit bestimmt die Klangfarbe von Musikinstrumenten, daher ist es so schwierig, diese überzeugend elektronisch zu simulieren. Beispielsweise führt sie bei der Klarinette innerhalb der ersten 50 ms zu tiefen Tönen. Einschwing- und Ausschwingvorgänge der Stimmbänder färben die Sprache außerordentlich. Auch in der Technik spielt die Einschwingzeit eine wichtige Rolle.

Resonanz tritt bei erzwungener und ungedämpfter Schwingung dann auf, wenn die Resonanzbedingung

Erregerfrequenz = Eigenfrequenz des Resonators

erfüllt ist. Die Phasenverschiebung ist dann $\beta = \pi/2$, d. h. die anregende Kraft ist am größten, wenn der Resonator durch die Gleichgewichtslage schwingt. Dem Resonator wird dauernd Energie zugeführt. Diese Energie kann dazu dienen, eine zuvor gedämpfte Schwingung in eine ungedämpfte umzuwandeln.

• Beispiele: Dem Pendel (Resonator) der Pendeluhr führt der Anker (Erreger) periodisch Energie aus der potentiellen Energie des Uhrengewichtes zu. Diese Energiezufuhr kompensiert den Reibungs-Energieverlust des Pendels. Pendel- und Ankerschwingungsdauer stimmen überein.

Hohlräume wie Rachen, Mund und Nase bilden Resonatoren. Sie werden durch die Stimmbänder zu erzwungenen Schwingungen erregt. Unterkiefer, Lippen, Gaumen und Zunge stimmen diese Resonatoren so ab, daß sie in Resonanz mit den Stimmbändern schwingen.

Zungenfrequenzmesser bestehen aus nebeneinander angeordneten Metallstreifen unterschiedlicher Schwingmassen. Ein Elektromagnet regt jene Zunge zur Schwingung an, deren Eigenfrequenz in Resonanz mit der Frequenz des Wechselstroms steht.

Die Frequenzanalyse in der Basilarmembran des Innenohrs beruht *nicht* auf Resonanz von Membranabschnitten. Die Basilarmembran steht nicht unter mechanischer Spannung.

Resonanzkatastrophe tritt ein, wenn der Erreger dem Resonator mehr Energie zuführt, als im Resonator durch Reibung verloren geht. Der Höchstwert der Auslenkung wächst steil ein, der Resonator kann zerstört werden.

• Beispiele: Zersingen von Gläsern ist möglich, wenn der Sänger einen intensiven Ton (s. Kap. 40) emittiert, dessen Frequenz mit einer (der vielen) Eigenfrequenzen des Glases übereinstimmt.

Brücken sind schwingungsfähige Konstruktionen. Wird eine der Eigenfrequenzen durch Windböen oder durch eine im Gleichschritt marschierende Kolonne angeregt, so können katastrophale Schwingungsweiten auftreten.

Resonanz gedämpfter Schwingungssysteme erfolgt innerhalb eines Frequenzbereiches (Resonanzkurve). Die Frequenz des Maximalwertes der Resonanzkurve ist kleiner als die Resonanzfrequenz bei verschwindender Dämpfung. Die Halbwertsbreite der Resonanzkurve ist proportional dem Dämpfungsfaktor δ.

Longitudinale Welle
in x-Richtung

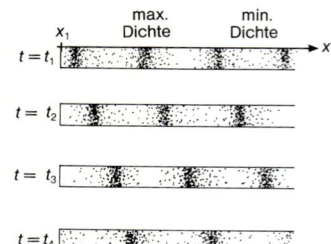

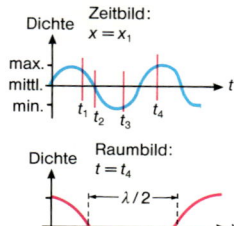

Transversale Welle in x-Richtung

Raum-Zeit-Bild

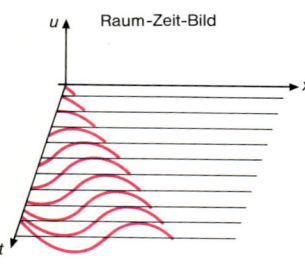

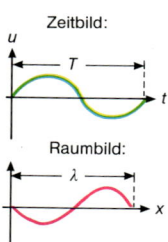

Augenblicksbild einer polarisierten Welle
Polarisationsebene: $x - y$

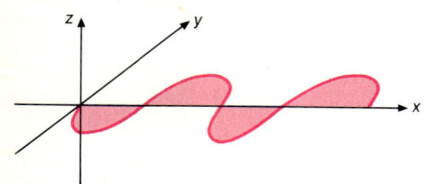

Wellen

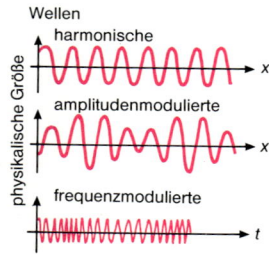

39. Wellen

Welle heißt die räumliche Ausbreitung eines Schwingungsvorganges. Wellen stellen also einen raumzeitlichen Vorgang dar.

Die Welle transportiert kein Material in Ausbreitungsrichtung, lediglich Energie.

Für den Schwingungsvorgang gibt es zwei (extreme) Möglichkeiten: er findet statt in Fortpflanzungsrichtung der Welle oder senkrecht dazu. Im ersten Fall heißt die Welle longitudinal, im zweiten transversal.

• Beispiele: Schwingen die Stimmbänder hin und her, so erzeugen sie periodische Druckwellen in der Luft. Die Luftmoleküle schwingen in Ausbreitungsrichtung der Welle, es liegt also eine longitudinale Welle vor.

Die Auslenkung der elastischen Wände der Arteria radialis unter dem Einfluß der im Gefäß laufenden Blutdruckwelle erfolgt senkrecht zur Ausbreitungsrichtung der Druckwelle, es ist eine transversale Welle. Die Druckwelle im Gefäßinneren dagegen ist longitudinal.

Es gibt auch Wellen, deren Schwingungsvorgang eine Mischung aus longitudinal und transversal darstellt, z. B. Brandungswellen.

Wellen benötigen nicht immer einen materiellen Überträger. Beispielsweise breiten sich elektromagnetische Wellen auch im Vakuum aus.

Wellenlänge und Phasengeschwindigkeit. Für eine harmonische Welle in x-Richtung gilt

$$u = \hat{u} \sin{(2\pi x/\lambda - 2\pi t/T)}$$

mit u: Wert der physikalischen Größe am Ort x zum Zeitpunkt t, beispielsweise Größe der Auslenkung eines Luftmoleküls aus seiner Ruhelage; $\hat{u}$: Höchstwert (Amplitude) der physikalischen Größe, beispielsweise maximale Auslenkung; $\lambda = $ Wellenlänge, d. h. der Abstand benachbarter Positionen auf der x-Achse mit gleichem Schwingungszustand; T: Schwingungsdauer, d. h. die Zeitspanne für den Ablauf einer Wellenlänge.

Wichtiger Zusammenhang:

$$c = \lambda/T = \lambda\nu$$

mit c: Phasengeschwindigkeit der Welle in $m \cdot s^{-1}$; λ: Wellenlänge in m; $\nu = 1/T$: Frequenz der Welle in Hz.

• Beispiel: Der Höchstwert der Luftdichte in einer Schallwelle pflanzt sich mit der Phasengeschwindigkeit $c = 331\,\mathrm{m \cdot s^{-1}}$ fort. Für eine Schallfrequenz $\nu = 440\,\mathrm{Hz}$ (Kammerton „a", Normstimmton) ist dann die Wellenlänge $\lambda = 331\,\mathrm{m \cdot s^{-1}} / 440\,\mathrm{s^{-1}} = 0,75\,\mathrm{m}$.

Die Phasengeschwindigkeit hängt ab vom Medium, in dem sich die Welle bewegt. Für die Ausbreitungsgeschwindigkeit einer Schallwelle in einem festen Körper gilt

$$c = \sqrt{E/\varrho}$$

mit E: Elastizitätsmodul (s. Kap. 11, Normalspannung) des Festkörpers in $\mathrm{N \cdot m^{-2}}$; ϱ: Dichte des Festkörpers in $\mathrm{kg \cdot m^{-3}}$.

Für die meisten festen Körper ist $2000\,\mathrm{m \cdot s^{-1}} < c < 7000\,\mathrm{m \cdot s^{-1}}$. In Knochen ist beispielsweise $c = 3,3 \times 10^3\,\mathrm{m \cdot s^{-1}}$.

Für Flüssigkeiten, Gase und weiche Gewebe wird E durch den (adiabatischen) Kompressionsmodul K ersetzt (s. Kap. 11, Kompression).

Für die meisten Flüssigkeiten und weichen Gewebe ist $1000\,\mathrm{m \cdot s^{-1}} < c < 2000\,\mathrm{m \cdot s^{-1}}$.

Anwendung: Aus der Pulswellengeschwindigkeit in der Aorta wird der Kompressionsmodul des Blutes in vivo berechnet.

Stehende Wellen. Überlagern sich zwei Wellen mit übereinstimmenden Wellenlängen und Amplituden, aber entgegengesetzten Ausbreitungsrichtungen, so beobachtet man eine stehende Welle. Die Auslenkung hängt jetzt nur noch vom Ort − nicht mehr von der Zeit − ab. Die Positionen maximaler Auslenkung heißen Schwingungsbäuche. Dort, wo die Auslenkung verschwindet, liegen Schwingungsknoten vor. Der Abstand direkt benachbarter Schwingungsknoten ist $\lambda/2$.

• Beispiele: Kundtsches Rohr. In einem horizontalen, beidseitig verschlossenen Glaszylinder liege feinverteilter Korkstaub. Regt man die Luftsäule im Inneren zu Schwingungen an, so bauen sich stehende Wellen zwischen den Zylinderenden auf. Sie werden dadurch sichtbar, daß das Korkmehl an den Schwingungsknoten liegenbleibt, sich an den -bäuchen dagegen verteilt.

Trommelfell: Bei Empfang reiner Töne bilden sich flächenhafte (und sehr gedämpfte) stehende Wellen aus, die Knotenlinien bilden Muster. Insbesondere rahmt eine Knotenlinie die Trommelfellbegrenzung ein.

Longitudinale Wellen stimmen überein in Ausbreitungs- und Schwingungsrichtung. Der räumliche Abstand benachbarter Extremwerte der schwingenden physikalischen Größe ist $\lambda/2$, beispielsweise der Abstand zwischen Druckmaximum und -minimum in einer Schallwelle.

• Beispiele: Schallwelle, Druckwelle im Aortablut.

Longitudinalwellen können sich in festen, flüssigen und gasförmigen Medien ausbreiten.

Transversale Wellen schwingen senkrecht zu ihrer Ausbreitungsrichtung. Der räumliche Abstand benachbarter Extremwerte der schwingenden physikalischen Größe ist $\lambda/2$, beispielsweise der Abstand zwischen Berg und Tal einer Seilwelle.

● Beispiele: Lichtwelle, Seilwelle, laterale Auslenkung der Arteria radialis.

In idealen Fluiden breiten sich Transversalwellen nicht aus, da keine Schubkräfte zwischen benachbarten Molekülen existieren. In einem Festkörper kann sich eine physikalische Größe, beispielsweise die Auslenkung, sowohl transversal als auch longitudinal ausbreiten.

Polarisation. Eine transversale Welle schwingt senkrecht zu ihrer Ausbreitungsrichtung, dabei sind zahllose Schwingungsebenen möglich. Schwingt die Welle ausschließlich in einer Ebene – die natürlich immer senkrecht auf der Ausbreitungsrichtung steht – so heißt sie polarisierte Welle. Die bevorzugte Schwingungsebene heißt Polarisationsebene. Nur transversale Wellen können polarisiert sein.

● Beispiel: Die von einer Glühbirne emittierten elektromagnetischen Lichtwellen zeigen keine bevorzugte Schwingungsebene, sie sind also nicht polarisiert. Dringt das Licht in einen Polarisationsfilter ein, so werden alle Schwingungsrichtungen bis auf eine absorbiert. Es passieren nur Wellen einer Vorzugsrichtung (der Polarisationsebene).

Die Polarisation des Lichtes spielt eine wichtige Rolle in der analytischen Chemie.

● Beispiel: Der Drehwinkel der Polarisationsebene des Lichtes beim Passieren von Zuckerlösungen ist proportional der Zuckerkonzentration.

Das menschliche Auge ist nicht in der Lage, zwischen polarisiertem und nicht-polarisiertem Licht zu unterscheiden. Die Honigbiene dagegen erkennt sogar die Lage der Polarisationsebene.

Oberflächenwellen treten auf an der Grenzfläche zwischen zwei Medien. Es ist eine Kombination aus longitudinalen und transversalen Wellen. Die Auslenkung ist nicht mehr linear, sondern erfolgt ellipsen- oder kreisförmig. Beispielsweise bewegt sich ein Wassermolekül an der Oberfläche einer Meereswelle auf elliptischer Bahn senkrecht zur Ausbreitungsrichtung. Es schwingt in einer Ebene um seine Ruhelage herum, seine Bahn bleibt aber immer in der gleichen mittleren Position.

Schall benötigt ein Überträgermedium

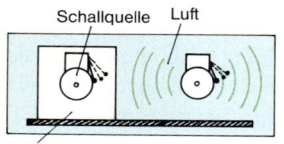

Schallquelle Luft

Vakuum

Schallwellen-Bereiche in Gewebe (Wasser)

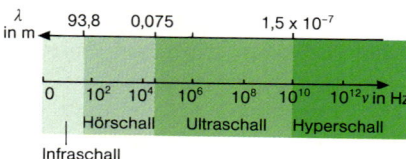

λ in m   93,8   0,075   1,5 x 10^{-7}

Infraschall

Schallspektren:

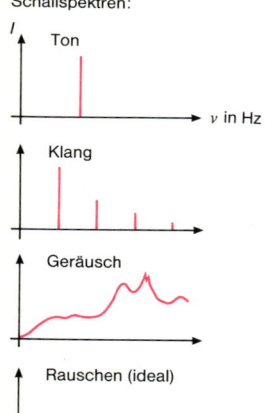

Ton

ν in Hz

Klang

Geräusch

Rauschen (ideal)

Schalleinwirkung auf den Menschen
(Anhaltswerte)

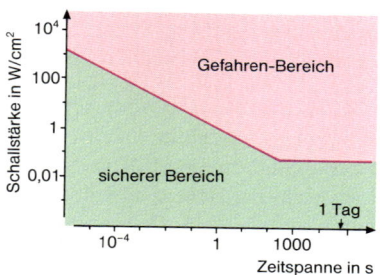

Ultraschall in Gewebe

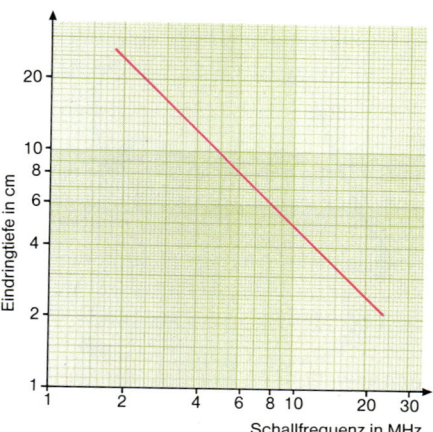

Schallgeschwindigkeit c bei 20°C

Substanz	c in m/s
Luft (Meereshöhe)	330
Wasserdampf	494
Helium	965
Wasserstoff	1285
Wasser	1490
Fettgewebe	1500
Meerwasser	1530
Augenlinse	1600
Knochen (porös)	2500
Plexiglas	2700
Knochen (kompakt)	3300
Kronglas	5100

40. Schallwellen und Schallfeld

Schall

Eine Druckwelle im Inneren einer Substanz heißt Schall. In Gasen und in idealen Flüssigkeiten ist es eine longitudinale Welle, in festen Körpern breiten sich die elastischen Deformationen sowohl longitudinal als auch transversal aus.

Schall benötigt ein Überträgermedium, in Vakuum kann sich keine Schallwelle ausbreiten.

Schallgeschwindigkeit. Für die Phasengeschwindigkeit (s. Kap. 39) einer Schallwelle gilt

$$c = \lambda \nu$$

mit c: Phasengeschwindigkeit der Schallwelle in $\text{m} \cdot \text{s}^{-1}$; λ: Wellenlänge des Schalls in m; ν: Schallfrequenz in Hz.

Messung von c erfolgt entweder indirekt über λ und ν, beispielsweise im Kundtschen Rohr (s. Kap. 39), oder direkt durch Messung der Laufzeit eines kurzen Schallpulses über eine bekannte Entfernung.

Die Schallgeschwindigkeit hängt vom Ausbreitungsmedium ab. Für ideale Gase gilt

$$c = \sqrt{p/\varrho}$$

mit p: Gasdruck in Pa; ϱ: Gasdichte in $\text{kg} \cdot \text{m}^{-3}$.

● Beispiel: Schallgeschwindigkeit im idealen Gas im Normzustand (s. Kap. 19): $c = 1,01 \times 10^5 \, \text{Pa} / 1,29 \, \text{kg} \cdot \text{m}^{-3} = 280 \, \text{m} \cdot \text{s}^{-1}$.

Bei realen Gasen müssen die spezifischen Wärmekapazitäten des Gases berücksichtigt werden. Die Schallgeschwindigkeit in realen Gasen ist

$$c = \sqrt{(c_p/c_v)p/\varrho}$$

mit c_p/c_v: Verhältnis der spezifischen Wärmekapazitäten des Gases bei konstantem Druck bzw. konstantem Volumen (s. Kap. 18).

● Beispiel: Für Luft im Normzustand ist

$$c_{\text{Luft}} = \sqrt{1,40 \times 1,01 \times 10^5 \, \text{Pa}/1,29 \, \text{kg} \cdot \text{m}^{-3}} = 331 \, \text{m} \cdot \text{s}^{-1}$$

c_{Luft} wächst mit der Höhe über dem Erdboden.

Feste Körper leiten den Schall schneller. Für stabförmige Körper gilt

$$c = \sqrt{E/\varrho}$$

mit E: Elastizitätsmodul (s. Kap. 11) in $N \cdot m^{-2}$.

● Beispiel: Schallgeschwindigkeit in Knochen in Längsrichtung:

$$c_{\text{Knochen}} = \sqrt{2,0 \times 10^{10} \, N \cdot m^{-2}/1,8 \times 10^3 \, kg \cdot m^{-3}} = 3300 \, m \cdot s^{-1} \quad .$$

Infra-, Hör- und Ultraschall. Je nach Frequenz bzw. Wellenlänge unterscheiden wir:

Infraschall ($\nu < 16$ Hz (in Luft: $\lambda > 21$ m)) liegt unterhalb der Hörfrequenzschwelle des menschlichen Ohrs, wird aber bei ausreichender Intensität vom Gesamtkörper empfunden. Alligatoren (und U-Boote) verwenden Infraschall zur Kommunikation. Quellen: Wind, Brandung, Erdbeben.

Hörschall (16 Hz $< \nu < 20$ kHz (in Luft: 0,017 m $< \lambda < 21$ m)) umfaßt den Frequenzbereich, der im menschlichen Ohr eine Schallempfindung auslöst. Die Grenzwerte sind altersabhängig. Die relative Empfindlichkeit des Ohrs ist frequenzabhängig. Sie erreicht ein Maximum bei etwa 3,5 kHz, da hier das äußere Ohr als Resonanzkörper wirkt.

Ultraschall: ($\nu > 20$ kHz (in Luft: $\lambda < 1,7$ cm)) liegt oberhalb der Hörschwelle des menschlichen Ohrs, wird aber von manchen Tierarten wahrgenommen, z. B. von Fledermäusen und Hunden. Quellen: Galtonpfeife, Schwingquarze. *Anwendung:* s. Kap. 41.

Schallspektrum. Schallquellen emittieren eine einzelne Frequenz oder mehrere gleichzeitig. Wir unterscheiden:

Ton ist eine reine harmonische Schwingung mit nur einer Frequenz, genannt Tonhöhe. Quelle: elektronischer Schallgeber.

Klang enthält harmonische Schwingungen verschiedener Frequenzen (Grund- und Oberschwingungen). Quelle: Musikinstrumente.

Geräusch besteht aus nicht-harmonischen Schwingungen mit vielen verschiedenen Frequenzen. Quellen: stimmlose Konsonanten, Verkehr.

Rauschen enthält viele Frequenzen, die alle mit gleicher mittlerer Schallstärke (s. u.) auftreten.

Schallquelle kann jedes in einem Medium schwingende Gebilde sein.

● Beispiele: Saite. Einmal angestrichen, existieren auf ihr stehende Wellen mit der Wellenlänge

$$\lambda_n = 2l/n$$

mit l: Saitenlänge; $n = 1, 2, 3, \ldots$. Für $n = 1$ ist λ_1 die Grundwellenlänge, für $n > 1$ liegen Oberwellen vor. Dort, wo die Saite eingespannt ist, hat die Schwingung (selbstverständlich) einen Knoten.

Gedackte Pfeife: Lippen oder Zungen regen die nach einer Seite unbegrenzte Luftsäule der Länge l zum Schwingen an. Die Grundwellenlänge ist $\lambda_1 = 4l$, denn am offenen Ende liegt ein Schwingungsbauch, am geschlossenen ein Schwingungsknoten vor.

Um die Abstrahleigenschaften der Quelle zu verbessern, enthalten Schallquellen oft einen Resonanzkörper.

• Beispiele: Korpus der Gitarre. Rachenraum (für die Stimmbänder).

Schallempfänger, Schallmeßgerät kann jedes System sein, das die die Schallwelle charakterisierenden physikalischen Größen wie Frequenz, Intensität und Druck registriert.

• Beispiele: Kristallmikrophon. Ein Piezo-Kristall (s. Kap. 41) im Inneren wandelt den zeitlichen Ablauf der Druckwellen in elektrische Spannungspulse um, die dann verstärkt und registriert werden. Im Kondensatormikrophon verändert der Schalldruck den Plattenabstand eines Kondensators. Aus den gemessenen Werten für C können Schallfeldgrößen (s. u.) berechnet werden.

Ohr: Trommelfell, Gehörknöchelchen und Gehörschnecke wandeln Schallwellen in die Hörempfindung.

Meßgeräte für den Lautstärkepegel (s. u.) enthalten zusätzlich einen 1 kHz-Vergleichstongenerator. Dessen Schallstärke wird so lange verändert, bis die Stärke des zu messenden Schalls subjektiv gleich der des Generators ist.

Schwächung der Schallwellen folgt einem Exponentialgesetz. Es gilt

$$I = I_0 \exp(-\beta d)$$

mit I: Schallstärke hinter der Schichtdicke d; I_0: Schallstärke für $d = 0$; β: Schwächungskoeffizient des Mediums. β hängt ab vom Ausbreitungsmedium und ist in der Regel proportional der Schallfrequenz, d. h. hochfrequenter Schall wird wesentlich mehr geschwächt als niederfrequenter.

• Beispiel: Unter Wasser werden die hohen Frequenzen eines Geräusches besonders stark gedämpft, es klingt dumpfer als in Luft.

Das Exponentialgesetz gilt streng nur dann, wenn $d \ll$ Abstand von der Schallquelle. Ist das nicht der Fall, so muß zusätzlich die geometrische Schwächung beachtet werden. Beispielsweise ist die Schallstärke (ohne Schwächung) für eine punktförmige Schallquelle umgekehrt proportional dem Quadrat des Abstandes von ihr.

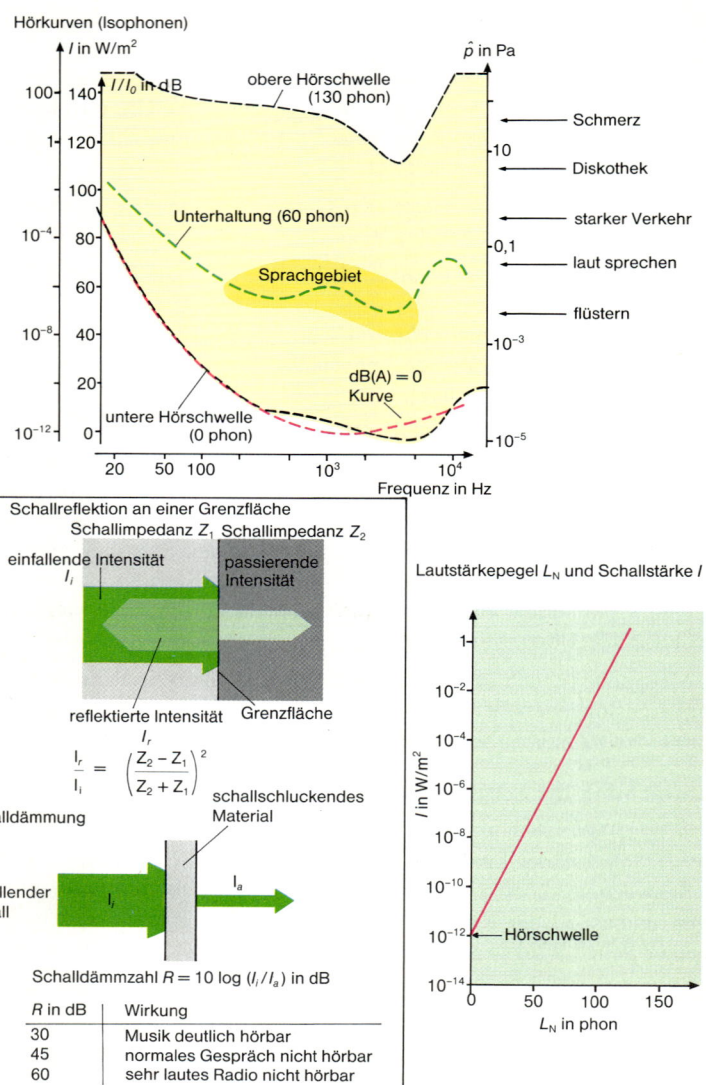

Hörkurven (Isophonen)

obere Hörschwelle (130 phon)

Unterhaltung (60 phon)

Sprachgebiet

dB(A) = 0 Kurve

untere Hörschwelle (0 phon)

Frequenz in Hz

Schmerz

Diskothek

starker Verkehr

laut sprechen

flüstern

Schallreflektion an einer Grenzfläche
Schallimpedanz Z_1　Schallimpedanz Z_2

einfallende Intensität I_i

passierende Intensität

reflektierte Intensität I_r　Grenzfläche

$$\frac{I_r}{I_i} = \left(\frac{Z_2 - Z_1}{Z_2 + Z_1}\right)^2$$

Schalldämmung

schallschluckendes Material

einfallender Schall　I_i　I_a

Schalldämmzahl $R = 10 \log (I_i / I_a)$ in dB

R in dB	Wirkung
30	Musik deutlich hörbar
45	normales Gespräch nicht hörbar
60	sehr lautes Radio nicht hörbar

Lautstärkepegel L_N und Schallstärke I

Hörschwelle

L_N in phon

Kenngrößen des Schallfeldes

Wir unterscheiden jeweils zwischen Augenblicks-, Höchst- und Effektivwerten der Kenngrößen. Zusammenhang:

$$\text{Effektivwert} = \frac{\text{Höchstwert}}{\sqrt{2}} \quad .$$

Schallauslenkung, abgekürzt x und gemessen in m, ist die Größe der Auslenkung der schwingenden Teilchen aus ihrer Ruhelage. In Luft erfolgt x in Ausbreitungsrichtung. x^2 ist proportional der Schallstärke (s. u.).

Schallschnelle, abgekürzt u und gemessen in $m \cdot s^{-1}$, ist die Geschwindigkeit, mit der ein Teilchen um seine Ruhelage schwingt. Offensichtlich ist $u = dx/dt$. u^2 ist proportional der Schallstärke (s. u.).

Schallwechseldruck, abgekürzt p und gemessen in Pa, ist der zeitabhängige Druck an einer Position innerhalb der Schallwelle. p^2 ist proportional der Schallstärke.

- Beispiele: Für eine 2 MHz-Schallwelle (Ultraschall) der Schallstärke $1 \, W \cdot cm^{-2}$ gelten in Luft folgende Höchstwerte:

$$\hat{x} = 10^{-8} \, m \quad \text{(ca. hundertfacher Atomdurchmesser)}$$

$$\hat{u} = 0,1 \, m \cdot s^{-1} \quad \text{(ca. 0,03 \% der Schallgeschwindigkeit)}$$

$$\hat{p} = 0,2 \, MPa = 2 \, bar \quad \text{(ca. doppelter Normluftdruck)} \quad .$$

Schalleistung, abgekürzt P und gemessen in W, ist die gesamte von der Schallquelle (in alle Richtungen) abgestrahlte Leistung. Typische Werte für P: Sprechen 10^{-5} W, Schreien 10^{-3} W, Radiolautsprecher bis 100 W, Sirene bis 10^3 W.

Schallstärke, Schallintensität (auch Lautstärke), abgekürzt I und gemessen in $W \cdot m^{-2}$ (in der Physiologie verwendet man $W \cdot cm^{-2}$ als Einheit), ist die Leistungsdichte einer auftreffenden Schallwelle. Messung erfolgt mit dem Mikrophon.

- Beispiele: Hörschwelle (bei 1 kHz), ca. $2,4 \times 10^{-12} \, W \cdot m^{-2}$. Schmerzschwelle des Ohrs, ca. $10 \, W \cdot m^{-2}$.

Anwendung: Da die Schallstärke proportional dem Quadrat der Schallfrequenz ist, sind im Ultraschall-Bereich hohe Schallstärken leicht zu erzielen.

Lautstärkepegel

Es ist praktisch, die Schallstärke als relative Größe, bezogen auf eine standardisierte Hörschwelle des menschlichen Ohrs, anzugeben. Da die Nachsilbe -pegel in der Physik stets den Bezug auf einen fest vorgegebenen Wert bedeutet, heißt diese neue Größe *Lautstärkepegel,* abgekürzt L_N. Es gilt

$$L_N = 10 \lg (I/I_0)$$

mit I: Schallstärke in $W \cdot m^{-2}$; $I_0 = 1 \times 10^{-12} W \cdot m^{-2}$ für einen $1\,kHz$ Ton: standardisierter Bezugswert.

Der Lautstärkepegel L_N wird angegeben in Phon, abgekürzt phon.

Achtung: Phon ist keine Einheit. Es ist die Bezeichnung für den dekadischen Logarithmus des Quotienten aus zwei Schallstärken. Der Nenner ist ein Standardwert.

• Beispiele: Herrscht an einem Ort die Schallstärke $I = 1 \times 10^{-12} W \cdot m^{-2}$, so ist $L_N = 10 \lg (1) = 0\,phon$.

Die mittlere Hörschwelle des Ohrs bei $1\,kHz$ ist $2,4 \times 10^{-12} W \cdot m^{-2}$, also $L_N = 10 \lg (2,4) = 3,8\,phon$. Da das Ohr nur Differenzen von ca. 1 phon trennen kann, ist es üblich, Phon-Werte auf ganze Zahlen abzurunden, also $L_N \approx 4\,phon$.

In einem Raum werde mit einem Mikrophon eine Schallstärke von $50\,mW \cdot m^{-2}$ gemessen. Dann ist dort der Lautstärkepegel: $L_N = 10 \lg (5 \times 10^{-2}/10^{-12}) = 10 \lg (5 \times 10^{10}) = 107\,phon$.

Herrscht in einem Raum der Lautstärkepegel 83 phon, so ist die Schallstärke: $83 = 10 \lg (I/10^{-12})$, also $I = 2 \times 10^{-4} W \cdot m^{-2} = 0,2\,mW \cdot m^{-2}$.

Isophonen sind Kurven gleichen Lautstärkepegels.

In der Technik wird der Lautstärkepegel häufig nicht in Phon, sondern in Dezibel (s. u.) angegeben. Als Bezugswert dient eine vereinfachte Hörschwellen-Kurve. In diesem Falle wird die Abkürzung dB(A) benutzt.

Vergleich und Addition von Schallstärken

Vergleicht man zwei physikalische Größen, so ist es in vielen Fällen üblich, ihr Verhältnis in Dezibel, Kurzzeichen dB, anzugeben (s. auch Kap. 38, Dämpfungsmaß). Es gilt

$$x = 10 \lg (y_1/y_2) \quad \text{in dB}$$

mit y_1, y_2: Werte der zu vergleichenden physikalischen Größen. Haben beide physikalischen Größen den gleichen Zahlenwert, so ist $x = 0\,dB$.

Phon (s. o.) ist die entsprechende Bezeichnung in der Akustik mit festgelegtem Bezugswert $y_2 (= 1 \times 10^{-12} W \cdot m^{-2}$ bei $1\,kHz)$. Die Zahlenwerte von phon und dB stimmen bei der Schallfrequenz $1\,kHz$ überein.

• Beispiel: Bei einer Unterhaltung (Signal $I = 2 \times 10^{-8} W \cdot m^{-2}$) mit Verkehrslärm im Hintergrund (Rauschen $I_0 = 3 \times 10^{-9} W \cdot m^{-2}$) beträgt das Verhältnis Signal/Rauschen $10 \lg (2 \times 10^{-8}/3 \times 10^{-9}) = 8,2 \, dB$. Das heißt, das Signal ist 8,2 dB über dem Rauschen. Unser Ohr benötigt etwa 1 dB, um ein akustisches Signal im Rauschen zu erkennen.

Die Angabe einer Schallstärke I als Lautstärkepegel ist bereits ein Vergleich, nämlich I bezogen auf die standardisierte Hörschwelle.

Addiert man die Schallstärken I_1, I_2 von zwei gleichzeitig emittierenden Schallquellen, so ist die Gesamtschallstärke $I = I_1 + I_2$.

• Beispiel: Überlagert sich die Schallstärke des Verkehrslärms (s. o.) mit der der Unterhaltung, so ist $I = 2,3 \times 10^{-8} \, W \cdot m^{-2}$. Der Verkehrslärm beträgt also objektiv 15 % der Gesamtschallstärke. Wichtiger ist in diesem Falle jedoch die subjektive Hörempfindung (s. u.).

Die Lautstärkepegel gleichzeitig emittierender Schallquellen wachsen nur entsprechend der Empfindlichkeitskurve des menschlichen Ohrs, d. h. ungefähr logarithmisch oberhalb eines Schwellenwertes. Dieses von Wilhelm Weber und Gustav Fechner entdeckte Gesetz gilt ganz allgemein für den Zusammenhang zwischen objektiver Reizstärke (optisch, akustisch, taktil, olfaktorisch) und subjektiver Empfindung.

• Beispiele: L_N der Unterhaltung (s. o.) ist $L_N = 10 \lg (2 \times 10^{-8} \, W \cdot m^{-2} / 10^{-12} \, W \cdot m^{-2}) = 43$ phon. Der kombinierte Lautstärkepegel von Unterhaltung und Verkehr ist $L_N = 10 \lg(2,3 \times 10^{-8} \, W \cdot m^{-2} / 10^{-12} \, W \cdot m^{-2}) = 43,6$ phon ≈ 44 phon. Der Verkehrslärm erhöht den Lautstärkepegel (also die subjektive Hörempfindung) lediglich um 1,5 %.

Addieren sich zwei Schallquellen von jeweils 40 phon, so beträgt der kombinierte Lautstärkepegel 43 phon, handelt es sich um zwei 80 phon Quellen, so sind es 83 phon. Der relative Unterschied der Lautstärkepegel ist umso größer, je kleiner die einzelnen L_N sind.

Verzehnfacht sich die Lautstärke, so wächst L_N um 10 phon. Wächst sie um den Faktor 1000, so steigt L um $10 \lg(1000) = 30$ phon.

Der Standard-Hörbereich reicht von ca. $1 \times 10^{-12} \, W \cdot m^{-2}$ (Standard-Hörschwelle $= 0$ phon) bis etwa $10 \, W \cdot m^{-2}$ (akustische Schmerzschwelle $= 130$ phon). Das sind 13 Zehnerpotenzen (!), aber nur 130 phon. Da das Ohr näherungsweise eine Differenz von 1 phon unterscheiden kann, nehmen wir nur 130 Abstufungen der Schallstärke wahr.

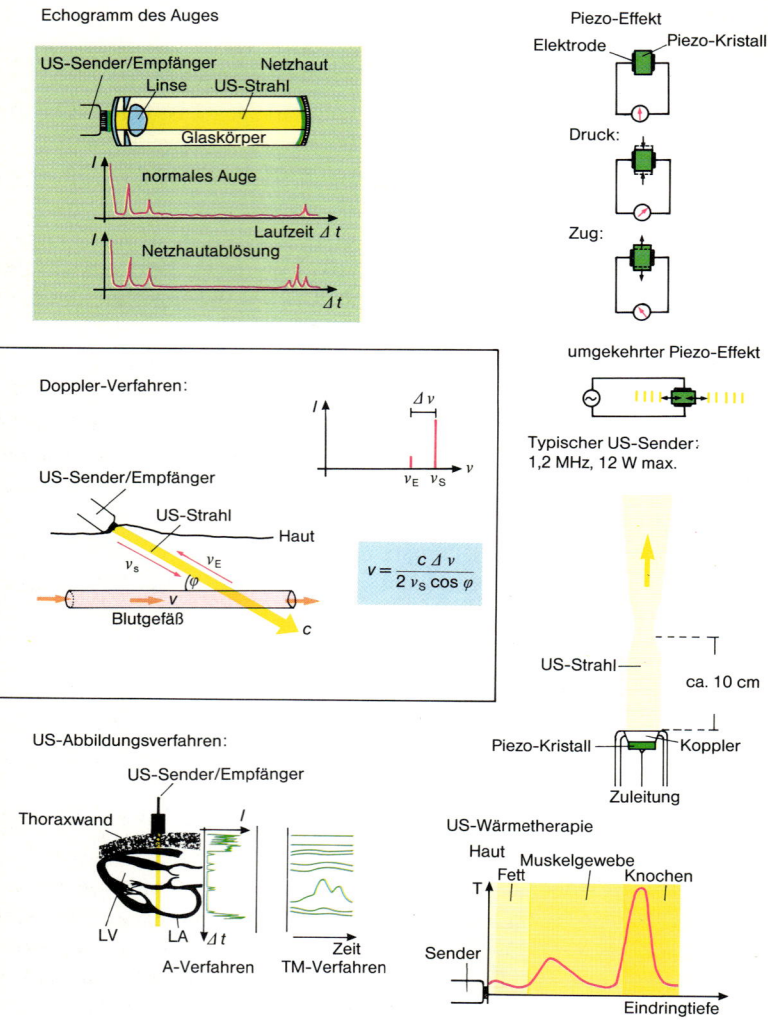

Echogramm des Auges

US-Sender/Empfänger   Netzhaut
Linse   US-Strahl
Glaskörper

I
normales Auge
Laufzeit Δt

I
Netzhautablösung
Δt

Doppler-Verfahren:

I
Δv
v
v_E v_S

US-Sender/Empfänger
US-Strahl
Haut
v_S v_E
φ
v
Blutgefäß
c

$$v = \frac{c\,\Delta v}{2\,v_S\cos\varphi}$$

US-Abbildungsverfahren:

US-Sender/Empfänger
I
Thoraxwand
LV   LA Δt
A-Verfahren   Zeit   TM-Verfahren

Piezo-Effekt
Elektrode   Piezo-Kristall

Druck:

Zug:

umgekehrter Piezo-Effekt

Typischer US-Sender:
1,2 MHz, 12 W max.

US-Strahl   ca. 10 cm

Piezo-Kristall   Koppler
Zuleitung

US-Wärmetherapie
Haut
Fett   Muskelgewebe
T Knochen
Sender
Eindringtiefe

41. Ultraschall in der Medizin

Ultraschall, abgekürzt US, heißen alle Schallwellen mit einer Frequenz oberhalb der Hörschwelle des Ohrs, d. h. mit $\nu > 20\,\text{kHz}$. Die Wellenlängen des US hängen ab von Frequenz und Ausbreitungsmedium (s. Kap. 40, Schallgeschwindigkeit). In Diagnostik und Therapie werden in erster Linie Frequenzen zwischen 2 MHz und 20 MHz eingesetzt. Für diagnostische Zwecke soll die Schallstärke I (s. Kap. 40) $0,1\,\text{W}\cdot\text{cm}^{-2}$ nicht überschreiten. Die US-Therapie verwendet dagegen Schallstärken bis zu einigen $\text{kW}\cdot\text{cm}^{-2}$.

Die Eindringtiefe des US in Körpergewebe wird angegeben als Halbwertschichtdicke $d_{1/2}$, d. h. im Abstand $d_{1/2}$ sinkt die US-Stärke auf 50 % der Anfangsstärke I_0 ab.

Halbwertschichtdicken für 2,5 MHz US, in cm:

Ausbreitungsmedium	$d_{1/2}$
Wasser	1,80
Fettgewebe	0,028
Muskelgewebe	0,010
Knochen	ca. 0,001

US-Wellen lassen sich als enge, gerichtete Bündel erzeugen.

Der **Piezoeffekt** und seine Umkehrung sind die Grundlage für Erzeugung und Nachweis von US:

Werden manche Festkörper deformiert, beispielsweise Quarz, Turmalin, Bariumtitanat und einige Keramiken, so entsteht eine Potentialdifferenz zwischen gegenüberliegenden Oberflächen. Diese elektrische Spannung ist proportional der Deformation, die beispielsweise durch eine auftreffende US-Welle erzeugt wird. Legt man umgekehrt eine elektrische Wechselspannung dem Festkörper an, so kontrahiert und expandiert er (umgekehrter Piezoeffekt). Der Piezokristall schwingt mechanisch mit der Frequenz der angelegten elektrischen Spannung.

Echo-Verfahren

Grenzflächen zwischen Medien reflektieren US teilweise. Mißt man die Laufzeit Δt zwischen Emission und Rückkehr eines (zeitlich) kurzen US-

Pulses, so läßt sich daraus die Entfernung s zwischen Sender und Grenzfläche berechnen: $s = c\Delta t/2$, mit c: Schallgeschwindigkeit im Überträgermedium.

Sonographie. Der Schallsender wird auf die Haut gesetzt, der Piezokristall emittiert einen Schallpuls, eine Uhr startet. Während die US-Welle eindringt und an Grenzschichten reflektiert wird, schaltet die Elektronik von Senden auf Empfang um. Erreicht der rücklaufende, reflektierte Anteil des US-Pulses den Kristall, so registriert dieser die Zeitspanne. Die Laufzeit wird abgelesen oder auf der horizontalen Achse des Bildschirms eines Oszilloskops markiert.

Wir unterscheiden: 1. *A-Scan. I* der reflektierten US-Welle ist als vertikale Auslenkung auf dem Bildschirm dargestellt in Abhängigkeit von der Laufzeit, also der Eindringtiefe.

2. *B-Scan.* Das reflektierte US-Signal erscheint erneut als Funktion der Laufzeit auf dem Bildschirm, doch diesmal als Punkt, dessen Helligkeit proportional I ist. Das heißt, starke Reflektion erzeugt einen hellen Leuchtpunkt auf der Zeitachse, schwache einen relativ dunklen.

3. *TM-Scan.* Die US-Pulse werden in zeitlich konstanten Abständen emittiert und die Echos von der Grenzfläche werden überlagert. Bewegt sich also die Grenzfläche, so wandert auch deren Echo auf der Zeitachse.

• Beispiel: Wird ein Schallsender auf die Hornhaut plaziert, so beobachtet man im A-Verfahren das Echo von der inneren Augenhinterwand. Ihr Abstand von der Hornhaut läßt sich aus der Laufzeit berechnen. Bei Netzhautablösung erscheint ein zusätzliches Echo, erzeugt an der Grenzfläche Glaskörper-abgelöste Retina.

Abbildungs-Verfahren

Bewegt man den US-Sender über die Oberfläche des zu untersuchenden Objekts, sendet in regelmäßigen Abständen US-Pulse aus und registriert die Echos im B-Scan, so entsteht ein zweidimensionales Schnittbild. Es ist zusammengesetzt aus vielen einzelnen Echopunkten, deren Helligkeit proportional dem Reflexionsvermögen der entsprechenden Position auf der Grenzfläche ist. Das Schnittbild ähnelt einer Röntgen-Schichtaufnahme, doch werden andere innere Strukturen herausgehoben. Im Röntgenbild entspricht der Grauwert eines jeden Bildpunktes der Schwächung des Strahls in dieser Richtung. Im US-Bild ist der entscheidende Faktor das Reflexionsvermögen der einzelnen Grenzschichten. Benachbarte Gewebe mit geringen Dichteunterschieden lassen sich auf diese Weise darstellen. Weiterer Vorteil gegenüber Röntgen-Verfahren: US ist ungefährlich.

Anwendung: Überall dort, wo entweder eine erhöhte Röntgenstrahlenempfindlichkeit vorliegt (z. B. Gynäkologie) oder die Dichteunterschiede zu gering sind, um einen ausreichenden Röntgenbildkontrast zu erzeugen (z. B. Inneres von Auge, Herz und Abdomen).

Doppler-Verfahren

Bewegen sich Sender und Empfänger einer Welle relativ zueinander, so unterscheiden sich die Frequenzen von emittierter und empfangener Welle. Dieser Doppler-Effekt tritt auch dann auf, wenn ortsfeste Sender und Empfänger die von einer sich bewegenden Grenzfläche reflektierten Welle messen. Es gilt

$$\Delta \nu = \nu_S - \nu_E = 2\nu_S(v/c) \cos \varphi$$

mit $\Delta \nu$: Frequenzdifferenz in Hz; ν_S, ν_E: Sender- bzw. Empfänger-Frequenz in Hz; v: Geschwindigkeit der Grenzfläche, in $m \cdot s^{-1}$; c: Phasengeschwindigkeit der Welle, in $m \cdot s^{-1}$; φ: Winkel zwischen den Bewegungsrichtungen von Welle und Grenzfläche.

Die Formel gilt für jede Art von Welle, solange $c \gg v$. Nähert sich die Grenzfläche dem Empfänger, so ist $\Delta \nu$ negativ, andernfalls positiv.

• Beispiel: Dringt ein kurzer US-Wellenzug in ein Blutgefäß ein, so reflektieren die strömenden Erythrozyten die Schallwelle. Aus der gemessenen Frequenzdifferenz zwischen emittierter und empfangener Welle werden Geschwindigkeit v und Strömungsrichtung der Blutkörperchen berechnet:

$$v = \Delta \nu c/(2\nu_S \cos \varphi)$$

($c = 1560 \, m \cdot s^{-1}$ in Blut). Trifft ein 2 MHz US-Strahl unter 20° auf den Blutstrom, so entspricht eine gemessene Frequenzdifferenz von -12 Hz einer Strömungsgeschwindigkeit v von ca. $0,005 \, m \cdot s^{-1}$. Das Blut strömt vom Schallkopf weg.

Anwendungen: Lokalisieren oberflächennaher Gefäße. Messen der Bewegung von Herzklappen und -wänden. Feststellen von Embryobewegungen. Ersetzen des Stethoskops bei Blutdruckmessungen.

Ultraschall-Therapie

US-Wellen (Frequenz: einige MHz, Stärke: bis zu einigen $kW \cdot cm^{-2}$) im Körperinneren zwingen die Gewebemoleküle zu Schwingungen um ihre Ruhelage. Es treten Beschleunigungen bis zu $10^6 \, m \cdot s^{-2}$ (also etwa 10^5 g) auf. Das führt zu durchblutungsfördernder Mikromassage. Die Reibung erzeugt lokale Erwärmung und damit Expansion der Kapillaren.

Elektromagnetische Welle in x-Richtung
(Momentanbild)

$B \perp E$
$B, E \perp x$

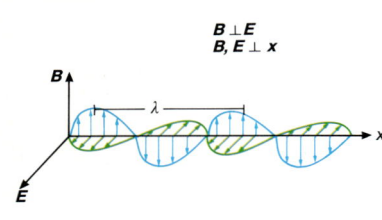

Photonen-Energie und Frequenz

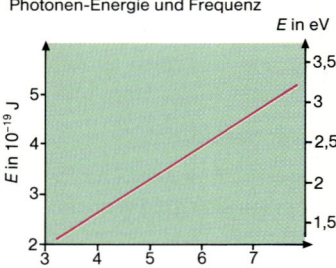

Das elektromagnetische Spektrum

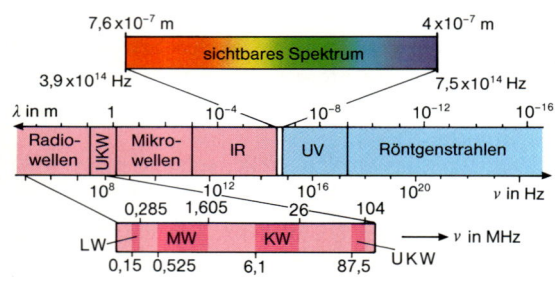

Ozon absorbiert elektromagnetische
Wellen

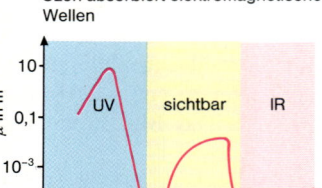

Die Lufthülle als Absorber

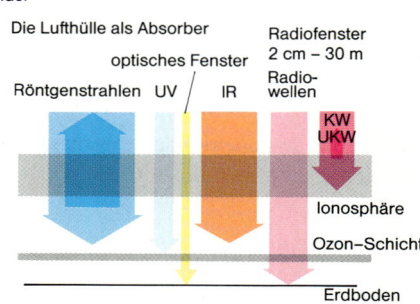

42. Elektromagnetische Wellen

Elektromagnetische Felder weisen gleichzeitig eine elektrische Feldstärke E (s. Kap. 26) und eine magnetische Feldstärke H (s. Kap. 34) auf. Breitet sich ein derartiges elektromagnetisches Feld mit Lichtgeschwindigkeit aus, so liegt eine elektromagnetische Welle vor. E und H stehen zu jedem Zeitpunkt senkrecht aufeinander und gleichzeitig senkrecht zur Ausbreitungsrichtung. Beide Felder sind periodisch und schwingen in Phase, d. h. sowohl E als auch H weisen an der gleichen Stelle Schwingungsknoten auf.

● Beispiele: Radiowellen, Licht, Kurzwellen, Sonnenstrahlung, Gamma-strahlen.

Elektromagnetische Wellen sind transversal, sie breiten sich in Materie und in Vakuum aus. Wichtiger Zusammenhang:

$$v = \nu\lambda$$

mit v: Phasengeschwindigkeit der elektromagnetischen Welle in Materie, in $m \cdot s^{-1}$; ν: Frequenz in Hz; λ: Wellenlänge in m.

In Vakuum gilt

$$c = \nu\lambda$$

mit $c = 2,9979 \times 10^8 \, m \cdot s^{-1}$: Vakuumlichtgeschwindigkeit.

Mathematische Beschreibung einer elektromagnetischen Welle, die sich entlang der x-Achse ausbreitet (eindimensionale Welle):

$$E = \hat{E} \sin \omega(t - x/v)$$
$$H = \hat{H} \sin \omega(t - x/v)$$

mit E, H: elektrische Feldstärke bzw. magnetische Feldstärke; $\hat{E}$, $\hat{H}$: Höchst-werte der entsprechenden Größen; $\omega = 2\pi\nu$; ν: Frequenz der Welle; t: Zeit; v: Phasengeschwindigkeit.

Erzeugung elektromagnetischer Wellen erfolgt durch Beschleunigen oder Abbremsen elektrischer Ladungsträger, beispielsweise von Elektronen.

● Beispiele: Fließen von Wechselströmen in elektrischen Leitern (Radio-wellen). Bewegung geladener Teilchen in Kreisbeschleunigern (Synchrotron-Strahlung). Abbremsen von Elektronen in der Antikathode einer Röntgen-röhre (Bremsstrahlung). Übergang eines Hüllenelektrons in ein Orbital mit niedrigerer Energie (Licht).

Nachweis elektromagnetischer Wellen erfolgt auf vielfältige Weise.

• Beispiele: Auslösen chemischer Reaktionen (Licht). Anregung von Schwingungen in einem elektrischen Oszillator (Radiowellen). Anregung von Atomen und Atomkernen (Charakteristische Röntgenstrahlen, Gammastrahlen). Ablösen von Atomelektronen (Licht, UV).

Fortpflanzungsgeschwindigkeit. In Vakuum erreicht die Phasengeschwindigkeit v der elektromagnetischen Wellen die größtmögliche Geschwindigkeit überhaupt, nämlich c. Breiten sie sich dagegen in Materie aus, so ist stets $v < c$.

Für v in manchen dia- und paramagnetischen Substanzen gilt

$$v = \frac{c}{\sqrt{\varepsilon_r}}$$

mit ε_r: Permittivitätszahl (s. Kap. 28, elektrische Kapazität) der Substanz.

• Beispiel: Die Lichtgeschwindigkeit in Benzol ($\varepsilon_r = 2,3$) ist $1,98 \times 10^8$ m · s^{-1}, d. h. etwa 66 % von c.

Der Quotient c/v heißt Brechzahl der Substanz, abgekürzt n (s. auch Kap. 45). Also ist beispielsweise für Benzol $n = 1,51$.

Beim Passieren von Grenzflächen zwischen unterschiedlichen Substanzen ändert sich die Phasengeschwindigkeit der elektromagnetischen Welle. Dieser Vorgang ist mit einer Richtungsänderung verbunden und heißt Brechung der elektromagnetischen Welle (s. Kap. 45).

Energietransport

Elektromagnetische Wellen transportieren Energie entlang ihrer Ausbreitungsrichtung. Die Übertragung erfolgt zu gleichen Teilen im magnetischen und im elektrischen Feld der Welle.

• Beispiel: Die Sonne emittiert Strahlungsenergie in alle Richtungen. Die die äußere Erdatmosphäre erreichende Energieflußdichte (Energie pro Fläche und Zeitspanne) heißt Solarkonstante, ihr Wert ist $1,35 \times 10^3$ J · m^{-2} · s^{-1}. Bereits geringfügige Schwankungen der Solarkonstante führen zu erheblichen Klimaveränderungen.

Es ist möglich − und für Berechnungen oft sehr bequem − die Energie einer elektromagnetischen Welle in einzelne Photonen (auch Quanten genannt) zu zerlegen. Die Gesamtenergie der Welle ist dann die Summe der Energien aller Photonen. Es gilt

$$E = h\nu$$

mit E: Energie eines einzelnen Photons in J; $h = 6,626 \times 10^{-34}$ J·s: Planck-Konstante; ν: Frequenz der Welle in Hz.

• Beispiel: Für eine mittlere Frequenz des Sonnenlichtes $\bar{\nu} = 6 \times 10^{14}$ Hz ist die Energie eines einzelnen Photons $E = 3,98 \times 10^{-19}$ J. Der Solarkonstanten entspricht also eine Photonenflußdichte von $3,39 \times 10^{21}$ Photonen pro m² und s.

Strahlungsdruck ist der von elektromagnetischen Wellen auf eine Fläche senkrecht zur Ausbreitungsrichtung ausgeübte Druck.

• Beispiele: Der Strahlungsdruck des Sonnenlichtes an der Erdoberfläche beträgt ca. 10 Pa, d. h. etwa 0,01 % des Luftdrucks. Das ist weniger als die natürliche Variation des Luftdrucks von Ort zu Ort.

Der Strahlungsdruck bewirkt, daß der Schweif eines Kometen in Sonnennähe stets der Sonne abgewandt ist.

Absorption. Dringen elektromagnetische Wellen in Materie ein, so wechselwirken sie mit den Atomen und Molekülen und verlieren dabei Energie. E und B sinken exponentiell mit der Eindringtiefe. Es gilt

$\Phi = \Phi_0 \exp(-\mu d)$

mit Φ: Strahlungsfluß, in W, hinter der Schichtdicke d in m; Φ_0: Strahlungsfluß für $d = 0$; μ: Schwächungskoeffizient in m^{-1}.

Die folgenden Größen dienen der Beschreibung der Absorption elektromagnetischer Wellen:

Absorptionsgrad: $\alpha = \Phi/\Phi_0$
Halbwertschicht: $d_{1/2} = 0,693/\mu$, jene Schichtdicke, hinter der $\Phi = \Phi_0/2$.
Massenschwächungskoeffizient: μ/ϱ in m² · kg^{-1} mit ϱ: Dichte des Absorbermaterials in kg · m^{-3}.

Spektrum elektromagnetischer Wellen

Der Bereich aller Wellenlängen heißt elektromagnetisches Spektrum. Der Mensch empfindet mit seinen Detektoren Auge und Haut nur einen winzigen Ausschnitt. Für die Medizin besonders interessant sind die folgenden Frequenzbänder:

10^7 Hz–10^9 Hz: Diathermie (Tiefenerwärmung von Gewebe).

3×10^{11} Hz–$3,9 \times 10^{14}$ Hz: Infrarot.

$(3,9 - 7,5) \times 10^{14}$ Hz: Sichtbares Licht.

$(7,5-10) \times 10^{14}$ Hz: Nahes Ultraviolett (Umwandlung von Provitamin D).

10^{16} Hz–10^{19} Hz: Diagnostische Röntgenstrahlen.

10^{18} Hz–10^{20} Hz: Therapeutische Röntgenstrahlen.

Huygens-Prinzip:
Ausbreitung einer Wellenfront
$t = t'$

$t = t''$
$t'' > t'$

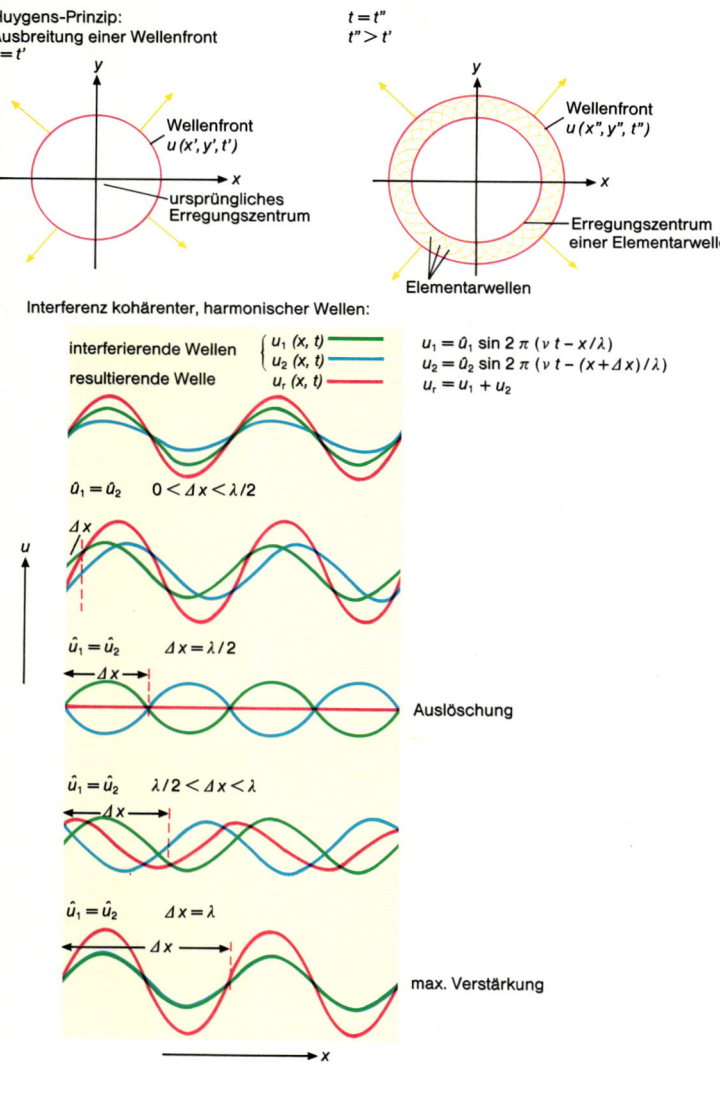

Interferenz kohärenter, harmonischer Wellen:

interferierende Wellen $\begin{cases} u_1\,(x,\,t) \\ u_2\,(x,\,t) \end{cases}$

resultierende Welle $\quad u_r\,(x,\,t)$

$u_1 = \hat{u}_1 \sin 2\,\pi\,(\nu\,t - x/\lambda)$
$u_2 = \hat{u}_2 \sin 2\,\pi\,(\nu\,t - (x + \Delta x)/\lambda)$
$u_r = u_1 + u_2$

$\hat{u}_1 = \hat{u}_2 \qquad 0 < \Delta x < \lambda/2$

$\hat{u}_1 = \hat{u}_2 \qquad \Delta x = \lambda/2 \qquad$ Auslöschung

$\hat{u}_1 = \hat{u}_2 \qquad \lambda/2 < \Delta x < \lambda$

$\hat{u}_1 = \hat{u}_2 \qquad \Delta x = \lambda \qquad$ max. Verstärkung

43. Überlagerung von Wellen

Huygenssches Prinzip

Jeder Punkt einer Welle ist Ursprung einer neuen Welle, genannt Elementarwelle. Die beobachtete Wellenfront ist die Einhüllende aller Elementarwellen.

● Beispiel: Trifft eine ebene Schallwelle auf eine kleine Öffnung in einer schalldichten Wand, so ist das Loch auf der Rückseite die Quelle einer sich kugelförmig in den Raum ausbreitenden Schallwelle.

Huygens' Prinzip gilt für longitudinale und für transversale Wellen, z. B. Schall, Wasserwellen, elektromagnetische und mechanische Wellen. Es erklärt anschaulich und zwanglos Interferenz- und Beugungserscheinungen, insbesondere die Ausbreitung von Wellen nach Hindernissen oder hinter Öffnungen.

Interferenz

Die Überlagerung (Superposition) von Schwingungszuständen heißt Interferenz. Sie beschreibt, was geschieht, wenn zwei Wellen zum gleichen Zeitpunkt denselben Raumpunkt passieren. Werden Interferenzphänomene beobachtet, so ist das ein Beweis für den Wellencharakter der auslösenden Vorgänge.

Es gilt das Gesetz der ungestörten Superposition: Die durch die interferierenden Wellen repräsentierten physikalischen Größen (beispielsweise Auslenkung, elektrische Feldstärke, magnetische Induktion) addieren sich.

● Beispiel: Die elektrische Feldstärke einer elektromagnetischen Welle (s. Kap. 42) am Ort mit den Raumkoordinaten x, y und z zum Zeitpunkt t ist $E(x, y, z, t)$. Treffen drei elektromagnetische Wellen in diesem Raumzeit-Punkt zusammen, so überlagern sie sich. Für die resultierende elektrische Feldstärke E_r gilt

$$E_r = E_1 + E_2 + E_3 \quad .$$

Augenblickswert, Höchstwert, Phase, Wellenlänge und Frequenz der resultierenden Welle hängen ab von den entsprechenden Ausgangswerten.

Interferenz kohärenter und harmonischer Wellen. Wir beschränken uns auf die – mathematisch besonders einfache – Interferenz kohärenter, harmonischer Wellen mit gleicher Ausbreitungsrichtung entlang der x-Achse.

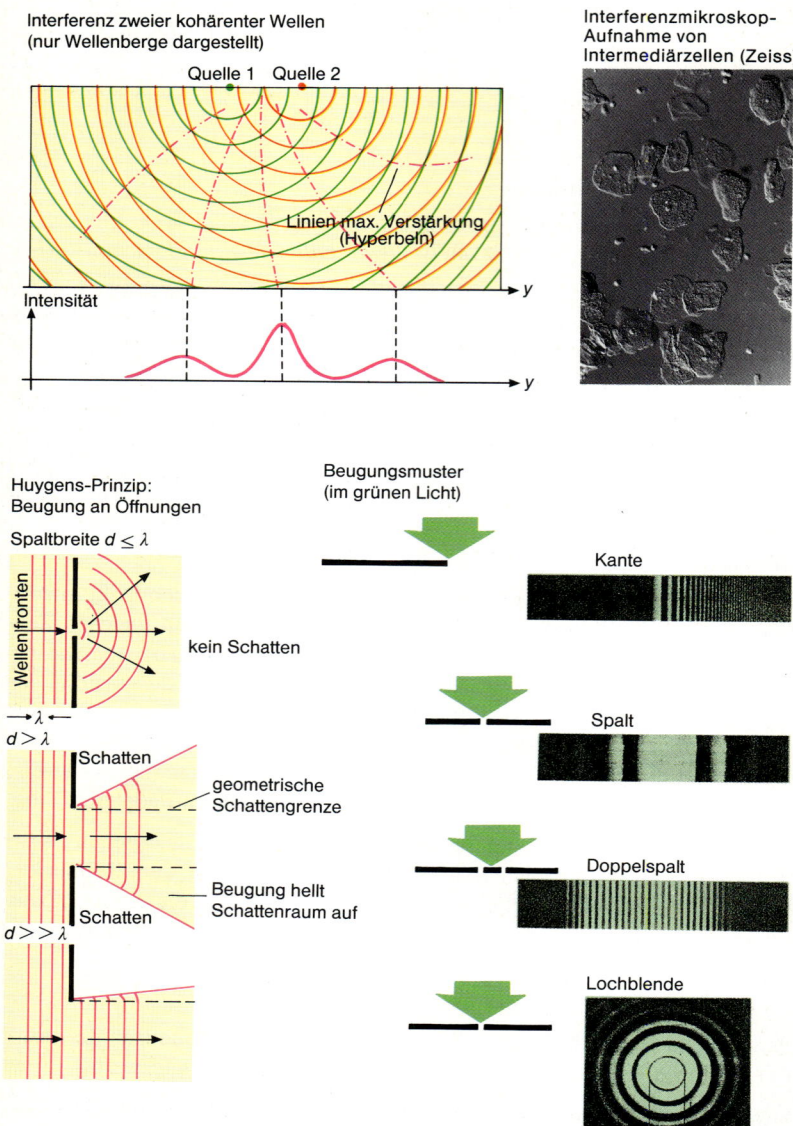

Interferenz zweier kohärenter Wellen
(nur Wellenberge dargestellt)

Quelle 1   Quelle 2

Linien max. Verstärkung
(Hyperbeln)

Intensität

Interferenzmikroskop-
Aufnahme von
Intermediärzellen (Zeiss)

Huygens-Prinzip:
Beugung an Öffnungen

Spaltbreite $d \leq \lambda$

Wellenfronten

kein Schatten

λ

$d > \lambda$

Schatten

geometrische
Schattengrenze

Beugung hellt
Schattenraum auf

Schatten

$d \gg \lambda$

Beugungsmuster
(im grünen Licht)

Kante

Spalt

Doppelspalt

Lochblende

Kohärente Wellen haben gleiche Wellenlänge bzw. Frequenz, können jedoch einen Gangunterschied Δx aufweisen. Das ist jene Strecke, um die man den Höchstwert der einen Welle entlang der x-Achse verschieben muß, damit sich beide Wellen decken. Δx wird angegeben in Bruchteilen der Wellenlänge λ, z. B. $\Delta x = \lambda/4$.

Achtung: Kohärente Lichtwellen entstehen nur dann, wenn man die Strahlung einer Punktquelle aufspaltet, beispielsweise im Winkelspiegel oder an den Grenzflächen plan-paralleler Glasplatten.

Harmonische Wellen: Für eine harmonische Welle in x-Richtung gilt

$$u = \hat{u} \sin 2\pi(\nu t - x/\lambda)$$

mit u: physikalische Größe (beispielsweise E oder H) am Ort x zum Zeitpunkt t; $\hat{u}$: Höchstwert von u; ν, λ: Frequenz bzw. Wellenlänge. Weiterhin ist $v = \nu\lambda$, mit v: Phasengeschwindigkeit der Welle.

Weist die harmonische Welle einen Gangunterschied gegen eine Bezugswelle auf, so gilt

$$u = \hat{u} \sin 2\pi(\nu t - (x - \Delta x)/\lambda)$$

mit Δx: Gangunterschied, d. h. die Positionen mit gleicher Phase der beiden Wellen sind gegenseitig um Δx entlang der x-Achse verschoben.

Interferenz zweier kohärenter harmonischer Wellen u_1 und u_2 führt wieder zu einer harmonischen Welle $u_r = u_1 + u_2$. u_r wird berechnet anhand der trigonometrischen Additionstheoreme.

Besonders einfach sind die folgenden Sonderfälle:

1. Alle entsprechenden Größen sind gleich, kein Gangunterschied, lediglich $\hat{u}_1 \neq \hat{u}_2$: $u_r = (\hat{u}_1 + \hat{u}_2) \sin 2\pi(\nu t - x/\lambda)$. Die resultierende Welle u_r gleicht u_1 und u_2, lediglich ihr Höchstwert $\hat{u}_r = \hat{u}_1 + \hat{u}_2$ ist größer.

2. Alle entsprechenden Größen sind gleich, aber es existiert ein Gangunterschied Δx zwischen u_1 und u_2: Das Ergebnis hängt ab von Δx:

2a. Für $\Delta x = \lambda, 2\lambda, 3\lambda, \ldots$ verstärken sich die Wellen gegenseitig (konstruktive Interferenz): $\hat{u}_r = 2\hat{u}_1 = 2\hat{u}_2$.

2b. Für $\Delta x = \lambda/2, 3\lambda/2, 5\lambda/2, \ldots$ löschen sich die Wellen gegenseitig aus (destruktive Interferenz): $u_r = 0$. Es gibt keine resultierende Welle.

2c. Für $\Delta x \neq n\lambda/2$ ($n = 1, 2, 3, \ldots$) findet sowohl konstruktive als auch destruktive Interferenz statt. u_r weist einen Gangunterschied gegen u_1 und u_2 auf.

● Beispiele: Tauchen zwei mechanisch starr verbundene Spitzen periodisch in eine Wasseroberfläche ein, so entstehen zwei kohärente harmonische Oberflächenwellen. Ihre Überlagerung ergibt ein Interferenzmuster. Die Stellen totaler Auslöschung und maximaler Verstärkung bilden deutliche Streifen senkrecht zur Ausbreitungsrichtung.

Eine schwingende Stimmgabel ist Quelle zweier kohärenter, interferie-
render Schallwellen. Dreht man die Gabel, so ändert sich die Lautstärke
je nach relativer Lage des Interferenzfeldes zum Ohr. Die Tonhöhe bleibt
konstant.

Interferieren zwei harmonische Wellen mit einem sehr geringen Wel-
lenlängenunterschied $\Delta\lambda \ll \lambda$, so ändert sich der resultierende Scheitelwert
periodisch. Dieser Vorgang heißt Schwebung.

Anwendungen der Interferenz:

Interferometer bestimmen räumliche Abstände mit einem Meßfehler von
Bruchteilen einer Wellenlänge.

Interferenzfilter. Licht durchdringt dünne, transparente, parallele Schichten
auf einer Glasplatte. Die an jeder Grenzfläche reflektierten Wellen interferieren mit der einfallenden Welle. Entsprechend den Schichtabständen werden
bestimmte Wellenlängen durch destruktive Interferenz ausgelöscht.

Holographie. Die vom Objekt reflektierte Strahlung einer kohärenten Lichtquelle (z. B. Laser) trifft auf eine Photoplatte und interferiert in der Emulsion
mit direktem Licht der Quelle (Referenzstrahl). Das in der Schicht fixierte
und anschließend entwickelte Interferenzmuster heißt Hologramm. Wird das
Hologramm mit der gleichen Lichtquelle beleuchtet, so rekonstruiert das Interferenzmuster das dreidimensionale Bild des Objektes im Raum.

Beugung

Die Interferenz einer Welle an Hindernissen, Kanten, kleinen Öffnungen,
Gittern usw. heißt Beugung. Sie tritt nur dann deutlich in Erscheinung, wenn
die Ausdehnung der Störung im Wellenmuster kleiner oder ungefähr gleich
der Wellenlänge ist. Beugung bestimmt das Auflösungsvermögen optischer
Instrumente (s. Kap. 49).

Ein gebeugtes Wellenbündel ändert seine Richtung gegenüber der einfallenden Welle.

• Beispiel: Schall ist hörbar hinter einer Wand, deren seitliche Ausdehnung
kleiner oder gleich der Schallwellenlänge ist.

Beugung am Spalt, auch Fraunhofer-Beugung genannt. Parallele, ebene
Wellen treffen auf eine enge Spaltblende. Beim Durchgang werden sie ge-
beugt. Alle Punkte in der Spaltebene sind nach dem Huygensschen Prinzip
Ausgangspunkte kohärenter Elementarwellen. Diese interferieren mit den
Elementarwellen der in die verschiedenen Richtungen gebeugten Wellen.
Eine Linse hinter dem Spalt bildet das Beugungsmuster ab. Konstruktive
und destruktive Interferenz treten auf, wenn

$b \sin \beta = n\lambda$

mit b: Spaltbreite; β: Winkel zwischen Spaltebene und Wellenfront der gebeugten Welle; $n = 0, \frac{2}{2}, \frac{3}{2}, \frac{4}{2}, \frac{5}{2}, \frac{6}{2}, \dots$
Bedingung für Auslöschung: $n = 1, 2, 3, \dots$.
Bedingung für maximale Verstärkung: $n = 0, \frac{3}{2}, \frac{5}{2}, \frac{7}{2}, \dots$.
Das Beugungsmuster besteht aus hellen und dunklen Streifen, ihr gegenseitiger Abstand wird anhand der obigen Formel berechnet. Der zentrale Streifen ist hell, die Intensität der lateralen Streifen fällt mit wachsendem Abstand. Da der Beugungswinkel von λ abhängt, zerlegt der Spalt nichtmonochromatische Wellen, die Beugungsstreifen zeigen Farbsäume.

Beugung am Doppelspalt. Das Beugungsmuster ist die Überlagerung des Musters zweier einzelner Spalte.

Beugungsgitter bestehen aus zahlreichen parallelen Spalten. Ihr gegenseitiger Abstand (genannt Gitterkonstante) ist groß gegen die Spaltbreite. Typische optische Gitter haben mehr als 10^3 Spalte/mm. Verwendung beispielsweise zur Zerlegung von weißem Licht in seine Spektralfarben (s. Kap. 51).

Beugung an kreisförmiger Lochblende führt zu konzentrischen, ringförmigen Beugungsmustern. Die Mitte nimmt ein Beugungsscheibchen ein. Es gilt

$d = 1{,}22 f\lambda/r$

mit d: Beugungsscheibchen-Durchmesser; f: Brennweite der das Beugungsmuster abbildenden Linse; r: Lochradius.
Da jeder Punkt eines abgebildeten Gegenstandes einem Beugungsscheibchen (mit zusätzlichen konzentrischen Beugungsringen) im Abbild entspricht – Linsen sind letztlich auch Lochblenden –, bestimmt d das Auflösungsvermögen optischer Instrumente (s. Kap. 49).

• Beispiel: Die Pupille bestimmt, wie groß das Beugungsscheibchen eines vom Auge weit entfernten Punktes auf der Netzhaut ist. Für eine mittlere Wellenlänge im Sichtbaren ($\overline{\lambda} = 6 \times 10^{-7}$ m), einen Pupillenradius $r = 2$ mm und eine Linsenbrennweite $f = 17$ mm ist $d = 6{,}2 \times 10^{-6}$ m. Das ist etwa der Abstand benachbarter und einzeln geschalteter Zäpfchen in der Fovea centralis, eine optimale Konstruktion! Noch geringerer Abstand der Sehzellen könnte die Sehschärfe, d. h. das Vermögen des Auges, eng benachbarte Gegenstandspunkte zu trennen, nicht verbessern.

Photometrische Größen (Lichtfeld)	Formelzeichen	Einheit	entsprechende Strahlungsgrößen (Strahlungsfeld)	Einheit
Lichtstärke	I	cd	Strahlstärke	W/sr
Leuchtdichte	L	cd/m^2	Strahldichte	W/(m$^2 \cdot$ sr)
Lichtstrom	ϕ	lm, cd · sr	Strahlungsleistung	W
Lichtmenge	Q	lm · s	Strahlungsenergie	J
Beleuchtungsstärke	E	lx, lm/m^2	Bestrahlungsstärke	W/m^2
Lichtausbeute	η	lm/W	Wirkungsgrad	(in %)

Auge und Sonnenstrahlung

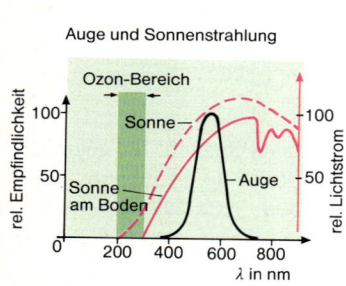

Minimale Photonenanzahl/0,1s N
für Lichtempfindung

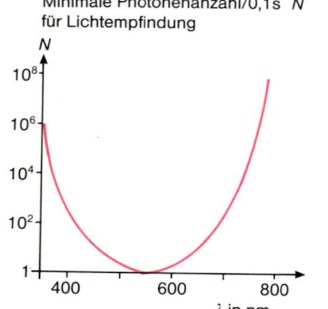

Aufbau eines Photometers:

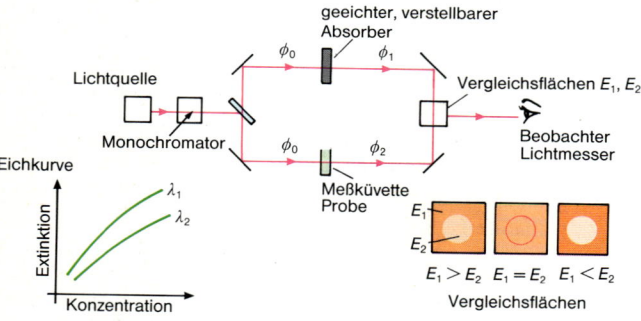

44. Licht: Photometrie, Schwächung. Laser

Licht ist jener (winzige) Bereich im elektromagnetischen Spektrum (s. Kap. 42), der im menschlichen Auge eine Lichtempfindung auslöst. Es ist der Wellenlängenbereich zwischen etwa 400 und 760 nm. Licht im weiteren Sinne schließt auch Infrarot- und Ultraviolettbereiche ein.

Die Ausbreitungsgeschwindigkeit des Lichtes in einer transparenten Substanz ist

$$c_n = c/n$$

mit c_n: Lichtgeschwindigkeit in der Substanz; c: Lichtgeschwindigkeit in Vakuum; n: Brechzahl, eine von der Substanz abhängige, dimensionslose physikalische Größe, meist auch abhängig von λ (s. Kap. 45).

● Beispiel: Die Lichtgeschwindigkeit in Wasser ist $3,00 \times 10^8$ m $\cdot$ s^{-1} / 1,33 = $2,26 \times 10^8$ m $\cdot$ s^{-1}, das sind 75 % der Vakuumlichtgeschwindigkeit.

Ist n in einer Substanz für alle Ausbreitungsrichtungen gleich, so ist die Substanz optisch isotrop, anderenfalls optisch anisotrop.

Licht transportiert Energie in Ausbreitungsrichtung. Es ist ein Strom einzelner Energiepakete, genannt Photonen. Entsprechend der Wellenlänge beträgt die Energie der einzelnen Photonen (s. Kap. 42) zwischen $2,6 \times 10^{-19}$ J (langwelliges Ende) und $5,0 \times 10^{-19}$ J (kurzwelliges Ende des sichtbaren Spektrums). Oder ausgedrückt in der Energieeinheit Elektronvolt (s. Kap. 13): 1,6 eV < Photonenenergie < 3,1 eV.

Photometrische Größen

Diese (subjektiven) physiologisch-photometrischen Größen gelten für Licht im engeren Sinne, also für das sichtbare Strahlungsfeld. Weiterhin beziehen sie sich auf die international vereinbarte, relative spektrale Empfindlichkeit des menschlichen Auges. Beispielsweise muß ein entsprechendes Meßgerät für gelbes Licht (550 nm) die höchste Empfindlichkeit aufweisen, im karminroten (750 nm) eine um 4 Zehnerpotenzen geringere. Selen-Photozellen erfüllen diese Bedingung annähernd.

Die (objektiven) physikalischen Größen des Strahlungsfeldes gelten für den gesamten Spektralbereich der elektromagnetischen Strahlung (s. Kap. 42), sie sind hier nicht dargestellt. Die Tabelle (s. gegenüberliegende Seite) zeigt die einander entsprechenden Größen für Licht- und Strahlungsfeld.

Lichtstärke, abgekürzt I, einer Lichtquelle wird gemessen in der SI-Basiseinheit Candela, Einheitenzeichen cd (s. Kap. 2). – Eine veraltete Einheit für I ist Hefner-Kerze, Einheitenzeichen HK.
Umrechnungen: 1 HK = 0,903 cd und 1 cd = 1,107 HK.

• Beispiele: Glühwürmchen 0,01 cd, Haushaltskerze 1 cd, Haushaltsglühlampen 50–200 cd, Operationsleuchte 2000 cd, Lichtbogen 10^4 cd, Leuchtturm Roter Sand 10^6 cd.

Leuchtdichte, abgekürzt L, einer Lichtquelle ist die Lichtstärke pro Flächeneinheit, gemessen in cd $\cdot$ m^{-2}. L bestimmt den subjektiven Lichteindruck.
In der Physiologie wird für L oft die abgeleitete CGS-Einheit Stilb, Einheitenzeichen sb, benutzt.
Umrechnungen: 1 sb = 10^4 cd $\cdot$ m^{-2} und 1 cd $\cdot$ m^{-2} = 10^{-4} sb.
Veraltete Einheit der Leuchtdichte: Apostilb, Einheitenzeichen asb.
Umrechnung: 1 asb = 1 sb/(10000π) = (1/π) cd $\cdot$ m^{-2} = 0,3183 cd $\cdot$ m^{-2}.

• Beispiele: Nachthimmel 10^{-3} cd $\cdot$ m^{-2}, Vollmond 0,3 cd $\cdot$ m^{-2}, Lesebeleuchtung 5 cd $\cdot$ m^{-2}.

Das menschliche Auge nimmt ohne Schädigung Leuchtdichten wahr zwischen 10^{-7} cd $\cdot$ m^{-2} (Reizschwelle) und 10^{14} cd $\cdot$ m^{-2} (Absolutblendung).
Räumliche Unterschiedsschwelle: Zwei aneinanderstoßende Flächen unterschiedlicher Leuchtdichten kann das Auge noch trennen, wenn sich die L um etwa 1 % unterscheiden. Das gilt für L im Bereich zwischen 3 cd $\cdot$ m^{-2} und 300 cd $\cdot$ m^{-2}.

Lichtstrom, abgekürzt Φ, einer Lichtquelle ist das Produkt aus ihrer Lichtstärke und jenem Raumwinkel, in den sie ihr Licht emittiert. Zusammenhang:

$$\Phi = \int I \, d\Omega \quad \text{oder} \quad \frac{d\Phi}{d\Omega} = I$$

mit Ω: Raumwinkel.
Die abgeleitete SI-Einheit für Φ ist das Lumen, Einheitenzeichen lm.

Definition: 1 Lumen ist der von einer punktförmigen Lichtquelle der Lichtstärke 1 cd in den Raumwinkel 1 sr ausgestrahlte Lichtstrom.

Steradiant, Einheitenzeichen sr, ist die Einheit des Raumwinkels.

• Beispiele: Eine Kugelschale schließt den Raumwinkel 4π sr = 12,57 sr ein, eine Halbkugelschale 2π sr = 6,283 sr.

Zusammenhang: lm = cd $\cdot$ sr.

• Beispiel: Eine frei hängende kugelförmige Glühlampe der Lichtstärke 100 cd sendet in alle Richtungen einen gleichförmigen Lichtstrom Φ =

$100 \times 12,57 \, \text{cd} \cdot \text{sr} = 1257 \, \text{lm}$. Ist sie geschwärzt bis auf einen Fleck, der 5 % der leuchtenden Oberfläche frei läßt, so ist der Lichtstrom durch diese Öffnung $\Phi = 100 \times 1257 \times 0,05 \, \text{lm} = 62,8 \, \text{lm}$.

Beleuchtungsstärke, abgekürzt E, einer Fläche ist der auf diese Fläche senkrecht treffende Lichtstrom pro Flächeneinheit.
Die abgeleitete SI-Einheit für E ist das Lux, Einheitenzeichen lx.

Definition: Die Beleuchtungsstärke 1 Lux liegt vor, wenn ein Lichtstrom von 1 lm senkrecht auf eine Fläche von $1 \, \text{m}^2$ fällt und diese gleichmäßig ausleuchtet. Also: $1 \, \text{lx} = 1 \, \text{lm} \cdot \text{m}^{-2}$.

• Beispiele: Direktes helles Sonnenlicht 10^5 lx, Operationstisch 10^4 lx, Leselicht 100 lx, Vollmond 0,3 lx, mondlose Nacht 10^{-3} lx.

Die CGS-Einheit der Beleuchtungsstärke ist das Phot, Einheitenzeichen ph. Umrechnung: $1 \, \text{ph} = 10^4 \, \text{lx}$.

Trifft der Lichtstrom unter dem Winkel β auf eine Fläche, so gilt für deren Beleuchtungsstärke:

$$E = E_0 \sin \beta$$

mit E_0: max. Beleuchtungsstärke, d. h. für $\beta = 90°$.

• Beispiel: Weinstöcke werden im gemäßigten Klima vorwiegend an Hängen gezogen, um die Beleuchtungsstärke zu vergrößern. Geometrische Überlegungen zeigen, daß ein Hangwinkel β die Beleuchtungsstärke um den Faktor $\sin (\alpha + \beta) / \sin \beta$ vergrößert (α: Winkel Sonne-Boden). Für $\beta = 20°$ und $\alpha = 60°$ erhöht das E um ca. 14 %, der Wein wird besser.

Photometer

Photometer messen Lichtströme bzw. Beleuchtungsstärken entweder direkt (objektive Messung) oder durch Vergleich mit geeichten Lichtquellen. Die Wellenlängenempfindlichkeit des (objektiven) Detektors (Photoelement, Photomultiplier, photographische Emulsion) muß stets auf die spektrale Empfindlichkeit des Auges umgerechnet werden. Dient das menschliche Auge direkt als Detektor, so ist die Messung zwar subjektiv, doch entfällt die Umrechnung.
Spektrophotometer messen die photometrischen Größen in Abhängigkeit von der Wellenlänge.

Selen-Photoelement. Ein Selenkristall ist mit einer metallischen Unterlage fest verbunden. Auf die Oberfläche ist eine dünne, transparente Goldschicht aufgedampft. Dringt Licht durch diese Schicht in das Selen ein, so löst

Quadratisches Abstandsgesetz

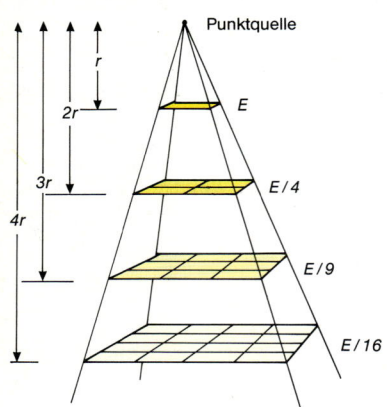

Absorptionskurve

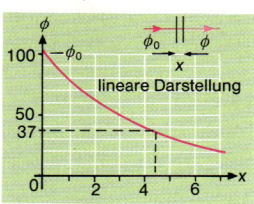

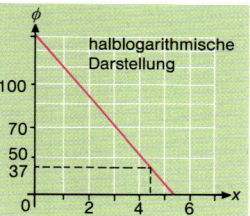

Extinktionskurve für Oxyhämoglobin

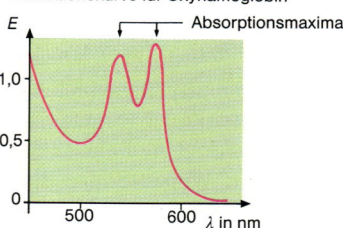

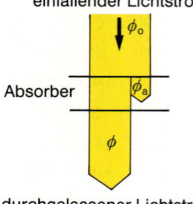

einfallender Lichtstrom

Absorber

durchgelassener Lichtstrom

keine Reflexion

Transmissionsgrad $\tau = \dfrac{\phi}{\phi_0}$

Absorptionsgrad $\alpha = \dfrac{\phi_a}{\phi_0} = 1 - \dfrac{\phi}{\phi_0}$

$\tau + \alpha = 1$

es Elektronen aus. Ein Galvanometer mißt die der Beleuchtungsstärke proportionale elektrische Stromstärke zwischen Goldschicht und metallischer Unterlage. Die von der Wellenlänge abhängige Empfindlichkeit der Selen-Zelle ähnelt der des menschlichen Auges, also ist die gemessene elektrische Stromstärke direkt ein Maß für die Beleuchtungsstärke. Es ist ein objektives Photometer.

Bouguer-Photometer. Die beiden zu vergleichenden Lichtquellen beleuchten jeweils die Hälfte einer geteilten senkrechten Projektionsfläche. Der Abstand einer Teilfläche wird in Strahlrichtung so lange verschoben, bis beide Flächen dem Beobachter gleich hell erscheinen. Dann gilt nach dem Abstandsgesetz (s. u.):

$$\frac{I_1}{I_2} = \frac{x_2^2}{x_1^2}$$

mit I_1, I_2: Lichtstärke Quelle 1 bzw. 2; x_1, x_2: Abstand Schirm-Quelle 1 bzw. 2.

Fettfleckphotometer. Eine geeichte Lichtquelle beleuchtet die eine Seite eines weißen Papierschirms mit transparentem Fettfleck in der Mitte. Der Lichtstrom der zu messenden Quelle fällt auf die Gegenseite. Der Abstand geeichte Quelle – Schirm wird solange verändert, bis der Fettfleck im Untergrund verschwindet. Jetzt ist Φ durch beide Quellen gleich und es gilt

$$\frac{\Phi_1}{\Phi_2} = \frac{x_2^2}{x_1^2} \quad .$$

Photometerwürfel, Lummer-Würfel können Schirm und Fettfleck ersetzen: Die Hypotenusenflächen zweier rechtwinkliger Glasprismen bilden einen Kubus. Die eine Fläche ist schwach halbkugelförmig geschliffen. In Durchsicht erscheint ein Kreis im quadratischen Umfeld. Die Lichtströme treten so in den Würfel ein, daß einer den Kreis ausleuchtet, der andere dessen Umgebung. Φ durch beide Quellen stimmt überein, sobald der Kontrast zwischen beiden Feldern verschwindet.

Schwächung von Licht

Die folgenden Überlegungen gelten sowohl für Licht als auch für jeden anderen Wellenlängenbereich der elektromagnetischen Strahlung. Dieser Abschnitt verwendet aber durchweg die Bezeichnungen für Licht (s. auch Kap. 42, Absorption).

Quadratisches Abstandsgesetz. Licht einer Punktquelle breitet sich radial als Kugelwelle aus. Für die Beleuchtungsstärke E einer zur Lichtrichtung senkrechten Fläche gilt

$$E \sim 1/r^2$$

mit r: Abstand zur Lichtquelle.
Die Beleuchtungsstärken E_1, E_2 zweier Flächen in den Abständen r_1, r_2 von derselben Lichtquelle sind also

$$\frac{E_1}{E_2} = \frac{r_2^2}{r_1^2} \quad .$$

● Beispiel: Ist $E = 2\,\text{Lx}$ im Abstand $3\,\text{m}$, so sinkt E auf $0{,}125\,\text{Lx}$ (d. h. 1/16), wenn sich der Abstand vervierfacht (auf $12\,\text{m}$).

Für eine ausgedehnte Quelle gilt dieses quadratische Abstandsgesetz nur dann, wenn der Quellendurchmesser $\ll r$.

Ausnahmen: Für parallele Lichtstrahlen ist E unabhängig vom Quellenabstand, solange weder Streuung noch Absorption auftreten!

Absorption. Durchdringt Licht eine Materialschicht, so gilt das Lambert-Beersche Absorptionsgesetz:

$$\Phi = \Phi_0 e^{-K_c c x} = \Phi_0 \exp\left(-K_c c x\right)$$

mit Φ: Lichtstrom in lm, hinter der Absorberdicke x; Φ_0: Lichtstrom für $x = 0$; K_c: molarer Extinktionskoeffizient, in $\text{m}^2 \cdot \text{mol}^{-1}$ (aber häufig angegeben in $\text{cm}^2 \cdot \text{mol}^{-1}$); c: Konzentration des absorbierenden Stoffes, in $\text{mol} \cdot \text{m}^{-3}$; x: Absorberdicke, in m. K_c hängt ab vom Material und von der Wellenlänge.

Das Lambert-Beersche Gesetz gilt streng nur für Gase und verdünnte Lösungen.

Wichtige Größen:

Extinktionskonstante $= K_c c$, gemessen in m^{-1};

Eindringtiefe, mittlere Reichweite $= 1/(K_c c)$, gemessen in m. Für $x = 1/(K_c c)$ ist also $\Phi = 0{,}37 \Phi_0$.

Extinktion $= \lg(\Phi/\Phi_0) = -K_c c x \times \lg e = -0{,}434 K_c c x$.

Achtung: Die Extinktion ist der *dekadische* Logarithmus von Φ/Φ_0. Es ist eine reine Zahl, das Minuszeichen wird weggelassen.

Transmissionsgrad $\tau = \Phi/\Phi_0$

Absorptionsgrad $\alpha = 1 - \tau$

Es ist immer

$$\alpha + \tau = 1 \quad .$$

Man beachte, daß die sonst so anschaulichen Größen τ und α weder der

Schichtdicke noch der Konzentration der absorbierenden Substanz proportional sind.

Streuung. Dringt Licht in eine Substanz ein, so ändert ein Bruchteil von Φ seine Richtung durch elastische Streuung an kleinen Hindernissen, beispielsweise Staubpartikeln, Tröpfchen, Molekülen. Signifikante Streuung tritt nur dann auf, wenn Partikeldurchmesser $\ll$ Wellenlänge. Die Größe der Streuung ist proportional $1/\lambda^4$.

● Beispiele: Der Durchmesser der Luftmoleküle ist etwa 10^{-9} m, die mittlere Wellenlänge von Licht beträgt $5,5 \times 10^{-7}$ m, also wird Licht signifikant in Luft gestreut. Das Verhältnis der Wellenlängen von rot und blau ist etwa $700/450 = 1,6$; blaues Licht wird um den Faktor $(1,6)^4 = 5,8$ stärker gestreut.

Schaut man (abends) in Richtung Sonne, so erscheint ihre Nachbarschaft rot, denn ihr kurzwelliges Licht (blau-violetter Bereich) ist zum Großteil aus der direkten Strahlungsrichtung herausgestreut, die roten Anteile des Sonnenspektrums bleiben übrig. Tagsüber ist der Himmel blau, da wir vor allem das an den Luftmolekülen gestreute Licht sehen, also überwiegend den kurzwelligen Bereich.

Der Himmel über dem Mond ist auch tagsüber schwarz, da keine Gashülle das Sonnenlicht streut.

Laser

Laser sind intensive Quellen elektromagnetischer Strahlung, insbesondere von Licht. Für medizinische Anwendungen sind die folgenden Eigenschaften der Strahlung des Lasers wichtig:

1) Nur eine Wellenlänge (bestimmt durch den Lasertyp) wird ausgesandt.

2) Der Strahl ist parallel, sein Durchmesser kann sehr gering sein.

3) Die Intensität der Strahlung kann $MW \cdot m^{-2}$, sogar $GW \cdot m^{-2}$ erreichen.

4) Faseroptiken (s. Kap. 46) können sie ins Körperinnere leiten.

Verwendung in erster Linie, um Gewebe punktförmig und rasch zu erhitzen. Laserstrahlung im Ultraviolett schneidet ohne Wärmewirkung.

● Beispiele: Befestigen („anlöten") einer abgelösten Netzhaut. Schneiden, bohren und koagulieren von Gewebe (blutlos, präzise, steril). Rekanalisieren verschlossener Blutgefäße.

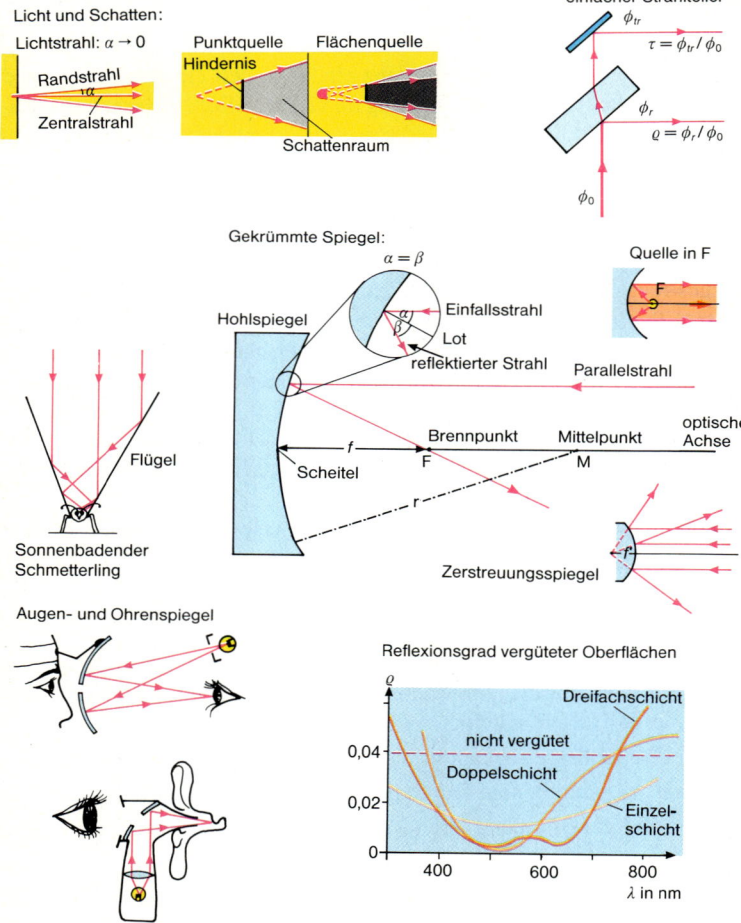

Licht und Schatten:

Lichtstrahl: $\alpha \to 0$

Randstrahl

α

Zentralstrahl

Punktquelle

Hindernis

Flächenquelle

Schattenraum

einfacher Strahlteiler

ϕ_{tr}

$\tau = \phi_{tr} / \phi_0$

ϕ_r

$\varrho = \phi_r / \phi_0$

ϕ_0

Gekrümmte Spiegel:

$\alpha = \beta$

Hohlspiegel

α

β

Einfallsstrahl

Lot

reflektierter Strahl

Quelle in F

F

Parallelstrahl

Flügel

Brennpunkt

Mittelpunkt

optische Achse

f

F

Scheitel

M

r

Sonnenbadender Schmetterling

Zerstreuungsspiegel

f'

Augen- und Ohrenspiegel

Reflexionsgrad vergüteter Oberflächen

ϱ

Dreifachschicht

0,04

nicht vergütet

Doppelschicht

0,02

Einzelschicht

0

400

600

800

λ in nm

45. Reflexion und Brechung

Die geometrische Optik untersucht die geradlinige Ausbreitung von Licht, sein Verhalten an Grenzflächen und die Abbildung von Objekten. Die Welleneigenschaften des Lichtes können dabei vernachlässigt werden, solange die Wellenlänge λ sehr klein ist gegen die Abmessungen der Grenzflächen und der untersuchten Objekte. Also: Objektgröße $\gg 10^{-6}$ m.

Die Gesetze der geometrischen Optik lassen sich besonders einfach darstellen mit Hilfe von Lichtstrahlen. Das sind sehr enge Lichtbündel, deren Randstrahlen parallel zum Zentralstrahl verlaufen.

Schatten. Licht breitet sich geradlinig aus. Trifft das Licht einer Punktquelle auf ein undurchlässiges Hindernis, so beobachten wir dahinter einen scharf begrenzten Schatten. Es ist die Projektion des Hindernisses. Licht einer ausgedehnten Quelle führt zu Halb- und Kernschattenbereichen, deutlich erkennbar beispielsweise bei Sonnen- und Mondfinsternissen.

Lochkamera. Gehen Lichtstrahlen von einem Objekt aus und passieren sie ein enges Loch, so fängt ein Schirm hinter dem Loch das umgekehrte Abbild des Objekts auf. Das Bild ist sehr lichtschwach, d. h. die Beleuchtungsstärke des Schirms ist klein, denn nur ein geringer Lichtstrom dringt durch das Loch. Wird es vergrößert, so wachsen die Halbschattenbereiche, das Abbild wird unscharf.

● Beispiele: Da es keine Linsen für Röntgenstrahlen gibt, entwirft man mit Hilfe eines durchbohrten Bleiabsorbers ein Abbild der Antikathode.

Das Auge der Klapperschlange ist eine Lochkamera mit einem Lochdurchmesser von 2 mm. Die infrarotempfindliche Empfängerschicht liegt rund 6 mm dahinter.

Das linsenlose Auge ist keineswegs eine Lochkamera, denn Hornhaut, Kammerwasser und Glaskörper wirken als Linsen.

Reflexion

Trifft ein Lichtstrahl oder ein Strahlenbündel auf eine Grenzfläche, so wird der Lichtstrom ganz oder teilweise reflektiert.

Reflexionsgrad, abgekürzt ϱ, ist das Verhältnis von reflektiertem (Φ_r) zu einfallendem Lichtstrom (Φ_0):

$$\varrho = \Phi_r/\Phi_0 \quad .$$

ϱ hängt ab von der Oberflächenbeschaffenheit der Grenzfläche, vom Material und der Wellenlänge. Die besten Spiegel erreichen $\varrho = 0,99$.

Die Pupille erscheint bei senkrechter Betrachtung schwarz, da der Reflexionsgrad des Augenhintergrundes sehr gering ist ($\varrho \approx 0,001$). Weitere Beispiele für ϱ: Neuschnee 0,93; Zeitungspapier 0,61; reife Birne 0,19; stumpfes Schwarz 0,03.

Reflexionsgesetz. Für einen von der Grenzfläche zurückgeworfenen Lichtstrahl gilt das Reflexionsgesetz

$\alpha = \beta$

mit α: Einfallswinkel, gemessen zwischen einfallendem Lichtstrahl und Einfallslot auf die Grenzfläche; β: Ausfallswinkel, gemessen zwischen reflektiertem Lichtstrahl und Lot.

Der reflektierte Strahl liegt in derselben Ebene wie Lot und einfallender Strahl.

Ist die Struktur der Grenzfläche unregelmäßig, so gilt das Reflexionsgesetz Punkt für Punkt. Ein auftreffendes Lichtbündel strahlt in alle Richtungen zurück. Dieser Vorgang heißt diffuse Reflexion.

Spiegel

Planspiegel sind gut reflektierende, ebene Grenzschichten. Das Reflexionsgesetz gilt auch für ausgedehnte Lichtbündel. Verwendung in erster Linie zur Richtungsänderung von Licht.

• Beispiele: Rechteckige Konusse im Auge der Schalentiere. Schmetterlinge stellen ihre Flügel v-förmig und leiten auf diese Weise von oben einfallendes Licht auf die dorsale Rumpfoberfläche.

Hohlspiegel, auch Sammel- oder Konkavspiegel genannt, sind Ausschnitte von Kugelschalen, deren Innenflächen reflektieren. Die Symmetrieachse, also die vom Spiegelscheitel ausgehende und durch den Krümmungsmittelpunkt verlaufende Linie, heißt optische Achse des Spiegels.

Achsenparallel einfallende Lichtstrahlen schneiden sich auf der optischen Achse. Dieser Schnittpunkt heißt Brennpunkt (auch Sammelpunkt, Fokus) des Hohlspiegels. Umkehrung: Befindet sich eine punktförmige Lichtquelle im Brennpunkt, so verlassen deren Strahlen den Hohlspiegel achsenparallel. Der Abstand Spiegelscheitel-Brennpunkt heißt Brennweite. Es gilt

$f = r/2$

mit f, r: Brennweite bzw. Krümmungsradius des Hohlspiegels.

Schräg zur optischen Achse einfallende, enge Lichtbündel sammeln sich in der Brennebene. Diese steht im Abstand f senkrecht auf der optischen Achse. Weite Strahlenbündel fokussiert der (sphärische) Hohlspiegel als kurze, bis zum Brennpunkt reichende Linien auf die optische Achse (s. Kap. 48, sphärische Aberration).

Parabolspiegel sind die Innenseiten reflektierender Rotationsparaboloide. Sie weisen keine sphärische Aberration auf, d. h. auch weite Strahlenbündel sammeln sich im Brennpunkt.

• Beispiele: Im Sonnenofen wird Sonnenlicht fokussiert, im Brennpunkt treten sehr hohe Temperaturen auf.

Der Augenspiegel konzentriert das Licht einer externen Quelle auf die Pupille. Der Arzt sieht durch ein zentrales Loch im Spiegel ein umgekehrtes Bild der Retina. Eine in den Strahlengang geschobene Linse dreht das Abbild um und vergrößert es gleichzeitig. In gleicher Weise erlaubt der Ohrenspiegel die Ausleuchtung und Betrachtung von äußerem Gehörgang und Trommelfell.

Wölbspiegel, auch Zerstreuungs- oder Konvexspiegel genannt, sind Ausschnitte von Kugelschalen mit reflektierenden Außenflächen. Die optische Achse steht senkrecht auf der Spiegeloberfläche.

Parallel zur optischen Achse einfallende Lichtstrahlen werden so reflektiert, als kämen sie von einem Punkt hinter der spiegelnden Oberfläche. Dieser Punkt liegt auf der nach rückwärts verlängerten optischen Achse, er heißt virtueller Brennpunkt. Der Abstand virtueller Brennpunkt – Spiegelscheitel heißt virtuelle Brennweite, abgekürzt f'. Es gilt

$$f' = r/2 \quad .$$

• Beispiel: Autorückspiegel. Die erfaßte Umgebung erscheint als aufrechtes, verkleinertes Bild hinter der Spiegeloberfläche. Vorteil gegenüber einem Planspiegel: Der Blickwinkel ist größer.

Brechung

Passiert Licht die Grenze zwischen zwei Materialien, so ändert es in der Regel seine Ausbreitungsrichtung. Dieser Vorgang heißt Brechung (oder Refraktion) des Lichtes. Ursache der Brechung ist eine Änderung der Phasengeschwindigkeit des Lichtes beim Übertritt in ein anderes Medium.

Der Transmissionsgrad τ (s. Kap. 44, Absorption) gibt jenen Bruchteil des Lichtstroms an, der die Grenzfläche passiert:

$$\tau = 1 - \varrho$$

mit ϱ: Reflexionsgrad (s. o.).

Brechung von Lichtstrahlen:

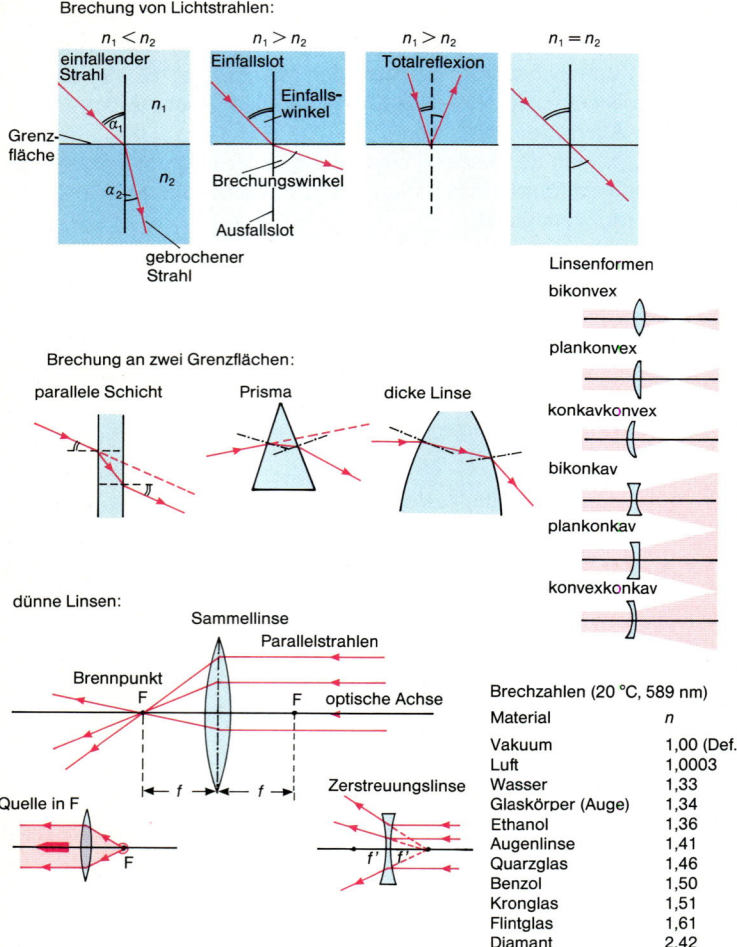

Brechzahlen (20 °C, 589 nm)

Material	n
Vakuum	1,00 (Def.)
Luft	1,0003
Wasser	1,33
Glaskörper (Auge)	1,34
Ethanol	1,36
Augenlinse	1,41
Quarzglas	1,46
Benzol	1,50
Kronglas	1,51
Flintglas	1,61
Diamant	2,42

Brechungsgesetz. Kommt ein Lichtstrahl aus Material 1 und dringt in das angrenzende Material 2 ein, so gilt das Brechungsgesetz von Snellius:

$$\frac{\sin \alpha_1}{\sin \alpha_2} = \frac{n_2}{n_1}$$

mit α_1: Einfallswinkel, Winkel zwischen einfallendem Strahl und Einfallslot auf die Grenzfläche; α_2: Brechungswinkel, Winkel zwischen gebrochenem Strahl und Ausfallslot; n_1, n_2: Brechzahl (veraltet: Brechungsindex) von Material 1 bzw. Material 2.

Folgerungen:

$n_1 < n_2$: Material 2 ist optisch dichter als Material 1. $\alpha_2 < \alpha_1$, d.h. ein Lichtstrahl wird zum Ausfallslot hingebrochen.

$n_1 > n_2$: Material 2 ist das optisch dünnere. Ausfallswinkel > Einfallswinkel.

$n_1 = n_2$: Der Strahl ändert seine Richtung nicht beim Passieren der Grenzfläche zwischen beiden Materialien.

• Beispiel: Von außerhalb betrachtet, erscheint ein Fisch unter der Wasseroberfläche näher als er wirklich ist. Die vom (beleuchteten) Fisch ausgehenden Lichtstrahlen werden an der Grenzfläche Wasser-Luft vom Lot weggebrochen. Das Auge des Beobachters erkennt die Brechung nicht, sondern berechnet die Entfernung anhand des vergrößerten Licht-Ausfallswinkels.

Brechzahl, abgekürzt n. Sie hängt ab vom Material und von der Wellenlänge des Lichtes. n ist dimensionslos. Es gilt

$$n = c_1/c_2$$

mit c_1, c_2: Lichtgeschwindigkeit in Material 1 bzw. Material 2. Für Vakuum ist $n = 1$, es hat die kleinstmögliche Brechzahl.

Die Brechzahl eines Materials muß im Inneren nicht überall gleich sein.

• Beispiele: Die Augenlinse besteht – wie eine Zwiebel – aus schalenförmigen Schichten unterschiedlicher Brechzahlen, n wächst von außen nach innen.

Luftspiegelung: Bei intensiver Sonneneinstrahlung und Windstille sinkt wegen der thermischen Expansion die Luftdichte – und damit die Brechzahl – in Richtung Boden. Die Sonnenstrahlen werden kontinuierlich vom Lot weggebrochen.

Planparallele Grenzschichten, beispielsweise eine Glasscheibe, brechen den durchdringenden Lichtstrahl zweimal. Der Strahlengang ist symmetrisch. Einfallender und zweimal gebrochener Strahl sind parallel und gegeneinander verschoben. Die Größe der Parallelverschiebung des Strahls hängt ab vom Einfallswinkel, von n und von der Dicke der Scheibe.

Prismen. Begrenzen zwei ebene Grenzschichten unter dem Winkel β ein Material, so entsteht ein Prisma. Der Winkel β an der Spitze heißt brechender Winkel. Ein passierender Lichtstrahl wird zweimal gebrochen. Die neue Strahlrichtung hängt ab von Einfallswinkel, Brechzahl, brechendem Winkel und – das ist besonders wichtig – von der Lichtwellenlänge. Verwendung in erster Linie als Spiegel (s. Kap.46, Totalreflexion) und für die Zerlegung von Licht in seine einzelnen Wellenlängen (s. Kap. 51, Zerlegung im Prisma).

Linsen

Optische Linsen bestehen aus transparenten Materialien, beispielsweise Glas, Quarz, Polyethylen. Eine oder beide Grenzflächen sind Kugelsegmente. Je nach Gestalt unterscheiden wir sechs verschiedene Linsenformen. Zylinderlinsen sind selten. Die optische Achse der Linse verläuft durch das Linsenzentrum und durch die Krümmungsmittelpunkte beider Grenzflächen.

Eine Linse heißt dünne Linse, wenn man den Verlauf der an beiden Grenzflächen gebrochenen Lichtstrahlen durch die Brechung an einer einzelnen Ebene senkrecht zur optischen Achse annähern kann. Diese Ebene heißt Hauptebene der Linse; sie kann außerhalb des Linsenkörpers liegen. Dicke Linsen weisen zwei parallele Hauptebenen auf.

Brechkraft einer Linse (oder einer Linsenkombination), abgekürzt B, ist der Kehrwert der Linsenbrennweite (s. u.). Die Einheit der Brechkraft ist die Dioptrie, Einheitenzeichen dpt. Diese Einheit wird nur in der Ophthalmologie benutzt.

Umrechnung: 1 Dioptrie $= 1\,\mathrm{m}^{-1}$

Anmerkung: Eigentlich ist B festgelegt als n/f, doch spielt der Unterschied keine Rolle, wenn das optische System – wie üblich – in Luft ($n \approx 1$) benutzt wird.

• Beispiele: Die vordere Brennweite des normalsichtigen menschlichen Auges ist 0,017 m, damit ist seine Brechkraft B = 59 dpt. Die Akkomodationsbreite (= maximale Brennkraft – 59 dpt) in jungen Jahren beträgt 12 dpt, dem entspricht eine mögliche Brennweitenänderung von 2,2 mm, d. h. 13 %.

Mit Hilfe von B lassen sich Linsensysteme besonders einfach berechnen: B einer Linsenkombination in Luft ist die Summe aller Einzelbrechkräfte (solange Linsenabstand $\ll$ Linsenradius).

• Beispiel: Hat ein weitsichtiges Auge die Brechkraft 44 dpt, so kompensiert es ein Brillenglas mit B = +15 dpt auf Normalsichtigkeit, d. h. auf 59 dpt.

Sammellinsen, auch Konvexlinsen genannt, sind auf der optischen Achse dicker als am Rand. Es gibt bikonvexe, plankonvexe und konkavkonvexe Sammellinsen.

Achsennah und -parallel einfallende Lichtstrahlen werden so gebrochen, daß sie sich distal auf der optischen Achse schneiden. Der Schnittpunkt heißt Brennpunkt. Jede Linse hat zwei Brennpunkte, jeweils im gleichen Abstand vor und hinter der Hauptebene. Schräg zur optischen Achse einfallende Lichtbündel sammeln sich in einem Punkt in der Brennebene, parallel zur Hauptebene.

Umgekehrt: Befindet sich eine punktförmige Lichtquelle im Brennpunkt, so verlassen ihre Strahlen die Linse parallel zur optischen Achse.

Der senkrechte Abstand Brennpunkt-Hauptebene heißt Brennweite der Linse. Für dünne Linsen in Vakuum (oder Luft) gilt die Linsenschleiferformel:

$$1/f = (n - 1)(1/r_1 + 1/r_2)$$

mit f: Brennweite; n: Brechzahl des Linsenmaterials; r_1, r_2: Krümmungsradien der beiden Kugelsegmente. Die Brechkraft $B = 1/f$ einer Sammellinse ist positiv.

- Beispiel: Ein Brillenglas mit $r_1 = r_2 = 0,5\,\text{m}$ und $n = 1,6$ hat die Brennweite $f = 0,42\,\text{m}$ und die Brechkraft $B = +(1,6/0,42)\,\text{m}^{-1} = +3,8\,\text{dpt}$.

Achtung: Die Brennweite der Augenlinse ($n = 1,41$) in situ läßt sich nicht anhand der Linsenschleiferformel berechnen, da sie an Kammerwasser bzw. Glaskörper ($n = 1,33$) grenzt (s. Kap. 50).

Zerstreuungslinsen, auch Konkavlinsen genannt, sind auf der optischen Achse dünner als am Rand. Entsprechend ihrer Gestalt gibt es bikonkave, plankonkave und konvexkonkave Zerstreuungslinsen.

Achsennah und parallel zur optischen Achse einfallende Lichtbündel werden so gebrochen, als kämen sie von einem proximalen Punkt auf der optischen Achse. Dieser Punkt heißt virtueller Brennpunkt. Die Zerstreuungslinse hat zwei virtuelle Brennpunkte jeweils im gleichen Abstand vor und hinter der Hauptebene.

Der Abstand Hauptebene − virtueller Brennpunkt heißt virtuelle Brennweite, abgekürzt f', und ist vereinbarungsgemäß negativ. Für dünne Zerstreuungslinsen gilt ebenfalls die Linsenschleiferformel, jedoch mit negativem Vorzeichen. Die Brechkraft einer Zerstreuungslinse $B = 1/f'$ ist negativ.

- Beispiel: Ein Brillenglas mit $r_1 = r_2 = 2\,\text{m}$ und $n = 1,7$ hat die virtuelle Brennweite $f' = -1,4\,\text{m}$ und die Brechkraft $B = -(1,7/1,4)\,\text{m} = -1,2\,\text{dpt}$.

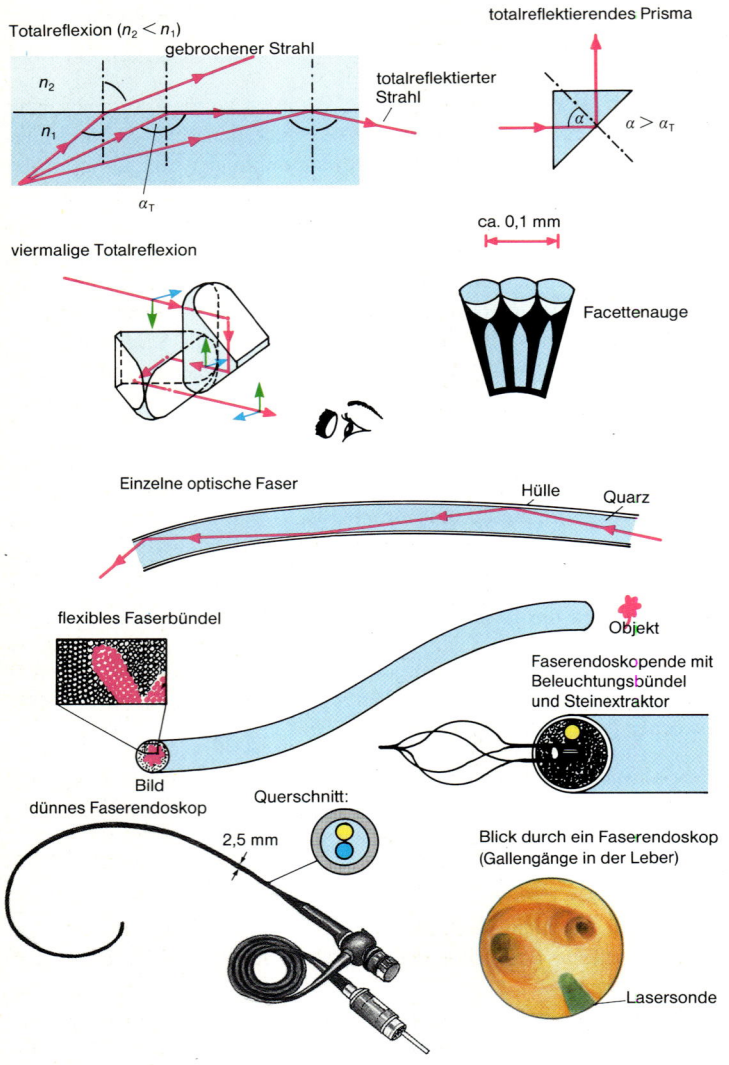

Totalreflexion ($n_2 < n_1$)

gebrochener Strahl

n_2

n_1

totalreflektierter Strahl

α_T

totalreflektierendes Prisma

α

$\alpha > \alpha_T$

viermalige Totalreflexion

ca. 0,1 mm

Facettenauge

Einzelne optische Faser

Hülle   Quarz

flexibles Faserbündel

Objekt

Bild

Faserendoskopende mit Beleuchtungsbündel und Steinextraktor

dünnes Faserendoskop

Querschnitt:

2,5 mm

Blick durch ein Faserendoskop (Gallengänge in der Leber)

Lasersonde

46. Totalreflexion. Faseroptik und Endoskopie

Totalreflexion. Passiert ein Lichtstrahl die Grenzschicht zwischen zwei Substanzen unterschiedlicher optischer Dichte, so gilt das Brechungsgesetz (s. Kap. 45):

$$\sin \alpha_2 = (n_1/n_2) \sin \alpha_1$$

mit α_2: Brechungswinkel; α_1: Einfallswinkel; n_1, n_2: Brechzahl von Substanz 1 bzw. Substanz 2.

Ist $n_1 > n_2$ und wird der Einfallswinkel α_1 stetig vergrößert, so könnte ab einem Grenzwinkel α_T der $\sin \alpha_2$ größer als 1 werden. Da das nicht möglich ist, findet für alle $\alpha_1 > \alpha_T$ keine Brechung statt, der Lichtstrahl wird stattdessen an der Grenzfläche reflektiert. Dieser Vorgang heißt Totalreflexion, der Winkel α_T heißt Grenzwinkel der Totalreflexion. Es gilt

$$\sin \alpha_T = n_2/n_1 \quad .$$

● Beispiel: Breitet sich ein Lichtstrahl unter Wasser ($n = 1,333$) aus und trifft er auf die Grenzfläche Wasser-Luft, so ist $\sin \alpha_T = n_{\text{Luft}}/n_{\text{Wasser}} = 1,003/1,333 = 0,752$. Dem entspricht $\alpha_T = 48,8°$, d. h. für alle Einfallswinkel $> 48,8°$ erfolgt Totalreflexion.

Spezialfall: Ist $\alpha_1 = \alpha_T$, so verläuft der totalreflektierte Strahl parallel zur Grenzfläche.

Die Reflexion für Einfallswinkel $> \alpha_T$ ist tatsächlich total, d. h. der gesamte einfallende Lichtstrom wird zurückgeworfen, der Reflexionsgrad ist 1,00. Da selbst die besten Spiegel diesen Wert nicht erreichen, findet die Totalreflexion vielfache Anwendung in der Technik, aber auch in der belebten Natur. Das Feuer der Diamanten und das Glitzern der Tautropfen beruht auf Totalreflexion und Dispersion.

● Beispiel: Strahlumlenkendes Prisma. Trifft ein Lichtstrahl senkrecht auf die Basisfläche eines rechtwinkligen Glasprismas ($n = 1,610$), so passiert er geradlinig. Unter 45° erreicht der Strahl dann die Gegenseite des Prismas. An dieser Grenzfläche Glas-Luft wird er total reflektiert, denn $\sin \alpha_T = 1,003/1,610 = 0,623$, also ist $\alpha_T = 38,5°$. Der Vorgang wiederholt sich an der anderen Prismenseite. Resultat: Der Lichtstrahl wird zweimal um 90° umgelenkt, die Größe des Lichtstroms bleibt unverändert bis auf Reflexionsverluste an der Basisfläche.

Prismenglas. Als Fernrohr ist die Keplersche Konstruktion (s. Kap. 49, Refraktoren) optimal. Die unhandliche Baulänge sowie das umgekehrte und seitenvertauschte Bild sind jedoch erhebliche Nachteile. Zwei gegeneinander verdrehte und totalreflektierende Prismen beheben diesen Nachteil:

1. Viermalige Reflexion sendet den Strahl hin und her, der Abstand Objektiv-Okular ist verkürzt und damit die Baulänge.
2. Das erste Prisma vertauscht oben und unten, das zweite links und rechts.

Alle vier Reflexionen sind total. Lichtverluste treten nur auf durch Absorption im Glas und Reflexion an den Prismenaußenflächen. Hochwertige Gläser und Oberflächenvergütung minimalisieren diese Verluste.

Glasfaser. Zieht man einen durch Erhitzen plastisch gewordenen Glasstab aus, so entsteht eine Glasfaser. Verwendet man Glas optischer Qualität und richtet einen Lichtstrahl auf das senkrecht abgeschnittene und polierte Ende der Faser, so beobachtet man Lichtleitung: Das Licht breitet sich in der Glasfaser aus und verläßt sie erst durch das andere Ende. Grund: Wegen des geringen Faserdurchmessers ist der Einfallswinkel an der peripheren Grenzfläche zur Luft (oder zur Kunststoffumhüllung) $> \alpha_T$, der Strahl wird überall total reflektiert.

Die Glasfaser ist biegsam, Licht folgt der Krümmung und kann auf diese Weise sonst unzugängliche Bereiche ausleuchten oder aus ihnen herausgeleitet werden. Faustregel: Solange der Krümmungsradius der Glasfaser > 20 × Faserdurchmesser, leitet sie das Licht im Inneren.

Glasfasern finden steigende Verwendung als Überträgermaterial für digital verschlüsselte Lichtsignale (Telephon, Fernsehen). Vorteile gegenüber konventionellen Kupferkabeln: Störungsfrei, abhörsicher, hohe Übertragungsbandbreite, korrosionsbeständig, preiswert. Nachteil: Die Lichtabsorption erfordert bei weiter Übertragung zahlreiche Lichtverstärker im Glaskabel.

Lichtleiter. Klebt man sehr viele, sehr dünne und parallele Glasfasern zusammen – Durchmesser einige Mikron –, so bleibt ein Teil der Biegsamkeit der Einzelfaser erhalten. Durch diesen Lichtleiter kann man „um die Ecke" schauen. Das Bild setzt sich aus zahlreichen Einzelpunkten zusammen, ähnlich einem Fernsehbild. Bricht eine Einzelfaser im Inneren, so ist die entsprechende Stelle im Bild schwarz. Verdreht man das Faserbündel als Ganzes vor dem Aushärten des Klebers, so ist das Bild um den entsprechenden Winkel gedreht, beispielsweise bei 180° kopfgestellt.

Kodierungsvorrichtung. Verlaufen die Fasern ganz unregelmäßig innerhalb eines Lichtleiters, so erscheint ein Dokument beim Durchblicken als graue

Fläche. Fotografiert man dieses „Bild" und betrachtet es durch den umgedrehten Stab, so wird das „Bild" dekodiert. Ist die Glasfaseranordnung nur in der Mitte des Bündels unregelmäßig, so zerschneidet man dort das Faserbündel und erhält einen Kodierungs- und einen Dekodierungsstab. Dieser Kode ist nicht brechbar.

Faser-Endoskop. Mit Hilfe eines flexiblen Lichtleiters ist es möglich, tief ins Körperinnere zu schauen ohne operativen Eingriff. Dieses Gerät heißt Glasfaser-Endoskop. Das flexible Faserbündel wird durch eine Körperöffnung, z. B. Schlund, Luftröhre, Harnleiter oder Darm eingeführt. Eine externe Lichtquelle beleuchtet über einen Teil der Glasfasern das Innere. Eine aufgeklebte Linse bildet die Umgebung auf das distale Ende des Faserbündels ab. Das proximale Ende betrachtet man durch eine Lupe (Okular) oder nimmt das Bild mit der Videokamera auf. Spül- und Abzugskanäle sorgen für klare Sicht. Mit Hilfe eines vom Okularende her gesteuerten Bowdenzugsystems kann der Beobachter das distale Ende verbiegen und so das Blickfeld vor dem Objektiv verändern.

Es gibt bis zu 2 m lange flexible Faser-Endoskope mit Außendurchmesser zwischen 15 mm und 1,5 mm (!). Man kann sie beispielsweise durch die A. femoralis bis ins Herz vorschieben und so die Herzklappen beobachten. Vorschub bis in die Herzkranzgefäße erlaubt, die inneren Gefäßwände direkt zu betrachten.

Facettenauge. Das Sehorgan von Insekten und Krebsen besteht aus zahlreichen Einzelaugen, den Ommatidien. Jedes einzelne Ommatidium besitzt eine Linse, deren Licht ein Kristallkegel − also ein organischer Lichtleiter − mittels Totalreflexion zur Sehzelle leitet. Auf diese Weise sind nicht nur die Lichtverluste gering, die einzelnen Ommatidien sind auch optisch gegen ihre Nachbarn isoliert. Folge: Hoher Bildkontrast.

Tiefseegarnelen besitzen anstelle einer Augenlinse eine Vielzahl auf einer Kugelschale angeordneter totalreflektierender Facetten. Diese wirken wie eine aus vielen Zellen zusammengesetzte Sammellinse.

Pflanzenkeimlinge bestehen im Inneren des Schaftes oft aus säulenartig und koaxial angeordneten Zellen, die als Lichtleiter funktionieren. Insbesondere Graskeimlinge können Licht bis zu 4 cm weit transportieren.

Kuriosum: Graue Haare wirken ebenfalls als Lichtleiter, mit relativ kleinem Schwächungskoeffizienten. Sie transportieren einen Lichtfluß in Richtung Haarwurzel. Braune Haare sind keine Lichtleiter.

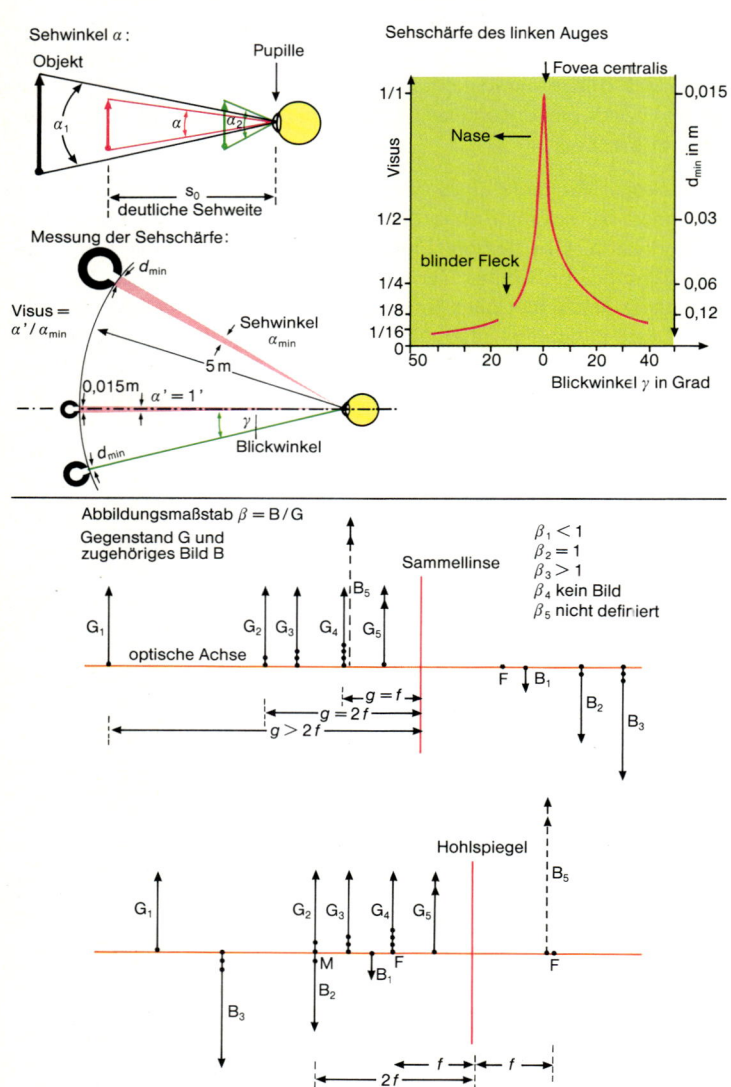

Sehwinkel α:

Objekt

Pupille

α_1 α α_2

s_0

deutliche Sehweite

Sehschärfe des linken Auges

↓ Fovea centralis

1/1

Nase ←

Visus

d_{min} in m

0,015

1/2

0,03

blinder Fleck

1/4
1/8
1/16
0

0,06

0,12

50   20   0   20   40

Blickwinkel γ in Grad

Messung der Sehschärfe:

d_{min}

Visus =
α' / α_{min}

Sehwinkel
α_{min}

5 m

0,015 m $\alpha' = 1'$

γ

Blickwinkel

d_{min}

Abbildungsmaßstab $\beta = B / G$

Gegenstand G und
zugehöriges Bild B

$\beta_1 < 1$
$\beta_2 = 1$
$\beta_3 > 1$
β_4 kein Bild
β_5 nicht definiert

Sammellinse

B_5

G_1 G_2 G_3 G_4 G_5

optische Achse

F B_1

B_2

B_3

$g = f$

$g = 2f$

$g > 2f$

Hohlspiegel

B_5

G_1 G_2 G_3 G_4 G_5

M   F

F

B_2 B_1

B_3

f f

$2f$

47. Abbildung durch Spiegel und Linsen

Abbildungen

Bilder von Gegenständen entstehen mit Hilfe optischer Elemente, beispielsweise Spiegel und Linsen, durch Reflexion und Brechung von Strahlung. Ausnahme: Lochkamera (s. Kap. 45).

Bilderzeugung ist nicht auf Licht beschränkt. Grundsätzlich ist dafür jede elektromagnetische Welle geeignet, vorausgesetzt, man verfügt über reflektierende bzw. brechende Substanzen. Auch Schallwellen können Objekte abbilden (s. Kap. 41). Damit ein Bild entsteht, muß der Gegenstand beleuchtet sein oder selber leuchten.

Reelle Bilder entstehen nur dann, wenn die vom Gegenstand kommenden Strahlen konvergieren. Dann lassen sie sich von einem Bildschirm auffangen oder durch entsprechende Detektoren (z. B. Photoemulsion, Halbleiteranordnungen, Retina) temporär oder permanent fixieren.

Virtuelle Bilder entstehen, wenn die vom Gegenstand ausgehenden Strahlen divergieren. Physikalische Lichtdetektoren wie z. B. photographischer Film oder Halbleiter können virtuelle Bilder *nicht* darstellen. Das Auge dagegen erkennt virtuelle Bilder, weil das Sehzentrum aus den von der Retina empfangenen und divergierenden Lichtstrahlen ein Bild rekonstruiert. Es scheint, als würde das Auge die Strahlen nach rückwärts verlängern.

Abbildungsgleichung

$$\frac{1}{g} + \frac{1}{b} = \frac{1}{f}$$

mit g: Gegenstandsweite, auch Objektweite genannt, d. h. der Abstand Gegenstand-Hauptebene des optischen Elements; b : Bildweite, d. h. der Abstand Hauptebene-Bild; $1/f$: Brechkraft des Spiegels oder der Linse (s. Kap. 45); f: Brennweite. Für Zerstreuungslinsen ist f negativ.

● Beispiel: Für $g = 3$ m und $f = 0,05$ m ist $b = 0,051$ m. Ist $g \gg f$, so ist $b \approx f$.

Achtung: Die Abbildungsgleichung gilt streng nur für Parabolspiegel und dünne Linsen. Für sphärische Spiegel und dicke Linsen gilt sie jedoch näherungsweise.

Scharfstellung, Akkommodation: Wird ein reelles Bild aufgefangen, so kann ein „scharfes" Bild nur dann in der Empfängerebene entstehen, wenn der Abstand Hauptebene-Empfängerebene = b ist. Da sich die Gegenstandsweiten ändern und damit auch b, gibt es zwei Möglichkeiten, das zu erreichen: f bleibt konstant, dann wird der Abstand Hauptebene-Bildempfänger der Bildweite angepaßt, wie beispielsweise bei Kamera und Froschauge. Ist dagegen die Distanz Hauptebene-Detektor fixiert, so wird f entsprechend verändert, wie beispielsweise beim Menschen-, Vogel- und Reptilienauge.

Abbildungsmaßstab, auch Lateralvergrößerung genannt:

$$\beta = \frac{\text{Bildgröße}}{\text{Gegenstandsgröße}} \; .$$

Der Abbildungsmaßstab β ist nur für reelle Bilder definiert.

Sehwinkel ist jener Winkel, unter dem das Auge den gesamten Gegenstand erblickt. Er wird gemessen in Radiant (s. Kap. 6). Häufig ist $g \gg f$, dann gilt näherungsweise:

$$\text{Sehwinkel} = \frac{\text{Gegenstandsgröße}}{\text{Gegenstandsweite}} \; .$$

• Beispiel: Der kleinste, vom Auge noch erfaßbare Sehwinkel beträgt 1 Bogenminute, d. h. $2,91 \times 10^{-4}$ rad. Dem entspricht ein $1,5$ mm großer Gegenstand in 5 m Abstand von der Pupille.

Sehschärfe ist der Kehrwert des kleinsten Sehwinkels, unter dem das Auge bei günstiger Beleuchtung zwei Punkte eben noch als getrennt wahrnimmt. Die Sehschärfe wird angegeben als

$$\text{Visus} = \frac{\alpha'}{\alpha_{\min}}$$

mit α': 1 Bogenminute; $\alpha_{\min}$: kleinster Sehwinkel, in Bogenminuten. Der Visus wird als Bruch geschrieben.

   Landolt-Ringe dienen der Visusmessung.

• Beispiel: In der Fovea ist der Visus = 1/1. In Richtung Netzhautperipherie sinkt er bis auf ca. 1/30 ab, d. h. der kleinste Sehwinkel ist dort ca. 30 Bogenminuten. Dem entsprechen zwei Punkte im Abstand 4,4 cm, betrachtet aus 5 m Abstand.

Vergrößerung. Rückt ein Objekt dem Auge näher, so wächst der Sehwinkel. Das Objekt erscheint vergrößert. Beim Menschen setzt die Akkommodationsfähigkeit des Auges dem eine Grenze. Die Vergrößerung ist − im Gegensatz zum Abbildungsmaßstab (s. o.) − eine subjektive Größe, bezogen auf das menschliche Auge. Sie gilt auch für virtuelle Bilder.

$$v = \frac{\alpha}{\alpha_{25}}$$

mit v: Vergrößerung; α: Sehwinkel mit optischem Instrument; α_{25}: Sehwinkel im Abstand 0,25 m (deutliche Sehweite) ohne Instrument.

Ausnahme: Teleskopvergrößerung = (Sehwinkel mit Teleskop)/(Sehwinkel ohne Teleskop).

• Beispiel: Mikroskop mit $v = 300\times$. Erythrozyten haben einen Durchmesser von ca. 8 Mikron, erscheinen also in deutlicher Sehweite dem bloßen Auge unter dem Sehwinkel $\alpha = 8 \times 10^{-6}$ m/0,25 m $= 3,2 \times 10^{-5}$ rad $= 0,11$ Bogenminuten. Das ist weit unterhalb des kleinstmöglichen Sehwinkels und das Auge erkennt lediglich einen (ausdehnungslosen) Punkt. Durch das Mikroskop betrachtet wächst der Sehwinkel auf $300 \times 3,2 \times 10^{-5}$ rad $= 33$ Bogenminuten. Das normalsichtige Auge erkennt jetzt deutlich eine Fläche mit internen Strukturen.

Formale Bildkonstruktion

Mit Hilfe der Kardinalpunkte des optischen Systems (Spiegel, Linsen, Linsenkombinationen) und der Hauptstrahlen lassen sich formal die Bilder von Gegenständen bequem konstruieren. Tatsächlich finden Brechungen und Reflexionen natürlich nur an den Grenzflächen statt.

Kardinalpunkte

Hauptpunkte sind die Schnittpunkte der Spiegelflächen bzw. der Hauptebenen (s. Kap. 45, Linsen) mit der optischen Achse. Brenn-, Gegenstands- und Bildweite werden vom nächstgelegenen Hauptpunkt aus gerechnet. Dünne Linsen und Spiegel haben nur einen Hauptpunkt.

Solange vor und hinter dem optischen System die Brechzahlen gleich sind, stimmen vordere und hintere Brennweite überein, beispielsweise bei einer Linse in Luft. Ist das nicht der Fall, so gilt

$$\frac{f_1}{f_2} = \frac{n_1}{n_2}$$

mit f_1, f_2: vordere bzw. hintere Brennweite; n_1, n_2: Brechzahl vor bzw. hinter dem optischen System.

• Beispiel: Das optische System Auge grenzt vorne an Luft ($n = 1,003$), hinten an den Glaskörper ($n = 1,33$). Entsprechend ist das Verhältnis zwischen vorderer und hinterer Brennweite gleich 0,75 (die gemessenen Brenn-

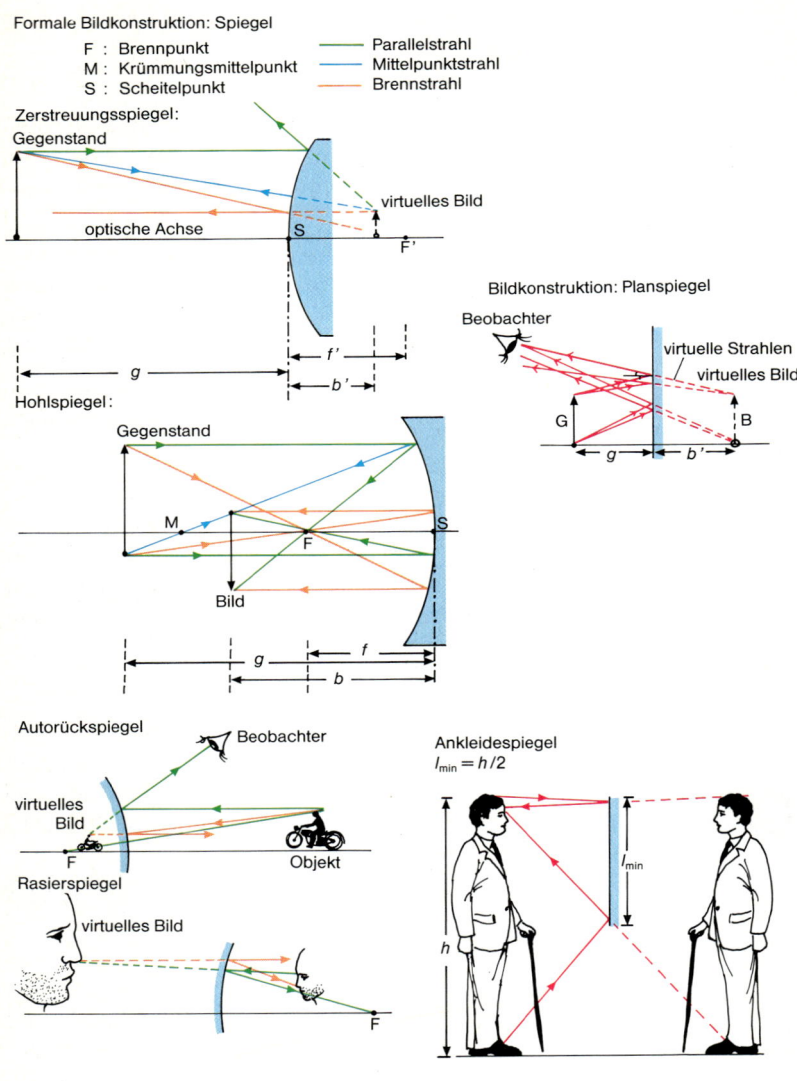

Formale Bildkonstruktion: Spiegel

F : Brennpunkt
M : Krümmungsmittelpunkt
S : Scheitelpunkt

Parallelstrahl
Mittelpunktstrahl
Brennstrahl

Zerstreuungsspiegel:
Gegenstand

virtuelles Bild

optische Achse   S
F'

f'

g

b'

Hohlspiegel:

Gegenstand

M   F   S

Bild

g f

b

Bildkonstruktion: Planspiegel

Beobachter

virtuelle Strahlen
virtuelles Bild

G   B

g b'

Autorückspiegel

Beobachter

virtuelles
Bild

F   Objekt

Rasierspiegel

virtuelles Bild

F

Ankleidespiegel
$l_{min} = h/2$

l_{min}

h

weiten sind 17,0 mm bzw. 22,6 mm). Die Hauptpunkte liegen zwischen Hornhaut und Linse, ihr gegenseitiger Abstand ist ca. 0,3 mm.

Knotenpunkte. Der Strahl von einem Gegenstandspunkt zum vorderen Knotenpunkt bildet mit der optischen Achse den gleichen Winkel wie der Strahl vom hinteren Knotenpunkt zum entsprechenden Bildpunkt. Strahlen durch die Knotenpunkte sind also parallel gegeneinander verschoben.

Stimmen die Brechzahlen vor und hinter dem System überein, so fallen Haupt- und Knotenpunkte zusammen, beispielsweise bei einer dicken Linse in Luft.

Hauptstrahlen

Bei Kenntnis der Kardinalpunkte läßt sich die Abbildung mit Hilfe der Hauptstrahlen konstruieren. Dort, wo die von einem Gegenstandspunkt ausgehenden Hauptstrahlen konvergieren, ist der entsprechende (reelle) Bildpunkt. Das Bild ist die Summe aller Bildpunkte.

Parallelstrahlen treffen parallel zur optischen Achse auf das optische System und verlassen es durch den Brennpunkt nach Brechung an der hinteren Hauptebene oder Reflexion an der Spiegelfläche.

Brennstrahlen verlaufen durch den vorderen Brennpunkt und verlassen das optische System parallel zur optischen Achse nach Brechung an der vorderen Hauptebene oder Reflexion an der Spiegelfläche.

Mittelpunktstrahlen verlaufen durch den vorderen Hauptpunkt (oder Knotenpunkt) und verlassen das optische System parallelverschoben durch den hinteren Hauptpunkt (oder Knotenpunkt). Beim gekrümmten Spiegel geht dieser Strahl durch den Spiegelkrümmungs-Mittelpunkt. Er wird in sich selbst reflektiert. Bei dünnen Linsen verläuft er geradlinig durch den Mittelpunkt.

Für die Bildkonstruktion reichen zwei Hauptstrahlen aus.

Spiegel

Ebene Spiegel, Planspiegel (s. Kap. 45) sind meist Glasplatten, deren vordere oder hintere Seite ein Material mit hohem Reflexionsgrad (s. Kap. 45) bedeckt, beispielsweise Aluminium, Silber oder Amalgam. Bei Hinterglasverspiegelung können die Reflexionen der Vorderfläche stören. Oberflächenverspiegelung ist korrosionsanfällig.

Da der Planspiegel weder Brenn- noch Hauptpunkte aufweist, erfolgt die formale Bildkonstruktion durch Einzeichnen der Strahlen vom Gegenstand

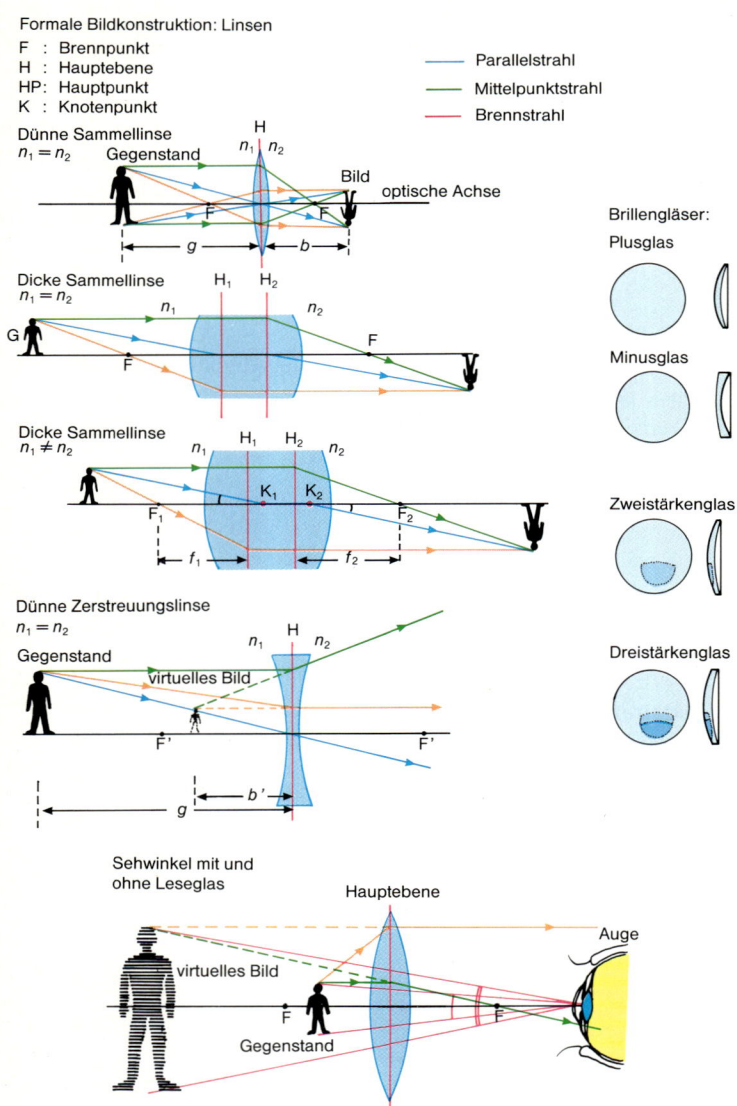

zur Spiegelfläche unter beliebigen Winkeln und Anwendung des Reflexionsgesetzes. Der ebene Spiegel führt zu virtuellen, seitenverkehrten und aufrechten Bildern. Vergrößerung = 1.

Hohlspiegel (s. Kap. 45) haben nur einen Brennpunkt. Der Hauptpunkt ist gleichzeitig Knotenpunkt und liegt im Spiegelscheitel. Die Position des Gegenstandes auf der optischen Achse bestimmt Lage und Eigenschaften des Bildes. Alle reellen Bilder erscheinen vor dem Spiegel.

• Beispiel: Rasierspiegel. Das Gesicht befindet sich zwischen Brennpunkt und Spiegelscheitel, das Auge sieht ein aufrechtes, vergrößertes und seitenvertauschtes Bild. Das Bild ist virtuell und erscheint hinter dem Spiegel.

Zusammenfassung:

g	b	Bild	Abbildungsmaßstab
$> 2f$	$f < b < 2f$	reell, umgekehrt	< 1
$= 2f$	$2f$	reell, umgekehrt	$= 1$
$f < g < 2f$	$> 2f$	reell, umgekehrt	> 1
$= f$		kein Bild	
$< f$	hinter Spiegel	virtuell, aufrecht vergrößert	nicht definiert

Zerstreuungsspiegel (s. Kap. 45) haben nur einen virtuellen Brennpunkt hinter der Spiegelfläche. Haupt- und Knotenpunkt liegen beide im Spiegelscheitel. In die Abbildungsgleichung geht die virtuelle Brennweite mit negativem Vorzeichen ein. Formale Bildkonstruktion wie beim Hohlspiegel. Alle reflektierten Strahlen divergieren. Der optische Apparat des Auges scheint die reflektierten Strahlen nach rückwärts zu verlängern und rekonstruiert aus den Schnittpunkten dort ein virtuelles Bild.

Unabhängig vom Abstand Gegenstand-Spiegelscheitel entstehen immer aufrechte, verkleinerte und virtuelle Bilder.

Linsen

Dünne Sammellinse, d. h. Krümmungsradius $\gg$ Linsendicke (s. Kap. 45). Die beiden Hauptpunkte fallen zusammen. Es gibt einen vorderen und einen hinteren Brennpunkt. Solange Substanzen gleicher optischer Dichte die Linse begrenzen, stimmen vordere und hintere Brennweite überein, beispielsweise beim Brillenglas. Die Position des Gegenstandes auf der optischen Achse bestimmt Lage und Eigenschaften des Bildes. Die reellen Bilder liegen hinter der Linse, die virtuellen vor der Linse.

Zusammenfassung: (s. Tabelle o.).

● **Beispiele:** Leseglas. Der Gegenstand befindet sich zwischen einer großen Sammellinse und ihrem distalen Brennpunkt. Das Auge ist auf die deutliche Sehweite (0,25 m) akkommodiert, es nimmt ein vergrößertes, seitenrichtiges und virtuelles Bild auf der Gegenstandsseite wahr. Für die Vergrößerung gilt

$$v = \frac{s_0}{f} + 1$$

mit $s_0 = 0,25$ m: deutliche Sehweite; f: Brennweite in m.

Lupe. Hier befindet sich der Gegenstand im distalen Brennpunkt einer Sammellinse, das Auge ist auf unendlich akkommodiert. Für die Lupenvergrößerung gilt

$$v = \frac{s_0}{f} \quad .$$

Der Lupendurchmesser ist gering, kleine Brennweiten sind möglich und damit stärkere Vergrößerungen (bis ca. 20 ×) als beim Leseglas.

Dicke Sammellinse. Die beiden Hauptebenen teilen eine symmetrische Linse in drei gleich dicke Schichten. Die Hauptpunkte können aber auch außerhalb der – dann unsymmetrischen – Linse liegen. Brenn-, Gegenstands- und Bildweiten werden vom benachbarten Hauptpunkt aus bestimmt. Vordere und hintere Brennweite sind dann verschieden, wenn Vorder- und Hinterfläche der Linse an optisch unterschiedlich dichte Substanzen grenzen. Die Abbildungsgleichung (s. o.) bleibt gültig. Verglichen mit der dünnen Linse ist bei der formalen Bildkonstruktion vor allem der parallele Strahlenverlauf zwischen den Hauptebenen zu berücksichtigen.

Zerstreuungslinsen (s. Kap. 45) haben einen vorderen und einen hinteren virtuellen Brennpunkt. Formale Bildkonstruktion wie bei der Sammellinse. Alle gebrochenen Strahlen divergieren. Unabhängig von der Gegenstandsweite entstehen immer aufrechte, seitenrichtige, verkleinerte und virtuelle Bilder auf der Gegenstandsseite.

Linsensysteme

Sie bestehen aus mehreren, auf der optischen Achse zentrierten Linsen. Formale Bildkonstruktion wie bei der dicken Linse, also mit Hilfe zweier Hauptebenen.

Sonderfall: Besteht das System aus dünnen Linsen, deren gegenseitiger Abstand sehr klein ist gegen ihre Brennweiten, so gilt für die Brechkraft (s. Kap. 45)

Gesamtbrechkraft = Summe der Einzelbrechkräfte   .

Vereinbarung: Sammellinsen besitzen positive Brechkraft, Zerstreuungslinsen negative.

• Beispiel: Hat ein kurzsichtiges Auge die Brechkraft B_A = 65 dpt, so genügt eine Kontaktlinse mit B_H = −6 dpt zur Kompensation auf die Normalbrechkraft des Auges B_0 = 59 dpt, denn $B_0 = B_A + B_H$.

Brillengläser dienen der Korrektur von Fehlsichtigkeit (s. Kap. 48). Achsensymmetrische Sammel- (Pluslinsen) oder Zerstreuungslinsen (Minuslinsen) heben die Auswirkungen dioptischer Augenfehler auf. Die Brillenglasstärke, ihre Brechkraft, wird angegeben in Dioptrie (s. Kap. 45).

Zwei- oder Dreistärkengläser besitzen zwei bzw. drei Bereiche unterschiedlicher Brechkraft im selben Brillenglas. In Mehrstärken- oder Panfokalgläsern verändert sich die Brechkraft kontinuierlich von Ort zu Ort.

Auge und Brille bilden ein Linsensystem. Die Brillenstärke wird so bemessen, daß das Bild auf der Retina entsteht, also „scharf" ist.

• Beispiel: Das alterssichtige Auge hat eine zu geringe Brechkraft, z. B. entsteht oft erst für $g > 1$ m ein scharfes Bild auf der Netzhaut. Dann ist jedoch zum Lesen der Sehwinkel zu klein. Um in deutlicher Sehweite (0,25 m) Buchstaben erkennen zu können, muß eine Pluslinse das Auge ergänzen, so daß gilt: Linsensystembrechkraft für 0,25 m Gegenstandsweite = Augenbrechkraft + Brillenglasbrechkraft.

Sphärische Aberration:

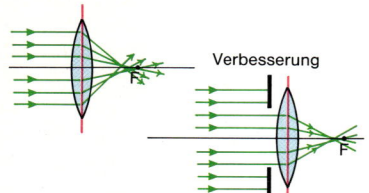

Verbesserung

Korrektur

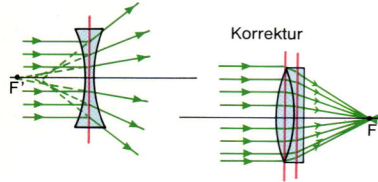

Chromatische Aberration:

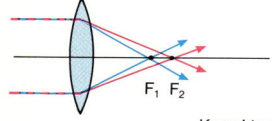

F_1 F_2

Korrektur:

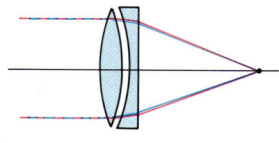

Zylinderlinse

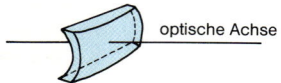

optische Achse

Kurzsichtigkeit

Fernbereich

Nahbereich

korrigiert:

Weitsichtigkeit

Fernbereich

Nahbereich

korrigiert:

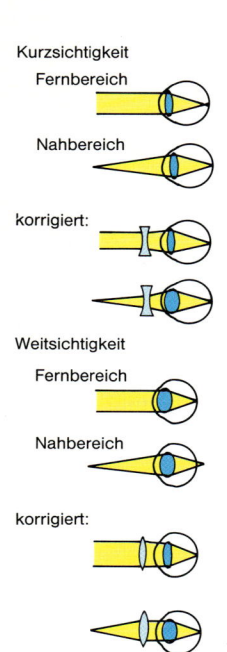

Astigmatismus:

schief einfallendes Lichtbündel

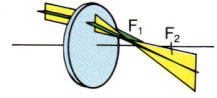

F_1 F_2

Anastigmat (Photoobjektiv)

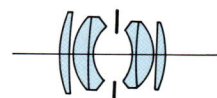

48. Linsenfehler

Ideale Linsen bzw. ideale Spiegel fokussieren parallele Strahlen in einen punktförmigen Brennpunkt. Reale optische Elemente können das nicht, sie weisen Linsenfehler auf. Die Folge sind unscharfe Bilder von Gegenständen, in erster Linie dann, wenn ausgedehnte Strahlenbündel zur Abbildung dienen.

Linsenfehler sind keine Fehler im eigentlichen Sinne des Wortes, sondern die natürlichen Eigenschaften selbst perfekt hergestellter Linsen und Spiegel. Sie treten sowohl bei fokussierenden als auch bei zerstreuenden optischen Elementen auf.

Hochwertige, moderne Linsen und Spiegel sind so präzise korrigiert, daß die Auswirkungen der verbleibenden Linsenfehler kaum beobachtbar sind.

Der optische Apparat des Auges – insbesondere die Hornhaut – weist ebenfalls Linsenfehler auf. Solange es sich nicht um Kurz- oder Weitsichtigkeit bzw. Astigmatismus handelt, kompensiert die Informationsverarbeitung in Augenhintergrund und Sehzentrum diese Abweichungen.

Die wichtigsten Linsenfehler sind:

Sphärische Aberration, auch Öffnungsfehler genannt, liegt vor, wenn sich parallel zur optischen Achse einfallende Strahlen nicht genau im Brennpunkt schneiden.

● Beispiele: Die Sammellinse bricht achsenferne Strahlen stärker als achsennahe. Die Strahlen schneiden sich dann zwischen Brennpunkt und Linsenoberfläche. Der Brennpunkt ist zu einem Strich auf der optischen Achse ausgezogen.

Der sphärische Hohlspiegel fokussiert die achsenfernen Strahlen zwischen Brennpunkt und Spiegelscheitel. Der Brennpunkt ist ebenfalls zu einem Strich ausgezogen.

Abhilfe: Verkleinern der Durchmesser der Linsen oder Spiegel, Ausblenden der Randstrahlen. Korrektur der sphärischen Aberration bei Sammellinsen erfolgt durch eine auf die Oberfläche gekittete Zerstreuungslinse, die die Randstrahlen schwächer bricht als achsennahes Licht. Im Auge erfolgt die Korrektur vor allem durch Kontrastverstärkung der Netzhautsignale. Parabolische Hohlspiegel zeigen keine sphärische Aberration.

Astigmatismus. Schief zur optischen Achse einfallende Strahlen sammeln sich nicht in einem Punkt, sondern auf einer kreis- oder ellipsenförmigen

Fläche. In einer Sagittalebene einfallende, streifenförmige Strahlenbündel schneiden sich hinter dem Brennpunkt, jene in einer transversalen Ebene einfallende davor. Beim astigmatischen Auge ist dieser Linsenfehler noch verstärkt dadurch, daß sich die Krümmungsradien der Hornhaut in horizontaler und vertikaler Ebene unterscheiden. Beobachtet das astigmatische Auge konzentrische Kreise in einer zur Augenachse senkrechten Ebene, so sieht es entweder nur die inneren scharf oder nur die äußeren.

• Beispiel: Auf dem photographischen Film einer Kamera mit astigmatischer Linse ist, je nach Position, entweder das Bildzentrum scharf oder nur die Peripherie.

Korrektur des Astigmatismus erfolgt durch eine oder mehrere vorgeschaltete Zylinderlinsen. Die Linsenkombination heißt Anastigmat.

Zylinderlinsen werden durch Zylinderflächen begrenzt, also nicht durch Kugelflächen wie bei normalen Linsen. In einer Ebene wirkt die Zylinderlinse lediglich wie eine parallele Platte (s. Kap. 45), in der dazu senkrechten wie eine Sammel- bzw. Zerstreuungslinse. Verwendung als Brillenglas zur Korrektur astigmatischer Augen und zur Abbildung streifenförmiger Objekte, beispielsweise von Spektrallinien.

Chromatische Aberration. Die Brechzahl eines Materials für langwelliges Licht (z. B. für rot) ist geringer als für kurzwelliges (z. B. blau), s. Kap. 51. Verwendet ein optisches System weißes Licht, also eine Mischung verschiedener Wellenlängen, so ist die Brennweite für die langwellige Komponente größer als für die kurzwellige. Folge: Für jede Wellenlänge entsteht vom gleichen Gegenstand ein Bild in verschiedenen Bildweiten. Da diese Teilbilder sich nicht vollständig überlagern, zeigt das Bild einen Farbsaum. Chromatische Aberration tritt nur bei Brechung auf, dabei ist es gleichgültig, ob die Strahlen achsennah oder -fern auf die Linse fallen.

Korrektur: Da die Richtung der chromatischen Aberration entlang der optischen Achse für Sammel- und Zerstreuungslinse entgegengesetzt ist, ist eine Kombination aus beiden bereits ein Achromat. In der Praxis gelingt eine vollständige Korrektur nur für zwei oder drei Wellenlängen. Beim Auge ist die chromatische Aberration teilweise aufgehoben, weil das Linsenmaterial blaues Licht stärker absorbiert als rotes. Die Restkorrektur erfolgt erneut bei der nervösen Informationsverarbeitung.

Fehlsichtigkeit und Korrektur

Das normalsichtige Auge fokussiert parallel einfallende Lichtstrahlen auf die Netzhaut. Alle Gegenstände zwischen Fernpunkt (normal: im Unendlichen) und deutlicher Sehweite (s. Kap. 47) erscheinen als scharfe Bilder. Rückt das betrachtete Objekt in die Nähe, so entspannt die Augenlinse teilweise, ihr Krümmungsradius wächst, die Brennweite sinkt, und das Bild entsteht weiterhin auf der Netzhaut. Für einen Gegenstand im Nahpunkt (normal: 0,25 m Abstand zum Auge) ist die Augenlinse völlig entspannt. Objekte zwischen Auge und Nahpunkt werden von der Augenlinse unscharf abgebildet.

Fehlsichtigkeit beruht meist auf anomaler Brechkraft des gesamten Auges oder auf zu langer oder zu kurzer Bulbuslänge des Augapfels. Das Bild entsteht dann vor oder hinter der Netzhaut, es ist unscharf.

Korrektur der Fehlsichtigkeit erfolgt mit Hilfe von Brillengläsern oder Kontaktlinsen (s. Kap. 47, Linsensysteme). Die Brechkraft der verwandten Korrekturlinsen liegt in der Regel zwischen ± 1 dpt und ± 20 dpt, d. h. ihre Brennweiten liegen zwischen ± 1 m und $\pm 0,05$ m.

Kurzsichtigkeit (Myopie) liegt vor bei zu hoher Brechkraft des Auges oder bei zu großer Bulbuslänge. Der Brennpunkt des optischen Systems befindet sich vor der Netzhaut. Der Fernpunkt liegt im Endlichen, d. h. jenseits einer bestimmten Entfernung des Gegenstandes sind die Bilder unscharf. Der Nahpunkt rückt dagegen an das Auge heran.

Korrektur: Eine vorgeschaltete Minuslinse verringert die Brechkraft.

Weitsichtigkeit (Hyperopie) entsteht bei zu geringer Brechkraft des Gesamtauges oder zu kurzer Bulbuslänge. Der Brennpunkt des optischen Systems befindet sich hinter der Netzhaut. Der Fernpunkt liegt wie beim Normalsichtigen im Unendlichen, doch der Nahpunkt ist weiter weg als normal. Das weitsichtige Auge muß also beim Sehen seine Zonularfasern immer anspannen, d. h. selbst beim Sehen in die Ferne muß es akkommodieren.

Korrektur: Eine vorgeschaltete Pluslinse vergrößert die Brechkraft des Gesamtsystems.

Astigmatismus beruht auf mangelnder Rotationssymmetrie der Hornhaut, das Bild eines Objekts entsteht in unterschiedlichen Ebenen.

Korrektur: Ausgleich durch einen entsprechend orientierten Zylinderlinsenschliff des Brillenglases.

Verminderte Akkommodationsbreite läßt sich teilweise kompensieren durch Mehrstärkengläser (bifokal, trifokal), s. Kap. 47, oder durch Brillen mit kontinuierlichem Übergang zwischen Nah- und Fernteil.

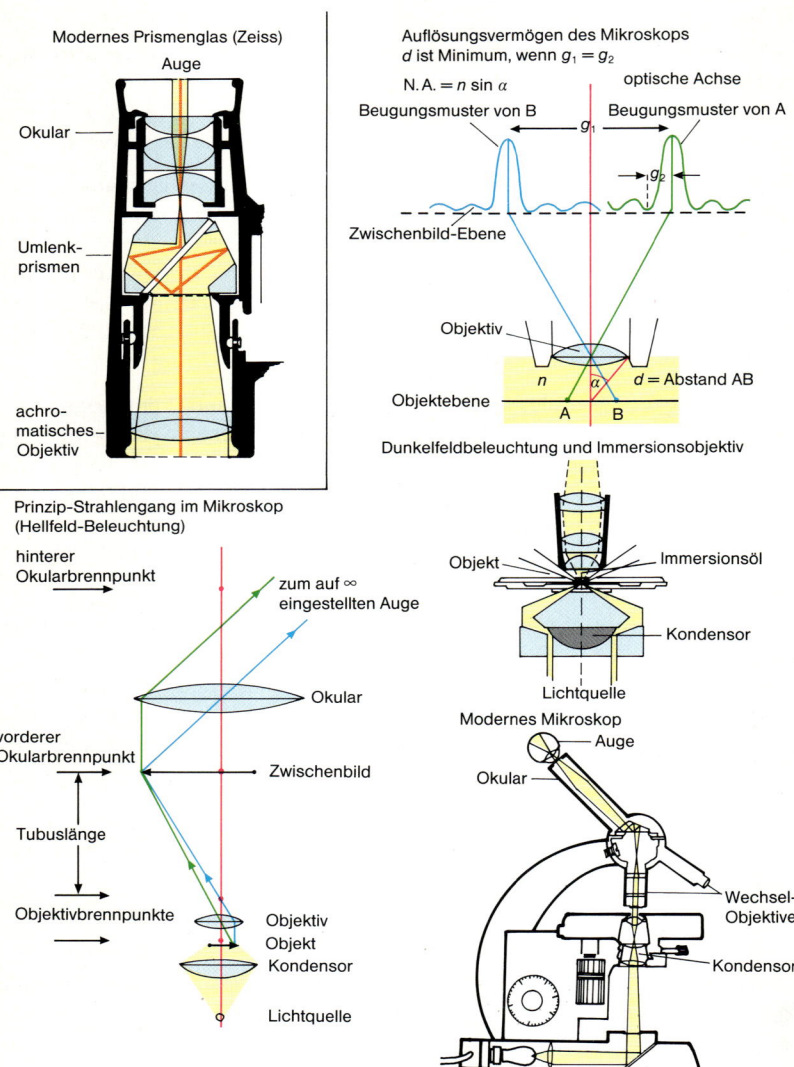

Modernes Prismenglas (Zeiss)

Auge

Okular

Umlenk-
prismen

achro-
matisches
Objektiv

Auflösungsvermögen des Mikroskops
d ist Minimum, wenn $g_1 = g_2$

N.A. $= n \sin \alpha$ optische Achse

Beugungsmuster von B   Beugungsmuster von A

g_1
g_2

Zwischenbild-Ebene

Objektiv

n α $d =$ Abstand AB

Objektebene

A B

Dunkelfeldbeleuchtung und Immersionsobjektiv

Objekt   Immersionsöl

Kondensor

Lichtquelle

Modernes Mikroskop

Auge

Okular

Wechsel-
Objektive

Kondensor

Prinzip-Strahlengang im Mikroskop
(Hellfeld-Beleuchtung)

hinterer
Okularbrennpunkt

zum auf ∞
eingestellten Auge

Okular

vorderer
Okularbrennpunkt

Zwischenbild

Tubuslänge

Objektivbrennpunkte

Objektiv
Objekt
Kondensor

Lichtquelle

49. Kamera, Teleskop und Mikroskop

Kamera

Photographische Kameras erzeugen mit Hilfe einer Linse (oder eines Linsensystems), genannt Objektiv, reelle, umgekehrte und verkleinerte Bilder von Gegenständen im Bildfenster. Der Abstand Linse-Bild hängt nach der Abbildungsgleichung (s. Kap. 47) von der Gegenstandsweite ab. Um Objekte mit verschiedenen Abständen von der Kamera scharf im Bildfenster abbilden zu können, gibt es zwei Möglichkeiten: 1) Der Abstand Linse-Bildfenster läßt sich ändern: Kamera, Fisch- und Amphibienaugen. 2) Die Brechkraft des abbildenden Systems wird geändert: Das menschliche Auge, Säugetier-, Vogel- und Reptilienaugen.

Teleskop

Teleskope sind optische Instrumente zur Vergrößerung des Sehwinkels (s. Kap. 47) weit entfernter Gegenstände. Das optische System besteht aus Linsen und/oder sphärischen bzw. parabolischen Spiegeln.

Das Objektiv erzeugt vom Gegenstand ein reelles, umgekehrtes und verkleinertes Bild. Das Okular ist dem Auge des Beobachters zugewandt und wirkt als Lupe (s. Kap. 47), um das vom Objektiv erzeugte Zwischenbild zu betrachten. Die Okularbrennweite ist wesentlich geringer als die des Objektivs.

Für die Vergrößerung des Sehwinkels gilt

$$v = \frac{f_{Ob}}{f_{Ok}}$$

mit v: Teleskopvergrößerung; f_{Ob}, f_{Ok}: Brennweite von Objektiv bzw. Okular.

Refraktoren verwenden Linsen als Objektive und Okulare. Es gibt unterschiedliche Bautypen.

• Beispiele: Das Keplersche Fernrohr benutzt Sammellinsen für Objektiv und Okular, es entwirft ein virtuelles, umgekehrtes Bild.

Das Galileische Fernrohr verwendet eine Zerstreuungslinse als Okular. Das Bild ist virtuell und aufrecht, das Gesichtsfeld klein.

Reflektoren sind Spiegelteleskope. Das Objektiv ist ein relativ langbrennweitiger Parabolspiegel, das Okular eine Linsenkombination kurzer Brennweite. Es gibt Bautypen nach Newton, Cassegrain, Gregory, Schmidt u. a. Hauptvorteil gegenüber dem Refraktor: großer nutzbarer Lichtstrom, weder sphärische noch chromatische Aberration (außer möglicherweise im Okular).

Mikroskop

Mikroskope sind licht- oder elektronen-optische Geräte, sie vergrößern den Sehwinkel für Gegenstände zwischen Nahpunkt und Auge. Das optische System enthält drei, meist aus mehreren Einzelteilen bestehende Hauptkomponenten: Der Kondensor beleuchtet das Objekt. Ein kurzbrennweitiges Objektiv entwirft ein reelles, vergrößertes und umgekehrtes Bild vom Objekt. Der Beobachter betrachtet dieses Zwischenbild durch das als Lupe wirkende Okular. Das Endbild entsteht also nach zweimaliger Vergrößerung, es ist umgekehrt und − bei direkter Beobachtung − virtuell.

Feldemissionsmikroskop, s. Kap. 31.

Mikroskopvergrößerung. Es gilt

$$v_M = v_{Ob} \times v_{Ok}$$

mit v_M: Gesamtvergrößerung des Sehwinkels; v_{Ob}: Vergrößerung durch das Objektiv (Objektivvergrößerung), genauer: Vergrößerung des Abbildungsmaßstabes (s. Kap. 47); v_{Ok}: Vergrößerung durch das Okular (Okularvergrößerung), genauer: Lupenvergrößerung des Okulars (s. Kap. 47). Die Vergrößerungen sind in die Linsenfassungen eingraviert.

Beugungserscheinungen begrenzen das Auflösungsvermögen des Mikroskops (s. u.). Die sinnvolle Vergrößerung beträgt beim Lichtmikroskop etwa 400fach. Eine Vergrößerung darüber hinaus ist „leer", das Bild enthält keine zusätzliche Information. Dennoch werden Werte bis 1000fach verwandt, weil die Betrachtung eines größeren Bildes das Auge weniger ermüdet.

● Beispiel: Der Durchmesser eines Bakteriums beträgt ca. 1 μm, für das bloße Auge ist der Sehwinkel zu klein. Im Gesichtsfeld des Okulars wächst bei 400facher Vergrößerung der scheinbare Durchmesser auf 0,4 mm, eben genug, um die Gestalt des Bakteriums zu erkennen.

Kontrast heißt der Helligkeitsunterschied im Bild zwischen den einzelnen Strukturen und ihrer unmittelbaren Umgebung. Der Informationsgehalt eines mikroskopischen Bildes hängt entscheidend vom Kontrast ab. Präparation des Objekts und Beleuchtungseinrichtung (Kondensor) bestimmen den Kontrast. Die physikalischen Leuchtdichteunterschiede werden beim Sehvorgang zusätzlich durch physiologische Vorgänge verstärkt.

• **Beispiele:** Hellfeld- bzw. Köhlersche Beleuchtung. Licht durchleuchtet das sehr dünne Präparat direkt von unten, der Kontrast entsteht durch das unterschiedliche Absorptionsvermögen der einzelnen Objektstrukturen. Das Objekt erscheint dunkel auf hellem Untergrund. Anfärben des Präparats verstärkt weiterhin den Kontrast.

Dunkelfeld-Beleuchtung: Der Dunkelfeld-Kondensor beleuchtet das Präparat so von den Seiten her, daß kein direktes Licht von der Beleuchtungsquelle in das Objektiv gelangt. Das Mikroskop erfaßt nur das an den Objektstrukturen gestreute Licht. Das Objekt erscheint hell auf dunklem Untergrund.

Auflösungsvermögen des Mikroskops. Aufgrund der Beugung des Lichtes (s. Kap. 43) bildet die Optik des Mikroskops jeden Punkt des Präparats als Scheibchen im Endbild ab. Das begrenzt den Abstand zweier Objektpunkte, die man eben noch getrennt wahrnehmen kann. Für das Auflösungsvermögen gilt die Abbesche Formel:

$$d = \frac{0,61\lambda}{n \sin \alpha}$$

mit d: kleinster Abstand zweier Punkte, die das optische System eben noch trennt, in m; λ: Wellenlänge der Objektbeleuchtung, in m; n: Brechzahl der Substanz zwischen Objekt und Mikroskop-Objektiv; α: halber Öffnungswinkel des Objektivs. Das Produkt $n \sin \alpha$ heißt numerische Apertur, abgekürzt N. A. Der Zahlenfaktor 0,61 ist etwas willkürlich. Er hängt davon ab, was man im Beugungsbild als trennbar bezeichnet.

Achtung: Vergrößerung und Auflösungsvermögen sind voneinander unabhängige Größen.

Es gibt drei Möglichkeiten, das Auflösungsvermögen zu steigern:
1) Beleuchtung mit kleinerer Wellenlänge, denn $d \sim \lambda$.

• **Beispiele:** Das Ultraviolett-Mikroskop verwendet $\lambda < 400\,nm$, Quarzlinsen und Kamera. $d \approx 2 \times 10^{-7}$ m.

Das Elektronenmikroskop (s. Kap. 53) nutzt die Welleneigenschaften der Elektronen für die Abbildung. $d \approx 2 \times 10^{-10}$ m.

2) Vergrößern von n, denn $d \sim 1/n$.

• **Beispiel:** Immersionssystem. Der Raum zwischen Objekt und Objektiv ist nicht mit Luft ($n = 1,003$), sondern mit einer hochbrechenden, klaren Flüssigkeit gefüllt, beispielsweise mit Zedernöl ($n = 1,6$).

3) Vergrößern des Öffnungswinkels, denn $d \sim 1/\sin \alpha$. Das wird in erster Linie durch Verkürzung der Objektivbrennweite erreicht. Moderne Objektive erzielen $d \approx 90°$, also $\sin \alpha \approx 1$.

Akkomodation

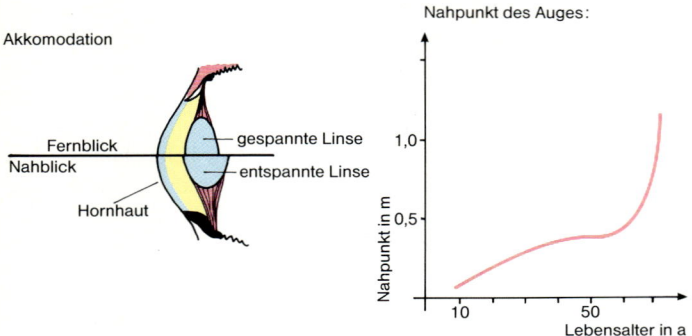

Nahpunkt des Auges:

Fernblick — gespannte Linse
Nahblick — entspannte Linse
Hornhaut

Nahpunkt in m

Lebensalter in a

Das normalsichtige, auf unendlich akkomodierte Auge
(Maße in mm)

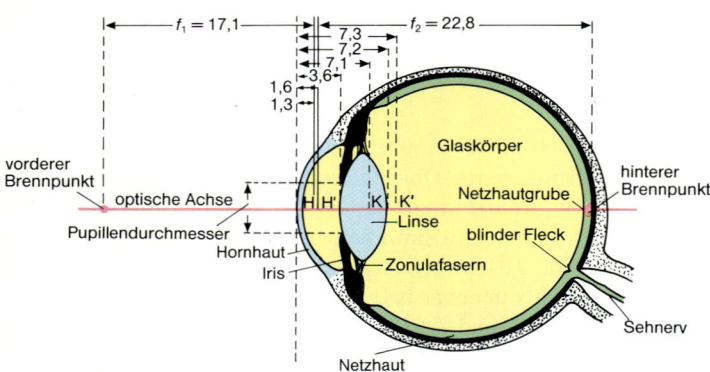

$f_1 = 17,1$ $f_2 = 22,8$

7,3
7,2
7,1
3,6
1,6
1,3

vorderer Brennpunkt
optische Achse
Pupillendurchmesser
Hornhaut
Iris

H H' K K'
Linse
Zonulafasern

Glaskörper
Netzhautgrube
blinder Fleck

hinterer Brennpunkt

Sehnerv

Netzhaut

Das reduzierte Auge
(Maße in mm)

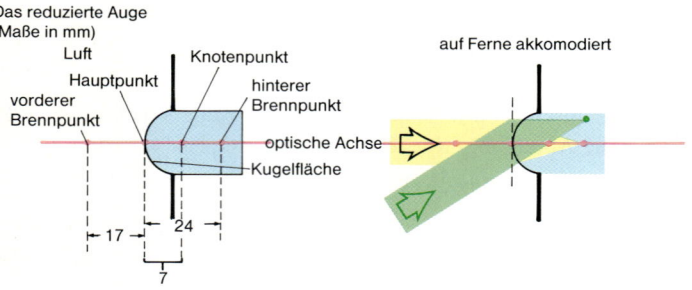

Luft   Knotenpunkt
Hauptpunkt   hinterer Brennpunkt
vorderer Brennpunkt
optische Achse
Kugelfläche

17   24
7

auf Ferne akkomodiert

optische Achse

50. Der optische Apparat des Auges

Das menschliche Auge ähnelt in manchen Punkten der Kamera. Die Linse entwirft ein Bild der Umwelt, das von einer lichtempfindlichen Schicht aufgenommen wird. Wie moderne Kameras, so verwendet auch das Auge kein einzelnes optisches Element, sondern ein Linsensystem. Auge und Kamera steuern die Beleuchtungsstärke des Bildes mit Hilfe einer kreisförmigen Blende.

Damit sind allerdings die Gemeinsamkeiten erschöpft. Die Anpassung des optischen Apparats an die unterschiedlichen Objektweiten erfolgt beim Auge durch Änderung der Brechkraft und nicht durch Verschieben der Linse relativ zur Bildebene. Der nervösen Verarbeitung des Bildes bereits in der Netzhaut hat die Kamera nichts Gleichwertiges entgegenzustellen, ganz abgesehen von der Informationsauswahl durch das Sehzentrum. *Sehen ist mehr als abbilden.*

Abbildende Optik

Es handelt sich um ein aus mehreren Grenzflächen zusammengesetztes System: Hornhaut (Kornea), vordere Augenkammer, Linse und Glaskörper der hinteren Augenkammer.

In Objektrichtung grenzt das optische System − auch optischer Apparat genannt − an Luft, die Bildseite ist gänzlich in ein Medium der Brechzahl $n = 1,336$ eingebettet. Es entwirft ein verkleinertes, reelles und umgekehrtes Bild der Umwelt auf der Netzhaut (Retina).

Verglichen mit modernen Kameraobjektiven zeigt der optische Apparat des Auges eine Reihe von Unvollkommenheiten: die brechenden Grenzflächen sind weder genau kugelförmig noch perfekt zentriert, die Linse ist inhomogen. Das wahrgenommene Abbild der Umwelt ist dennoch vorzüglich auf Grund der nervösen Informationsverarbeitung.

Hornhaut. Diese Grenzschicht zwischen Luft und Augeninnerem ist kugelförmig gewölbt und besteht aus einem klaren, elastischen Material der Brechzahl $n = 1,378$. Tränenflüssigkeit sorgt für Sauberkeit und Durchsichtigkeit der Oberfläche, gleichzeitig kompensiert sie Unebenheiten. Die Brechkraft dieser konkavkonvexen Linse ist $B = 43$ dpt, das ist rund 3/4 der Gesamtbrechkraft des Auges.

Vordere Augenkammer. Sie nimmt den Raum zwischen Kornea und Augenlinse ein und ist gefüllt mit einer klaren Flüssigkeit der Brechzahl $n = 1,336$. Ihre Brechkraft ist vernachlässigbar.

Augenlinse. Es handelt sich um eine bikonvexe Linse mit unterschiedlichen Krümmungsradien vorne (r_v) und hinten (r_h). Das Linsenmaterial ist elastisch. Werden die Fasern der Linsenaufhängung angespannt, so flacht die Linse ab ($r_v = 10\,mm$, $r_h = 6\,mm$) und die Brennweite wird länger (Fernakkommodation, s. u.). Entspannen diese Zonularfasern, so nimmt die Linse wegen ihrer Eigenelastizität eine mehr kugelförmige Gestalt an, die Brennweite wird kürzer (Nahakkommodation, s. u.). Die Elastizität sinkt mit steigendem Lebensalter, so daß dann für das Nahsehen die Brechkraft durch eine Brille mit Pluslinse vergrößert werden muß.

Die Augenlinse ist optisch inhomogen, d. h. sie besteht aus konzentrisch angeordneten Schichten gering unterschiedlicher Brechzahlen. Die mittlere Brechzahl der Augenlinse ist $n = 1,41$. Ihre Brechkraft beträgt ca. 15 dpt und damit rund 1/4 der Gesamtbrechkraft des Auges.

Glaskörper. Eine klare, gallertartige Substanz mit $n = 1,336$ füllt den Raum zwischen hinterer Linsenfläche und Netzhaut. Der Glaskörper erfüllt die Aufgabe eines Lichtleiters (s. Kap. 46), seine Brechkraft ist vernachlässigbar.

Iris. Der Durchmesser dieser kreisförmigen Blende direkt vor der Augenlinse bildet die Pupille. Je nach Größe des einfallenden Lichtstroms verändert ein bedingter Reflex den Pupillendurchmesser zwischen 2 mm und 8 mm, dem entspricht eine relative Lichtstromänderung von 1 : 16. Die Iris regelt damit die mittlere Beleuchtungsstärke der Retina. Da die Sehzellenempfindlichkeit vor allem nervös beeinflußt wird, kann das Auge Beleuchtungsstärkenverhältnisse von $1 : 10^{15}$ (!) verarbeiten. Sind die mittleren Beleuchtungsstärken von Bild zu Bild sehr unterschiedlich, so treten Adaptionszeitspannen − bis zu Minuten – auf.

Reduziertes Auge

Betrachten wir die beiden brechenden Elemente Hornhaut und Augenlinse als eine Linsenkombination, so ist beim normalsichtigen Auge der Abstand der Hauptpunkte (s. Kap. 47, dicke Sammellinse) 0,3 mm. Das ist sehr klein verglichen mit der Bulbuslänge von rund 24 mm. Vernachlässigt man den Abstand der beiden Hauptpunkte, so kann der gesamte optische Apparat des Auges durch eine sphärische Grenzfläche zwischen Luft und Augeninnerem angenähert werden. Dieses vereinfachte System heißt reduziertes Auge.

Das normalsichtige reduzierte Auge hat eine vordere Brennweite von $f_1 = 17\,mm$, die hintere Brennweite ist $f_2 = 24\,mm$. Verabredung: Die Brechkraft des reduzierten, auf Fernsicht eingestellten Auges ist der Kehrwert der vorderen Brennweite, also $B = 1/f_1 = 1/0,017\,m^{-1} = 58,8\,dpt$.

Akkommodation

Ändert sich der Objektabstand, so muß der optische Apparat des Auges seine Brechkraft ändern, damit das Abbild auf der Netzhaut liegt, also scharf ist (s. Kap. 47, Abbildungsgleichung). Dieser Vorgang heißt Akkommodation des Auges und beruht ausschließlich auf einer Änderung der Brechkraft der Linse; die Brechkraft der Hornhaut bleibt konstant.

Die Akkommodationsbreite ist ein Maß für die Anpassungsfähigkeit des Auges an unterschiedliche Gegenstandsweiten. Es gilt

$$\Delta B = \frac{1}{x_N} + \frac{1}{x_F}$$

mit ΔB: Akkommodationsbreite, in dpt; x_N: Nahpunkt, d. h. der geringste Abstand, in dem ein Objekt noch scharf erkennbar ist, in m; x_F: Fernpunkt, der größte Abstand, in dem ein Objekt noch scharf auf die Retina abgebildet wird, in m.

• Beispiel: Für das normalsichtige Auge ist $x_N = 0,1$ m, der Fernpunkt liegt im Unendlichen. Also: $\Delta B = (1/0,1 + 1/\infty)$ m$^{-1} = 10$ dpt. Im Alter verschiebt sich der Nahpunkt auf ca. 1 m und es ist $\Delta B = (1/1 + 1/\infty)$ m$^{-1} = 1$ dpt.

Entfernungsmessung

Das Auge verfügt über mehrere Methoden, um den Abstand eines Gegenstandes zu schätzen: 1) Bei bekannter Objektgröße nutzt es aus, daß die Bildgröße dem Sehwinkel proportional ist, also Entfernung = Objektgröße/Sehwinkel. 2) Für Gegenstandsweiten zwischen 0,1 m und ca. 20 m bilden die optischen Achsen beider Augen einen Winkel, genannt Parallaxe. Die relative Augenstellung ist ein Maß für die Entfernung. 3) Die Anspannung der Ziliarmuskeln steuert die Akkommodation, ist also für Entfernungen bis etwa 1 m ein Maß für den Abstand. Konturüberschneidungen und Schattenwürfe dienen zusätzlich der Entfernungsschätzung.

Auflösungsvermögen. Die Beugung des Lichtes an der kreisförmigen Pupille bestimmt das maximale Auflösungsvermögen des Auges (s. Kap. 43, Beugung an kreisförmiger Lochblende). Der kleinste Abstand zweier Bildpunkt auf der Netzhaut, die eben noch als getrennt wahrgenommen werden, ist ca. 8 μm. Das ist etwa der Abstand zweier Zäpfchen in der Fovea centralis.

Das Auflösungsvermögen des Auges wird zwar berechnet wie das der optischen Instrumente, doch spielen auch informationsverarbeitende Prozesse im Sehzentrum eine wesentliche Rolle.

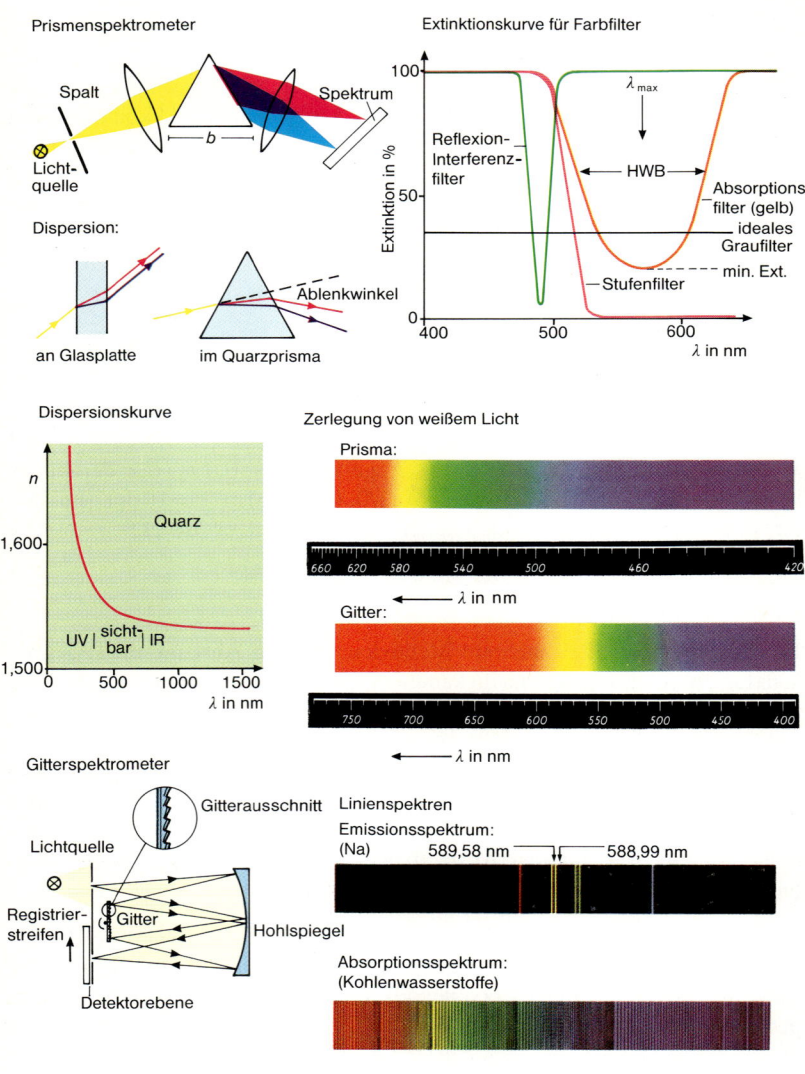

Prismenspektrometer

Spalt

Spektrum

Lichtquelle

b

Dispersion:

an Glasplatte   im Quarzprisma

Ablenkwinkel

Extinktionskurve für Farbfilter

100

λ_{max}

Extinktion in %

Reflexion-Interferenz-filter

HWB

Absorptions-filter (gelb)

ideales Graufilter

min. Ext.

Stufenfilter

50

0

400   500   600

λ in nm

Dispersionskurve

n

Quarz

1,600

UV | sicht-bar | IR

1,500

0   500   1000   1500

λ in nm

Zerlegung von weißem Licht

Prisma:

660   620   580   540   500   460   420

λ in nm

Gitter:

750   700   650   600   550   500   450   400

λ in nm

Gitterspektrometer

Gitterausschnitt

Lichtquelle

Registrier-streifen

Gitter

Hohlspiegel

Detektorebene

Linienspektren

Emissionsspektrum:
(Na)   589,58 nm   588,99 nm

Absorptionsspektrum:
(Kohlenwasserstoffe)

51. Photonen. Zerlegung des Lichtes

Licht besteht aus elektromagnetischen Wellen, Phänomene wie Beugung und Interferenz (s. Kap. 43) demonstrieren das. Andere Experimente, wie z. B. der Photoeffekt (s. Kap. 57), beweisen ebenso überzeugend, daß Licht ein Strom von Teilchen ist. Dieser duale Charakter des Lichtes kollidiert nur mit unserer an der makroskopischen Welt geschulten Erfahrung. In der abstrakten mathematischen Beschreibung gibt es keinen Widerspruch. Manche Probleme lassen sich einfacher lösen, wenn man Licht als Welle betrachtet, andere, hebt man seinen Teilchencharakter hervor.

Im Folgenden wird die Bezeichnung Licht im weitesten Sinne des Wortes benutzt, also für elektromagnetische Wellen aller Wellenlängen, nicht nur für den Bereich $400\,\text{nm} < \lambda < 760\,\text{nm}$ (sichtbares Licht).

Photonen, auch Quanten genannt, sind Lichtteilchen. Licht ist also ein Strom einzelner Photonen. Für die Energie eines Photons gilt

$$E = h\nu \quad \text{oder} \quad E = hc/\lambda$$

mit E: Energie eines einzelnen Photons in Joule (s. Kap. 13); $h = 6,63 \times 10^{-34}$ J·s: Planck-Konstante; ν: Frequenz des Photons in Hz; c: Lichtgeschwindigkeit des Photons im Ausbreitungsmedium, in m·s^{-1}; λ: Wellenlänge des Lichtes in m.

• Beispiele: Ein Photon der Wellenlänge $\lambda = 550\,\text{nm}$ (gelb-grün) hat die Energie $E = (6,63 \times 10^{-34}\,\text{J·s} \times 2,99 \times 10^{8}\,\text{m·s}^{-1})/5,50 \times 10^{-7}\,\text{m} = 3,60 \times 10^{-19}$ J.

Sehzelle: Im empfindlichsten Bereich der Retina genügt bereits ein Photon, um die Empfindung „Licht" auszulösen, d. h. nur rund 4×10^{-19} J!

Elektronvolt. Da die Energie eines einzelnen Photons sehr gering ist, wird sie – aus Bequemlichkeit – meist angegeben in der speziellen Energieeinheit Elektronvolt, Einheitenzeichen eV. Diese Einheit wird vorwiegend in der Atom- und Kernphysik benutzt.

Umrechnung : $\quad 1\,\text{eV} = 1,602 \times 10^{-19}\,\text{J} \quad$.

Photonen im sichtbaren Bereich haben Energien zwischen 1,7 eV (rot) und 3,2 eV (violett).

Dispersion

Die Brechzahl n einer Substanz (s. Kap. 45) hängt ab von der Wellenlänge. Dieses Phänomen heißt Dispersion und wird sowohl für elektromagnetische Wellen als auch bei Schallwellen beobachtet.

• Beispiel: Quarz zeigt $n = 1,64$ für $\lambda = 200\,nm$ (ultraviolett), im gelbgrünen Licht ($\lambda = 550\,nm$) sinkt die Brechzahl von Quarz auf $n = 1,54$.

Achtung: Der Begriff Dispersion hat eine andere Bedeutung in Stoffgemischen. Beispielsweise heißt die Mischung fester Kolloide in einer Flüssigkeit ebenfalls Dispersion.

Die graphische Darstellung von n gegen λ heißt Dispersionskurve. Sinkt n mit steigender Wellenlänge, so liegt normale Dispersion vor, beispielsweise für Glas, Quarz und Flußspat; anderenfalls ist die Dispersion anomal.

Dispersion ist eine der Grundlagen für die Zerlegung des Lichtes (s. u. Spektrometrie).

• Beispiel: Wird sichtbares Licht an einer Grenzfläche gebrochen, so ist der Brechungswinkel für jede Wellenlänge verschieden. Folge: weißes Licht spaltet in seine Farbkomponenten auf, jenseits der Grenzfläche beobachtet man die Spektralfarben des weißen Lichtes.

Ein unerwünschter Effekt der Dispersion ist die chromatische Aberration der optischen Linsen (s. Kap. 48). Da eine gänzliche Kompensation der chromatischen Aberration nur für 2 oder 3 Wellenlängen gelingt, verwendet man für höchste Ansprüche beim Mikroskopieren monochromatisches Licht.

Einige Naturerscheinungen beruhen auf der Dispersion des Lichtes.

• Beispiel: Regenbogen. Sonnenlicht trifft auf Wassertropfen, wird gebrochen, einmal an der Innenseite reflektiert und entweicht auf der Einfallsseite. Da $n = 1,346$ ist für blau und $n = 1,333$ für rot, spaltet die Dispersion das Licht im Wassertropfen in seine Regenbogenfarben auf. Verläßt der Strahl erst nach zweimaliger Reflexion im Inneren den Regentropfen, so entsteht (zusätzlich) ein sekundärer Regenbogen mit entgegengesetztem Farbverlauf, verglichen mit dem primären.

Spektrometrie

Wird die elektromagnetische Strahlung einer Quelle in ihre einzelnen Wellenlängen zerlegt, so entsteht ein Spektrum der Strahlung. Wir unterscheiden:

Emissionsspektren liegen vor, wenn einzelne farbige Streifen oder breite Bänder auf dunklem Untergrund erscheinen. Auch ein breites Farbkontinuum ist ein Emissionsspektrum.

Absorptionsspektren liegen vor, wenn auf farbigem Untergrund einzelne schwarze Linien oder breite dunkle Bänder auftreten.

Zerlegung im Prisma. Tritt ein Streifen weißen Lichtes parallel zur Basis in ein Glasprisma ein, so zerlegt die Dispersion es in die Spektralfarben mit den traditionellen Namen rot, orange, gelb, grün, blau, indigo, violett. Der Übergang zwischen den Farben ist fließend. Der kurzwellige Anteil wird stärker gebrochen als der langwellige, d. h. das violette Ende des Spektrums weist in Richtung Prismenbasis, das rote in Richtung brechende Kante.

Das Auflösungsvermögen eines Prismas ist

$$\frac{\lambda}{\Delta\lambda} = b\frac{dn}{d\lambda}$$

mit λ: betrachtete Wellenlänge; $\Delta\lambda$: Abstand zweier Wellenlängen, die eben noch getrennt werden; b: Basislänge des Prismas; $dn/d\lambda$: Dispersion des Prismenmaterials (s. o., Dispersion).

Das Auflösungsvermögen, d. h. die Fähigkeit, zwei benachbarte Wellenlängen zu unterscheiden, ist also proportional der Basislänge des Prismas und der Dispersion. Wegen des Verlaufs der Dispersionskurve ist $\lambda/\Delta\lambda$ im violetten Bereich größer als im roten.

Für die Zerlegung im Sichtbaren besteht das Prisma aus Glas; soll auch der ultraviolette Bereich erfaßt werden, so dient Quarz als Dispersionsmittel. Im Ultraroten verwendet man beispielsweise Kochsalzprismen.

● Beispiel: Prismenspektrometer. Ein enger Spalt blendet einen Lichtstreifen der Quelle aus, eine Linse fokussiert diesen zu einem parallelen Bündel. Das Licht tritt in das Prisma ein, wird durch Dispersion in seine Farbkomponenten zerlegt und durch eine zweite Linse auf den Detektor (Auge, Projektionsschirm, Photoplatte, Photodiodenanordnung) fokussiert. Die einzelnen Wellenlängen sind in der Detektorebene zu einem farbigen Band, dem Spektrum der Lichtquelle, auseinandergezogen. Plaziert man einen zweiten Spalt in die Detektorebene, so kann man einen engen Farbbereich des Spektrums herausblenden. Die Anordnung heißt dann Monochromator. Spektrometer dienen der Spektralanalyse (s. u.).

Zerlegung am Gitter. Fällt ein Streifen weißen Lichtes auf ein optisches Gitter (s. Kap. 43), so zerlegt die Interferenz das reflektierte oder durchgelassene Licht ebenfalls in ein Spektrum. Die Farbfolge ist umgekehrt wie beim Prisma, die rote Komponente also stärker abgelenkt als die violette.

Das Auflösungsvermögen eines Gitters ist

$$\frac{\lambda}{\Delta\lambda} = mN$$

mit $m = 0, 1, 2, \ldots$: Ordnung des Spektrums (im Gegensatz zum Prisma erzeugt das Gitter viele, nebeneinander angeordnete Spektren. Mit wachsender Ordnung wird das Spektrum immer weiter); N: Anzahl der beleuchteten Gitterspalte. *Achtung*: Das Auflösungsvermögen hängt nicht von der Dichte der Gitterspalte (also Anzahl pro mm) ab, sondern von ihrer Gesamtzahl.

• Beispiel: Für eine typische Anordnung ist $N = 10\,000$ und $m = 3$, also ist $\lambda / \Delta\lambda = 3 \times 10^4$. Das heißt, bei $\lambda = 600\,\text{nm}$ werden noch Spektrallinien im Abstand $\Delta\lambda = 0, 02\,\text{nm}$ getrennt.

Vergleich mit einem Prisma: Um das gleiche Auflösungsvermögen zu erzielen, wird ein Prisma benötigt mit der Basislänge $b = (600\,\text{nm}/0{,}02\,\text{nm}) \times$ (1/Dispersion). Für die (typische) Dispersion $= 1, 2 \times 10^5\,\text{m}^{-1}$ folgt $b = 0, 25\,\text{m}$. Das ist bereits ein sehr großes (und damit teures) Prisma.

Farbfilter verändern die spektrale Zusammensetzung des Lichtes, wenn sie in den Strahlengang gebracht werden. Sie beruhen auf Dispersion, Brechung, Absorption, Interferenz, Reflexion oder Streuung des Lichtes und können bestehen aus Gläsern, Kunststoffen, Kristallen oder dünnen Schichten auf einer transparenten Unterlage. Wir unterscheiden Graufilter und eigentliche Farbfilter.

Graufilter zeigen für alle Wellenlängen das gleiche Durchlaßvermögen. Verwendung: Schwächung eines Lichtstroms ohne Veränderung seiner spektralen Zusammensetzung.

Farbfilter entfernen aus dem einfallenden Licht alle Wellenlängen bis auf einen relativ breiten Wellenlängenbereich.

Filterwellenlänge, Extinktion bzw. Durchlässigkeit und Halbwertbreite (HWB) des Durchlaßgebietes charakterisieren das Farbfilter.

• Beispiel: Daten eines transparenten Gelbfilters: Filterwellenlänge 570 nm, Extinktion (bei 570 nm) 20 %, Durchlässigkeit (bei 570 nm) 80 %, Halbwertbreite 100 nm. Dieses Gelbfilter absorbiert also alle Wellenlängen außerhalb eines Bereiches $520\,\text{nm} < \lambda < 620\,\text{nm}$. Dringt weißes Licht ein, so passiert nur diese gelbe Komponente. Tritt blaues Licht in das Gelbfilter ein, so absorbiert es den Lichtstrom völlig.

Interferenzfilter reflektieren alle Wellenlängen bis auf einen Bereich, der durch die Dicke der aufgetragenen Oberflächenschichten bestimmt ist. Da Interferenzfilter einen Großteil des einfallenden Lichtstroms (also der Energie) reflektieren, tritt keine Erwärmung auf, wie das beispielsweise beim Absorptionsfilter der Fall ist. Der reflektierte bzw. durchgelassene Wellenlängenbereich ist sehr viel enger als beim Absorptions-Farbfilter, d. h. die Halbwertbreite ist erheblich kleiner.

Spektralanalyse

Werden Atome, Ionen oder Moleküle angeregt (s. Kap. 52), beispielsweise durch Erhitzen, so emittieren sie elektromagnetische Strahlung. Da jede Substanz andere Wellenlängen aussendet, läßt sich ihre Gegenwart mit Hilfe eines Spektrometers feststellen. Passiert weißes Licht eine Substanz, so absorbiert diese für sie charakteristische Wellenlängen, die dann im untersuchten Spektrum fehlen.

Emissions- und Absorptionsspektren sind die Grundlage der Spektralanalyse. Es existieren umfangreiche Referenz-Atlanten mit den Wellenlängen und relativen Intensitäten von Spektrallinien zur qualitativen und quantitativen Auswertung von Spektren.

Emissionsspektralanalyse verwendet man vorwiegend zur Untersuchung von Elementen und anorganischen Verbindungen. Anregung der Emission erfolgt beispielsweise in der Flamme, deren Licht dann direkt durch den Spektralapparat betrachtet wird. Wellenlänge und Intensität der Emissionslinien im beobachteten Spektrum werden verglichen mit einem geeichten Spektrum. Qualitative und quantitative Analyse sind möglich.

Absorptionsspektralanalyse verwendet man meist zur Untersuchung von organischen oder hitzeempfindlichen Substanzen. Eine Lichtquelle mit kontinuierlichem Spektrum durchstrahlt die Substanz, die daraus einzelne Wellenlängen selektiv absorbiert. Anschließend tritt das Licht in den Spektralapparat ein. Die absorbierten Wellenlängen sind im Spektrum nicht mehr vorhanden, dunkle Absorptionslinien erscheinen auf farbigem Hintergrund.

● Beispiel: Die Fraunhoferschen Linien sind Absorptionslinien im kontinuierlichen Emissionsspektrum der Sonne.

Achtung: Absorbiert eine Substanz eine bestimmte Wellenlänge, so re-emittiert sie diese Wellenlänge innerhalb sehr kurzer Zeit (ca. 10^{-5} s!). Dennoch bleibt diese Wellenlänge im Spektrometer unsichtbar (Absorptionslinie), weil die re-emittierte Welle in alle Richtungen ausgesandt wird. Ihre im Spektrometer beobachtete Intensität ist vernachlässigbar klein (s. Kap. 57).

Energiezustände

Übergang in den:
angeregten Zustand   Grundzustand

Elektronenbahnen im H-Atom
Spektralserien

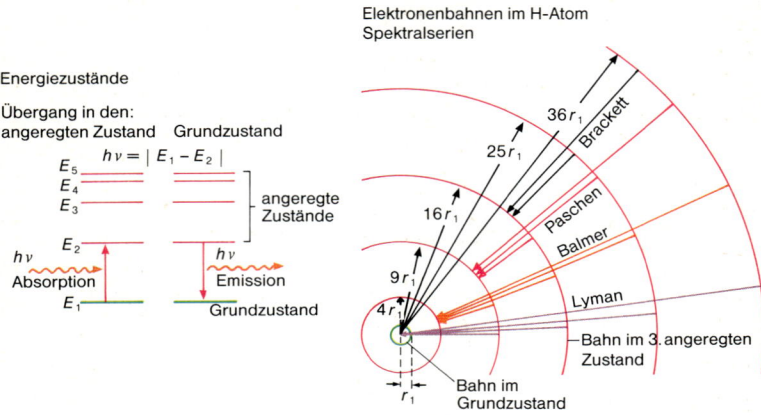

Termschema des H-Atoms
(Wellenlängen der Übergänge in nm)

Spektralserien des H-Atoms

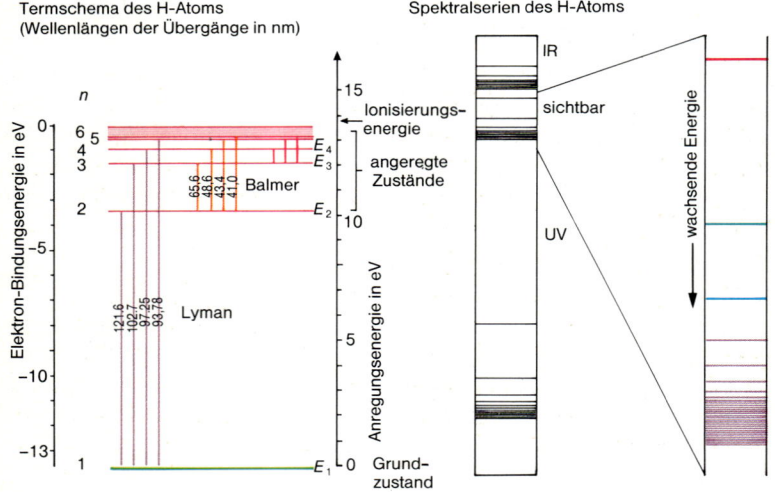

52. Atombau und Spektrallinien

Die Spektrallinien spiegeln den inneren Aufbau der Elektronenhülle der Atome wider (s. Kap. 15). Ihre Wellenlängen geben nicht nur Aufschluß über die räumliche Anordnung der Atomelektronen in ihren Orbitalen, auch die Energiezustände lassen sich aus ihnen berechnen. Für Grundlagenuntersuchungen dienen vor allem die Emissionslinien atomarer Gase und Dämpfe, denn nur dann sind die einzelnen Spektrallinien hinreichend voneinander getrennt. Atome und Moleküle in Flüssigkeiten und festen Körpern wechselwirken intensiv miteinander; anstelle diskreter Spektrallinien zeigt das Spektrometer breite Absorptions- und Emissionsbanden. Gasentladungen unter hohem Druck sowie glühende feste Körper senden kontinuierliche Spektren aus, einzelne Spektrallinien lassen sich nicht mehr unterscheiden.

Die folgenden Überlegungen beziehen sich nur auf die Elektronenhülle der Atome. Struktur und Aufbau des Atomkerns bleiben unberücksichtigt.

Orbitale. Die negativ geladenen Elektronen besetzen Orbitale (s. Kap. 15, Atomhülle) um den positiv geladenen Atomkern. Die Anzahl der Elektronen eines elektrisch neutralen Atoms ist gleich der Anzahl seiner Protonen. Da beide Elementarteilchen die gleiche Ladungsmenge − nur mit unterschiedlichen Vorzeichen − tragen, erscheint das Atom nach außen hin elektrisch neutral.

Grundzustand und angeregter Zustand

Normalerweise existieren die Atomelektronen im energetischen Grundzustand, d. h. wirkt kein Einfluß von außen ein, so verändert sich nichts.

Absorbieren die Elektronen eines Atoms Energie, so ändern sie ihr Orbital, das Atom gerät in einen angeregten Zustand. Die Energiedifferenz zwischen Grundzustand und einem angeregten Zustand heißt Anregungsenergie, sie kann nur diskrete, für das Atom typische Zahlenwerte annehmen. Die Messung der Anregungsenergien gibt Auskunft über den energetischen Aufbau der Elektronenhülle.

• Beispiel: Elektronen des Wasserstoffatoms nehmen nur Anregungsenergien bis 13,6 eV auf. Zum Vergleich: Zur Anregung des Atomkerns werden Energien der Größenordnung 10^6 eV, d. h. MeV benötigt.

Nimmt ein Atomelektron eine Energie > maximal mögliche Anregungsenergie auf, so verläßt es das Atom. Ein positives Ion bleibt zurück. Dieser

Vorgang heißt *Ionisation* (s. Kap. 57). Die mindestens notwendige Energie, um ein Elektron vom Atom abzulösen, heißt Bindungsenergie des Elektrons (oder Ionisierungsenergie des Atoms).

Die Energiezufuhr erfolgt entweder durch Strahlung oder thermisch, d. h. durch Zusammenstoß mit anderen Teilchen.

Das angeregte Atom gibt in der Regel seine Anregungsenergie innerhalb von 10^{-5} s wieder ab. Danach befindet es sich erneut im Grundzustand. Da die Elektronenhülle des Atoms nur ganz bestimmte (diskrete) Energiewerte aufnehmen kann, gibt sie auch nur diese diskreten Energien wieder ab, s. o. Zusammenhang:

$$\Delta E = h\nu = h\frac{c}{\lambda}$$

mit ΔE: Anregungsenergie in eV; h: Planck-Konstante; ν, λ: Frequenz bzw. Wellenlänge der von der Elektronenhülle absorbierten Energie oder der vom angeregten Atom ausgesandten Energie in Form elektromagnetischer Strahlung, in Hz, bzw. m; c: Lichtgeschwindigkeit in m · s^{-1}.

Erfolgt die Anregung des Atoms durch Licht aus einem kontinuierlichen Spektrum, so verschwinden alle jene Wellenlängen, die einer möglichen Anregungsenergie ΔE entsprechen. Anstelle dieser Wellenlängen treten im Spektrum dunkle Absorptionslinien auf (s. Kap. 51).

Wasserstoffatom

Wasserstoff ist das einfachste Atom: ein Elektron umkreist ein Proton. Aus den Bohrschen Postulaten (s. Kap. 15) und Coulombs Gesetz (s. Kap. 25) folgt für den Orbitalradius r_1 des Elektrons im Grundzustand

$$r_1 = 5,29 \times 10^{-7} \,\text{m} \quad .$$

Die Energie E_1 des Grundzustandes ist $E_1 = -13,6\,\text{eV}$. Das Minuszeichen weist vereinbarungsgemäß darauf hin, daß das Elektron an den Kern gebunden ist, daß also Energiezufuhr notwendig ist, um das Elektron vom Atom abzutrennen.

Für die Orbitalradien und Energien einzelner angeregter Zustände gilt:

$$r_n = 5,29 \times 10^{-7} \times n^2 \,\text{m} \quad , \quad E_n = -13,6\,\text{eV}/n^2$$

mit $n = 2, 3, 4, \ldots$

Die Energiedifferenz ΔE zwischen Grundzustand E_1 und einem angeregten Zustand E_n ist dann

$$\Delta E = E_1 - E_n \quad .$$

• Beispiele: Für $n = 2$ liegt der 1. angeregte Zustand des H-Atoms vor.

In diesem Falle kreist das Elektron im Abstand $r_2 = 5,29 \times 10^{-7} \times 4\,\text{m} = 2,12 \times 10^{-6}\,\text{m}$ um das Proton. Die Energie des 1. angeregten Zustandes ist $E_2 = -13,6\,\text{eV}/4 = -3,4\,\text{eV}$. Um den 1. Zustand anzuregen, muß dem H-Atom also $(13,6\,\text{eV} - 3,4\,\text{eV}) = 10,2\,\text{eV}\ (= 1,63 \times 10^{-18}\,\text{J})$ zugeführt werden. Dem entspricht elektromagnetische Strahlung der Wellenlänge $\lambda = 6,63 \times 10^{-34}\,\text{J} \times 2,99 \times 10^8\,\text{m·s}^{-1}/(1,63 \times 10^{-18}\,\text{J}) = 1,22 \times 10^{-7}\,\text{m} = 122\,\text{nm}$. Diese Wellenlänge liegt im Ultravioletten. Das H-Atom absorbiert also aus einem UV-Spektrum selektiv die Wellenlänge 122 nm und befindet sich anschließend im 1. angeregten Zustand. In sehr kurzer Zeit geht das angeregte H-Atom spontan unter Aussendung einer Emissionslinie mit $\lambda = 122\,\text{nm}$ wieder in seinen Grundzustand über.

Absorbiert das H-Atom die Energie 13,6 eV (oder mehr), also die Energie des Grundzustandes, so wird das Elektron frei und verläßt das Atom. Diese Grenzenergie heißt Ionisierungsenergie.

Spektralserien des H-Atoms. Angeregte Atome eines Wasserstoffgases senden Serien von Spektrallinien aus. Die einfachste Serie (Lyman-Serie) entsteht durch den Übergang aller möglichen angeregten Zustände in den Grundzustand des H-Atoms. Aber ein angeregtes Atom muß nicht in einem Schritt aus dem angeregten Zustand direkt in den Grundzustand zurückfallen. Es kann beispielsweise aus dem 4. angeregten Zustand zuerst in den 2. übergehen – unter Aussendung der entsprechenden Energiedifferenz – und anschließend daran in den Grundzustand. In diesem Falle emittiert es zwei Energien, also auch zwei Emissionslinien.

● Beispiel: Alle Spektrallinien, die beim Übergang von angeregten Zuständen in den ersten angeregten Zustand ausgesandt werden, gehören zur Balmer-Serie (im Sichtbaren).

Molekülspektren

Das Spektrum des Wasserstoffatoms ist am einfachsten, es kann berechnet werden. Die Spektren höherer Atome werden immer komplizierter, weil beispielsweise mehr als ein Elektron angeregt werden kann, die Elektronen miteinander wechselwirken und die Elektronenschalen (s. Kap. 15) das elektrische Feld des Atomkerns teilweise abschirmen.

Molekülspektren sind sehr verwickelt, da die Elektronen gleichzeitig zu verschiedenen Kernen gehören können und in entsprechend komplexen Orbitalen existieren. Hinzu kommt der Einfluß der Rotation des Moleküls und der Schwingungen der Molekülbestandteile. Folge: Molekülspektren enthalten wenige diskrete Linien, meist sind es dichte Linienfolgen. Dennoch können Moleküle anhand ihrer Absorptionsspektren identifiziert werden.

Transmissions-Elektronenmikroskop mit aufgeschnittener
elektronenoptischer Säule (Zeiss)

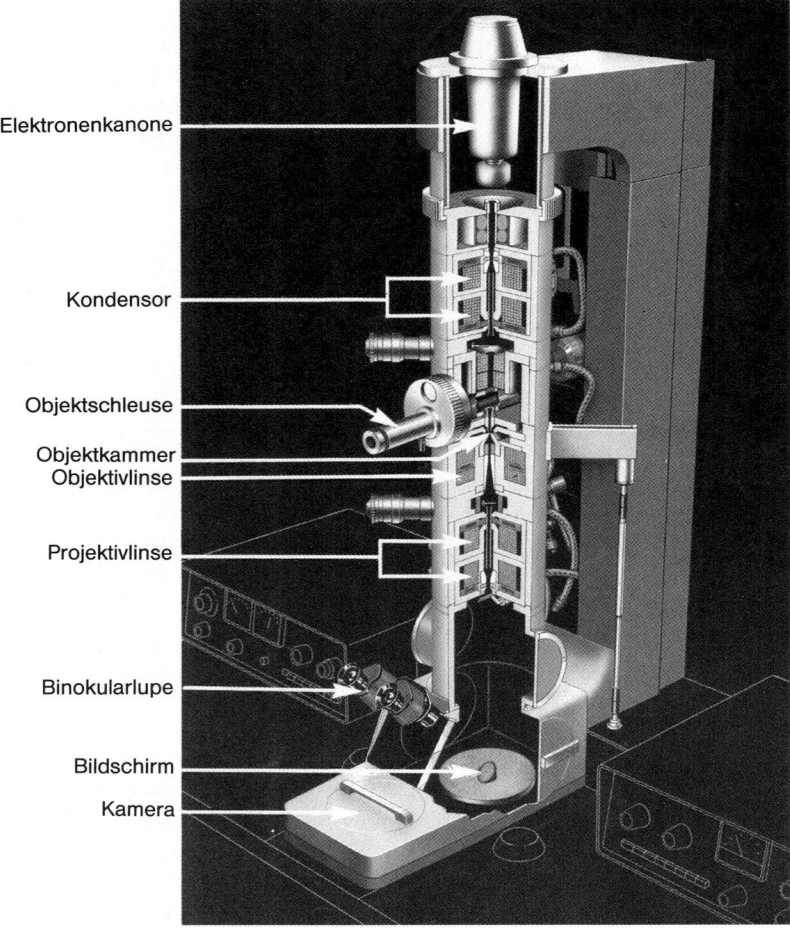

Elektronenkanone

Kondensor

Objektschleuse

Objektkammer
Objektivlinse

Projektivlinse

Binokularlupe

Bildschirm

Kamera

53. Elektronenmikroskop. Polarisation des Lichtes

Die Wellenlänge des Lichtes, mit dem das Objekt beleuchtet wird, setzt dem Auflösungsvermögen des Lichtmikroskops (s. Kap. 49) eine Grenze. Ausweg: Teilchenstrahlen mit wesentlich kürzeren Wellenlängen.

Materiewellen. Jedes Teilchen kann als Welle betrachtet werden, so wie umgekehrt Wellen auch Teilcheneigenschaften zeigen. Es gilt die de Broglie-Beziehung

$$\lambda = \frac{h}{m_0 v}$$

mit λ: Wellenlänge des Teilchens, genannt Materiewellenlänge, in m; h: Planck-Konstante; m_0: Ruhemasse des Teilchens in kg; v: Teilchengeschwindigkeit in $m \cdot s^{-1}$.

Für Elektronen gilt beispielsweise (solange $v \ll$ Lichtgeschwindigkeit)

$$\lambda = (12,4/\sqrt{E}) \times 10^{-10} \, m$$

mit E: Energie der Elektronen, in eV.

● Beispiele: Elektronen der Energie 100 eV haben eine Wellenlänge $\lambda = 1,24 \times 10^{-10} \, m = 0,124 \, nm$. Dieser Länge entsprechen Strukturen innerhalb von Viren. In Elektronenmikroskopen ist $E = 10^5 \, eV$ ohne großen Aufwand erreichbar, dem entspricht $\lambda = 0,0039 \, nm$.

Transmissions-Elektronenmikroskop

Das Instrument ist entsprechend dem Lichtmikroskop aufgebaut. Anstelle von Licht verwendet es Elektronen, magneto- oder elektrostatische Linsen ersetzen die lichtoptischen Linsen. Der gesamte Strahlengang befindet sich im Hochvakuum (Druck ca. $10^{-4} \, Pa$).

Der Kondensor ist ebenfalls einen elektronenoptische Linse. Er bündelt die aus der Elektronenquelle (z. B. eine geheizte Wolframkathode) tretenden Teilchen und sorgt für gleichmäßige Durchstrahlung des Präparats (Objekt).

Die Objektivlinse nimmt die Elektronen auf und erzeugt ein elektronenoptisches reelles Zwischenbild, Vergrößerung etwa 100fach.

Das Projektiv (Okular) bildet einen Ausschnitt des Zwischenbildes unter weiterer Vergrößerung als reelles Bild auf einen Leuchtschirm oder eine photographische Schicht ab.

Elektronenlinsen erzeugen einen Bereich mit elektrischen oder magnetischen Feldlinien. Dort lenken die Coulomb- bzw. Lorentz-Kräfte die Elektronen so ab, daß ihre Bahnen sich schneiden oder auseinanderlaufen. Die einfachste elektrostatische Sammellinse ist eine metallische, negativ geladene Lochblende. Ist sie positiv geladen, so wirkt die Lochblende als Zerstreuungslinse.

Objekt. Das Präparat ist − wegen der begrenzten Reichweite der Elektronen − ein Dünnschnitt (Dicke etwa 10^{-6} m). Durch die Objektschleuse gelangt es ins Vakuum des Elektronenmikroskops. Kontrast (s. Kap. 49) zwischen Objektstrukturen entsteht dadurch, daß sie Elektronen unterschiedlich stark streuen und die meisten gestreuten Elektronen vom Objektiv nicht erfaßt werden. Zur Kontrastverstärkung können Präparate mit Schwermetallsalzen „angefärbt" werden. Strukturen, die diese Salze aufnehmen, streuen stärker und zeigen daraufhin einen höheren Bildkontrast.

Auflösungsvermögen des Elektronenmikroskops

Der Abstand zweier, eben noch getrennt wahrnehmbarer Objektpunkte wird anhand der vereinfachten Abbeschen Formel berechnet

$$d = \frac{\lambda}{\sin \alpha}$$

mit d: geringster auflösbarer Abstand in m; λ: Materiewellenlänge der Elektronen in m; α: Winkel, innerhalb dessen das Objektiv noch Elektronen erfaßt und zur Abbildung verwendet.

Der Kontrast, d. h. die Bildqualität, wird besser, wenn möglichst wenige, im Objekt gestreute Elektronen an der Bilderzeugung beteiligt sind. Aus diesem Grunde wird der Aperturwinkel α durch Blenden klein gehalten.

• Beispiel: Beim modernen Elektronenmikroskop ist $\alpha \approx 1°$, d. h. sin $\alpha =$ $0,0175$. Für eine (typische) Elektronenenergie $E = 100\,000\,\text{eV}$ folgt dann $d = 3,9 \times 10^{-12}$ m/0,0175 $= 2,2 \times 10^{-10}$ m.

Dieses, auf Grund der geringen Wellenlänge theoretisch mögliche Auflösungsvermögen wird nicht erreicht: 1) Der Aperturwinkel muß klein bleiben, um kontrastreiche Bilder zu erzeugen. 2) Nicht perfekt korrigierte Elektronenlinsen. 3) Hohe Vergrößerung erfordert große Elektronenströme, die das Präparat erwärmen und schädigen.

Moderne Elektronenmikroskope lösen noch Strukturen mit einem gegenseitigen Abstand von ca. 0,2 nm auf. Sie übertreffen damit die besten Lichtmikroskope etwa um den Faktor 1000.

Raster-Elektronenmikroskop

Ein feingebündelter Elektronenstrahl tastet die Oberfläche des Präparates punktweise ab. Ein Detektor sammelt die von diesem Punkt in einen bestimmten Raumwinkel gestreuten Elektronen. Ihre Anzahl steuert den Helligkeitswert des entsprechenden Bildpunktes auf dem Bildschirm.

Vorteile: Keine Abbildungsfehler, große Tiefenschärfe, plastisch wirkendes Bild, einfache Präparation des Objekts.

Das Raster-Elektronenmikroskop löst Objektpunkte mit Abständen bis zu etwa 10 nm auf.

Polarisation des Lichtes

Lichtwellen schwingen senkrecht zur Ausbreitungsrichtung. Schwingen sie außerdem nur in einer Ebene, der Polarisationsebene, so liegt polarisiertes Licht vor (s. Kap. 39).

Polarimeter messen die Polarisationsrichtung. Der Polarisator (Polarisationsfilter, Nicol, s. u.) erzeugt polarisiertes Licht. Durch den Analysator, ebenfalls ein Polarisationsfilter oder ein Nicolsches Prisma, betrachtet man das Licht aus dem Polarisator. Stehen beide Polarisationsebenen senkrecht aufeinander (gekreuzte Anordnung), so wird alles einfallende Licht absorbiert, das Gesichtsfeld im Polarimeter ist dunkel. Optisch aktive Substanzen (s. u.) im Strahlengang zwischen Polarisator und Analysator drehen die Polarisationsebene, Licht passiert daraufhin die gekreuzten Filter. Jetzt wird der Analysator solange um die Polarimeterachse gedreht, bis kein Licht mehr durchtritt. Der Drehwinkel ist dann der Polarisationswinkel der optisch aktiven Substanz.

Das menschliche Auge unterscheidet nicht zwischen polarisiertem und unpolarisiertem Licht.

Es gibt mehrere Methoden, um aus unpolarisiertem Licht, beispielsweise Licht von der Sonne oder von einer Glühlampe, polarisiertes Licht zu gewinnen:

Streuung von Licht an Teilchen mit einem Radius $\ll$ Lichtwellenlänge. Das senkrecht zur Ausbreitungsrichtung gestreute Licht ist vollständig polarisiert.

• Beispiel: Lichtstreuung an Luftmolekülen oder kolloidalen Teilchen.

Reflexion polarisiert Licht teilweise. Stehen jedoch durchgelassener und reflektierter Lichtstrahl senkrecht aufeinander, so ist der reflektierte Strahl vollständig polarisiert. Das ist der Fall beim Einfallswinkel α_p. Es gilt das Brewstersche Gesetz tan $\alpha_p = n$

mit n: Brechzahl des Spiegelmaterials.

● Beispiele: Bei Reflexion an Fensterglas ist $\alpha_p = 57°$, an einer Wasser-oberfläche ist $\alpha_p = 53,1°$.

Doppelbrechung tritt in manchen anisotropen Kristallen (z. B. Kalkspat, Quarz, Turmalin) auf. Dringt Licht schief zur kristallographischen Hauptachse in den Kristall ein, so teilt es sich in ordentlichen und außerordentlichen Strahl. Beide Strahlen sind senkrecht zueinander polarisiert, sie zeigen unterschiedliche Brechungswinkel.

● Beispiel: Nicolsche Prismen. Polierte Kalkspatkristalle werden rechtwinklig geschliffen, schief zur kristallographischen Hauptachse (eine der optischen Achsen) zerteilt, poliert und wieder zusammengekittet. Licht spaltet sich beim senkrechten Eintritt in den Kristall durch Doppelbrechung auf, der ordentliche Strahl wird am Kitt der Grenzfläche total reflektiert, der außerordentliche Strahl passiert.

Dichroismus. Manche doppelbrechende Kristalle und einige gestreckte Kunststoffe absorbieren ordentlichen und außerordentlichen Strahl sehr unterschiedlich.

● Beispiel: Ein 1 mm dickes Turmalinfilter läßt praktisch nur den ordentlichen Strahl durch.

Optische Aktivität

Tritt polarisiertes Licht in eine durchsichtige, optisch aktive Substanz ein, so verändert (dreht) diese die Polarisationsebene. Die Winkeländerung ist proportional der Konzentration der optisch aktiven Substanz.

● Beispiel: In einer 10 cm langen Küvette, gefüllt mit 1 g Saccharose gelöst in 100 ml Wasser, dreht sich die Polarisationsebene um 66°.

Die optische Aktivität dient der quantitativen Analyse, vor allem der von Zucker (Saccharimetrie).

54. Radioaktivität

Nuklide

Der Atomkern besteht aus elektrisch positiv geladenen Protonen p und elektrisch neutralen Neutronen n (s. Kap. 15). Die Massen beider Elementarteilchen unterscheiden sich nur um 1 %. Die Massenzahl A eines Atomkerns ist die Summe der p und n. Beide Teilchen sind Nukleonen.

Die Anzahl der Protonen in einem Atomkern heißt Kernladungszahl oder Ordnungszahl, abgekürzt Z. Die Neutronenzahl, abgekürzt N, ist dann $N = A - Z$.

Ein Kern mit N Neutronen und Z Protonen (oder auch das entsprechende vollständige Atom) heißt Nuklid. Schreibweise:

$$^A_Z X$$

X steht hier anstelle des chemischen Symbols für das Nuklid. Wird das chemische Symbol selbst verwandt, so kann Z weggelassen werden. Beispielsweise enthält ^{14}C die gleiche Information wie $^{14}_6C$.

Atomkerne mit gleichem Z, aber unterschiedlichen N heißen *Isotope*.

• Beispiel: Das Nuklid ^{14}C (auch C-14 geschrieben) besteht aus $Z = 6$ Protonen und $N = 8$ Neutronen. Insgesamt besitzt es 14 Nukleonen, seine Massenzahl ist $A = 14$. Es gibt die Kohlenstoff-Isotope ^{10}C, ^{11}C, ^{12}C, ^{13}C, ^{14}C, ^{15}C und ^{16}C.

In der *Nuklidkarte* sind alle bekannten stabilen und instabilen Nuklide verzeichnet.

Stabile Nuklide verändern sich nicht. Seit ihrer Entstehung − u. U. vor 2×10^{10} Jahren − besitzen sie die gleiche Massenzahl.

Instabile Nuklide, auch *radioaktive Nuklide* oder *Radionuklide* genannt, zerfallen im Laufe der Zeit − mehr oder weniger schnell − in andere Nuklide. Die Folgeprodukte sind ihrerseits stabil oder zerfallen erneut. Welche Nuklide stabil sind, hängt nur ab vom Verhältnis N/Z. Die meisten Nuklide sind instabil.

Der Zerfall eines Nuklids erfolgt spontan, ohne äußere Einwirkung und kann nicht beeinflußt werden.

Radioaktiver Zerfall von ^{226}Ra

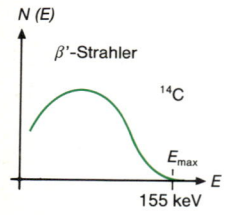

Radioaktive Quelle in einem Magnetfeld
(Feldlinien zeigen in die Papierebene)

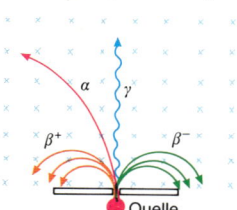

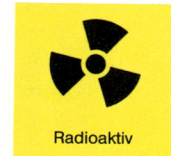

Radioaktiv

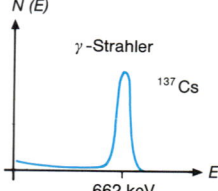

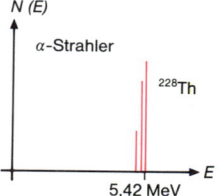

Ausschnitt der Nuklidkarte

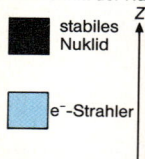

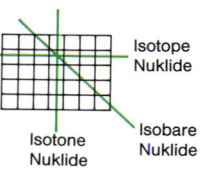

Zerfallsarten

Beim radioaktiven Zerfall emittiert das Nuklid Teilchen oder Photonen oder beides. Wir unterscheiden drei Zerfallsarten, doch nur die ersten beiden führen zu einem neuen Nuklid.

Alpha-Zerfall erfolgt unter Emission eines α-Teilchens. Dieses besteht aus 2p und 2n, es ist also das Nuklid $^4_2$He. Schematische Darstellung:

$$^A_Z X \longrightarrow {}^{A-4}_{Z-2} Y + {}^4_2 He$$

mit ^A_ZX: Ausgangsnuklid (zerfallendes Nuklid); $^{A-4}_{Z-2}$Y: Folgenuklid (entstandenes Nuklid); $^4_2$He: emittiertes α-Teilchen.

Beim Alpha-Zerfall entsteht also ein neues Nuklid, dessen Ordnungszahl um 2 reduziert ist. Das entsprechende Atom ist im Periodischen System der Elemente um 2 Plätze nach links verschoben. Die kinetische Energie der ausgesandten α-Teilchen ist monoenergetisch und liegt im MeV-Bereich.

• Beispiel: Alpha-Zerfall von Radium. $^{226}_{88}$Ra $\longrightarrow$ $^{222}_{86}$Rn$+\alpha$. Das Radium-Nuklid ist nach Aussendung eines α-Teilchens in ein Radon-Nuklid umgewandelt. Die α-Teilchen weisen die Energien 5,334 MeV; 5,597 MeV oder 5,784 MeV auf.

Die Eindringtiefe von α-Teilchen in Materie ist gering (wenige cm in Luft, Bruchteile von mm in Gewebe). Sie geben also ihre gesamte kinetische Energie innerhalb einer sehr kurzen Strecke ab. Die dabei entlang der Teilchenbahnen existierenden hohen Energiedichten führen leicht zu Strahlenschäden. Das ist besonders wichtig bei der Inkorporation von α-Strahlern.

Beta-Zerfall kann auf zwei Weisen erfolgen: entweder unter Emission eines Elektrons (Symbol e$^-$) oder eines Positrons (Symbol e$^+$). Dabei wandeln sich im Kern n in p bzw. p in n um. Schematische Darstellung:

Elektronenemission $\quad ^A_Z X \longrightarrow {}^A_{Z+1} Y + e^- + \overline{\nu}$

oder

Positronenemission $\quad ^A_Z X \longrightarrow {}^A_{Z-1} Y + e^+ + \nu$

mit $\overline{\nu}$, ν: Antineutrino bzw. Neutrino (Elementarteilchen, deren Gegenwart aus Energieerhaltungsgründen notwendig ist. Ansonsten können wir ihren Einfluß vernachlässigen).

Beim Beta-Zerfall entsteht ein neues Nuklid, dessen Ordnungszahl um 1 erhöht bzw. vermindert ist. Das entsprechende Atom ist im Periodischen System der Elemente um eine Position nach rechts bzw. nach links verschoben. *Achtung*: Die Massenzahl des Nuklids bleibt beim Beta-Zerfall konstant.

Die emittierten Elektronen bzw. Positronen haben Energien zwischen 0 und einer Maximalenergie E_{max} (kontinuierliches Spektrum der Elektronenenergien). E_{max} ist von der Größenordnung einige hundert keV.

● Beispiel: $^{14}_{6}C \longrightarrow {}^{14}_{7}N + e^- + \bar{\nu}$. Das Kohlenstoff-14 Nuklid ist nach Zerfall in ein Stickstoff-14 Nuklid umgewandelt. Die emittierten Elektronen haben eine maximale Energie $E_{max} = 156$ keV.

Die Eindringtiefe der β-Teilchen in Materie ist erheblich (einige m in Luft, mm bis cm in Gewebe). Sie verlieren ihre Energie entlang einer relativ ausgedehnten Strecke und sind daher bei Inkorporation nicht so gefährlich wie α-Teilchen.

Gamma-Zerfall erfolgt unter Aussendung energiereicher Photonen, d. h. sehr kurzwelliger elektromagnetischer Strahlung, genannt Gamma-Strahlung.

Achtung: Gamma-Zerfall unterscheidet sich grundlegend von den beiden anderen Zerfallsarten dadurch, daß sich das Ausgangsnuklid nicht in ein anderes umwandelt. Es handelt sich lediglich um den Übergang eines angeregten Kerns in einen (energetisch) tiefer liegenden Zustand, analog dem Zerfall eines angeregten Atoms in seinen Grundzustand (s. Kap. 52). Der angeregte Kern entsteht beispielsweise als Folgeprodukt eines Alpha- oder Beta-Zerfalls.

Schematische Darstellung:

$$^A_Z X^* \longrightarrow {}^A_Z X + \gamma$$

mit X^*: angeregter Zustand des Nuklids X.

● Beispiel: Beim α-Zerfall von Radium entsteht Radon, dessen Kern sich im angeregten Zustand befindet. $^{222}_{86}Rn^*$ zerfällt dann unter Emission von 450 keV- und 187 keV-Photonen in den Grundzustand von $^{222}_{86}Rn$.

Die emittierte γ-Strahlung ist sehr durchdringend und aus diesem Grund gefährlich.

Zerfallsreihen

Ist das Folgeprodukt eines radioaktiven Zerfalls ebenfalls radioaktiv, so entsteht eine Zerfallsreihe, auch radioaktive Familie genannt. Endprodukt jeder Zerfallsreihe ist ein stabiles Nuklid.

● Beispiel: $^{235}U \longrightarrow {}^{231}Th \longrightarrow {}^{231}Pa \longrightarrow {}^{227}Ac \cdots \longrightarrow {}^{207}Pb$.

Es gibt 4 natürliche Zerfallsreihen, sie sind benannt nach ihrem Anfangsnuklid:

Name der Zerfallsreihe	Anfangsnuklid	Endnuklid
Uran-Radium	^{238}U	^{206}Pb
Thorium	^{232}Th	^{208}Pb
Uran-Actinium	^{235}U	^{207}Pb
Plutonium	^{241}Pu	^{205}Tl

Radionuklide

Natürliche radioaktive Nuklide stammen aus drei verschiedenen Quellen:

1. Vom Urknall übriggebliebene (prämordiale) Radionuklide. Ihre Halbwertzeiten (s. u.) sind $> 10^9$ a. *Beispiele*: ^{40}K, ^{87}Rb.
2. Glieder der natürlichen Zerfallsreihen. *Beispiele*: ^{238}U, ^{226}Ra, ^{220}Rn, ^{210}Po.
3. Durch die Kosmische Höhenstrahlung in den oberen Schichten der Atmosphäre ständig neu gebildete Radionuklide. *Beispiele:* ^{3}H (Tritium), ^{7}Be, ^{14}C (Radiocarbon), ^{22}Na.

Künstliche radioaktive Nuklide werden vom Menschen mit Hilfe von Kernreaktionen, Kernspaltung und Kernfusion hergestellt.

Die in kontrollierten Kernreaktionen erzeugten Radionuklide dienen der Forschung und finden Verwendung in Industrie, medizinischer Diagnostik und Strahlentherapie.

● Beispiele: Neutronenaktivierung. Wird ein Nuklid mit Neutronen bestrahlt − z. B. in einem Kernreaktor −, so kann es ein Neutron anlagern (einfangen). Das Produkt dieser Kernreaktion ist in der Regel radioaktiv.

Bei der Kernreaktion ^{55}Mn(n, γ)^{56}Mn fängt das stabile Ausgangsnuklid ^{55}Mn ein Neutron ein und emittiert sofort ein γ-Strahlungsphoton. Das Folgenuklid ^{56}Mn ist ein leicht meßbarer Beta-Strahler. Die untere Nachweisgrenze diese Aktivierungsanalyse für Mangan liegt bei 3×10^{-14} kg.

Die therapeutisch wichtige Gammastrahlen-Quelle ^{60}Co entsteht durch Neutronenaktivierung von stabilem Kobalt im Kernreaktor entsprechend der Reaktion ^{59}Co(n, γ)^{60}Co.

Kernreaktoren und Atombomben erzeugen große Mengen von Radionukliden. Für den Menschen besonders gefährlich sind dabei ^{137}Cs, ^{90}Sr, ^{131}I, ^{3}H, ^{106}Ru und ^{239}Pu.

Wasserstoffbomben und Fusionsreaktoren (noch in der Entwicklung) erzeugen in erster Linie die Radionuklide ^{3}H und ^{14}C.

Zerfallsgesetz

Die Anzahl der Nuklide einer radioaktiven Substanz nimmt ab mit der Zeit. Einzelne Nuklide zerfallen und verschwinden − wenigstens im chemischen Sinne, denn das Folgeprodukt ist beim α- und β-Zerfall ein anderes chemisches Element − aus der Substanz. Welches der einzelnen Nuklide zu einem bestimmten Zeitpunkt zerfällt, ist grundsätzlich nicht vorhersehbar.

Das Gesetz des radioaktiven Zerfalls lautet

$$N = N_0 \exp(-t/\tau)$$

mit N: Anzahl der radioaktiven Nuklide zum Zeitpunkt t; N_0: Anzahl der radioaktiven Nuklide zum willkürlich festgelegten Zeitpunkt $t = 0$; τ: mittlere Lebensdauer des Nuklids, in s; t: Zeit, in s.

Von den ursprünglich bei $t = 0$ vorhandenen N_0 Nukliden sind zum Zeitpunkt t nur noch N Nuklide vorhanden.

Die mittlere Lebensdauer τ ist jene Zeitspanne, innerhalb der die Anzahl der radioaktiven Nuklide auf $1/e$, d. h. auf 36,8 % der Anfangsanzahl, abgesunken ist. τ ist charakteristisch für gleiche Nuklide. Es ist eine Konstante, die nicht von außen beeinflußt werden kann.

● Beispiel: Die mittlere Lebensdauer von ^{226}Ra ist $\tau = 7,31 \times 10^{10}$ s, das sind 2300 Jahre.

Die Zerfallskonstante, abgekürzt λ, ist der Kehrwert der mittleren Lebensdauer. Also: $\lambda = 1/\tau$.

● Beispiel: Die Zerfallskonstante von ^{226}Ra ist $\lambda = 1,37 \times 10^{-11}$ s^{-1}.

Halbwertzeit, abgekürzt $T_{1/2}$ und gemessen in Sekunden, ist jene Zeitspanne, innerhalb der die Hälfte der anfangs vorhandenen Nuklide zerfallen ist. Nach einer weiteren Halbwertzeit existieren noch $\frac{1}{2} \cdot \frac{1}{2} = \frac{1}{4}$ der ursprünglichen Nuklide, nach 3 Halbwertzeiten nur noch $\frac{1}{2} \cdot \frac{1}{2} \cdot \frac{1}{2} = \frac{1}{8}$, usw.

Es sind Radionuklide mit $T_{1/2}$ zwischen 10^{-10} s und 10^{18} a bekannt.

● Beispiel: Die Halbwertzeit von ^{226}Ra ist $T_{1/2} = 5,07 \times 10^{10}$ s, das sind 1600 Jahre.

Zusammenhänge:

$$\lambda = \frac{1}{\tau} \quad , \quad T_{1/2} = \frac{\ln 2}{\lambda} = \frac{0,693}{\lambda} \quad , \quad \tau = \frac{T_{1/2}}{\ln 2} = 1,44\, T_{1/2} \qquad \text{und}$$

$$N = N_0 \exp\left(-\frac{0,693 t}{T_{1/2}}\right) \quad .$$

Nach Ablauf von 5 Halbwertzeiten enthält eine radioaktive Substanz nur noch rund 3 % der anfangs vorhandenen Radionuklide.

Biologische Halbwertzeit. Nimmt der menschliche Körper ein radioaktives oder ein stabiles Nuklid auf, so wird es zumeist wieder ausgeschieden: Nach einer biologischen Halbwertzeit enthält der Körper nur noch 50 % der ursprünglichen Menge des Nuklids. Das ist bei der Inkorporation von radioaktiven Nukliden zu berücksichtigen.

● Beispiele: Der Körper nimmt das radioaktive Nuklid ^{131}I ($T_{1/2}$ = 8,1 d, β-Emitter) auf und lagert es in die Schilddrüse ein. Die biologische Halbwertzeit für Iod ist 180 d, d. h. $\gg T_{1/2}$. Folge: Das Radionuklid zerfällt praktisch vollständig im Körper, bevor es auf natürliche Weise ausgeschieden werden könnte. ^{131}I ist sehr gesundheitsschädigend.

Radiocarbon ^{14}C ($T_{1/2}$ = 5760 a, β-Emitter) hat in Knochen eine biologische Halbwertzeit von 35 Tagen. Es ist also längst ausgeschieden, bevor eine merkliche Menge des Radiocarbons zerfallen kann. Daher stellt ^{14}C selten eine Gefahr für den Organismus dar.

Aktivität

Die Aktivität, abgekürzt A, einer radioaktiven Substanz, ist die Anzahl ihrer Zerfälle pro Sekunde. Es ist also die Umwandlungsrate des Radionuklids. Es gilt

$$A = \frac{\mathrm{d}N}{\mathrm{d}t} = -\lambda N \quad .$$

Die SI-Einheit der Aktivität ist das Becquerel, Einheitenzeichen Bq:

$$1\,\mathrm{Bq} = \frac{1\,\mathrm{Zerfall}}{\mathrm{Sekunde}}$$

● Beispiele: Aktivität von 1 μg ^{14}C. $T_{1/2}$ = 5760 a = 1,81 × 10^{11} s, also $\lambda = 3,83 \times 10^{-12}$ s^{-1}. $A = -3,83 \times 10^{-12}$ s^{-1} × 4,30 × 10^{16} = $-1,65 \times 10^{5}$ Zerfälle/Sekunde. (1 g ^{14}C enthält $6,022 \times 10^{23}$/14 Nuklide, s. Kap. 9. Das Minuszeichen bedeutet lediglich, daß die Anzahl der Nuklide abnimmt.) Die Aktivität beträgt also A = 165 kBq

Das gasförmige Radon ist eine natürliche Strahlenquelle. Im Raum Heidelberg beträgt beispielsweise die Radon-Aktivität in der Luft ca. 55 Bq·m^{-3}. In einem m^3 Luft zerfallen also pro Sekunde 55 ^{222}Rn Nuklide.

Eine veraltete Einheit der Aktivität ist das Curie, Einheitenzeichen Ci (1 Ci entspricht etwa der Aktivität von 1 g Radium). Umrechnung:

$$1\,\mathrm{Ci} = 3,7 \times 10^{10}\,\mathrm{Bq}$$

Wechselwirkungen geladener Teilchen: Anregung von Quecksilber

elastische Streuung

inelastische Streuung

Teilchenspektren vor und
hinter einer Materialschicht

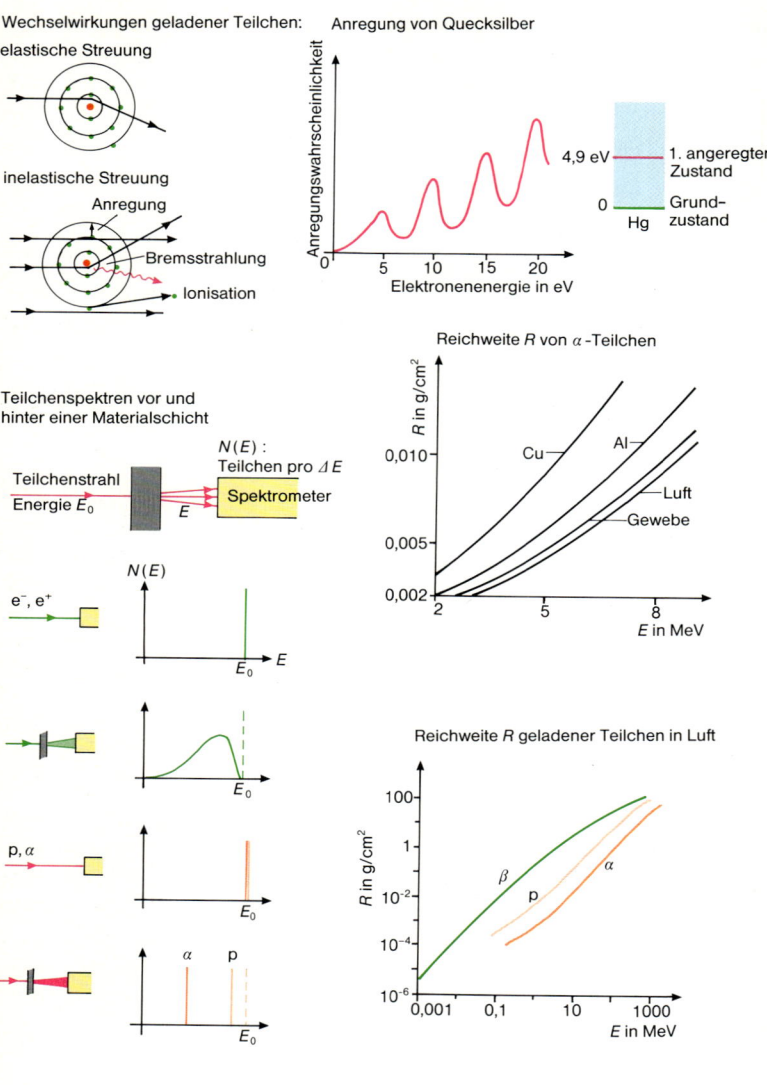

Anregungswahrscheinlichkeit

Elektronenenergie in eV

4,9 eV — 1. angeregter Zustand
0 — Grund-zustand
Hg

Anregung
Bremsstrahlung
Ionisation

Reichweite R von α-Teilchen

R in g/cm^2

Cu   Al
Luft
Gewebe

E in MeV

Teilchenstrahl
Energie E_0

$N(E)$:
Teilchen pro ΔE
Spektrometer

$N(E)$

e^-, e^+

E_0 E

E_0

p, α

E_0

α p

E_0

Reichweite R geladener Teilchen in Luft

R in g/cm^2

β p α

E in MeV

55. Wechselwirkung von Teilchen mit Materie

Streuung elektrisch geladener Teilchen

Dringen geladene atomare Teilchen, beispielsweise Elektronen, Protonen oder α-Teilchen, in Materie ein, so wechselwirken sie mit den Atomen des Materials. Grundsätzlich gibt es dabei zwei Möglichkeiten: Wechselwirkung mit den Elektronen in der Hülle der einzelnen Atome oder mit den Kernen der Atome. Welcher von den beiden Prozessen im Einzelfall dominiert, hängt in erster Linie ab von Teilchenmasse und Teilchenenergie. Die Energie E des Teilchens ist in diesem Zusammenhang stets seine kinetische Energie (s. Kap. 13), d. h.

$$E = (m/2)v^2$$

mit m: Teilchenmasse; v: Teilchengeschwindigkeit.

Die Folge der Wechselwirkung ist eine Änderung der Flugrichtung des eindringenden Teilchens, ein Energieverlust – d. h. Abnahme der Geschwindigkeit – oder beides. Die Atome der Substanz nehmen die von den wechselwirkenden Teilchen abgegebene Energie auf, der Satz von der Erhaltung der Energie (s. Kap. 13) gilt selbstverständlich auch im atomaren Bereich.

Elastische Streuung des geladenen Teilchens liegt vor, wenn es in Folge der Wechselwirkung lediglich seine Flugrichtung ändert, seine Energie jedoch konstant bleibt.

● Beispiel: Elastische Streuung von Elektronen am Atomkern. Die anziehende Coulombkraft (s. Kap. 25) zwischen einem negativen e^- und dem positiven Kern führt zu einer erheblichen Richtungsänderung, wenn das Elektron in Kernnähe passiert. Da Kernmasse $\gg$ Elektronenmasse, überträgt das Elektron praktisch keine Energie auf den Kern, es liegt eine elastische Streuung, genannt Rutherford-Streuung, vor.

Inelastische Streuung. Bei dieser Wechselwirkung gibt das Teilchen einen Bruchteil seiner Energie an die gebundenen Atomelektronen bzw. an den Atomkern ab.

In Materie eindringende Elektronen verlieren Energie durch Anregung der Atomhüllen (s. Kap. 52), durch Ionisation der Atome (s. Kap. 15, Bohrsches Atommodell) und durch Bremsstrahlungserzeugung (s. Kap. 56). Wel-

cher dieser drei Prozesse den Energieverlust dominiert, hängt ab von der
Energie der eindringenden Elektronen.

• Beispiele: Anregung von Hg-Atomen. Dringen e^- in ein Hg-Gas ein, so
können sie das Hg-Atom anregen, d. h. ein gebundenes Hg-Elektron nimmt
Energie auf und wechselt daraufhin sein Orbital. Die Anregungsenergie
kann nur bestimmte, feste Zahlenwerte annehmen, denn sie ist proportional dem Abstand zwischen den verschiedenen Orbitalen. Übernimmt ein
Hg-Atom im Grundzustand durch inelastische Streuung eine Energie von
$7,8 \times 10^{-19}$ J $= 4,9$ eV, so geht es in seinen ersten angeregten Zustand über.
Die 2., 3., ... angeregten Zustände erfordern noch höhere Energien. Die Anregungsenergie − oder ganzzahlige Vielfache davon − verliert das Elektron
bei der Wechselwirkung mit der Elektronenhülle des Hg-Atoms. Anregung
dominiert den Energieverlust von Elektronen in Materie für E bis zu einigen
keV.

Ionisation. Das eindringende Elektron kann bei der Wechselwirkung so
viel Energie auf ein Atomelektron übertragen, daß dieses den Einflußbereich
des Atoms verläßt. Das Atom bleibt als positives Ion zurück. Dieser Prozeß
heißt Ionisation: Atom + Ionisierungsenergie $\longrightarrow$ Ion + e^-. Ionisation dominiert die Wechselwirkung von Elektronen mit Materie für E im Bereich
zwischen einigen keV und vielen MeV. Ein Elektron verliert durch die Io-
nisierung leichter Atome − z. B. in Luft − im Mittel ca. 34 eV pro Wechselwirkung. Es gibt also seine Energie in relativ kleinen Beträgen ab.

Bremsstrahlung. Sehr energiereiche Elektronen, d. h. $E >$ einige MeV,
wechselwirken mit den Atomkernen und verlieren dabei Energie durch Erzeugung elektromagnetischer Strahlung (s. Kap. 56, Bremsstrahlung). Für E
größer als ca. 100 MeV dominiert dieser Energieverlust.

Reichweite elektrisch geladener Teilchen

Dringt ein geladenes Teilchen der Energie E in Materie ein, so wechselwirkt es mit den Atomen und verliert Energie durch Anregung, Ionisation
und Strahlungserzeugung (s. o.). Seine Geschwindigkeit wird dabei immer
geringer. Ist die Materialschicht dick genug, so verliert das Teilchen in ihr
seine gesamte Energie, es bleibt gewissermaßen stecken.

Reichweite eines Teilchens ist jene Schichtdicke, nach deren Passieren es
seine gesamte kinetische Energie an die Umgebung abgegeben hat.

Die Reichweite hängt ab von Teilchenart (e^-, p, α), Teilchenenergie und
von der Dichte des Absorbermaterials. Es gilt näherungsweise:

$$R_e \sim v^4 \quad , \quad R_\alpha \sim v^3$$

mit R_e, R_α: Reichweite von Elektronen bzw. α-Teilchen; v: Geschwindigkeit des entsprechenden Teilchens.

• Beispiele: Teilchen mit der kinetischen Energie 1 MeV haben in Wasser (oder in Gewebe) eine Reichweite R von: α-Teilchen $\approx$ 1 μm; Protonen $\approx$ 20 μm; e$^-$ (β-Teilchen) $\approx$ 7 mm.

Für gleichartige Teilchen gilt

$$R \sim \frac{1}{\varrho}$$

mit ϱ: Dichte des durchstrahlten Materials. Aus diesem Grunde wird die Reichweite meist als Flächenbelegung = Absorberdicke $\times$ Dichte, also z. B. in g·cm^{-2} angegeben.

• Beispiel: Die Reichweite eines 1 MeV Elektrons ist ca. 0,4 g·cm^{-2}. Sie beträgt also in Gewebe (oder Wasser) etwa 0,4 g·cm^{-2}/(1 g·cm^{-3}) = 0,4 cm. In Luft dringt es dagegen rund 0,4 g·cm^{-2}/(0,0013 g·cm^{-3}) = 308 cm tief ein.

Da Reichweite und Energie eines Teilchens einander proportional sind, kann man aus der (empirisch gewonnenen) Energie-Reichweite-Beziehung eines Teilchens seine Energie bestimmen.

• Beispiel: Energie-Reichweite-Beziehung für β-Strahler mit $E > 1$ MeV

$$R_{max} = 0,571 E - 0,161$$

mit R_{max}: maximale Elektronenreichweite, in g·cm^{-2}.

Wechselwirkung elektrisch neutraler Teilchen (Neutronen) mit Materie

Neutronen sind Bestandteil des Atomkerns (s. Kap. 15). Da sie elektrisch neutral sind, beschränkt sich ihre Wechselwirkung mit Materie – im Gegensatz zu den geladenen atomaren Teilchen – auf Zusammenstöße mit Atomkernen. Je weniger sich dabei die Massen der Stoßpartner unterscheiden, desto mehr Energie verliert das Neutron bei der Wechselwirkung.

Da die elektrischen Wechselwirkungen fehlen, ist die Reichweite von Neutronen vergleichsweise sehr groß.

• Beispiel: Die Reichweite von 1 MeV Neutronen in Gewebe bzw. in Wasser ist rund 20 cm. Zum Vergleich: 1 MeV Protonen haben in Wasser eine Reichweite von nur 20 μm!

Geiger-Müller-Zählrohr:

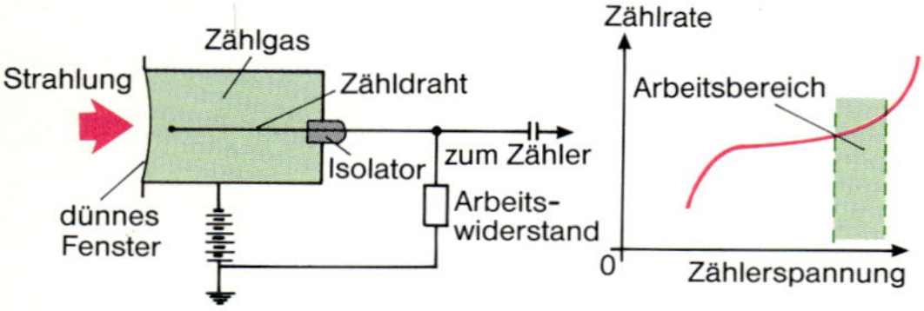

Zählgas

Zähldraht

Strahlung

Isolator

zum Zähler

dünnes Fenster

Arbeitswiderstand

Kennlinie:

Zählrate

Arbeitsbereich

0   Zählerspannung

Füllhalter-Ionisationskammer

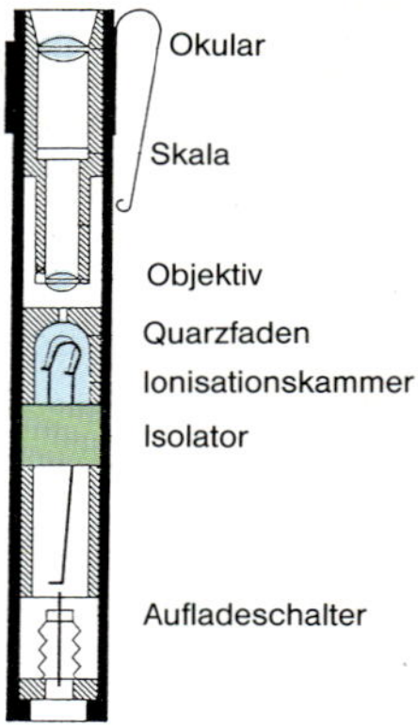

Okular

Skala

Objektiv

Quarzfaden

Ionisationskammer

Isolator

Aufladeschalter

Ionisationskammer:

Kammerspannung

V

Strahlung

Meßvolumen

Ionisationsstrom

I

Kennlinie:

I

Arbeitsbereich

V

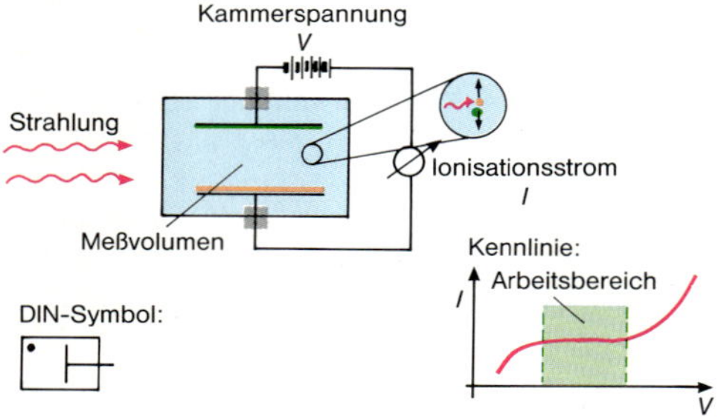

DIN-Symbol:

Szintillationszähler

Sekundärelektronenvervielfacher

Szintillator

zum Verstärker

Strahlung

Lichtblitz

Photokathode

Szintigramm
(Transversalschnitt Schädel)

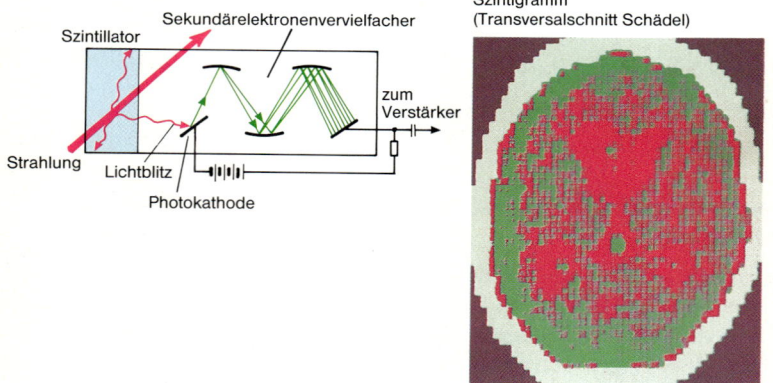

Zählen und Messen atomarer Teilchen

Der Mensch besitzt kein spezielles Organ, um die Gegenwart atomarer Teilchen festzustellen. Anzahl und Energie atomarer Teilchen, beispielsweise e^-, e^+, p, n, α-Teilchen, lassen sich nur über ihre Wechselwirkung mit Materie messen. Das gleiche gilt für den Nachweis von energiereichen elektromagnetischen Wellen wie Brems- und Gammastrahlung.

Direkte Meßmethoden beruhen auf der Wechselwirkung der Strahlung mit den Atomen eines Detektors. Bei den indirekten Methoden löst das Teilchen, beispielsweise ein Neutron, eine (primäre) Reaktion aus, die dann der Detektor (sekundär) nachweist. Unterscheiden lassen sich auch elektrische bzw. elektronische und nichtelektrische Nachweisprozesse. Nichtelektrische Detektoren sind beispielsweise Photoplatte, Nebel- und Blasenkammer, Lumineszenz und chemische Methoden. Sie werden hier nicht betrachtet.

Die Vorteile der elektrischen Methoden sind: Das Meßergebnis liegt sofort vor. Es kann elektronisch weiterverarbeitet werden. Oft werden gleichzeitig Anzahl und Energie der Teilchen gemessen. Mehrere Meßvorgänge lassen sich koppeln.

Nachteile sind: 1) Totzeit. Nach einer Messung ist der Detektor für eine kurze Zeitspanne nicht meßbereit. Beispielsweise ist die Totzeit eines Geiger-Müller-Zählers rund 10^{-5} s. 2) Alle Detektoren rauschen, d. h. sie zeigen ein Signal, genannt *Nulleffekt,* auch ohne sichtbare Gegenwart einer Strahlenquelle. Grund: Umgebungsstrahlung und Vorgänge in der Elektronik. 3) Die Detektoren müssen mit Hilfe einer bekannten Strahlenquelle geeicht werden.

Geiger-Müller-Zählrohr. Es ist das älteste und einfachste Teilchenmeßgerät; es kann nur elektrisch geladene Teilchen zählen. Aufbau: In einem geschlossenen, geerdeten Metallzylinder ist entlang der Achse ein dünner Draht gespannt. Das Volumen ist mit einem Zählgas (z. B. Argon mit Methanbeimischung, etwa 10^4 bar Druck) gefüllt. Eine sehr dünne Folie verschließt eine der beiden Zylinderseiten, sie bildet das Eintrittsfenster. Über einen hochohmigen elektrischen Widerstand ($R > 1\,\text{M}\Omega$) liegt am Draht eine positive elektrische Gleichspannung (ca. 0,1 kV bis 10 kV) an.

Durchdringt ein elektrisch geladenes Teilchen das Zählrohrfenster, so ionisiert es einige Atome des Zählgases (s. o., inelastische Streuung). Die Spannung zwischen Zählerwand und Draht beschleunigt das positive Ion in Richtung Kathode (Wand) und das freigesetzte Elektron in Richtung Zähldraht. Für sehr kurze Zeit fließt daher ein elektrischer Strom. Der am elektrischen Widerstand des Zählrohrs entstandene Spannungsabfall wird verstärkt und entweder direkt in einen Lautsprecher geleitet oder elektronisch gezählt. Für die Zeitdauer des Strompulses (und noch etwas länger) bricht die elektrische Spannung zwischen Draht und Wand zusammen, und das Zählrohr reagiert nicht auf Strahlung. Diese Zeitspanne heißt Totzeit des Zählers, sie dauert — ie nach Gasfüllung — von einigen Mikrosekunden bis zu 10^{-5} s.

Kennlinie des Zählrohrs: Die elektrische Stromstärke zwischen Zählrohrwand und zentralem Draht hängt von der Zählrohrspannung U ab. Ist U sehr klein, so rekombinieren viele der erzeugten Ionen und Elektronen zu neutralen Gasatomen, bevor sie Kammerwand bzw. Zähldraht erreichen. Ist U sehr groß, so löst bereits ein einzelnes ionisierendes Teilchen durch Zusammenstöße mit den Gasatomen eine Ionenlawine aus, die das Zählrohr zerstören kann. Mit wachsender Zählrohrspannung unterscheiden wir die folgenden Arbeitsbereiche des Zählrohrs:

1.   Sättigungsbereich. Alle erzeugten Ionen erreichen die Elektroden. Arbeitsbereich der Ionisationskammer (s. u.).

2.   Proportionalbereich. Die gemessene elektrische Stromstärke ist proportional der Ionisation durch die eindringenden Teilchen. α- und β-Teilchen lassen sich unterscheiden. Arbeitsbereich des Proportionalzählers.

3.   Geigerbereich. Jedes eindringende, elektrisch geladene Teilchen löst einen Zählimpuls aus. Arbeitsbereich des Geiger-Müller-Zählrohrs, auch Auslösezählrohr genannt.

Verwendung: Nachweis einzelner β-Teilchen und schwacher γ-Strahlung. α-Teilchen bleiben oft wegen ihrer geringen Reichweite (s. o.) schon im Fenstermaterial stecken.

Ionisationskammer, Ionenkammer. In einem geschlossenen, mit Luft gefüllten Raum befinden sich zwei Elektroden. Dringt ionisierende Strahlung, z. B. atomare Teilchen, Gamma- oder Röntgenstrahlung in die Kammer ein, so entstehen bewegliche Ionenpaare, d. h. positive Luftionen und freie Elektronen. Die zwischen den Elektroden angelegte elektrische Gleichspannung saugt die elektrisch geladenen Teilchen ab, bevor diese wieder zu neutralen Luftmolekülen rekombinieren können (Sättigungsbereich). Als Folge fließt ein Ionisationsstrom I. I ist proportional der Ionendosis (s. Kap. 58) und damit ein Maß für die Intensität der auf die Ionisationskammer treffenden Strahlung.

Verwendung: Dosimetrie ionisierender Strahlung, vor allem von Gamma- und Röntgenstrahlung. Miniatur-Ionisationskammern dienen als Monitore für strahlenexponierte Personen. Die Kammer wird auf eine vorgegebene elektrische Spannung aufgeladen, der nach Bestrahlung gemessene Spannungsverlust ist proportional der innerhalb dieser Zeitspanne empfangenen Ionendosis.

Halbleiter-Detektoren bestehen aus elektrisch halbleitenden Festkörpern (s. Kap. 27, elektrischer Widerstand). Liegt eine elektrische Spannung (rund 10 bis 50 V) zwischen zwei Halbleiterseiten an, so fließt nur ein sehr geringer Strom, genannt Dunkelstrom. Dringt ionisierende Strahlung in das Halbleitervolumen ein, so entstehen − wie in Zählrohr und Ionisationskammer − Ionenpaare, und es fließt ein zusätzlicher elektrischer Strom proportional der Strahlungsintensität.

Vorteile: Hohe Empfindlichkeit, denn zur Erzeugung eines Ionenpaares genügen schon wenige eV Energie (zum Vergleich: in Luft werden etwa 34 eV benötigt). Große Wechselwirkungswahrscheinlichkeit, denn die Dichte des Detektorvolumens ist hoch im Vergleich zu dem von Ionisationskammer und Zählrohr. Die angelegte Spannung ist kaum 10 % der von Ionisationskammern und Zählrohren benötigten. Sehr kleine und hochempfindliche Strahlendetektoren.

Verwendung: Zählen, Dosimetrie, Energiemessung, Teilchenidentifizierung, Monitore im Strahlenschutz.

Szintillationsdetektoren bestehen aus einem transparenten Material und einem daran direkt gekoppelten, hochempfindlichen Lichtdetektor. Dringt Strahlung in den Szintillator ein, so entsteht ein sehr kurzer Lichtblitz, den beispielsweise ein Sekundärelektronenvervielfacher (Photomultiplier) in einen elektrischen Strompuls umwandelt. Die erzeugte Lichtmenge ist proportional der im Szintillator absorbierten Energie.

Als Szintillatoren dienen Festkörper (NaI- oder CsI-Kristalle), feste Polymere, Flüssigkeiten oder Gase.

Verwendung: Nachweis energiereicher geladener Teilchen. Sehr empfindlicher Detekor (wegen der hohen Dichte des Szintillators im Vergleich mit dem Füllgas der Ionisationskammern) für Röntgen- und Gammastrahlen. Messung sehr geringer Aktivitäten aus Traceruntersuchungen, indem die aktive Substanz mit einem flüssigen Szintillator vermischt wird. Messung der Energie geladener Teilchen. Messung der räumlichen Verteilung von radioaktiven Substanzen (Szintigramm).

Nachweis und Messen von Neutronen

Da Neutronen keine elektrischen Wechselwirkungen zeigen, sind die oben aufgeführten Meßmethoden ungeeignet. Neutronen werden meist mit Hilfe von Kernreaktionen nachgewiesen, beispielsweise durch ein mit BF_3-Gas gefülltes Zählrohr.

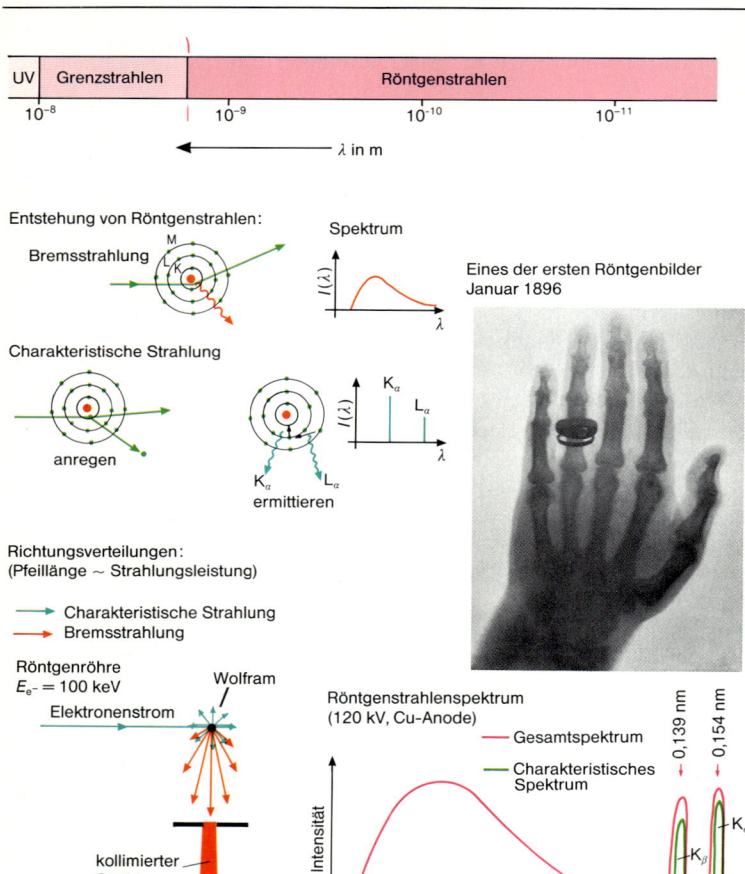

UV | Grenzstrahlen | Röntgenstrahlen

10^{-8} 10^{-9} 10^{-10} 10^{-11}

λ in m

Entstehung von Röntgenstrahlen:

Bremsstrahlung

Spektrum

$I(\lambda)$

λ

Eines der ersten Röntgenbilder
Januar 1896

Charakteristische Strahlung

anregen

$I(\lambda)$

K_α L_α

λ

K_α L_α
ermittieren

Richtungsverteilungen:
(Pfeillänge ~ Strahlungsleistung)

Charakteristische Strahlung
Bremsstrahlung

Röntgenröhre
$E_{e^-} = 100$ keV

Elektronenstrom

Wolfram

kollimierter
Strahl

Röntgenstrahlenspektrum
(120 kV, Cu-Anode)

— Gesamtspektrum
— Charakteristisches
   Spektrum

0,139 nm   0,154 nm

K_α
K_β

rel. Intensität

0   λ_{gr} 0,05   0,1   0,15

λ in m

Linearbeschleuniger
$E_{e^-} = 12\,000$ keV

Wolfram

56. Röntgenstrahlung

Entstehung, Einteilung. Dringen elektrisch geladene Teilchen, beispielsweise Elektronen, in Materie ein, so verlieren sie kinetische Energie durch inelastische Wechselwirkung mit Atomhülle und -kern (s. Kap. 55), sie werden abgebremst. Ein Teil dieses Energieverlustes wird in elektromagnetische Strahlung umgewandelt.

Zusammenhang zwischen Energieverlust eines Elektrons und Wellenlänge der emittierten Strahlung:

$$\lambda = h \frac{c}{\Delta E}$$

mit λ: Wellenlänge der Strahlung bzw. des Photons, in m; h: Planck-Konstante; c: Lichtgeschwindigkeit in m·s^{-1}; ΔE: Energieverlust in J.

• Beispiel: Verliert das Elektron bei Strahlungserzeugung $\Delta E = 20\,\text{keV} = 3,2 \times 10^{-15}\,\text{J}$, so ist die emittierte Wellenlänge $\lambda = 6,63 \times 10^{-34}\,\text{J·s} \times 2,99 \times 10^{8}\,\text{m} \cdot \text{s}^{-1} / 3,2 \times 10^{-15}\,\text{J} = 6,19 \times 10^{-11}\,\text{m} = 0,0619\,\text{nm}$. Gibt das Elektron dagegen nur 20 eV ab (ein viel wahrscheinlicherer Energieverlust), so ist $\lambda = 61,9\,\text{nm}$.

Ist die Wellenlänge der emittierten Strahlung $< 2 \times 10^{-9}\,\text{m} = 2\,\text{nm}$, so heißt sie Röntgenstrahlung.

Der Wellenlängenbereich $2\,\text{nm} > \lambda > 0,2\,\text{nm}$ heißt traditionell diagnostische Röntgenstrahlung, während elektromagnetische Wellen mit $\lambda < 0,2\,\text{nm}$ zu den therapeutischen Röntgenstrahlen gerechnet werden. In der Anwendung überlappen sich beide Bereiche weitgehend.

Mit fallender Wellenlänge wird Röntgenstrahlung immer „härter", d. h. durchdringender.

Spektrum der Röntgenstrahlen. In der Regel stellt das Röntgenspektrum eine Überlagerung zweier unterschiedlicher Spektren dar: das der Bremsstrahlung und das der Charakteristischen Strahlung.

Bremsstrahlung entsteht, wenn das Elektron mit dem Atomkern wechselwirkt und dabei Energie verliert, die es in Form von Röntgenstrahlen emittiert (s. Kap. 55, inelastische Streuung). Meist verliert es pro Wechselwirkung nur einen geringen Bruchteil seiner kinetischen Energie − es wird langsam ab*gebremst*. Aber es kann auch seine gesamte kinetische Energie bei einer einzigen Wechselwirkung in Strahlungsenergie umwandeln. Aus diesem

Strom I, Spannung U, Strahlungsleistung ϕ
der Röntgenröhre

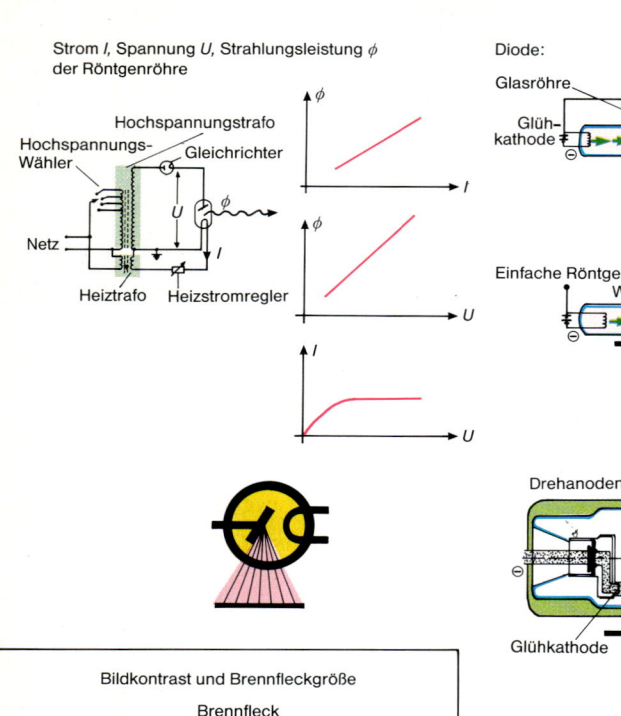

Diode:

Glasröhre
Vakuum
Glüh-
kathode
Anode
Elektronen

Einfache Röntgenröhre:
Wolfram
Kollimator
Röntgenstrahlen

Drehanodenröhre:
rotierende Anode
Ölkühlung
Glühkathode

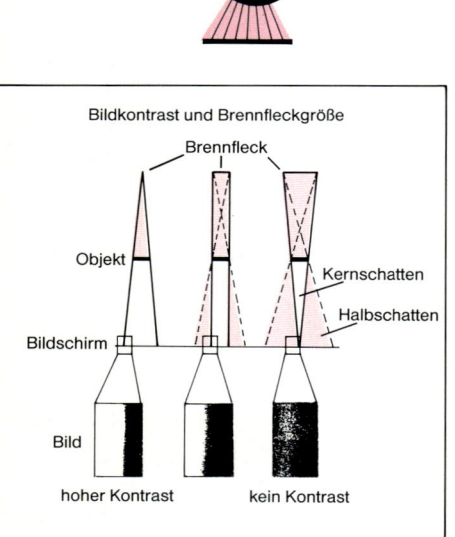

Bildkontrast und Brennfleckgröße

Brennfleck

Objekt

Kernschatten

Halbschatten

Bildschirm

Bild

hoher Kontrast　　kein Kontrast

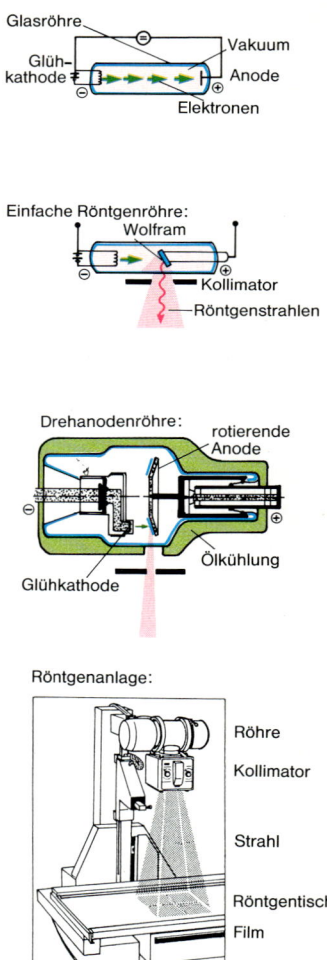

Röntgenanlage:

Röhre

Kollimator

Strahl

Röntgentisch

Film

Grunde ist das Spektrum der Bremsstrahlung kontinuierlich, d. h. es enthält alle Wellenlängen bis hinunter zur Grenzwellenlänge (s. u.). Da das Elektron seine Energie vorzugsweise über viele kleine Energieverluste abgibt, überwiegen im Bremsspektrum die langwelligen, d. h. die energiearmen Anteile.

Die Emissionsrichtung der Bremsstrahlung hängt von der Elektronenenergie ab.

● Beispiele: Diagnostische und therapeutische Röntgenstrahlen werden vorzugsweise im rechten Winkel zur Flugrichtung der e⁻ emittiert. Energiereiche Bremsstrahlung, beispielsweise die des Linearbeschleunigers, ist eng gebündelt in Flugrichtung der e⁻, d. h. in Vorwärtsrichtung.

Charakteristische Röntgenstrahlung entsteht, wenn das Elektron bei Wechselwirkung mit den Hüllenelektronen das Atom anregt (s. Kap. 52) oder ionisiert. Das angeregte oder ionisierte Atom fällt augenblicklich − direkt oder über Zwischenschritte − wieder in seinen Grundzustand zurück. Es emittiert die Energiedifferenz zwischen angeregtem Zustand und einem energetisch tieferliegenden Zustand als elektromagnetische Strahlung. Die Strahlung enthält also nur einzelne (diskrete) Wellenlängen. Dieses Linienspektrum ist *charakteristisch* für das emittierende Atom.

Charakteristische Strahlung wird in alle Raumrichtungen ausgesandt.

● Beispiele: Prallen schnelle Elektronen auf Kupfer, so beobachtet man neben dem kontinuierlichen Bremsspektrum ein überlagertes Linienspektrum, aus dem zwei Linien deutlich heraustreten. Ihre Wellenlängen sind 0,139 nm und 0,154 nm. Die entsprechenden Energieverluste sind $\Delta E = hc/\lambda$, also $\Delta E = 8,91$ keV bzw. 8,04 keV. In Cu sind also zwei angeregte Niveaus entstanden, die beim Übergang in den Grundzustand die charakteristische Strahlung aussenden.

Die prominenteste Linie in Wolfram entspricht einer Energie von 69,3 keV.

Röntgenröhren

Das wichtigste Gerät zur Erzeugung von Röntgenstrahlen heißt Röntgenröhre. Es handelt sich um ein evakuiertes Glas- oder Metallgefäß, in dem eine Glühkathode einer Anode (auch Antikathode genannt) gegenübersteht. Eine hohe elektrische Gleichspannung − bis zu 500 kV − liegt zwischen Kathode und Anode an. Wird die Kathode elektrisch geheizt, so glüht sie (s. Kap. 31, Glühemission) und emittiert Elektronen. Das elektrische Feld (s. Kap. 26) zwischen Kathode und Anode beschleunigt diese freien Elektronen in Richtung Anode. Die Teilchen prallen auf die Anode und verlieren im Anodenmaterial ihre gesamte kinetische Energie. Dabei entsteht zwar in erster Linie Wärme, doch ein Bruchteil der kinetischen Energie wandelt sich in Röntgenstrahlung um, die vorwiegend im rechten Winkel zur Verbindungslinie Kathode-Anode emittiert wird.

Da das Röntgenbild durch Schattenwurf des durchstrahlten Objektes entsteht (s. u.), ist für die Abbildungseigenschaften der Röntgenröhre ein eng fokussierter Elektronenstrahl wichtig. Der Brennfleck − dort, wo die e^- aufprallen − soll möglichst klein sein.

Grenzwellenlänge heißt das kurzwellige Ende des ausgesandten Röntgenstrahlenspektrums. Dem entspricht die Umwandlung der gesamten kinetischen Energie eines Elektrons in elektromagnetische Strahlung bei einer einzigen Wechselwirkung. Für λ_{gr} gilt zahlenmäßig in ausreichender Näherung

$$\lambda_{gr} = 1,24/U$$

mit λ_{gr}: Grenzwellenlänge in nm; U: elektrische Spannung zwischen Kathode und Anode, genannt Röhrenspannung, eingesetzt in kV.

● **Beispiel:** Für $U = 120\,\text{kV}$ ist $\lambda_{gr} = 1,24/120\,\text{nm} = 0,0103\,\text{nm}$. (Das ist das gleiche Ergebnis, wie man es anhand der weiter oben angegebenen Formel zum Energieverlust durch Strahlung erhält, denn die kinetische Energie (in eV) der auf die Anode prallenden Elektronen ist gleich der Röhrenspannung, ausgedrückt in V).

Auch Elektronenbeschleuniger wie Betatron und Linearbeschleuniger (Linac) dienen der Erzeugung von Röntgenstrahlen, lediglich der Beschleunigungsvorgang für die e^- ist ein anderer. Für λ_{gr} gilt die gleiche Formel.

● **Beispiel:** Die Grenzwellenlänge der Bremsstrahlung eines 12 MeV Linac ist $\lambda_{gr} = 1,24/12000\,\text{nm} = 1,03 \times 10^{-4}\,\text{nm} = 1,03 \times 10^{-13}\,\text{m}$, eine extrem „harte" Strahlung.

Wirkungsgrad einer Röntgenröhre, abgekürzt η, (s. Kap. 13) heißt jener Bruchteil ihrer der elektrischen Spannungsquelle entnommenen elektrischen Leistung (s. Kap. 29), den sie in Strahlung umsetzt:

$$\eta = CUZ$$

mit η: Wirkungsgrad in %; $C = 1 \times 10^{-6}\,\text{V}^{-1}$: eine Konstante ; U: elektrische Spannung zwischen Kathode und Anode, in kV; Z: Ordnungszahl des Anodenmaterials.

Je höher die Röhrenspannung und je größer die Ordnungszahl des Anodenmaterials, desto größer ist der relative Anteil an erzeugter Strahlung. Das ist ein wichtiger Zusammenhang, denn jene Energie, die nicht in Form von Strahlung emittiert wird, heizt die Anode auf und muß mit Hilfe einer Wasser- oder Ölkühlung abgeführt werden.

• Beispiele: Der Wirkungsgrad einer 120 kV Röntgenröhre mit W-Anode ist $\eta = 10^{-6} \times 120 \times 74 = 0,0089$. Das heißt, mehr als 99 % der elektrischen Leistung der Röhre werden in Wärme umgewandelt. Für eine Cu-Anode ist der entsprechende Wirkungsgrad sogar nur 0,0035.

Ein 12 MeV Linac mit W-Anode zeigt einen erheblich höheren Wirkungsgrad, denn $\eta = 10^{-6} \times 12000 \times 74 = 0,89$. Eine Anodenkühlung ist hier nicht notwendig.

Strahlungsleistung einer Röntgenröhre ist das Produkt aus Wirkungsgrad und elektrischer Leistung der Röhre, also

$$\Phi = \eta P$$

mit Φ: Strahlungsleistung in W; $P = UI$: elektrische Leistung der Röntgenröhre in W; U: elektrische Röhrenspannung in V; I: elektrischer Röhrenstrom in A.

Die Strahlungsleistung einer Röntgenröhre wächst also proportional mit dem Röhrenstrom und der Röhrenspannung an.

• Beispiel: Fließt in einer 120 kV Röntgenröhre ein Röhrenstrom von 2 mA, so ist $P = 1,2 \times 10^5 \text{ V} \times 0,002 \text{ A} = 240 \text{ W}$. Für eine W-Anode ist $\eta = 0,0089$ (s. o.). Daraus folgt $\Phi = 240 \text{ W} \times 0,0089 = 2,14 \text{ W}$ Strahlungsleistung. Davon wird nur jener Bruchteil verwandt, den die Röhre in den nutzbaren Raumwinkel emittiert.

Nachweis der Röntgenstrahlen erfolgt in erster Linie durch die Schwärzung von photographischen Emulsionen, Aufleuchten von Röntgen-Fluoreszenzschirmen und Signalen in Szintillationsdetektoren und Ionisationskammern (s. auch Kap. 59).

Röntgenbildverstärker, s. Kap. 59.

Anwendung der Röntgenstrahlen

In erster Linie wird die große Durchdringungsfähigkeit der Röntgenstrahlen in der medizinischen Diagnostik und Therapie genutzt, aber auch in der Industrie, beispielsweise bei der zerstörungsfreien Materialprüfung. Strukturanalyse von Molekülen und Kristallen beruht auf Streuung und Interferenz von Röntgenstrahlen.

Röntgenbilder sind Schattenwürfe des Inneren eines durchstrahlten Objekts, sie sind die Summe aller Schatten zwischen Brennfleck der Röntgenröhre und Strahlendetektor, z. B. dem Röntgenbildschirm. Schatten entstehen dadurch, daß beim Durchdringen von Materie die Röntgenstrahlen proportional der Schichtdicke, der Dichte und der Zusammensetzung interner Strukturen geschwächt werden. Die Schwächung folgt einem exponentiellen Absorptionsgesetz (s. Kap. 42):

$$\Phi = \Phi_0 \exp(-\mu d)$$

mit Φ, Φ_0: Strahlungsleistung der Röntgenstrahlung hinter bzw. vor dem durchstrahlten Objekt, in W; μ: linearer Schwächungskoeffizient für das Material der durchstrahlten Struktur, in m^{-1}; d: Dicke der Struktur in Strahlrichtung, in m.

Der lineare Schwächungskoeffizient μ ist bei gegebener Wellenlänge typisch für jedes Material (s. Kap. 57). Beispielsweise ist er für Knochen größer als für Muskelgewebe, d. h. Knochen absorbiert Röntgenstrahlen stärker, wirft also einen dichteren Schatten auf den Röntgenbildschirm als Muskelgewebe.

Entscheidend für die Qualität eines Röntgenbildes ist der Kontrast (s. Kap. 49), d. h. der Leuchtdichteunterschied zwischen einer betrachteten Struktur und ihrem Hintergrund. Leuchtdichteunterschiede von ca. 1 % sind eben noch erkennbar. Da viele Strukturen im Körperinneren sehr ähnliche Schwächungskoeffizienten aufweisen, ist oft eine Kontrastverstärkung angezeigt.

• Beispiel: Der Dickdarm hebt sich im Röntgenbild kaum merklich gegen die anderen Bildstrukturen ab. Füllung mit einem Bariumsulfatbrei (hohe Dichte, großes Z) steigert den Kontrast erheblich, der Dickdarm tritt jetzt deutlich hervor.

Kontrastverstärkung eines fertigen Bildes kann auch elektronisch erfolgen.

Computer-Tomographie (CT). Eine Röntgenröhre mit fächerförmigem Strahl dreht sich schrittweise um die Längsachse des Patienten. Zahlreiche kleine Strahlungsdetektoren sind auf einem Kreissektor angebracht, der sich auf der Gegenseite ebenfalls um die Längsachse dreht. Bei jedem Stillstand emittiert die Röntgenröhre. Alle Detektoren messen jetzt die Strahlenschwächung durch den Körper auf der Verbindungslinie Röhre-Detektor. Daraus wird μ für diese Richtungen berechnet. Nun dreht sich die Röhre einen Schritt weiter, die Messungen werden wiederholt. Ein Rechner rekonstruiert aus den zahlreichen Absorptionskoeffizienten punktweise ein zweidimensionales Schichtbild des Körperinneren. Beispielsweise erzeugen 256 Detektoren bei einer 360° Drehung rund 64 000 Bildpunkte innerhalb von 8 s. Die erfaßte Schichtdicke beträgt 5–10 mm.

57. Wechselwirkung von Photonen mit Materie

Schwächungskoeffizient

Dringen energiereiche Photonen in Materie ein, so wechselwirken sie mit den Atomelektronen und Atomkernen. Dabei verlieren sie Energie und/oder ändern ihre Ausbreitungsrichtung. Die Wechselwirkungen beim Durchdringen einer Materialschicht schwächen den Strahlungsfluß der Photonen (siehe Kap. 42). Das Schwächungsgesetz lautet

$$\Phi = \Phi_0 \exp(-\mu d)$$

mit Φ, Φ_0: Strahlungsfluß hinter bzw. vor der Schichtdicke d; Φ_0 ist der Strahlungsfluß für $d = 0$; μ: linearer Schwächungskoeffizient in m^{-1}. μ hängt ab vom Material und von der Photonenenergie bzw. -wellenlänge.

Das Schwächungsgesetz kann auch anders formuliert werden:

$$\Phi = \Phi_0 \exp(-\mu_m d\varrho)$$

mit $\mu_m = \mu/\varrho$: linearer Massenschwächungskoeffizient in $m^2\cdot kg^{-1}$, aber meist angegeben in $cm^2\cdot g^{-1}$; ϱ: Dichte des durchstrahlten Materials in $kg\cdot m^{-3}$ bzw. in $g\cdot cm^{-3}$; d: Schichtdicke in m bzw. in cm. Die Zahlenwerte für μ_m sind für die verschiedenen Materialien und Photonenenergien in Tabellenwerken gesammelt.

• Beispiele: Für 120 keV Photonen ($\lambda = 0,0103$ nm) ist $\mu_m = 3,0\,cm^2\cdot g^{-1}$. Eine 2 mm dicke Pb-Schicht ($d\varrho = 0,2\,cm \times 11,3\,g\cdot cm^{-3} = 2,26\,g\cdot cm^{-2}$) schwächt also die 120 keV Photonen mit dem Faktor $\exp(-3,0 \times 2,26) = 0,00114$. Das heißt, nur 0,114 % des einfallenden Strahlungsflusses passiert die 2 mm dicke Pb-Schicht. Zum Vergleich: 12 MeV Photonen ($\mu_m = 0,07\,cm^2\cdot g^{-1}$) werden durch die gleiche Schichtdicke nur auf 85,4 % des Anfangswertes geschwächt, d. h. $\Phi = 0,854\,\Phi_0$.

Achtung: Die tabellierten Zahlenwerte für μ bzw. μ_m gelten für den Strahlungsfluß monoenergetischer Photonen, in der Praxis also nur für γ-Strahlen (s. Kap. 54). Liegt ein Photonenspektrum vor – wie z. B. bei Röntgen- und Bremsstrahlen – so muß man mittlere Energiewerte für die Photonen verwenden.

μ setzt sich additiv aus mehreren Anteilen zusammen (s. u.), die ihrerseits unterschiedlich von Energie und Material abhängen. Mit wachsender Photonenenergie sinkt μ ab, erreicht im Energiebereich zwischen 1 MeV und

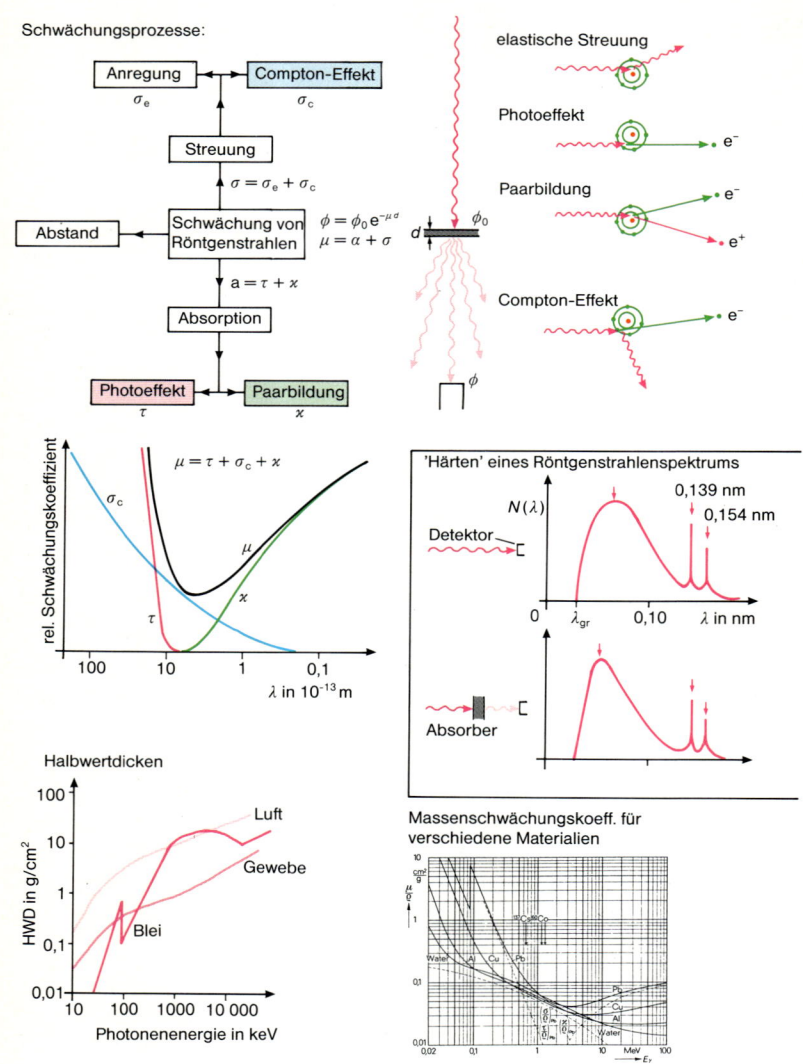

Schwächungsprozesse:

Anregung σ_e ← Compton-Effekt σ_c

Streuung
$\sigma = \sigma_e + \sigma_c$

Abstand ← Schwächung von Röntgenstrahlen
$\phi = \phi_0 e^{-\mu \sigma}$
$\mu = \alpha + \sigma$

$a = \tau + \varkappa$

Absorption

Photoeffekt τ → Paarbildung $\varkappa$

elastische Streuung

Photoeffekt

Paarbildung

Compton-Effekt

rel. Schwächungskoeffizient

$\mu = \tau + \sigma_c + \varkappa$

σ_c

μ

$\varkappa$

τ

100   10   1   0,1

λ in 10^{-13} m

'Härten' eines Röntgenstrahlenspektrums

$N(\lambda)$
0,139 nm
0,154 nm
Detektor

0   λ_{gr} 0,10 λ in nm

Absorber

Halbwertdicken

HWD in g/cm^2

100
10
1
0,1
0,01

Luft

Gewebe

Blei

10   100   1000   10 000

Photonenenergie in keV

Massenschwächungskoeff. für verschiedene Materialien

10 MeV einen Minimalwert und steigt dann für höhere Energiewerte wieder an. Dieser Verlauf ist wichtig für den Strahlenschutz: Es erfordert besonders große Schichtdicken, um den Strahlungsfluß von Photonen der Energie zwischen 1 MeV und 10 MeV zu schwächen.

• Beispiel: Die gleiche Absorberdicke aus Blei schwächt 100 MeV Photonen 8mal mehr als 3 MeV Photonen.

μ ist energieabhängig, also werden kontinuierliche Röntgenstrahlenspektren beim Durchdringen von Materie „härter", d. h. die energiereichen Anteile des Spektrums wachsen relativ zu den energiearmen.

An den **Absorptionskanten** wächst der Schwächungskoeffizient steil bei geringer Energieerhöhung. Grund: Die Photonenenergie an der Kante entspricht der Bindungsenergie eines inneren Elektrons. Ab dieser Energie können Elektronen im entsprechenden Orbital durch die Photonen abgelöst werden. Die Positionen der Absorptionskanten sind von Element zu Element verschieden, alle liegen im Photonenenergiebereich $< 100 \, \text{keV}$.

Halbwertdicke, abgekürzt HWD, ist jene Schichtdicke, hinter der der Strahlungsfluß der Photonen auf die Hälfte absinkt. Aus dem Schwächungsgesetz (s. o.) folgt für $\Phi = \Phi_0/2$ und $d = \text{HWD}$

$$\text{HWD} = 0,693/\mu \quad .$$

Die HWD wächst mit steigender Energie, erreicht im Bereich zwischen 1 MeV und 10 MeV einen Maximalwert und sinkt dann wieder ab. Aus der gemessenen HWD kann die mittlere Wellenlänge des Röntgenspektrums bestimmt werden.

• Beispiele: Für ^{60}Co-Strahlung durch Pb ist HWD $= 0,0012 \, \text{m}$.
Ist die HWD für Kupfer 1 mm, so beträgt die mittlere Wellenlänge des Spektrums 0,02 nm.

Da Röntgenstrahlenspektren beim Passieren von Material „härter" werden, steigt die HWD bei größeren Schichtdicken an.

• Beispiel: Für 120 keV Photonen und Pb ist HWD $= 0,17 \, \text{mm}$. Um den Strahlungsfluß insgesamt auf 25 % des Anfangwertes zu verringern, ist die Schichtdicke 0,17 mm $+ 0,20 \, \text{mm} = 0,37 \, \text{mm}$ (also $d > 2 \times \text{HWD}$) notwendig.

Photonenabsorption

Photoelektrischer Effekt, Photoeffekt, Ionisation tritt auf, wenn ein Photon seine gesamte Energie auf ein Elektron der Atomhülle überträgt. Das Elektron, genannt Photoelektron, verläßt dann das Atom, ein positives Ion bleibt zurück. Es gilt

$$E_e = h\nu - W$$

mit E_e: kinetische Energie des Photoelektrons; $h\nu$: Energie des absorbierten Photons (s. Kap. 51); W: Betrag der Bindungsenergie des Elektrons an das Atom.

Der Photoeffekt dominiert die Wechselwirkung für Photonenenergien bis zu einigen hundert keV, d. h. konventionelle Röntgenstrahlung wird in erster Linie durch den Photoeffekt geschwächt.

Werden die Photoelektronen aus weiter innen liegenden Orbitalen herausgeschlagen, so füllen anschließend Elektronen aus außen gelegenen Orbitalen des selben Atoms die freien Positionen auf. Dabei entsteht Charakteristische Röntgenstrahlung (s. Kap. 56).

• Anwendungen: Der Photoeffekt ist wichtig für den Kontrast in Röntgenaufnahmen (s. Kap. 56), denn

$$\tau \sim Z^4$$

mit τ: Photoabsorptionskoeffizient; Z: Ordnungszahl des Materials, in dem die Photonen Photoelektronen auslösen.

Bereits geringe Unterschiede in der atomaren Zusammensetzung des absorbierenden Materials verändern τ erheblich. Daher werfen Knochen (Hauptbestandteil Ca mit $Z = 20$) einen wesentlich dichteren Schatten als Muskelgewebe (Hauptbestandteile H und C mit $Z = 1$ bzw. 6).

Photoelektronen dienen in der Ionisationskammer (s. Kap. 55) dem quantitativen Nachweis von Röntgenstrahlung.

Die beim Photoeffekt entstehenden Ionen können chemische Reaktionen in Gang setzen, die dann ihrerseits zum quantitativen Nachweis der Röntgenstrahlung genutzt werden (chemische Strahlendosimetrie).

Paarbildung. In der Nähe des Atomkerns kann sich ein Photon der Energie $> 1,02$ MeV in ein Elektron-Positron-Paar umwandeln. Die Energie 0,511 MeV entspricht der Ruhemasse eines Elektrons bzw. Positrons. Das Photon verschwindet. Die kinetische Energie des e^- bzw. des e^+ beträgt: (Photonenenergie $- 1,02$ MeV)/2.

• Beispiel: Für die Umwandlung der Strahlungsenergie E in die Masse m gilt Einsteins Formel $E = mc^2$. Die Ruhemasse des Elektrons ist $m_e = 9,11 \times 10^{-31}$ kg, also ist das Energieäquivalent für 1 Elektron $9,11 \times 10^{-31}$ kg $\times (2,99 \times 10^8$ m $\cdot$ s$^{-1})^2 = 8,14 \times 10^{-14}$ J $= 5,11 \times 10^5$ eV. Bei der Paarbildung entstehen die beiden massegleichen Teilchen Elektron und

Positron, also muß das Photon mindestens eine Energie von $2 \times 5,11 \times 10^5$ eV = 1,02 MeV haben, damit Paarbildung möglich wird.

Paarbildung dominiert die Wechselwirkung für Photonenenergien oberhalb ca. 10 MeV.

Photonenstreuung

Durchdringen Photonen eine Materialschicht, so werden sie dabei gestreut, d. h. sie ändern ihre Flugrichtung. Ein zuvor paralleler Photonenstrahl divergiert, wenn er die Schicht verläßt. Bei der Streuung kann das Photon Energie verlieren (inelastische Str.) oder seine Energie bleibt erhalten (elastische Str.).

Inelastische Photonenstreuung, Compton-Effekt tritt auf, wenn ein Photon mit einem Atomelektron zusammenstößt, dabei aber nur einen Teil seiner Energie auf das Elektron überträgt. Das Elektron, genannt Compton-Elektron, verläßt dabei das Atom. Das Photon fliegt weiter mit veränderter Richtung.

Der Compton-Effekt dominiert die Wechselwirkung für Photonenenergien zwischen etwa 1 MeV und 10 MeV.

Elastische Photonenstreuung erfolgt durch Anregung (s. Kap. 52) von Atomen. Die dabei vom Atomelektron absorbierte Energie wird sofort wieder ausgestrahlt, beispielsweise auch nach rückwärts. Die elastisch gestreuten Röntgenstrahlen verlieren also keine Energie, sie ändern lediglich ihre Ausbreitungsrichtung. Der Strahlungsfluß wird jedoch geschwächt, denn einige Photonen sind aus der Vorwärtsrichtung herausgestreut und erreichen nicht das Meßgerät.

Photonenstreuung kann in der Praxis gefährlich werden, da jetzt ein Teil der Röntgenstrahlung − der Streuanteil − aus einer unvermuteten Richtung kommt.

Quadratisches Abstandsgesetz

Röntgenstrahlenquellen, beispielsweise der Brennfleck eine Röntgenröhre, sind meist punktförmig, die Strahlung breitet sich als Kugelwelle aus. Die durchsetzte Fläche wächst mit dem Quadrat des Abstandes Quelle-Detektor (s. Kap. 44). Auch dieser Vorgang kann als Röntgenstrahlenschwächung betrachtet werden. Das ist besonders wichtig in der Praxis, denn Abstand ist der billigste Strahlenschutz.

Unrechnung Ionendosis J
in Energiedosis D

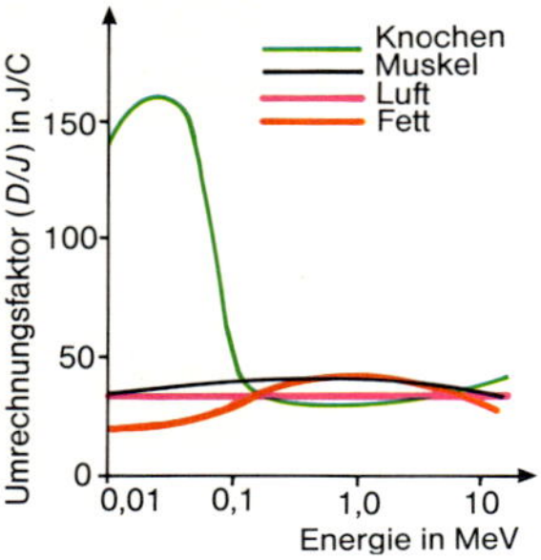

Umrechnungsfaktor (D/J) in J/C

— Knochen
— Muskel
— Luft
— Fett

150

100

50

0

0,01   0,1   1,0   10

Energie in MeV

Natürliche Strahlendosis im Freien

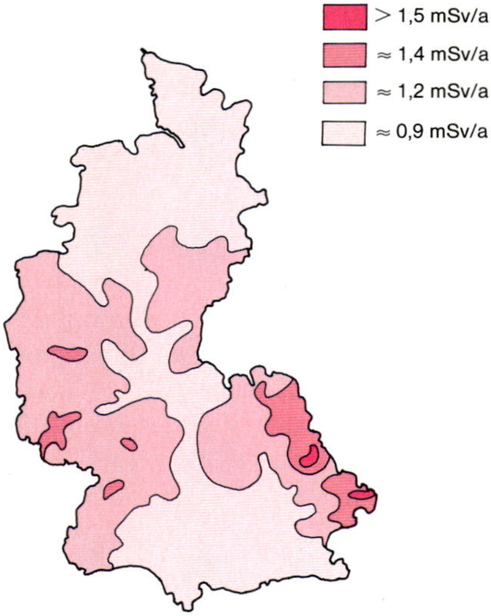

■ > 1,5 mSv/a
■ ≈ 1,4 mSv/a
■ ≈ 1,2 mSv/a
□ ≈ 0,9 mSv/a

Strahlenbelastung einer
Person in Deutschland

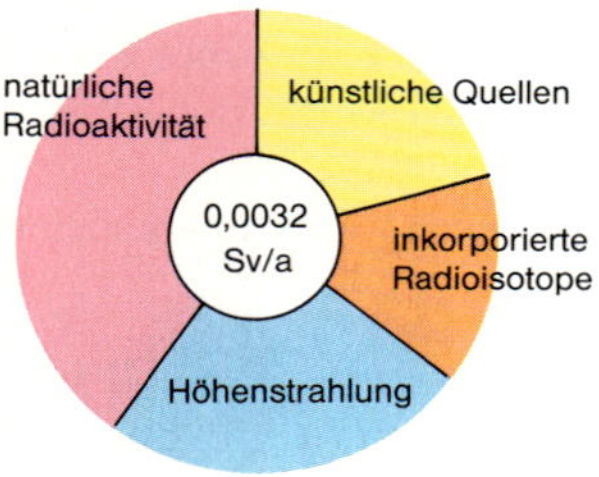

natürliche
Radioaktivität

künstliche Quellen

0,0032
Sv/a

inkorporierte
Radioisotope

Höhenstrahlung

Schichtdicken, die noch 10% der Strahlung durchlassen (TLV):

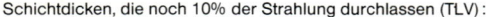

$d_{1/10}$

ϕ_0 → ▨ → 1/10 ϕ_0

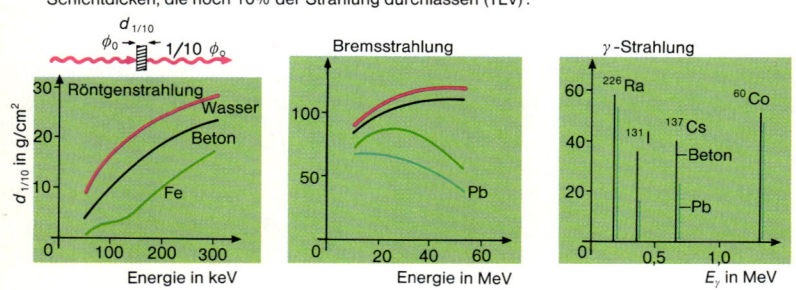

Röntgenstrahlung

$d_{1/10}$ in g/cm²

30

20

10

0

Wasser

Beton

Fe

100   200   300

Energie in keV

Bremsstrahlung

100

50

0

Pb

0   20   40   60

Energie in MeV

γ-Strahlung

60

40

20

0

^{226}Ra

^{131}I

^{137}Cs

^{60}Co

Beton

Pb

0,5   1,0

E_γ in MeV

58. Dosimetrie und Strahlenschutz

Dosimetrie

Der Begriff Strahlendosis ist aus der Pharmakologie entlehnt und bezieht sich *nur* auf ionisierende Strahlung. Das heißt, die bei einer Wechselwirkung an das Atom abgegebene Energie muß größer sein als die Ionisierungsenergie des Atoms (s. Kap. 15).
Wir unterscheiden Energiedosis und Ionendosis.

Energiedosis, abgekürzt D, heißt die von der bestrahlten Substanz absorbierte Energie pro Masseneinheit. D wird gemessen in Joule/Kilogramm. Die abgeleitete SI-Einheit der Energiedosis heißt Gray, Einheitenzeichen Gy. Es gilt

$$1\,\text{Gy} = 1\,\text{J} \cdot \text{kg}^{-1} \quad .$$

Eine veraltete Einheit für D ist Rad (englisch: Radiation absorbed dose), Einheitenzeichen rad (oder rd).
Umrechnungen: 1 rad = 0,01 Gy und 1 Gy = 100 rad.
Die Energiedosis läßt sich selten direkt messen, sie wird aus der Ionendosis (s. u.) berechnet.

Energiedosisleistung, abgekürzt $\dot{D}$, ist Energiedosis pro Zeiteinheit, also dD/dt. Sie wird gemessen in Gy·s^{-1}. Veraltet ist die Angabe der Energiedosisleistung in rad·s^{-1}.

Ionendosis, abgekürzt J, ist die durch ionisierende Strahlung *in Luft* erzeugte elektrische Ladungsmenge pro Masseneinheit. Dabei werden nur die Ionen eines Vorzeichens berücksichtigt. J wird gemessen in Coulomb/Kilogramm, es gibt keinen speziellen Einheitennamen.
Eine veraltete Einheit für J ist Röntgen, Einheitenzeichen R.
Umrechnungen: 1 R = 2,58 × 10^{-4} C·kg^{-1} und 1 C·kg^{-1} = 3,88 × 10^3 R.
Luftgefüllte Ionisationskammern (s. Kap. 55) messen die Ionendosis.

Ionendosisleistung, abgekürzt $\dot{J}$, ist Ionendosis pro Zeiteinheit, also dJ/dt. Sie wird gemessen in C·kg^{-1}·s^{-1}. Veraltet ist die Angabe der Ionendosisleistung in R·s^{-1}.

Bestimmung der Energiedosis. Die Energie, um in Luft ein Ionenpaar zu erzeugen, beträgt im Mittel $5,4 \times 10^{-18}$ J = 34 eV. Erzeugt die Strahlung N Ionenpaare in Luft, so beträgt die in Luft absorbierte Energie 34 × N eV.

In Luft gilt die Umrechnung:

Energiedosis (Luft) = 34 $(J \cdot C^{-1})$ × Ionendosis .

Der Umrechnungsfaktor $(34\,J\cdot C^{-1}$ für Luft) hängt ab von der Art des Körpergewebes und der Energie der Strahlung. Für Muskelgewebe beträgt der Umrechnungsfaktor $37{,}4\,J\cdot C^{-1}$, in Muskelgewebe ist er weitgehend unabhängig von der Strahlenenergie.

● Beispiel: Am Bestrahlungsort werde mit Hilfe einer Ionisationskammer die Ionendosisleistung $0{,}02\,C\cdot kg^{-1}\cdot s^{-1}$ gemessen. Wird der Muskel eines Patienten an diesem Ort 2 Minuten lang bestrahlt, so empfängt er insgesamt die Energiedosis $0{,}02\,C\cdot kg^{-1}\cdot s^{-1} \times 37{,}4\,J\cdot C^{-1} \times 120\,s= 89{,}8\,J/kg= 89{,}8\,Gy$ (veraltet: $8{,}98\,krad$).

Für Knochen und Fettgewebe ist die Umrechnung nicht so einfach, es werden empirische, energieabhängige Umrechnungsfaktoren D/J verwandt.

Äquivalentdosis. Die gleiche absorbierte Energiedosis zeigt unterschiedliche biologische Strahlenwirkungen für verschiedene Strahlenarten, beispielsweise für Röntgenstrahlen und α-Strahlen. Um den Einfluß der Strahlenarten zu erfassen, vergleicht man die biologischen Strahlenwirkungen − hervorgerufen durch die gleiche Energiedosis − mit der von $200\,kV$ Röntgenstrahlen und erhält so einen Bewertungsfaktor, genannt Qualitätsfaktor q, für die äquivalente biologische Wirksamkeit einer Strahlenart.

Die Äquivalentdosis wird nur im Strahlenschutz verwandt.

● Beispiel: Eine Röntgenstrahlen-Energiedosis von $50\,Gy$ löse eine bestimmte biologische Wirkung in Gewebe aus. Verwendet man langsame Neutronen zur Bestrahlung des gleichen Gewebes, so reichen bereits $5\,Gy$ aus, um die gleiche biologische Wirkung zu erzielen. Die langsamen Neutronen sind also zehnfach wirksamer als die gleiche Dosis Röntgenstrahlen.

q ist unabhängig von der untersuchten biologischen Strahlenwirkung und unabhängig von der Strahlendosis.

Die Äquivalentdosis, abgekürzt D_q ist

$$D_q = qD \quad ,$$

mit q: Qualitätsfaktor der Strahlenart; D: Energiedosis. D_q wird gemessen in der abgeleiteten SI-Einheit Sievert, Einheitenzeichen Sv. Es gilt

$$1\,Sv = 1q \times Gy \quad .$$

Eine veraltete Einheit der Äquivalentdosis ist Rem (englisch: Radiation equivalent man), Einheitenzeichen rem.

Umrechnungen: $1\,rem = 0{,}01\,Sv$ und $100\,Sv = 1\,rem$.

Qualitätsfaktoren für verschiedene Strahlenarten:

Strahlenart	q
Röntgen-, Gammastrahlen	1
Elektronen, Positronen	1
Protonen, Deuteronen	10
Neutronen (energieabhängig)	2–20
α-Teilchen, schwere Teilchen	20

Gesetzliche Strahlendosis-Grenzwerte

Für Ganzkörperbestrahlung gilt:

Beruflich strahlenexponierte Personen	0,050 Sv/Jahr
Einzelpersonen, gemittelt über Lebensdauer	0,005 Sv/Jahr

Zum Vergleich: Der Körper empfängt unvermeidbar aus der Umwelt (in Deutschland) pro Jahr eine Äquivalentdosis von ca. 0,0022 Sv. Das ist die mittlere natürliche Strahlenexposition. Rund 75 % sind auf inkorporierte Radionuklide zurückzuführen, der Rest auf Strahlung von außen.

Empfängt der gesamte Körper einer Person innerhalb einer kurzen Zeitspanne eine Äquivalentdosis zwischen 2 Sv und 4 Sv, so beträgt die Überlebenswahrscheinlichkeit nur 50 %.

Physikalische Grundlagen des Strahlenschutzes

Wahrscheinlich gibt es keine unschädliche Strahlendosis. Aufgabe des Strahlenschutzes ist es, eine unvermeidbare Strahlendosis *so niedrig wie vernünftigerweise erreichbar* zu halten.

Jeder physikalische Strahlenschutz ruht auf drei Grundlagen:

1. Abstand von der Strahlenquelle möglichst groß halten. Für punktförmige Strahlenquellen ist das besonders wirksam, denn der Strahlungsfluß fällt hier mit dem Quadrat des Abstandes (s. Kap. 44). Verdopplung des Abstandes zur Strahlenquelle reduziert den Strahlungsfluß auf $\frac{1}{4}$, Vervierfachung auf $\frac{1}{16}$.
2. Abschirmen der Strahlung durch passend gewählte Absorbersubstanzen (s. Kap. 55 und 57).
3. Aufenthaltsdauer im Strahlungsfeld so kurz wie möglich halten, denn die empfangene Strahlendosis ist das Produkt aus Dosisleistung und Einwirkungsdauer.

59. Nachweis von Röntgenstrahlen

Kalorimeter

Wird Röntgenstrahlung total absorbiert, so wandelt sich ihre Strahlungsenergie in Wärmeenergie um. Ist der Absorber thermisch isoliert, so steigt seine Temperatur an. Bei bekannter Wärmekapazität (s. Kap. 18) des Absorbers kann aus der Temperaturerhöhung direkt die absorbierte Energiedosis in $J \cdot kg^{-1}$ (bzw. in Gy) berechnet werden.

Röntgenstrahlen-Detektoren bzw. -Dosimeter werden mit Hilfe des Kalorimeters absolut geeicht.

Photoemulsion

Wechselwirken Röntgenstrahlen mit dem Silberbromid (AgBr) in einem photographischen Film, so geschieht das vor allem über den Photoeffekt (s. Kap. 57). Die Schwärzung der entwickelten Emulsion ist proportional der empfangenen Ionendosis und dient daher zur Dosismessung bei der Überwachung von strahlengefährdeten Personen. Filmplaketten sind billige und empfindliche Dosimeter. Wird die Emulsion streifenweise durch unterschiedlich dicke Bleifolien abgedeckt, so werden Röntgenstrahlen teilweise absorbiert. Die daraufhin unterschiedlichen Schwärzungen hinter den Folien geben Aufschluß über die „Härte" der empfangenen Strahlung.

Filme für Röntgenaufnahmen sind beidseitig beschichtet und enthalten noch Verstärkerfolien, deren Fluoreszenz (s. u.) die Schwärzung der Emulsionen erheblich verstärkt.

Chemischer Nachweis

Gelöste Fe(II)-Ionen gehen bei Bestrahlung in Fe(III)-Ionen über. Die Farbänderung der Lösung ist proportional der akkumulierten Strahlendosis und erlaubt Dosismessungen im Bereich zwischen 1 Gy und 500 Gy.

Ionisationskammer

Siehe auch Kap. 55. Dringen Röntgenstrahlen in Luft ein, so lösen sie Photo-, Compton- und Paarbildungs-Elektronen aus (s. Kap. 57). Die mittlere Energie zur Erzeugung eines Ionenpaars (Elektron + Ion) beträgt in Luft $5,4 \times 10^{-18}$ J $= 34$ eV. Befindet sich das bestrahlte Luftvolumen zwischen zwei

Elektroden und liegt eine elektrische Spannung an, so fließt ein Ionisationsstrom. Die Stärke des Sättigungs-Ionisationsstroms ist ein Maß für die Ionendosisleistung der Röntgenstrahlen.

Die Ionisationskammer ist meist als Zylinder ausgeführt mit einem entlang der Achse ausgespannten Draht. Es sind sehr empfindliche Dosimeter, ihre Anzeige ist weitgehend unabhängig von der Energie der Röntgenstrahlen.

Fluoreszenz, Lumineszenz

Röntgenstrahlen lösen beim Auftreffen in manchen Substanzen sofort Fluoreszenzleuchten aus. Lumineszenzleuchten tritt dagegen erst nach einer zeitlichen Verzögerung auf.

Leuchtschirme sind Gläser, beschichtet mit silberaktivierten Zink-Cadmiumsulfiden. Röntgenstrahlen regen diese Moleküle an oder ionisieren sie. Beim unmittelbar anschließenden Übergang in den Grundzustand und bei Rekombination senden die angeregten Moleküle Licht im gelb-grünen Spektralbereich aus, der Leuchtschirm fluoresziert. Die Intensität ist dem auftreffenden Strahlungsfluß, also der Ionendosisleistung proportional. Die Leuchtdichte der Röntgenleuchtschirme ist bei den in der Diagnostik eingesetzten Strahlungsflüssen jedoch gering, so daß nur ein dunkeladaptiertes Auge das Fluoreszenzleuchten erkennen kann.

Röntgenbildverstärker sind evakuierte Glasgefäße, die auf der Stirnfläche einen sphärisch gekrümmten Leuchtschirm tragen. Wird dieser durch Röntgenstrahlen angeregt, so fällt sein Licht auf eine anliegende Aluminiumfolie und löst dort zahlreiche Photoelektronen aus. Diese werden im Glasgefäß elektrostatisch beschleunigt, gebündelt und auf einen weiteren Leuchtschirm fokussiert. Die beschleunigten Elektronen erzeugen ein verkleinertes Schirmbild hoher Leuchtdichte. Eine Fernsehkette überträgt dieses Sekundärbild in den Betrachtungsraum. *Vorteile*: Geringere Strahlenbelastung für Patient und Arzt, Möglichkeit der elektronischen Weiterverabeitung wie Kontrastverstärkung und Bildspeicherung.

Radiothermolumineszenz. Manche Kristalle, beispielsweise Quarz, Saphir, Kalziumfluorid erleiden reversible Strahlenschäden durch Röntgenstrahlen. Werden sie nach Bestrahlung erwärmt, so emittieren sie eine Lichtmenge, die proportional der empfangenen Strahlendosis ist. Das Thermolumineszenz-Dosimeter (TLD) nutzt diesen Effekt.

Radiophotolumineszenz tritt in silberaktivierten Phosphatgläsern auf. Diese werden nach Röntgenbestrahlung mit ultraviolettem Licht angeregt und emittieren dann sichtbares Licht proportional der empfangenen Strahlendosis.

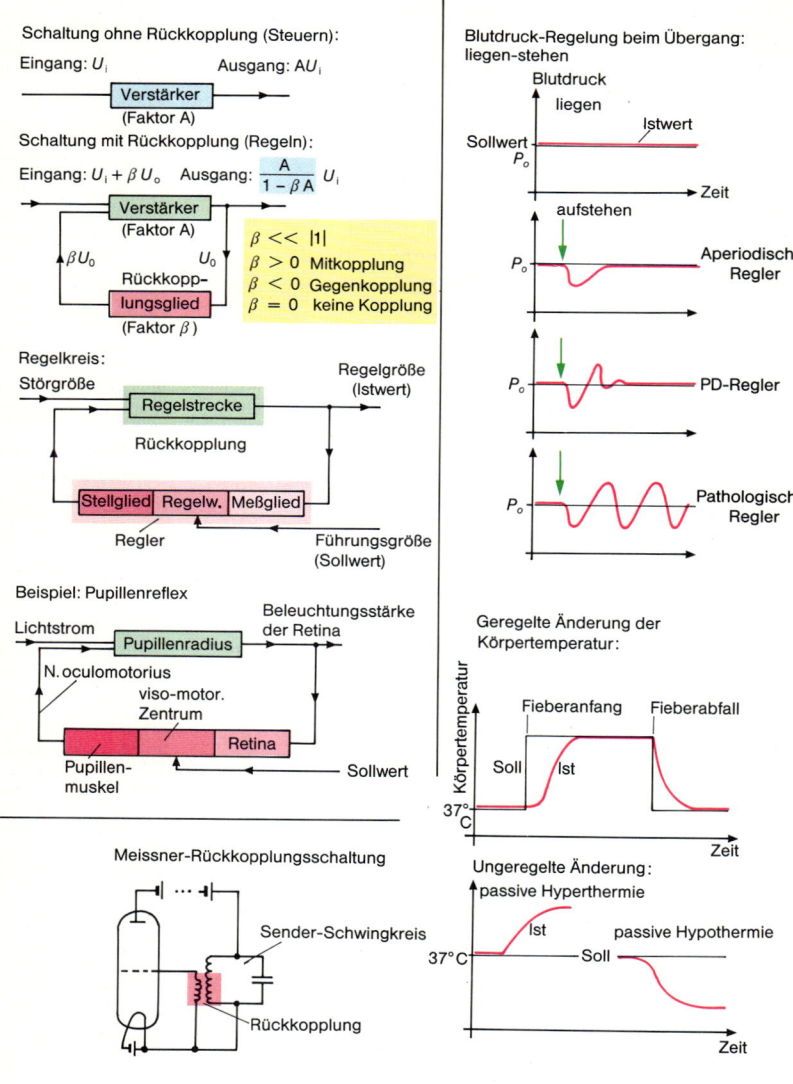

Schaltung ohne Rückkopplung (Steuern):

Eingang: U_i Ausgang: AU_i

Verstärker (Faktor A)

Schaltung mit Rückkopplung (Regeln):

Eingang: $U_i + \beta U_o$ Ausgang: $\dfrac{A}{1 - \beta A} U_i$

Verstärker (Faktor A)

βU_0 U_0

Rückkopp-lungsglied (Faktor β)

$\beta \ll |1|$
$\beta > 0$ Mitkopplung
$\beta < 0$ Gegenkopplung
$\beta = 0$ keine Kopplung

Regelkreis:

Störgröße   Regelgröße (Istwert)

Regelstrecke

Rückkopplung

Stellglied | Regelw. | Meßglied

Regler   Führungsgröße (Sollwert)

Beispiel: Pupillenreflex

Lichtstrom   Beleuchtungsstärke der Retina

Pupillenradius

N. oculomotorius
viso-motor. Zentrum

Retina

Pupillen-muskel   Sollwert

Meissner-Rückkopplungsschaltung

Sender-Schwingkreis

Rückkopplung

Blutdruck-Regelung beim Übergang: liegen-stehen

Blutdruck
liegen
Sollwert   Istwert
P_o
                    Zeit

aufstehen
P_o Aperiodischer Regler

P_o PD-Regler

P_o Pathologischer Regler

Geregelte Änderung der Körpertemperatur:

Körpertemperatur
          Fieberanfang   Fieberabfall
          Soll | Ist
37°C   Zeit

Ungeregelte Änderung:
          passive Hyperthermie
          Ist   passive Hypothermie
37°C   Soll
                    Zeit

60. Steuern, Regeln und Rückkoppeln

Jedes nicht geschlossene System, ein technisches oder ein biologisches, tauscht mit seiner Umgebung Materie, Energie und/oder Information aus. Das führt zwangsweise zu einer Veränderung des Systems. Soll das System seine inneren Parameter − wenigstens für eine kurze Zeitspanne − konstant halten, so muß dieser Austausch gesteuert bzw. geregelt werden.

Jedes System besitzt Ein- und Ausgänge. Je nachdem, ob Informationsaustausch zwischen Ein- und Ausgang besteht, unterscheiden wir Steuerung und Regelung.

Steuerung

Information fließt nur in eine Richtung. Die am Ausgang des Systems vorliegende Information beeinflußt den System-Eingang überhaupt nicht.

● Beispiel: Lichtschranke am Garageneingang. Wird der Lichtstrahl unterbrochen, so empfängt die Photozelle keine Strahlung mehr. Sie produziert keine Elektronen, der elektrische Strom im Schaltkreis ist Null und das Halterelais öffnet die Torverriegelung. Die Lichtschranke steuert das Tor, die Stellung des Tors wirkt nicht auf die Lichtschranke zurück.

In der belebten Natur ist Steuerung selten.

Regelung

Die am Ausgang des Systems vorliegende Information wirkt auf den Eingang zurück und beeinflußt so das System. Es liegt eine geschlossene Informationskette mit Rückmeldung vor.

● Beispiel: Kerntemperatur des Körpers. Ein Temperaturregelungssystem sorgt für optimale Temperatur im Körperinneren. Ändert sich die Umwelttemperatur (Eingang), so regelt der Hypothalamus durch Verändern der Wärmeströme die Kerntemperatur (Ausgang). Das geht nur dann, wenn der Regler im Hypothalamus Information über Umwelt- und Kerntemperatur erhält. Ist diese Informationsübertragung blockiert, so geht die Temperaturregelung in -steuerung über und die Kerntemperatur ändert sich dauernd.

Da Regelung immer eine Informationsverarbeitung voraussetzt, kann sie nicht so schnell reagieren wie Steuerung.

In biologischen Systemen erfolgt die Informationsübertragung mittels elektrischer Pulse entlang der Nervenbahnen, aber auch mit Hilfe chemischer

Signale im Blut- oder Lymphstrom. Sind die Übertragungsentfernungen klein, so wird Information auch per Diffusion weitergeleitet.

Regelkreis

Regelung setzt einen Regelkreis voraus. Der Regelkreis besteht aus Regler und Regelstrecke, beide sind miteinander verbunden und bilden eine Masche.

● Beispiele: Körpertemperatur. Regelstrecke: Körperkern. Regler: Hypothalamus.

Blutdruck. Regler: Dehnungsrezeptoren, Herzschlagkraft, Herzfrequenz, Blutvolumen. Regelstrecke: Blutbahn.

Manchmal wird das Stellglied (s. u.) im Regelkreis nicht als Untersystem des Reglers betrachtet. Dann umfaßt der Regelkreis drei Komponenten: Regler, Stellglied und Regelstrecke.

Terminologie. (In Klammern als Beispiel der Regelkreis Pupillenreflex): *Regelgröße*: Der im System vorhandene Istwert. (Beleuchtungsstärke I_i der Netzhaut).
Führungsgröße: Der vom System angestrebte Sollwert. (Optimale Beleuchtungsstärke I_s).
Regelabweichung: Differenz zwischen Ist- und Sollwert. ($I_i - I_s$).
Störgröße: Äußerer Einfluß auf das System. Die Störgröße verändert den Istwert. (Änderung des Lichtstroms).
Regelstrecke: Ortsbereich, in dem die Größe geregelt wird. (Netzhautrezeptoren, Retina).
Stellglied: Faktor, der vom System her den Istwert verändert. (Pupillenradius).
Regler: Er umfaßt meist drei Untersysteme: Der Meßfühler (Lichtdetektor) stellt den Istwert fest, das Meßwerk (Ganglien- und Horizontalzellen der Netzhaut) bestimmt die Regelabweichung und sendet ein entsprechendes Signal an das Stellglied (Pupillenradius über -muskel).

In den meisten biologischen Regelkreisen unterliegt die Führungsgröße (der Sollwert) durchaus zeitlichen Veränderungen, beispielsweise im Tag-Nacht-Rhythmus. Die Führungsgröße kann auch vorübergehend verstellt werden, z. B. veränderte Kerntemperatur bei Fieber.

Rückkopplung

Wird ein Teil der Energie oder der Information eines Regelkreises von seinem Ausgang wieder zurückgeleitet zum Eingang, so heißt dieser Vorgang Rückkopplung (englisch: *feedback*).

Positive Rückkopplung (Mitkopplung) versucht, eine Regelabweichung zu vergrößern. Die Abweichung wird also immer größer und führt früher oder später zu einer katastrophalen Veränderung der Regelgröße.

• Beispiele: Die Signale der Temperatursensoren im Inneren regeln die Körpertemperatur. Steigt die Temperatur und sind die Sensoren pathologisch verändert, so reagieren sie auf die Regelabweichung mit Signalen, die die Wärmeproduktion weiter erhöhen und damit die Temperatur.
Drogensucht ist ein Beispiel für positive Rückkopplung.

Negative Rückkopplung (Gegenkopplung) versucht, eine Regelabweichung zu verkleinern und damit die Regelgröße konstant zu halten.

• Beispiel: Blutdruck. Druckfühler, d. h. vier verschiedene Drucksensoren in den Wänden der Arterien melden den momentanen Blutdruck über Nervenbahnen an die Medulla oblongata. Übersteigt die Differenz zwischen Soll- und Istwert (die Regelabweichung) einen bestimmten Betrag, so emittiert die Medulla Signale, die der Abweichung entgegenwirken. Ist beispielsweise der Blutdruck zu hoch, so wird über den Nervus vagus die Herzaktion vermindert und gleichzeitig der Querschnitt der Gefäße vergrößert. Beides führt zur Blutdrucksenkung, wirkt also der Störgröße entgegen.

Gegenkopplung spielt in Natur und Technik eine überragende Rolle. Da auf jedes System Störgrößen einwirken, gelingt es nur mit Hilfe der negativen Rückkopplung, Führungsgrößen (Sollwerte) konstant zu halten.

Zeitlicher Verlauf der Regelung

Jeder Regelkreis benötigt eine Zeitspanne, genannt Totzeit, bis er auf Regelabweichungen reagiert.

• Beispiele: Hormonale Regelung des Blutdrucks erfolgt mit einer Verzögerung von mindestens 20 s, denn etwa so lange braucht ein ins Blut entlassenes Hormon, um die Erfolgsorgane zu erreichen.
Der synaptische Reflex (Regelung der Muskellänge) endet in < 20 ms.

Der Regelkreis kann zeitlich verschieden auf eine plötzlich einwirkende Störgröße (Sprungreiz) reagieren: 1) Langsames und stetiges Verkleinern der Regelabweichung, z. B. Vergrößern des Herzzeitvolumens innerhalb rund 10 Sekunden bei plötzlicher, körperlicher Anstrengung. 2) Überschießende Reaktion, dann Einregeln auf den neuen Sollwert (entsprechend einer gedämpften Schwingung, s. Kap. 38), z. B. Blutdruck bei rascher Änderung der Körperlage. 3) Oszillieren der Regelgröße um den Sollwert (entsprechend einer ungedämpften Schwingung, s. Kap. 38) oder sogar – bei positiver Rückkopplung – Aufschwingen zur Resonanzkatastrophe.

Glieder der Informationskette

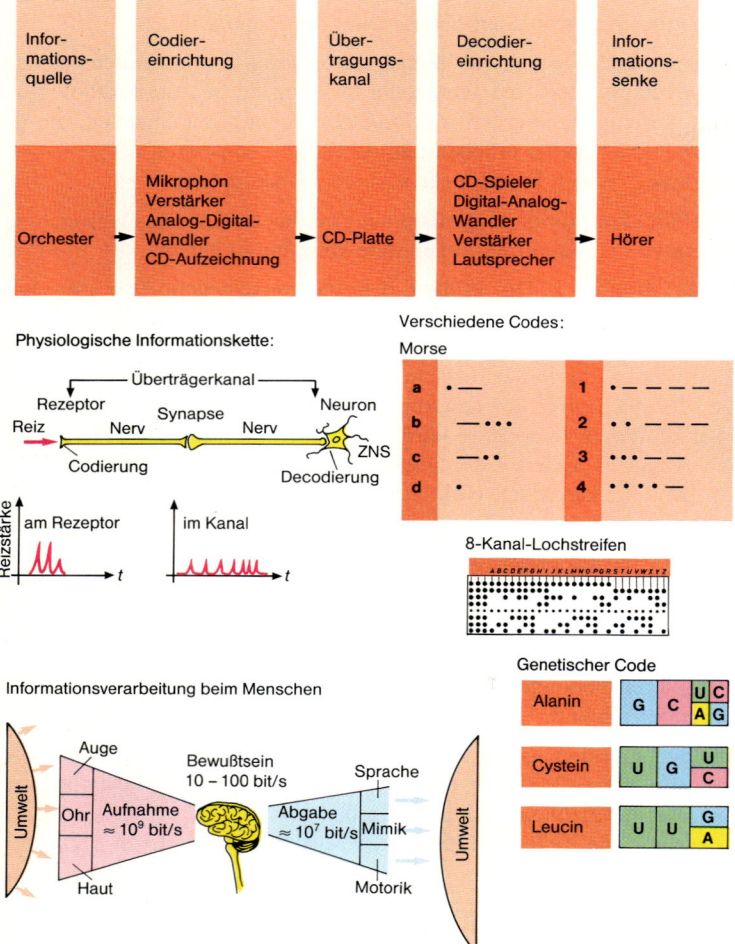

Infor-mations-quelle	Codier-einrichtung	Über-tragungs-kanal	Decodier-einrichtung	Infor-mations-senke
Orchester	Mikrophon Verstärker Analog-Digital-Wandler CD-Aufzeichnung	CD-Platte	CD-Spieler Digital-Analog-Wandler Verstärker Lautsprecher	Hörer

Physiologische Informationskette:

Überträgerkanal

Rezeptor   Synapse   Neuron

Reiz   Nerv   Nerv   ZNS

Codierung   Decodierung

Reizstärke

am Rezeptor   im Kanal

Verschiedene Codes:

Morse

a	• —	1	• — — — —
b	— • • •	2	• • — — —
c	— • — •	3	• • • — —
d	— • •	4	• • • • —

8-Kanal-Lochstreifen

Informationsverarbeitung beim Menschen

Umwelt

Auge   Bewußtsein
        10 – 100 bit/s   Sprache
Ohr   Aufnahme
       $\approx 10^9$ bit/s   Abgabe   Mimik
                              $\approx 10^7$ bit/s
Haut   Motorik

Umwelt

Genetischer Code

Alanin	G	C	U C A G
Cystein	U	G	U C
Leucin	U	U	G A

61. Information und Informationsübertragung

Information ist der Inhalt einer Nachricht. Enthält die Nachricht keine Information, so ist die Nachricht leer. Information hat jedoch nichts zu tun mit der Bedeutung der Nachricht, mit ihrem semantischen Inhalt. Wir können Information auch als beseitigte Ungewißheit erklären.

Informationsmenge, Informationsgehalt ist eine objektive Größe, sie wird gemessen in der Einheit bit (englisch: binary digit).

Definition: 1 bit (oder Bit) ist die kleinste notwendige Informationsmenge, um zwischen zwei Möglichkeiten (ja/nein-Entscheidungen) zu wählen.

Es gibt kein Meßinstrument für die Informationsmenge. Sie wird berechnet, indem man feststellt, wieviele Alternativentscheidungen mindestens notwendig sind, um die Nachricht eindeutig darzustellen. Oder anders formuliert: Informationsmenge in bit = benötigte Anzahl von Zeichen eines Dual-Codes (s. u.).

• Beispiel: Informationsgehalt der Ziffer 4. Insgesamt gibt es die Ziffern 0 bis 9. Die erste Alternativentscheidung ist beispielsweise, ob 4 zur unteren (0,1,2,3,4) oder oberen (5,6,7,8,9) Hälfte der Menge aller Ziffern gehört. Das erfordert 1 bit. Gehört sie zur Untermenge 0,1,2 oder zur Untermenge 3,4? Wieder wird zur Entscheidung die Informationsmenge 1 bit benötigt. Ist es innerhalb der zweiten Untermenge die erste oder die zweite Zahl? Erneut ein bit. Wir benötigen damit insgesamt 3 bit, um die Ziffer 4 durch Alternativentscheidungen festzulegen. Die Ziffer 4 enthält also die Informationsmenge 3 bit. Wiederholt man diese Prozedur mit den anderen Ziffern, so erhält man jeweils 3 oder 4 bit, im Mittel eine Informationsmenge von 3,3 bit pro Ziffer.

Tabelle typischer Informationsmengen in bit:

Antwort auf ja/nein-Frage	1
kleinster magnetischer Speicher	1
einstellige Ziffer	3,3
einzelner lateinischer Buchstabe	4,7
Buchseite	10^4
Diskette	10^6
Bakterium	10^{12}

Eine weitere Einheit der Informationsmenge ist das Byte.

Umrechnung: 1 Byte = 8 bit

Die Einheit Byte dient in erster Linie zur Angabe der Speicherkapazität von Rechenanlagen.

Vielfache und deren Umrechnungen:

1 Kilo-Byte (KB) = 2^{10} Byte = 1024 Byte = 8192 Bit

1 Mega-Byte (MB) = 2^{20} Byte = 1 048 576 Byte

1 Giga-Byte (GB) = 2^{30} Byte = 1 073 741 824 Byte

Informationsfluß ist transportierte Informationsmenge pro Zeiteinheit, gemessen in $\text{bit}\cdot\text{s}^{-1}$.

Tabelle typischer Informationsflüsse in $\text{bit}\cdot\text{s}^{-1}$:

Übernahme ins Kurzzeit-Gedächtnis	10
Lesen	50
Nachdenken in Worten	100
max. in elektr. Telephonleitung (sprechen)	300
max. in einer Nervenfaser	800
akustischer Informationsfluß aus Umwelt (max.)	10^7
optischer Informationsfluß aus Umwelt (max.)	10^9
max. in Glasfaser-Telephonleitung	10^9

In der Praxis wird der Informationsfluß oft in mips (million instructions per s) angegeben.

Informationsübertragung

Information bewegt sich entlang einer Informationskette von der Informationsquelle zum Informationsempfänger (Informationssenke). Die Informationskette enthält − vereinfachend betrachtet − die folgenden fünf Glieder: Sender, Codiereinrichtung, Kanal, Decodiereinrichtung und Empfänger.

Die Information kann für die Übertragung in analoger oder in digitaler Form zur Verfügung stehen.

● Beispiele: Analoge Meßwerte sind kontinuierlich dargestellt: Zeigerposition (Uhr, Voltmeter), Länge einer Strecke (Hg-Faden, Bandmaß), Auslenkung eines Punktes (Oszilloskop). Es ist möglich, Zwischenwerte durch Interpolation zu ermitteln. *Achtung*: Die Meßwerte biologischer Detektoren sind in den Nervenpulszügen analog verschlüsselt.

Digitale Meßwerte liegen als diskrete Zahlen vor: Digitaluhr, Zählwerk beim radioaktiven Zerfall. Die Anzeige erfolgt in Ziffern. Es ist nicht möglich, Zwischenwerte zu ermitteln.

● Beispiele für einfache Informationsketten: Optische Information aus der Umwelt. Aufnahme durch einen Lichtrezeptor und Codierung der Information in eine Folge elektrischer Pulse; die Information ist im zeitlichen Abstand der Nervenpulse verschlüsselt. Leitung der codierten Information durch Nervenfasern, Decodierung der Information in einer Synapse, Empfang der Information durch den Cortex.

Dozent: Codieren seiner Gedankengänge in Worte, Informationstransfer mit Hilfe von Schallwellen durch Luft, Decodieren der Information über das Gehör, Cortex des Studenten.

Radioaktives Präparat: Zähler codiert Aktivität in eine Folge elektrischer Pulse, elektrisches Kabel, Decodierung der Pulsfolge im PC, Berechnung der Aktivität, Registriervorrichtung.

Codiereinrichtungen übersetzen (verschlüsseln) die Information der Quelle in eine dem Überträgerkanal optimal angepaßte Folge von Zeichen.

● Beispiele: Schreibmaschine, Stimmbänder, lichtempfindlicher Rezeptor, Mikrophon, hormonproduzierende Zelle.

Der bei der Codierung verwandte Code muß sowohl dem Sender als auch dem Empfänger bekannt sein.

● Beispiele für Codes: Lateinisches Alphabet, Morse-Code, Braille-Blindenschrift, Nervenpulsfolgen biologischer Rezeptoren, Folge von Nucleotid-Tripletts im genetischen Code, Struktur und Konzentration chemischer Spurensubstanzen.

Dual-Codes, beispielsweise mit den Zeichen 0 und 1, sind vor allem für technische Übertragungskanäle geeignet, weil elektrische Anlagen zwei alternative Zustände aufweisen: *an* und *aus*.

● Beispiel: Dual-Code für die Dezimalzahlen 0 bis 12.

Dezimalzahl	codierte Dezimalzahl	Dezimalzahl	codierte Dezimalzahl
0	0	6	110
1	1	7	111
2	10	8	1000
3	11	9	1001
4	100	10	1010
5	101	11	1011
		12	1100

Viele Codes sind so ausgelegt, daß man der codierten Information ansieht, ob sie fehlerfrei codiert ist.

● Beispiel: Das Internationale Telegraphenalphabet wird dual in 8 parallelen Spuren codiert. Die Nachricht steckt in den ersten sieben Spuren. Spur 8 enthält nur dann ein Dualzeichen, wenn die Anzahl der Zeichen in den anderen sieben Spuren ungerade ist. Findet also die Decodierungseinrichtung eine ungerade Anzahl von Zeichen, so muß ein Fehler vorliegen.

Der Informationskanal transportiert die codierte Information.

● Beispiele: Elektrisches Kabel, Glasfaserkabel, Luft, Blutgefäßsystem, Nervenfaser.

Jeder Informationskanal hat eine begrenzte Transferkapazität, gemessen in $bit \cdot s^{-1}$. Überschreitet der Informationsfluß einen Maximalwert, so kann der Kanal die Information nicht mehr vollständig übertragen. Muß ein großer Informationsfluß transferiert werden, so geschieht das durch parallel geschaltete Informationskanäle. Aus diesem Grunde enthält der Sehnerv mehr als 10^6 parallele einzelne Nervenfasern, der Hörnerv mehr als 10^4.

● Beispiele: Eine konventionelle Telephonleitung kann maximal $300 \, bit \cdot s^{-1}$ fehlerfrei transportieren, eine Nervenfaser $800 \, bit \cdot s^{-1}$.

Der Informationskanal kann Information nur mit endlicher Geschwindigkeit übertragen. Die höchstmögliche Übertragungsgeschwindigkeit ist die Lichtgeschwindigkeit.

● Beispiele: Blutgefäßsystem (max. $10 \, m \cdot s^{-1}$), motorische Nervenfasern (max. $120 \, m \cdot s^{-1}$), Schallwellen in Luft ($330 \, m \cdot s^{-1}$), elektr. Kabel und Glasfasern ($3 \times 10^8 \, m \cdot s^{-1}$).

Die Dekodierungseinrichtung der Informationskette nimmt die Information aus dem Kanal auf und setzt sie in eine dem Empfänger verständliche Form um.

● Beispiele: Lautsprecher, Ohr, Auge, Antenne, Chemorezeptor.

Die Informationssenke ist Endglied der Informationskette, sie interpretiert mit Hilfe der empfangenen Informationsmenge den semantischen Inhalt der übertragenen Nachricht.

Rauschen und Redundanz

Rauschen. Jedes Glied innerhalb der Informationskette − insbesondere der Kanal − verändert die übertragene Information durch Addition irrelevanter

Signale. Dieser Vorgang heißt *Rauschen*. Quellen des Rauschens sind interne Vorgänge oder äußere Einflüsse.

• Beispiele: Wärme löst in elektrischen Leitungen Elektronen aus, die die Höhe von Strompulsen verändern oder auch zusätzliche Strompulse bilden. Nervenzellen entladen sich spontan, diese Nervenpulse mischen sich unter die durch Signale ausgelösten Nervenpulse. Elektrische Entladungen in der Atmosphäre verändern die elektromagnetischen Felder von Radiowellen.

Rauschen kann man reduzieren, beispielsweise durch Kühlen des Informationskanals, aber nicht völlig beseitigen. Der durch das Rauschen entstehende unvermeidbare Informationsverlust wird durch Redundanz kompensiert.

Redundanz ist eine überflüssige Informationsmenge bei der Übermittlung einer Nachricht. Grundsätzlich läßt sich Redundanz durch geeignete Codierung vermeiden. Dennoch ist sie nicht nutzlos: bei Übertragungsfehlern vervollständigt sie die erwünschte Information.

• Beispiel: Die Redundanz der deutschen Schriftsprache beträgt etwa 50 %, d. h. im Mittel kann rund die Hälfte aller Buchstaben aus einzelnen Worten entfernt werden, ohne die Nachricht unverständlich zu machen. *ntfrnt mn ll Vkl, s knn mn dn Txt dnnch lsn* – wenn auch mit Mühe.

Stichwortverzeichnis